올리버 R. 에비슨 자료집 VIII
1914~1916
세브란스 연합의학교의 재단 이사회를 조직하다

박형우 편역

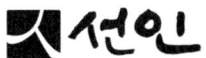

올리버 R. 에비슨 자료집 VIII
1914~1916
세브란스 연합의학교 재단 이사회를 조직하다

초판 1쇄 발행 2025년 6월 30일

편역자 | 박형우
발행처 | 연세대학교 의과대학

제작처 | 선인
등 록 | 제5-77호(1998.11.4)
주 소 | 서울시 양천구 남부순환로 48길 1(신월동 163-1) 1층
전 화 | 02)718-6252 / 6257   팩스 | 02)718-6253
E-mail | suninbook@naver.com

정가 72,000원

ISBN 979-11-6068-978-5 94900
      979-11-6068-239-7 (세트)

· 잘못된 책은 바꿔 드립니다.

A Source Book of Dr. Oliver R. Avison VIII.
1914~1916

Edited & Translated by Hyoung W. Park, M. D., Ph. D.

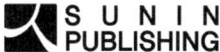

축사 · Congratulation

『올리버 R. 에비슨 자료집 VIII』

최재영
연세대학교 의과대학 학장

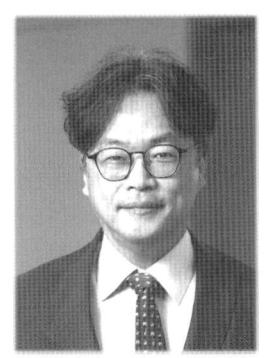

올해 2025년 4월, 우리 연세대학교의 창립 140주년을 맞이하여 박형우 교수께서 『올리버 R. 에비슨 자료집 VIII』을 발간하신 것을 축하드립니다. 연세대학교의 역사는 바로 의과대학의 역사입니다. 잘 알려진 바와 같이 의과대학은 1885년 4월에 개원한 한국 최초의 서양식 병원 제중원(광혜원)에 그 기원을 두고 있습니다. 1893년 7월 미국 북장로교회의 의료 선교사로 한국에 왔던 올리버 R. 에비슨은 자신이 책임을 맡았던 제중원에서 의학 교육을 재개하였고, 1908년 6월 한국 최초의 면허 의사 7명을 배출하였습니다. 이와 함께 루이스 H. 세브란스 씨의 후원에 힘입어 제중원을 세브란스 병원으로 발전시켰습니다.

일찍부터 기독교 선교에서 의료 선교 및 한국인 의사 배출의 중요성을 간파한 에비슨은 원활한 의학 교육과 진료를 위하여 한국에서 활동하는 여러 기독교 교파의 힘을 연합하는 데 온 힘을 쏟았습니다. 그 결과 한국에서 활동 중인 여러 교파의 선교부로부터 일부 의료진을 파견받았고, 1913년 후반에 학교 이름을 세브란스 연합의학교로 개칭하였습니다. 하지만 본국의 여러 선교본부들이 연합을 승인한 것은 아니었습니다.

한편 졸업 시험을 통과한 세브란스 졸업생들에게 의사 면허를 부여하였던 조선 총독부는 '지정'받지 못한 의학교의 졸업생은 별도의 의사 시험을 치르게 하였고, 1914년 세브란스 졸업생부터 의사 시험을 치러야 했습니다. 이와 함께 1915년 전문학교 설치령을 공포하여 세브란스가 전문학교로 승격되지 못하는 경우 많은 불이익을 받게 되었습니다. 이 두 문제를 해결하기 위하여 교수진 및 건물 설비 등의 보강이 시급했습니다.

이에 에비슨은 미국과 캐나다를 방문하여 관련 선교본부가 세브란스에 연합으로 참여하는 것을 승인하도록 적극적으로 설득하였고, 일부 일본인들을 교수진으로 영입하였습니다. 그 결과 1916년 4월 세브란스 연합의학교의 재단이사회가 조직되어 첫 회의를 열게 되었습니다.

박형우 교수는 2015년부터 『올리버 R. 에비슨 자료집』 I~VIII을 통해 올리버 R. 에비슨의 생애와 세브란스의 역사를 정리해 왔습니다. 특히 2021년 8월 정년 후에도 현역 때와 같은 변함없는 열정으로 활발한 연구 활동을 벌이고 있어 후학들에게 모범을 보이고 있습니다. 앞으로도 건강하게 후속 역사를 꾸준하게 정리해 주셨으면 좋겠습니다.

『올리버 R. 에비슨 자료집 VIII』의 발간을 다시 한번 축하드립니다.

2025년 6월

축사 · Congratulation

『올리버 R. 에비슨 자료집 VIII』

Dr. Iris Black
University Teaching Fellow,
Department of French, Dalhousie University,
Halifax, Nova Scotia, Canada

My warmest congratulations to Dr. Hyoung W. Park on the publication of this eighth volume in the series of source books of Dr. Oliver R. Avison, 1914~1916.

This volume focuses on the continuing unifying leadership of Dr. Avison, founder of Severance Union Medical College.

In April 2025, as guests of the Yonsei University Health System, my husband and I were honoured to visit Seoul to celebrate 140 years of Jejoongwon, forerunner of Severance Hospital. It was awe-inspiring to see firsthand the fruits of the work of my great-grandfather, Dr. O. R. Avison. His was no solitary dream. From the very start, he envisioned a project that would unite Koreans and Westerners for the good of all. The state-of-the-art Severance Hospital and its many dedicated doctors, nurses and staff are a living testimony to the success of that project.

Dr. Park himself, in his meticulous editing and translating of the Avison archives, has made a huge contribution to the commemoration of the work of Avison and his colleagues. He was kind enough to spend an afternoon showing us historic sites linked to Severance, and explaining their significance for the history of Yonsei and modern Korean society. In a week full of unforgettable moments, this was a highlight of our visit. We learned so much about Korea, and also about my own family roots, as Dr. Park generously shared his knowledge.

Since our return to Canada, it has been a pleasure to keep diving into the previous source books to glimpse the character and determination of my great-grandfather. I am thrilled that his story will continue to unfold with this latest volume.

I wish Dr. Park every success for the publication of Volume 8, and thank him for his tireless work on bringing these archives to life.

June 2025

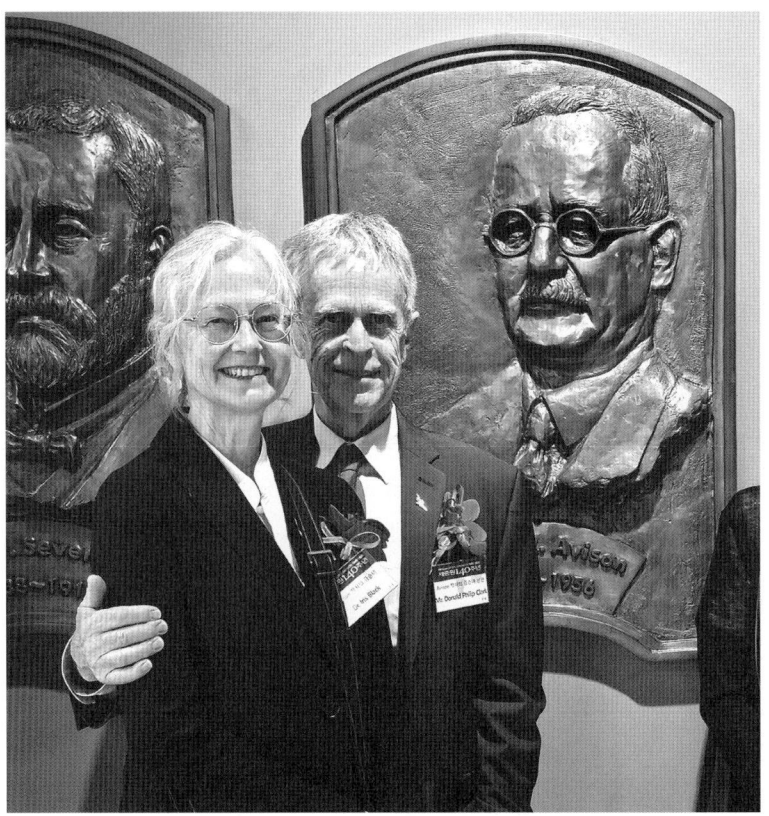

서울역 앞 세브란스 빌딩을 방문한 도널드 필립 클라크와 아이리스 블랙 부부(2025년 4월 10일 촬영). 아이리스는 올리버 R. 에비슨의 증손녀이자 더글러스 B. 에비슨의 손녀이다.

머리말 · Preface

　서양 의학과 고등 교육의 개척 및 정착으로 한국의 발전에 크게 기여한 올리버 R. 에비슨은 130년 전 미국 북장로교회의 의료 선교사로 내한하였습니다. 에비슨은 조선 정부로부터 넘겨받은 제중원에서 의학 교육을 재개하였고, 후에 한국 최초의 현대식 병원인 세브란스 병원 및 의학교로 발전시킴으로써 일제가 주도한 의학과 대별되는 한국 서양 의학의 토대를 놓았습니다. 특히 1908년 한국 최초의 면허 의사 7명을 배출한 후, 1913년에 세브란스를 여러 교파가 힘을 합쳐 연합으로 운영하고, 1917년 전문학교로 승격되도록 혼신의 노력을 기울였습니다.

　한편 여러 교파의 선교사들이 서울에 종합 대학을 설립하기로 의견을 모았을 때, 이미 토론토 대학교 의학부와 약학대학의 교수로서 풍부한 경험을 가지고 있었던 에비슨이 큰 역할을 맡았던 것은 당연한 것이었습니다. 에비슨은 이 연합 기독교 대학이 1917년 연희전문학교[Chosun Christian College]로 조선 총독부의 승인을 받자 제1대 (정규) 교장에 취임하여 세브란스 연합의학전문학교와 함께 양교 교장을 18년 동안 겸임하면서 일제가 주도한 고등 교육과 대별되는 한국의 고등 교육을 정착시킨 주역으로 활동하였습니다.

　편역자는 2010년부터 2012년까지 에비슨 박사의 출판되지 않은 타자본 자서전 원고를 3권의 에비슨 전집으로 출간한 바 있습니다.

　　올리버 R. 에비슨 지음, 박형우 편역, 올리버 R. 에비슨이 지켜본 근대 한국 42년 1893~1935. 상 (서울: 청년의사, 2010)
　　올리버 R. 에비슨 지음, 박형우 편역, 올리버 R. 에비슨이 지켜본 근대 한국 42년 1893~1935. 하 (서울: 청년의사, 2010)
　　Oliver R. Avison, Edited by Hyoung W. Park, *Memoirs of Life in Korea* (Seoul: The Korean Doctors' Weekly, 2012)

편역자는 이 에비슨 전집을 바탕으로 2015년부터 『올리버 R. 에비슨 자료집』을 발간해 왔습니다. 2015년의 『자료집 I (1860~1892)』은 에비슨 부부의 집안 배경, 교육 배경 및 토론토에서의 사회 활동을 다루었습니다.

2019년의 『자료집 II (1893~1894)』는 에비슨의 선교사 임명, 그리고 내한하여 제중원의 책임을 맡고 1894년 그 운영을 넘겨받는 과정을 다루었습니다.

2020년의 『자료집 III (1895~1898)』은 제중원을 넘겨받은 에비슨이 1895년 한국 역사상 처음으로 조직된 방역국의 책임을 맡아 체계적으로 벌였던 콜레라 방역 활동, 1895년 10월 재개한 제중원에서의 의학 교육을 다루었으며, 특히 1897년의 의학교 보고서에는 그동안 전혀 알려지지 않았던 초기 의학생들에 대한 내용이 포함되어 있습니다. 이와 함께 제중원을 중앙병원, 더 나아가 연합병원으로 발전시키려는 에비슨의 '선교 청사진'을 다루었습니다. 이 '청사진'의 실현에는 병든 한국인 치료와 의학 교육이 이루어지는, 제대로 갖추어진 병원의 구비가 가장 시급한 일이었습니다. 이 '청사진'은 단시간 내에 실현이 가능한 간단한 일이 아닐 뿐 아니라 미국 북장로교회 단독으로 감당하기에도 벅찬 큰 사업이었습니다.

2021년의 『자료집 IV (1899~1901)』는 1899년 3월 말 첫 안식년을 갖게 된 에비슨이 선교본부의 요청으로 1900년 4월 말 뉴욕에서 개최된 세계 선교회의에서 '의료 사역에서의 우의'란 제목으로 발표를 하였고, 이 강연에 감명을 받은 루이스 H. 세브란스 씨가 서울 병원의 건축을 위하여 1만 달러를 기부하였던 과정을 다루었습니다. 하지만 1900년 10월 2일 서울에 도착한 에비슨은 여러 어려움에 직면하였는데, 에비슨 자신이 발진티푸스에 걸려 사경을 헤매었고, 특히 J. 헌터 웰즈 박사를 중심으로 한 평양의 선교사들의 주장에 따라, 기부금의 반(半)만을 병원 건립에 사용하도록 결정되었다가, 기부자 세브란스 씨에 의해 전액을 병원 건축에 사용하도록 번복되었습니다.

2022년의 『자료집 V (1902~1904)』는 1902년 11월의 정초식에 이어, 1904년 9월 병원이 완공되고, 11월 정식 개원식을 갖는 과정을 다루었습니다. 병원 부지는 1902년 4월 세브란스 씨가 추가로 기부한 5천 달러로 6월 초 남대문 밖에 확보되었지만 한국 정부와의 갈등, 러시아와 일본 사이에 전운이 감돌며 치솟는 물가로 공사는 지연되었습니다. 이번에도 세브란스 씨의 추가 지원으로 9월 23일 '새로 지은 제중원'인 '세브란스 병원'의 봉헌식이 열렸고, 11월 16일 정식 개원식이 거행됨으로써 4년 만에 에비슨의 '청사진'을 실현하는데 있어 첫 걸음이었던 제대로 갖추어진 병원을 건립하게 되었습니다.

2023년의 『자료집 VI (1905~1908)』은 세브란스 병원의 개원과 함께 합류한 제시 W. 허스트 박사의 도움으로 에비슨이 학생 교육에 전념하며, 거의 전 과목에 걸친 한글로 된 의학 교과서의 편찬과 1908년 6월의 첫 졸업생 배출, 그리고 이들에게 한국 최초의 의사 면허가 수여되는 과정을 다루었습니다.

2024년의 『자료집 VII (1908~1913)』은 에비슨의 노력으로 여러 교파의 한국 선교부가 세브란스의 의학 교육에 참여하는 과정을 다루었습니다. 1908년 6월 제1회 졸업생을 배출한 이후, 세브란스 씨가 외래 진료소 및 의학교 건물의 신축을 위한 건축비를 기부하였고 많은 학생들이 입학하였습니다. 이에 에비슨은 세브란스의 의학 교육에 여러 교파가 연합할 적기라고 생각하고 주요 교파에 교수진을 파견해 줄 것을 요청하였고 일부 선교부가 이에 호응하자 학교 이름을 세브란스 연합의학교로 바꾸었습니다.

이번에 간행되는 『자료집 VIII (1914~1916)』은 에비슨이 여러 선교본부들이 공식적으로 선교지 한국에서의 연합 의학 교육을 공식적으로 승인하도록 설득하는 과정을 다루었습니다. 이를 위하여 호주 장로교회를 제외한 다른 교파의 연례회의와 총무를 만나 연합에 참여할 것을 촉구한 결과 6개 교파가 연합 의학 교육에 참여하기로 승인하였고, 1916년 4월 세브란스 연합의학교 이사회의 첫 회의가 개최되었습니다. 이렇게 세브란스가 연합으로 운영되는 데에는 부친의 뜻을 이은 존 L. 세브란스와 더들리 P. 알렌 부인의 후원이 큰 역할을 하였음은 물론입니다. 이와 별도로 에비슨은 북장로교회 서울 지부와 미국 감리교회 한국 선교부가 추진하던 서울의 연합 대학 설립에 중추적인 역할을 맡아 1915년 12월 임시 부교장으로 선출되었습니다.

이 책은 평소 한국 의학의 역사에 남다른 관심과 열정을 갖고 있는 연세대학교 의과대학의 이은직 전 학장님과 최재영 현 학장님의 지원으로 진행되었습니다. 『올리버 R. 에비슨 자료집 IX』의 출판도 지원해 주기로 하였습니다. 진심으로 감사드립니다.

마지막으로 어려운 여건에서도 이 책을 기꺼이 출판해 주신 도서출판 선인의 윤관백 대표와 직원들께도 감사드립니다.

2025년 6월
안산(鞍山) 자락에서 상우(尙友) 박형우(朴瀅雨) 씀

차례

축　　사 / 5
머 리 말 / 9

제9부 세브란스 연합의학교의 재단 이사회를 조직하다

제1장 1914년

19140106 아서 J. 브라운(미국 북장로교회 해외선교본부 총무)이 존 L. 세브란스 (오하이오 주 클리블랜드)에게 보낸 편지 (1914년 1월 6일) ·· 3

19140113 존 L. 세브란스(오하이오 주 클리블랜드)가 아서 J. 브라운(미국 북장로 교회 해외선교본부 총무)에게 보낸 편지 (1914년 1월 13일) ·· 9

19140200 뉴턴 H. 바우먼, 연합의학교, 서울. *The Missionary Voice* (테네시 주 내슈 빌) 4(2) (1914년 2월호), 110쪽 ·· 11

19140210 아서 J. 브라운(미국 북장로교회 해외선교본부 총무)이 올리버 R. 에비 슨(세브란스 연합의학교 교장)에게 보낸 편지 (1914년 2월 10일) ·· 13

19140220 호러스 G. 언더우드, 올리버 R. 에비슨, E. 웨이드 쿤스, 헬렌 포사이드, 랠프 G. 밀즈, A. 어빙 러들로, 마고 리 루이스, 루비 브라운리, 존 F. 겐소, 제임스 S. 게일, J. U. 셀윈 톰스, 찰스 A. 클라크, 에드워드 H. 밀 러(서울지부 위원회)가 아서 J. 브라운 (미국 북장로교회 해외선교본부 총무에게 보낸 편지 (1914년 2월 20일) ······································· 19

19140221 호러스 G. 언더우드, 올리버 R. 에비슨, E. 웨이드 쿤즈(서울)가 존 T. 언더우드(뉴욕 시)에게 보낸 편지 (1914년 2월 21일) ·················· 27

19140222 A. 어빙 러들로(서울)가 아서 J. 브라운(미국 북장로교회 해외선교본부 총무)에게 보낸 편지 (1914년 4월 22일) ·················· 31

19140224 올리버 R. 에비슨(세브란스 연합의학교 교장)이 존 L. 세브란스 (오하이오 주 클리블랜드)에게 보낸 편지 (1914년 2월 24일) ·················· 33

19140225 올리버 R. 에비슨(서울)이 아서 J. 브라운(미국 북장로교회 해외선교본부 총무)에게 보낸 편지 (1914년 2월 25일) ·················· 39

19140320 아서 J. 브라운(미국 북장로교회 해외선교본부 총무)이 올리버 R. 에비슨(서울)에게 보낸 편지 (1914년 3월 20일) ·················· 48

19140321 올리버 R. 에비슨(서울)이 아서 J. 브라운(미국 북장로교회 해외선교본부 총무)에게 보낸 편지 (1914년 3월 21일) ·················· 51

19140321 올리버 R. 에비슨(서울)이 아서 J. 브라운(미국 북장로교회 해외선교본부 총무)에게 보낸 편지 (1914년 3월 21일a) ·················· 65

19140321 더들리 P. 알렌(플로리다 주 오먼드 비치)이 아서 J. 브라운(미국 북장로교회 해외선교본부 총무)에게 보낸 편지 (1914년 3월 21일)
·················· 72

19140324 아서 J. 브라운(미국 북장로교회 해외선교본부 총무)이 더들리 P. 알렌(오하이오 주 클리블랜드)에게 보낸 편지 (1914년 3월 24일)
·················· 75

19140331 아이번 L. 롬프리 (감사), 세브란스 연합의학교. 1913년 3월 31일 및 1914년 3월 31일 끝나는 연도의 대차대조표 (1914년 3월 31일)
·················· 80

19140331 세브란스 연합의학교 제4회 졸업 (1914년 3월 31일) ·················· 101

19140400 단신 및 인물 동정. *The Korea Mission Field* (서울) 10(4) (1914년 4월호), 121쪽 ·················· 105

19140406 더들리 P. 알렌(오하이오 주 클리블랜드)이 아서 J. 브라운(미국 북장로교회 해외선교본부 총무)에게 보낸 편지 (1914년 4월 6일)
·················· 106

19140408 아서 J. 브라운(미국 북장로교회 해외선교본부 총무)이 더들리 P. 알렌(오하이오 주 클리블랜드)에게 보낸 편지 (1914년 4월 8일)
·················· 109

19140419 올리버 R. 에비슨(서울)이 아서 J. 브라운(미국 북장로교회 해외선교본부 총무)에게 보낸 편지 (1914년 4월 19일) ·················· 111

19140429 1914년 임시 위원회 회의록, 한국의 미국 남장로교회 선교부의 제23회 연례 회의 회의록, 1914년 8월 22일~9월 1일 ················ 116

19140531 올리버 R. 에비슨(세브란스 연합의학교 교장), 1913년 6월 1일부터 1914년 5월 31일까지의 세브란스 기지 보고서 (1914년 5월 31일) ················ 117

19140600 올리버 R. 에비슨(서울), 올리버 R. 에비슨 박사의 개인 보고서 (1914년 6월) ················ 130

19140600 프랭크 M. 브록먼(서울), 한국 기독교 청년회의 제1회 삼년 대회. *The Korean Mission Field* (서울) 10(6) (1914년 6월호), 171쪽 ·········· 135

19140603 올리버 R. 에비슨(세브란스 연합의학교 교장)이 아서 J. 브라운(미국 북장로교회 해외선교본부 총무)에게 보낸 편지 (1914년 6월 3일) ················ 137

19140603 공식 회의록. 감리교회 한국 연회의 회의록, 제7차 회의, 서울 (1914년 6월 3일~8일) ················ 143

19140604 올리버 R. 에비슨(서울)이 아서 J. 브라운(미국 북장로교회 해외선교본부 총무)에게 보낸 편지 (1914년 6월 4일) ················ 149

19140630 올리버 R. 에비슨(왕립 우편선 엠프리스 오브 아시아)이 아서 J. 브라운(미국 북장로교회 해외선교본부 총무)에게 보낸 편지 (1914년 6월 30일) ················ 152

19140717 아서 J. 브라운(미국 북장로교회 해외선교본부 총무)이 더들리 P. 알렌(메인 주 캠든)에게 보낸 편지 (1914년 7월 17일) ················ 158

19140721 원산에서 개최된 캐나다 장로교회 한국 선교부 제16차 연례 회의 회의록 개요 (1914년 7월 21일) ················ 160

19140722 알렌 F. 드캠프(서울)가 W. W. 화이트에게 보낸 1914년 7월 22일 편지의 발췌 (1914년 7월 22일) ················ 161

19140724 아서 J. 브라운(미국 북장로교회 해외선교본부 총무)이 존 L. 세브란스(메인 주 캠든)에게 보낸 편지 (1914년 7월 24일) ················ 163

19140800 올리버 R. 에비슨(서울), 사회 사업과 병원. *The Korea Mission Field* (서울) 10(8) (1914년 8월호), 203~205쪽 ················ 174

19140801 존 L. 세브란스(메인 주 캠든)가 아서 J. 브라운(미국 북장로교회 해외선교본부 총무)에게 보낸 편지 (1914년 8월 1일) ·················· 180
19140815 올리버 R. 에비슨의 의사면허증 제32호 (1914년 8월 15일 조선총독부 발행) ·· 183
19140822 아서 J. 브라운(미국 북장로교회 해외선교본부 총무)이 한국 선교부로 보낸 선교본부 회람 편지, 제236호 (1914년 8월 22일) ·············· 184
19140822 미국 남장로교회의 제23차 연례 회의 회의록, 한국 목포 (1914년 8월 22일~9월 1일) ··· 193
19140823 1914년 서울에서 개최된 미국 북장로교회 한국 선교부의 제30차 연례 회의 회의록 및 보고서 (1914년 8월 23일~9월 1일) ·················· 194
19140826 아서 J. 브라운(미국 북장로교회 해외선교본부 총무)이 한국 선교부로 보낸 선교본부 회람 편지, 제237호 (1914년 8월 26일) ············· 212
19140829 올리버 R. 에비슨(온타리오 주 스미스폴즈)이 아서 J. 브라운(미국 북장로교회 해외선교본부 총무)에게 보낸 편지 (1914년 8월 29일)
 ·· 218
19140900 1914년 평양에서 개최된 연례 회의에 제출한 미국 북장로교회 한국 선교부의 보고서 (1914년 9월), 81~82, 83~86쪽 ·············· 222
19140901 올리버 R. 에비슨(온타리오 주 스미스폴즈)이 아서 J. 브라운(미국 북장로교회 해외선교본부 총무)에게 보낸 편지 (1914년 9월 1일)
 ·· 229
19140901 올리버 R. 에비슨(온타리오 주 스미스폴즈), 프레더릭 S. 밀러 목사 부부의 안식년에 관하여 (1914년 9월 1일) ······················· 231
19140905 올리버 R. 에비슨(온타리오 주 스미스폴즈)이 아서 J. 브라운 (미국 북장로교회 해외선교본부 총무)에게 보낸 편지 (1914년 9월 5일)
 ·· 234
19140905 올리버 R. 에비슨(온타리오 주 스미스폴즈)이 아서 J. 브라운(미국 북장로교회 해외선교본부 총무)에게 보낸 편지 (1914년 9월 5일a)
 ·· 236
19140910 아서 J. 브라운(미국 북장로교회 해외선교본부 총무)이 올리버 R. 에비슨(온타리오 주 스미스폴즈)에게 보낸 편지 (1914년 9월 10일)
 ·· 238
19140916 선교 협의회 연례 회의, 한국의 호주 장로교회 선교부 (1914년 9월 16일) ··· 242

19141009	제니 B. 에비슨(서울), 에비슨 부인의 1914년 보고서 (1914년 10월 9일 접수) ·········	243
19141011	의사 시험의 성적. 매일신보(서울) (1914년 10월 11일), 2쪽 ·········	245
19141012	의사 면허(조선총독부 관보, 제659호 (1914년 10월 12일) ·········	248
19141019	올리버 R. 에비슨(오하이오 주 클리블랜드)이 아서 J. 브라운(미국 북장로교회 해외선교본부 총무)에게 보낸 편지 (1914년 10월 19일a) ·········	249
19141019	올리버 R. 에비슨(오하이오 주 클리블랜드)이 아서 J. 브라운(미국 북장로교회 해외선교본부 총무)에게 보낸 편지 (1914년 10월 19일b) ·········	254
19141019	올리버 R. 에비슨(오하이오 주 클리블랜드)이 아서 J. 브라운(미국 북장로교회 해외선교본부 총무)에게 보낸 편지 (1914년 10월 19일c) ·········	258
19141024	교회에 가는 것을 습관으로 만들고 싶다. *The Plain Dealer* (오하이오 주 클리블랜드) (1914년 10월 24일), 7쪽 ·········	261
19141024	올리버 R. 에비슨의 개인 기록 (1914년 10월 24일) ·········	264
19141024	아서 J. 브라운(미국 북장로교회 해외선교본부 총무)가 올리버 R. 에비슨(오하이오 주 클리블랜드)에게 보낸 편지 (1914년 10월 24일) ·········	267
19141105	단신. *The Continent* (시카고) 45(45) (1914년 11월 5일호), 1527쪽 ·········	273
19141106	찰스 E. 샤프(재령)가 아서 J. 브라운(미국 북장로교회 해외선교본부 총무)에게 보낸 편지 (1914년 11월 6일) ·········	274
19141107	아서 J. 브라운(미국 북장로교회 해외선교본부 총무)이 존 L. 세브란스(오하이오 주 클리블랜드)에게 보낸 편지 (1914년 11월 7일) ·········	275
19141111	올리버 R. 에비슨(뉴욕 시)이 아서 J. 브라운(미국 북장로교회 해외선교본부 총무)에게 보낸 편지 (1914년 11월 11일) ·········	282
19141113	올리버 R. 에비슨(뉴욕 시)이 앨런 E. 암스트롱(캐나다 장로교회 해외선교위원회 총무)에게 보낸 편지 (1914년 11월 13일) ·········	284
19141116	더들리 P. 알렌(오하이오 주 클리블랜드)이 아서 J. 브라운(미국 북장로교회 해외선교본부 총무)에게 보낸 편지 (1914년 11월 16일) ·········	287

19141117	올리버 R. 에비슨(매사추세츠 주 마운트 허몬)이 아서 J. 브라운(미국 북장로교회 해외선교본부 총무)에게 보낸 편지 (1914년 11월 17일) ·········· 293
19141111	앨런 E. 암스트롱(캐나다 장로교회 선교본부 총무)이 올리버 R. 에비슨(뉴욕 시)에게 보낸 편지 (1914년 11월 21일) ·········· 300
19141124	스탠리 화이트(미국 북장로교회 해외선교본부 총무)가 윌리엄 H. 구테리어스(뉴욕)에게 보낸 편지 (1914년 11월 24일) ·········· 303
19141125	올리버 R. 에비슨(뉴욕)이 앨런 E. 암스트롱(캐나다 장로교회 선교본부 총무)에게 보낸 편지 (1914년 11월 25일) ·········· 305
19141200	개인 동정 및 소식. *The Canada Lancet* (토론토) 48(4) (1914년 12월호), 232쪽 ·········· 308
19141202	앨런 E. 암스트롱(캐나다 장로교회 선교회 총무)가 올리버 R. 에비슨(뉴욕)에게 보낸 편지 (1914년 12월 2일) ·········· 309
19141205	에드워드 H. 밀러(서울 지부 서기), 서울 지부, 1914~1915년도의 업무 배정 (1914년 12월 5일 정리함) ·········· 311
19141207	올리버 R. 에비슨(뉴욕 시)이 아서 J. 브라운(미국 북장로교회 해외선교본부 총무)에게 보낸 편지 (1914년 12월 7일) ·········· 312
19141207	세브란스 병원 및 의학교, 1915년도 예산, 올리버 R. 에비슨 박사가 준비함 (1914년 12월 7일) ·········· 318
19141210	올리버 R. 에비슨(뉴욕 시)이 아서 J. 브라운(미국 북장로교회 해외선교본부 총무)에게 보낸 편지 (1914년 12월 10일) ·········· 329
19141210	더들리 P. 알렌(뉴욕 시)이 아서 J. 브라운(미국 북장로교회 해외선교본부)에게 보낸 편지 (1914년 12월 10일) ·········· 334
19141211	교회에서. *Lewisburg Journal* (펜실베이니아 주 루이스버그) (1914년 12월 11일), 4쪽 ·········· 337
19141214	아서 J. 브라운(미국 북장로교회 해외선교본부 총무)가 한국 선교부로 보낸 선교본부 회람 편지, 제251호 (1914년 12월 14일) ·········· 338
19141219	선교 의료인이 도시를 방문하다. *Nashville Banner* (테네시 주 내슈빌) (1914년 12월 19일), 8쪽 ·········· 341
19141223	올리버 R. 에비슨(펜실베이니아 주 피츠버그)이 스탠리 화이트(미국 북장로교회 해외선교본부 총무)에게 보낸 편지 (1914년 12월 23일) ·········· 343

19141223 올리버 R. 에비슨(펜실베이니아 주 피츠버그)이 아서 J. 브라운(미국 북장로교회 해외선교본부 총무)에게 보낸 편지 (1914년 12월 23일) ································· 347

19141224 스탠리 화이트 (미국 북장로교회 해외선교본부 총무)가 윌리엄 J. 샤이플리(펜실베이니아 주 해리스버그)에게 보낸 편지 (1914년 12월 24일) ································· 355

19141226 올리버 R. 에비슨(펜실베이니아 주 피츠버그)이 스탠리 화이트 (미국 북장로교회 해외선교본부 총무)에게 보낸 편지 (1914년 12월 26일) ································· 357

19141226 윌리엄 J. 샤이플리(펜실베이니아 주 해리스버그)가 스탠리 화이트(미국 북장로교회 해외선교본부 총무)에게 보낸 편지 (1914년 12월 26일) ································· 359

19141228 올리버 R. 에비슨(펜실베이니아 주 피츠버그)이 아서 J. 브라운(미국 북장로교회 해외선교본부 총무)에게 보낸 편지 (1914년 12월 28일) ································· 362

19141228 올리버 R. 에비슨(펜실베이니아 주 피츠버그)이 아서 J. 브라운 (미국 북장로교회 해외선교본부 총무)에게 보낸 편지 (1914년 12월 28일a) ································· 368

19141228 새뮤얼 H. 체스터(미국 남감리교회 해외선교 실행위원회 총무)가 아서 J. 브라운(미국 북장로교회 해외선교본부 총무)에게 보낸 편지 (1914년 12월 28일) ································· 371

19141229 아서 J. 브라운(미국 북장로교회 해외선교본부 총무)이 올리버 R. 에비슨 (펜실베이니아 주 피츠버그)에게 보낸 편지 (1914년 12월 29일) ································· 373

19141230 오빌 리드(미국 북장로교회 해외선교본부)가 윌리엄 J. 샤이플리 (펜실베이니아 주 해리스버그)에게 보낸 편지 (1914년 12월 30일) ································· 376

19141230 샤이플리 박사에 관하여. 에비슨 박사의 1914년 12월 30일자 편지에서 발췌함. ································· 378

19140000 세브란스 연합의학교의 연합의 기본 (1914년경) ······················ 379

제2장 1915년

19150100 클래런스 N. 윔스, 한국 선교부의 연례 회의. *The Missionary Voice* (테네시 주 내슈빌) 5(1) (1915년 1월호), 21, 22쪽 ·········· 387

19150105 종교 및 자선. *The Pittsburgh Press* (펜실베이니아 주 피츠버그) (1915년 1월 5일), 6쪽 ·········· 388

19150105 올리버 R. 에비슨(펜실베이니아 주 피츠버그)이 아서 J. 브라운 (미국 북장로교회 해외선교본부 총무)에게 보낸 편지 (1915년 1월 5일) ·········· 389

19150105 아서 J. 브라운(미국 북장로교회 해외선교본부 총무)이 올리버 R. 에비슨(펜실베이니아 주 피츠버그)에게 보낸 편지 (1915년 1월 5일) ·········· 393

19150108 존 F. 겐소(한국 선교부 재무)가 러셀 카터(미국 북장로교회 해외선교보부 부재무)에게 보낸 편지 (1915년 1월 8일) ·········· 398

19150113 아서 J. 브라운(미국 북장로교회 해외선교본부 총무)이 한국 선교부로 보낸 선교본부 회람 편지, 제258호 (1915년 1월 13일) ·········· 399

19150201 A. 어빙 러들로(서울)가 아서 J. 브라운(미국 북장로교회 해외선교본부 총무)에게 보낸 편지 (1915년 2월 1일) ·········· 400

19150203 올리버 R. 에비슨(오하이오 주 클리블랜드)가 로버트 P. 매케이(캐나다 장로교회 해외선교위원회 총무)에게 보낸 심야 편지 (1915년 2월 3일) ·········· 401

19150218 아서 J. 브라운(미국 북장로교회 해외선교본부 총무)이 한국 선교부로 보낸 선교본부 편지, 제262호 (1915년 2월 18일) ·········· 403

19150219 에비슨 박사가 금요일 밤 이곳에서 강연을 한다. *The Columbia Record* (사우스캐롤라이나 주 컬럼비아), 11쪽 ·········· 405

19150220 올리버 R. 에비슨(사우스캐롤라이나 주 컬럼비아)이 로버트 P. 매케이 (캐나다 장로교회 해외선교위원회 총무)가 보낸 편지 (1915년 2월 20일) ·········· 407

19150222 올리버 R. 에비슨(댈러스로 가는 기차안에서)이 아서 J. 브라운 (미국 북장로교회 해외선교본부 총무)에게 보낸 편지 (1915년 2월 22일) ·········· 410

19150224 사우스캐롤라이나 주, 교회 소식. *Presbyterian Standard* (노스캐롤라이나 주 샬럿) 56(8) (1915년 2월 24일자) ·········· 416

19150301 아서 J. 브라운(미국 북장로교회 해외선교본부 총무)이 올리버 R. 에비슨(오하이오 주 클리블랜드)에게 보낸 편지 (1915년 3월 1일) ··· 417

19150303 올리버 R. 에비슨(온타리오 주 토론토)이 아서 J. 브라운(미국 북장로교회 해외선교본부 총무)에게 보낸 편지 (1915년 3월 3일) ············ 420

19150304 J. 프랭크 스미스, 댈러스의 남부 남자들이 선교 정신을 전파한다. *The Continent* (시카고) 46(9) (1915년 3월 4일), 264, 287쪽 ············· 424

19150312 로버트 P. 맥케이(캐나다 장로교회 해외선교본부 총무)가 올리버 R. 에비슨(온타리오 주 토론토)에게 보낸 편지 (1915년 3월 12일) ······ 427

19150316 [올리버 R. 에비슨,] 의료 선교 사업에서 협력에 관한 각서 (1915년 3월 16일) ··· 429

19150316 로버트 P. 맥케이(캐나다 장로교회 해외선교본부 총무)가 아서 J. 브라운(미국 북장로교회 해외선교본부 총무)에게 보낸 편지 (1915년 3월 16일) ··· 438

19150318 앨런 E. 암스트롱(캐나다 장로교회 해외선교위원회 총무)가 올리버 R. 에비슨(뉴욕 시)에게 보낸 편지 (1915년 3월 18일) ···················· 440

19150318 아서 J. 브라운(미국 북장로교회 해외선교본부 총무)이 한국 선교부로 보낸 선교본부 편지, 제266호 (1915년 3월 18일) ······················· 443

19150320 아서 J. 브라운(미국 북장로교회 해외선교본부 총무)이 로버트 P. 맥케이(캐나다 장로교회 해외선교본부 총무)에게 보낸 편지 (1915년 3월 20일) ··· 444

19150320 올리버 R. 에비슨(뉴욕 시)이 앨런 E. 암스트롱(캐나다 장로교회 해외선교위원회 총무)에게 보낸 편지 (1915년 3월 20일) ···················· 447

19150329 러들로 박사가 이곳을 방문한다. *The Plain Dealer* (오하이오 주 클리블랜드) (1915년 3월 29일), 3쪽 ··· 456

19150400 단신 및 인물 동정. *The Korean Mission Field* (서울) 11(4) (1915년 4월호), 121쪽 ··· 457

19150415 한국의 의학교는 효과적으로 운영된다. *The Continent* (시카고) 46(15) (1915년 4월 15일자), 474쪽 ·· 458

19150419 한국 교회의 많은 선행. *Manitoba Free Press* (매니토바 주 위니펙) (1915년 4월 19일), 5쪽 ·· 463

19150426 아서 J. 브라운(미국 북장로교회 해외선교본부 총무)이 한국 선교부로 보낸 선교본부 편지, 제272호 (1915년 4월 26일) ······················· 466

19150500	회관 주변 소식. *Westminster Hall Magazine and Farthest West Review* (브리티시 컬럼비아 주 밴쿠버) 7(4) (1915년 5월호), 18쪽	469
19150500	한국 선교부. 1915년 5월 총회에 제출된 미국 북장로교회 해외선교본부 제78차 연례 보고서 (1915년 5월)	471
19150501	1914년 6월 1일부터 1915년 5월 1일까지 세브란스 기지의 보고서 (1915년 5월 1일)	474
19150506	교회 공지. *San Francisco Bulletin* (캘리포니아 주 샌프란시스코) (1915년 5월 6일), 8쪽	477
19150508	로버트 P. 매케이(캐나다 장로교회 해외선교위원회 총무)가 올리버 R. 에비슨(세브란스 연합의학교 교장)에게 보낸 편지 (1915년 5월 8일)	478
19150510	호러스 G. 언더우드(서울)가 아서 J. 브라운(미국 북장로교회 해외선교본부 총무)에게 보낸 편지 (1915년 5월 10일)	481
19150511	올리버 R. 에비슨(캘리포니아 주 샌프랜시스코)이 아서 J. 브라운(미국 북장로교회 해외선교본부 총무)에게 보낸 편지 (1915년 5월 12일)	483
19150518	올리버 R. 에비슨(증기선 맨추리어 호 선상에서)이 로버트 P. 매케이(캐나다 장로교회 해외선교위원회 총무)에게 보낸 편지 (1915년 5월 18일)	488
19150524	A. 어빙 러들로(오하이오 주 클리블랜드)가 아서 J. 브라운(미국 북장로교회 해외선교본부)에게 보낸 편지 (1915년 5월 24일)	492
19150600	전형적인 병원들. II. 한국 서울의 세브란스 병원. *The Assembly Herald* (뉴욕 시) 21(6) (1915년 6월호), 412~414쪽	493
19150623	올리버 R. 에비슨(세브란스 연합의학교 교장)이 로버트 P. 매케이(캐나다 장로교회 해외선교위원회 총무)에게 보낸 편지 (1915년 6월 23일)	497
19150623	올리버 R. 에비슨(세브란스 연합의학교 교장)이 로버트 P. 매케이(캐나다 장로교회 해외선교위원회 총무)에게 보낸 편지 (1915년 6월 23일)	500
19150623	아서 J. 브라운(미국 북장로교회 해외선교본부 총무)이 한국 선교부로 보낸 선교본부 편지, 제282호 (1915년 6월 23일)	404
19150624	아서 J. 브라운(미국 북장로교회 해외선교본부 총무)이 한국 선교부로 보낸 선교본부 편지, 제283호 (1915년 6월 24일)	507

19150727	아서 J. 브라운(미국 북장로교회 해외선교본부 총무)이 한국 선교부로 보낸 선교본부 편지, 제287호 (1915년 7월 27일) ········· 509
19150800	단신 및 개인 동정. The Korean Mission Field (서울) 11(8) (1915년 8월호), 239쪽 ········· 512
19150821	아서 J. 브라운(미국 북장로교회 해외선교본부 총무)이 한국 선교부로 보낸 선교본부 편지, 제291호 (1915년 8월 21일) ········· 514
19150910	선교 협의회 연례 회의, 한국의 호주 장로교회 선교부 (1915년 9월 10일) ········· 524
19150927	헨리 M. 브루언(대구)가 아서 J. 브라운(미국 북장로교회 해외선교본부 총무)에게 보낸 편지 (1915년 9월 27일) ········· 527
19151010	찰스 E. 샤프(한국 선교부 실행 위원회 위원장)이 아서 J. 브라운(미국 북장로교회 해외선교본부 총무)에게 보낸 편지 (1915년 10월 10일) ········· 529
19151029	한국의 미국 남장로교회 선교부의 제24회 연례 회의 회의록, 1915년 10월 29일~11월 11일 ········· 532
19151100	허버트 E. 블레어, 미국 북장로교회의 연례 회의. The Korean Mission Field (서울) 11(11) (1915년 11월호), 311~313쪽 ········· 537
19151113	올리버 R. 에비슨(세브란스 연합의학교 교장)이 로버트 P. 매케이(캐나다 장로교회 해외선교위원회 총무)에게 보낸 편지 (1915년 11월 13일) ········· 539
19151200	휴 밀러, 영국 및 외국 성서 협회 소속 권서의 서울 방문. The Korean Mission Field (서울) 11(12) (1915년 12월호), 350쪽 ········· 549

제3장 1916년

19160100	편집자 난. The Korean Mission Field (서울) 12(1) (1916년 1월호), 1쪽 ········· 537
19160100	올리버 R. 에비슨(서울), 의료 선교의 문제는 무엇인가? The Korean Mission Field (서울) 12(1) (1916년 1월호), 2~5쪽 ········· 539
19160114	올리버 R. 에비슨(세브란스 연합의학교 교장)이 아서 J. 브라운(미국 북장로교회 해외선교본부 총무)에게 보낸 편지 (1916년 1월 14일) ········· 559
19160114	올리버 R. 에비슨(세브란스 연합의학교 교장), [여자 해외선교회 실행 위원회로 보낸 편지] (1916년 1월 14일) ········· 563

19160115 [프랭크 M. 노스(연석 위원회 위원장)]가 올리버 R. 에비슨(서울)에게 보낸 편지 (1916년 7월 14일) ·········· 568

19160120 아서 J. 브라운(미국 북장로교회 해외선교본부 총무)이 존 L. 세브란스(뉴욕 시)에게 보낸 편지 (1916년 1월 20일) ·········· 571

19160128 존 L. 세브란스(뉴욕 시)가 아서 J. 브라운(미국 북장로교회 해외선교본부 총무)에게 보낸 편지 (1916년 1월 28일) ·········· 574

19160128 존 L. 세브란스(오하이오 주 클리블랜드)가 올리버 R. 에비슨 (세브란스연합의학교 교장)에게 보낸 편지 (1916년 1월 28일) ·········· 576

19160131 아서 J. 브라운(미국 북장로교회 해외선교본부 총무)이 올리버 R. 에비슨(서울)에게 보낸 편지 (1916년 1월 31일) ·········· 581

19160200 찰스 I. 맥라렌, 질문에 대한 주해. *The Korean Mission Field* (서울) 12(2) (1916년 2월호), 35~39쪽 ·········· 588

19160200 G. 해리스, 한국인 정규 간호부의 미래. *The Korean Mission Field* (Korea) 12(2) (1916년 2월호), 46~48쪽 ·········· 592

19160210 아서 J. 브라운(미국 북장로교회 해외선교본부 총무)가 한국 선교부로 보낸 선교본부 회람 편지, 제316호 (1916년 2월 10일) ·········· 595

19160214 호러스 G. 언더우드(도쿄)가 올리버 R. 에비슨(서울)에게 보낸 편지 (1916년 2월 14일) ·········· 599

19160216 아서 J. 브라운(미국 북장로교회 해외선교본부 총무)이 프랭크 M. 노스(미국 북감리교회 해외선교본부 총무), 윌리엄 W. 핀슨(미국 남장로교회), 새뮤얼 H. 체스터(미국 남장로교회 해외 션교위원회 총무), 로버트 P. 매케이(캐나다 장로교회 총무), 프랭크 N. L. 페이튼(호주 장로교회)에게 보낸 편지 (1916년 2월 16일) ·········· 607

19160304 프랭크 F. 노스(미국 북감리교회 해외선교본부 총무)가 아서 J. 브라운(미국 북장로교회 해외선교본부 총무)에게 보낸 편지 (1916년 3월 4일) ·········· 610

19160306 아서 J. 브라운(미국 북장로교회 해외선교본부 총무)이 프랭크 F. 노스(미국 북감리교회 해외선교본부 총무)에게 보낸 편지 (1916년 3월 6일) ·········· 618

19160306 새뮤얼 H. 체스터(미국 남장로교회 해외선교본부 총무)가 아서 J. 브라운(미국 북장로교회 해외선교본부 총무)에게 보낸 편지 (1916년 3월 6일) ·········· 622

19160317 프랭크 M. 노스(미국 북감리교회 해외선교본부 총무)가 아서 J. 브라운(미국 북장로교회 해외선교본부 총무)에게 보낸 편지 (1916년 3월 17일) ·· 624

19160321 [미국 북감리교회] 선교본부의 조치, 1916년 3월 21일. 한국 서울에서 의료 사업의 연합 제안에 대하여 (1916년 3월 21일) ················· 629

19160321 아서 J. 브라운(미국 북장로교회 해외선교본부 총무)이 프랭크 M. 노스(미국 북감리교회 해외선교본부 총무)에게 보낸 편지 (1916년 3월 21일) ·· 630

19160327 아서 J. 브라운(미국 북장로교회 해외선교본부 총무)이 프랭크 M. 노스(미국 북감리교회 해외선교본부 총무)에게 보낸 편지 (1916년 3월 27일) ·· 637

19160329 세브란스 연합의학교 제6회 졸업 (1916년 3월 29일) ················· 641

19160331 세브란스 병원 및 의학교, 1916년 3월 31일 끝나는 연도의 대차대조표 (1916년 3월 31일) ·· 642

19160400 수전 D. 밀러, 제니 B. 에비슨, '김 부인.' *The Korean Mission Field* (서울) 12(4) (1916년 4월호), 95~98쪽 ·· 655

19160400 제니 B. 에비슨, 기독교 가정을 만들고 발전시키기; 한 선교사 어머니가 한국인 어머니들에게. *The Korean Mission Field* (서울) 12(4) (1916년 4월호), 102~104쪽 ·· 664

19160404 프랭크 M. 노스(연석 위원회 위원장)가 아서 J. 브라운(미국 북장로교회 해외선교본부 총무)에게 보낸 편지 (1916년 4월 4일) ················· 670

19160413 프랭크 M. 노스(미국 북감리교회 해외선교본부 총무)가 아서 J. 브라운(미국 북장로교회 해외선교본부 총무)에게 보낸 편지 (1916년 4월 13일) ·· 672

19160425 세브란스 연합의학교 이사회 제1회 회의 회의록 (1916년 4월 25일) ·· 674

올리버 R. 에비슨 박사 관련 연표 / 695
참고문헌 / 699
찾아보기 / 701

Contents

Congratulation / 5
Preface / 11

Part 9. Organizing a Board of Directors of the Severance Union Medical College

Chapter 1. 1914

19140106 Arthur J. Brown (Sec., BFM, PCUSA), Letter to John L. Severance (Cleveland, O.) (Jan. 6th, 1914) ·· 6

19140113 John L. Severance (Cleveland, O.), Letter to Arthur J. Brown (Sec., BFM, PCUSA) (Jan. 13th, 1914) ·· 10

19140200 Newton H. Bowman, Union Medical College, Seoul. *The Missionary Voice* (Nashville, Tenn.) 4(2) (Feb., 1914), p. 110 ································ 12

19140210 Arthur J. Brown (Sec., BFM, PCUSA), Letter to Oliver R. Avison (Pres., SUMC) (Feb. 10th, 1914) ·· 16

19140220 Horace G. Underwood, Oilver R. Avison, E. Wade Koons, Helen Forsyth, Ralph G. Mills, A. Irving Ludlow, Margo L. Lewis, Ruby B. Brownlee, John F. Genso, James S. Gale, J. U. Selwyn Toms, Charles A. Clark, Edward H. Miller (Seoul Com.), Letter to Arthur J. Brown (Sec., BFM, PCUSA) (Feb. 20th, 1914) ·· 23

19140221 Horace G. Underwood, Oliver R. Avison, E. Wade Koons (Seoul), Letter to John T. Underwood (New York City) (Feb. 21st, 1914) ··· 29

19140222 A. Irving Ludlow (Seoul), Letter to Arthur J. Brown (Sec., BFM, PCUSA) (Apr. 22nd, 1914) ··· 32

19140224 Oliver R. Avison (Pres., SUMC), Letter to John L. Severance (Cleveland, O.) (Feb. 24th, 1914) ··· 36

19140225 Oliver R. Avison (Seoul), Letter to Arthur J. Brown (Sec., BFM, PCUSA) (Feb. 25th, 1914) ··· 43

19140320 Arthur J. Brown (Sec., BFM, PCUSA), Letter to Oliver R. Avison (Seoul) (March 20th, 1914) ··· 49

19140321 Oliver R. Avison (Seoul), Letter to Arthur J. Brown (Sec., BFM, PCUSA) (Mar. 21st, 1914) ··· 58

19140321 Oliver R. Avison (Seoul), Letter to Arthur J. Brown (Sec., BFM, PCUSA) (Mar. 21st, 1914a) ··· 68

19140321 Dudley P. Allen (Ormond Beach, Fl.), Letter to Arthur J. Brown (Sec., BFM, PCUSA) (Mar. 21st, 1914) ··· 73

19140324 Arthur J. Brown (Sec., BFM, PCUSA), Letter to Dudley P. Allen (Cleveland, O.) (Mar. 24th, 1914) ··· 77

19140331 Ivan L. Lomprey (Auditor), Severance Hospital and Medical College, Balance Sheet for Years ended Mar. 31, 1913, and Mar. 31, 1914 (Mar. 31st, 1914) ··· 90

19140331 Fourth Graduating Class of the Severance Union Medical College (Mar. 31st, 1914) ··· 101

19140400 Notes and Personals. *The Korea Mission Field* (Seoul) 10(4) (Apr., 1914), p. 121 ··· 105

19140406 Dudley P. Allen (Cleveland, O.), Letter to Arthur J. Brown (Sec., BFM, PCUSA) (Apr. 6th, 1914) ··· 107

19140408 Arthur J. Brown (Sec., BFM, PCUSA), Letter to Dudley P. Allen (Cleveland, O.) (Apr. 8th, 1914) ··· 110

19140419 Oliver R. Avison (Seoul), Letter to Arthur J. Brown (Sec., BFM, PCUSA) (Apr. 19th, 1914) ··· 113

19140429 Ad Interim Committee Minutes, 1914, Minutes of Twenty-Third Annual Meeting of the Southern Presbyterian Mission in Korea, August 22~September 1, 1914 ·················· 116

19140531 Oliver R. Avison (Pres., S. U. M. C.), Report of Severance Plant from June 1, 1913 to May 31, 1914 (May 31st, 1914) ·················· 123

19140600 Oliver R. Avison (Seoul), Personal Reports of Dr. Oliver R. Avison (June, 1914) ·················· 132

19140600 Frank M. Brockman (Seoul), The First Tri-Ennial Convention of the Korean Young Men's Christian Associations. *The Korean Mission Field* (Seoul) 10(6) (June, 1914), p. 171 ·················· 135

19140603 Oliver R. Avison (Pres., SUMC), Letter to Arthur J. Brown (Sec., BFM, PCUSA) (June 3rd, 1914) ·················· 140

19140603 *Official Journal. Minutes of the Korea Annual Conference of the Methodist Episcopal Church, Seventh Session, Seoul* (June 3rd~8th, 1914) ······ 145

19140604 Oliver R. Avison (Seoul), Letter to Arthur J. Brown (Sec., BFM, PCUSA) (June 4th, 1914) ·················· 150

19140630 Oliver R. Avison (R. M. S. Empress of Asia), Letter to Arthur J. Brown (Sec., BFM, PCUSA) (June 30th, 1914) ·················· 155

19140717 Arthur J. Brown (Sec., BFM, PCUSA), Letter to Dudley P. Allen (Camden, Me.) (July 17th, 1914) ·················· 159

19140721 A Synopsis of Minutes of Sixteenth Annual Meeting of Council of the Korea Mission of the Presbyterian Church in Canada, Convened in Wonsan (July 21st, 1914) ·················· 160

19140722 Extract from a Letter from Allen F. DeCamp (Seoul) to W. W. White, dated July 22, 1914 (July 22nd, 1914) ·················· 162

19140724 Arthur J. Brown (Sec., BFM, PCUSA), Letter to John L. Severance (Camden, Me.) (July 24th, 1914) ·················· 168

19140801 John L. Severance (Camden, Me.), Letter to Arthur J. Brown (Sec., BFM, PCUSA) (Aug. 1st, 1914) ·················· 181

19140815 Medical License of Dr. Oliver R. Avison, No. 32 issued by the Japanese Government-General in Korea (Aug. 15th, 1914) ·················· 183

19140822 Arthur J. Brown (Sec., BFM, PCUSA), Board Circular Letter to the Korea Mission, No. 236 (Aug. 22nd, 1914) ·················· 188

19140822 *Minutes of Twenty-Third Annual Meeting, Southern Presbyterian Mission in Korea, Mokpo, Korea* (Aug. 22nd~Sept 1st, 1914) ············· 193

19140823 *1914 Minutes and Reports of the Thirtieth Annual Meeting of the Korea Mission of the Presbyterian Church in the U. S. A. Held at Seoul* (Aug. 23rd~Sept. 1st, 1914) ············· 202

19140826 Arthur J. Brown (Sec., BFM, PCUSA), Board Circular Letter to the Korea Mission, No. 237 (Aug. 26th, 1914) ············· 215

19140829 Oliver R. Avison (Smiths Falls, Ont.), Letter to Arthur J. Brown (Sec., BFM, PCUSA) (Aug. 29th, 1914) ············· 220

19140900 *1914 Report of the Korea Mission of the Presbyterian Church in the U. S. A. to the Annual Meeting held at Seoul* (Sept., 1914), pp. 81~82, 83~86 ············· 225

19140901 Oliver R. Avison (Smiths Falls, Ont.), Letter to Arthur J. Brown (Sec., BFM, PCUSA) (Sept. 1st, 1914) ············· 230

19140901 Oliver R. Avison (Smiths Falls, Ont.), Re. Furlough of Rev. & Mrs. F. S. Miller (Sept. 1st, 1914) ············· 232

19140905 Oliver R. Avison (Smiths Falls, Ont.), Letter to Arthur J. Brown (Sec., BFM, PCUSA) (Sept. 5th, 1914) ············· 235

19140905 Oliver R. Avison (Smiths Falls, Ont.), Letter to Arthur J. Brown (Sec., BFM, PCUSA) (Sept. 5th, 1914a) ············· 237

19140910 Arthur J. Brown (Sec., BFM, PCUSA), Letter to Oliver R. Avison (Smiths Falls, Ont.) (Sept. 10th, 1914) ············· 238

19140916 Annual Report of Mission Council, Australian Presbyterian Mission in Korea (Sept. 16th, 1914) ············· 242

19141009 Jennie B. Avison (Seoul), Mrs. Avison's Report for 1914 (Rec'd Oct. 9th, 1914) ············· 244

19141011 Score of Doctoral Examination [The Daily News (Seoul)] (Oct. 11th, 1914), p. 2 ············· 245

19141012 Issuing of Medical Licenses, Official Gazettes of Japanese Government-General in Korea, No. 659 (Oct. 12th, 1914) ············· 248

19141019 Oliver R. Avison (Cleveland, O.), Letter to Arthur J. Brown (Sec., BFM, PCUSA) (Oct. 19th, 1914a) ············· 251

19141019	Oliver R. Avison (Cleveland, O.), Letter to Arthur J. Brown (Sec., BFM, PCUSA) (Oct. 19th, 1914b)	256
19141019	Oliver R. Avison (Cleveland, O.), Letter to Arthur J. Brown (Sec., BFM, PCUSA) (Oct. 19th, 1914c)	259
19141024	Want Habit Made of Church Going. *The Plain Dealer* (Cleveland, O.) (Oct. 24th, 1914), p. 7	262
19141024	Personal Record of Oliver R. Avison (Oct. 24th, 1911)	266
19141024	Arthur J. Brown (Sec., BFM, PCUSA), Letter to Oliver R. Avison (Cleveland, O.) (Oct. 24th, 1914)	270
19141105	Brief Mention. *The Continent* (Chicago) 45(45) (Nov. 5th, 1914), p. 1527	273
19141106	Charles E. Sharp (Chai Ryung), Letter to Arthur J. Brown (Sec., BFM, PCUSA) (Nov. 6th, 1914)	274
19141107	Arthur J. Brown (Sec., BFM, PCUSA), Letter to John L. Severance (Cleveland, O.) (Nov. 7th, 1914)	278
19141111	Oliver R. Avison (New York), Letter to Arthur J. Brown (Sec., BFM, PCUSA) (Nov. 11th, 1914)	283
19141116	Dudley P. Allen (Cleveland, O.), Letter to Arthur J. Brown (Sec., BFM, PCUSA) (Nov. 16th, 1914)	289
19141117	Oliver R. Avison (Mt. Hermon, Mass.), Letter to Arthur J. Brown (Sec., BFM, PCUSA) (Nov. 17th, 1914)	296
19141111	Allan E. Armstrong (Sec. FMC, PCC), Letter to Oliver R. Avison (New York) (Nov. 21st, 1914)	301
19141124	Stanley White (Sec., BFM, PCUSA), Letter to William H. Gutelius (William H. Gutelius), (Nov. 24th, 1914)	303
19141125	Oliver R. Avison (New York), Letter to Allan E. Armstrong (Sec. FMC, PCC) (Nov. 25th, 1914)	306
19141200	Personal and News Items. *The Canada Lancet* (Toronto) 48(4) (Dec., 1914), p. 232	308
19141202	Allan E. Armstrong (Sec. FMC, PCC), Letter to Oliver R. Avison (New York) (Dec. 2nd, 1914)	310
19141205	Edward H. Miller (Sec., Seoul Station), Seoul Station Apportionment of Work 1914~1915 (Filed Dec. 5th, 1914)	311

19141207 Oliver R. Avison (New York City), Letter to Arthur J. Brown (Sec., BFM, PCUSA) (Dec. 7th, 1914) ··· 315

19141207 Severance Hospital and Medical College, Budget for 1915, Prepared by Dr. Oliver R. Avison (Dec. 7th, 1914) ··· 323

19141210 Oliver R. Avison (New York City), Letter to Arthur J. Brown (Sec., BFM, PCUSA), (Dec. 10th, 1914) ·· 331

19141210 Dudley P. Allen (New York City), Letter to Arthur J. Brown (Sec., BFM, PCUSA) (Dec. 10th, 1914) ·· 335

19141211 In the Churches. *Lewisburg Journal* (Lewisburg, Penn.) (Dec. 11th, 1914), p. 4 ·· 337

19141214 Arthur J. Brown (Sec., BFM, PCUSA), Board Circular Letter to the Korea Mission, No. 251 (Dec. 14th, 1914) ·· 339

19141219 Medical Mission Man Visits City. *Nashville Banner* (Nashville, Tenn.) (Dec. 19th, 1914), p. 8 ·· 342

19141223 Oliver R. Avison (Pittsburg, Pa.), Letter to Stanley White (Sec., BFM, PCUSA) (Dec. 23rd, 1914) ··· 345

19141223 Oliver R. Avison (Pittsburgh, Pa.), Letter to Arthur J. Brown (Sec., BFM, PCUSA) (Dec. 23rd, 1914) ··· 351

19141224 Stanley White (Sec., BFM, PCUSA), Letter to William J. Scheifley (Harrisburg, Pa.) (Dec. 24th, 1914) ··· 356

19141226 Oliver R. Avison (Pittsburgh, Pa.), Letter to Stanley White (Sec., BFM, PCUSA) (Dec. 26th, 1914) ··· 358

19141226 William J. Scheifley (Harrisburg, Pa.), Letter to Stanley White (Sec., BFM, PCUSA) (Dec. 26th, 1914) ··· 360

19141228 Oliver R. Avison (Pittsburgh, Pa.), Letter to Arthur J. Brown (Sec., BFM, PCUSA) (Dec. 28th, 1914) ··· 365

19141228 Oliver R. Avison (Pittsburgh, Pa.), Letter to Arthur J. Brown (Sec., BFM, PCUSA) (Dec. 28th, 1914a) ··· 369

19141228 Samuel H. Chester (Sec., ECFM, PCUS), Letter to Arthur J. Brown (Sec., BFM, PCUSA) (Dec. 28th, 1914) ··· 372

19141229 Arthur J. Brown (Sec., BFM, PCUSA), Letter to Oliver R. Avison (Pittsburgh, Pa.) (Dec. 29th, 1914) ··· 374

19141230 Orville Reed (BFM, PCUSA), Letter to William J. Scheifley (Harrisburg, Pa.) (Dec. 30th, 1914) ·· 377

19141230 In Re. Dr. William J. Scheifley. Extract from Letter of Dr. O. R. Avison - dated Dec. 30, 1914. ··· 378

19140000 Severance Union Medical College, Basis of Union (ca. 1914) ·········· 382

Chapter 2. 1915

19150100 Clarence N. Weems, Annual Meeting of the Korea Mission. *The Missionary Voice* (Nashville, Tenn.) 5(1) (Jan., 1915), pp. 21, 22 ······················ 387

19150105 Religious and Charitable. *The Pittsburgh Press* (Pittsburgh, Penn.) (Jan. 5th, 1915), p. 6 ··· 388

19150105 Oliver R. Avison (Pittsburgh, Pa.), Letter to Arthur J. Brown (Sec., BFM, PCUSA) (Jan. 5th, 1915) ··· 391

19150105 Arthur J. Brown (Sec., BFM, PCUSA), Letter to Oliver R. Avison (Pittsburgh, Pa.) (Jan. 5th, 1915) ·· 395

19150108 John F. Genso (Treas., Kor. Mis.), Letter to Russell Carter (Assist. Treas., BFM, PCUSA) (Jan. 8th, 1915) ··· 398

19150113 Arthur J. Brown (Sec., BFM, PCUSA), Board Circular Letter to the Korea Mission, No. 258 (Jan. 13th, 1915) ·· 399

19150201 Alfred Irving Ludlow (Seoul), Letter to Arthur J. Brown (Sec., BFM, PCUSA) (Feb. 1st, 1915) ·· 400

19150203 Oliver R. Avison (Cleveland, O.), Night Letter to Robert P. Mackay (Sec. FMC, PCC) (Feb. 3rd, 1915) ·· 402

19150218 Arthur J. Brown (Sec., BFM, PCUSA), Board Letter to the Korea Mission, No. 262 (Feb. 18th, 1915) ··· 404

19150219 Dr. Avison Speaks Here Friday Night. *The Columbia Record* (Columbia, S. C.), p. 11 ··· 406

19150220 Oliver R. Avison (Columbia, S. C.), Letter to Robert P. MacKay (Sec. FMC, PCC) (Feb. 20th, 1915) ·· 408

19150222 Oliver R. Avison (On Train en route to Dallas, Texas via New Orleans), Letter to Arthur J. Brown (Sec., BFM, PCUSA) (Feb. 22nd, 1915) ·· 413

19150224 South Carolina, Church News. *Presbyterian Standard* (Charlotte, N. C.) 56(8) (Feb. 24th, 1915) ·· 416

19150301 Arthur J. Brown (Sec., BFM, PCUSA), Letter to Oliver R. Avison (Cleveland, O.) (Mar. 1st, 1915) ··· 418

19150303 Oliver R. Avison (Toronto, Ont.), Letter to Arthur J. Brown (Sec., BFM, PCUSA) (Mar. 3rd, 1915) ·· 420

19150304 J. Frank Smith, Southern Men at Dallas Spread Mission Spirit. *The Continent* (Chicago) 46(9) (Mar. 4th, 1915), pp. 264, 287 ···························· 425

19150312 Robert P. MacKay (Sec. FMC, PCC), Letter to Oliver R. Avison (Toronto, Ont.) (Mar. 12th, 1915) ·· 428

19150316 [Oliver R. Avison,] Memorandum Concerning Cooperation in Medical Mission Work (Mar. 16th, 1915) ··· 433

19150316 Robert P. Mackay (Sec., BFM, PCC), Letter to Arthur J. Brown (Sec., BFM, PCUSA) (Mar. 16th, 1915) ·· 439

19150318 Allan E. Armstrong (Sec., FMC, PCC), Letter to Oliver R. Avison (New York City) (Mar. 18th, 1915) ··· 441

19150318 Arthur J. Brown (Sec., BFM, PCUSA), Board Letter to the Korea Mission, No. 266 (Mar. 18th, 1915) ·· 443

19150320 Arthur J. Brown (Sec., BFM, PCUSA), Letter to Robert P. Mackay (Sec., PCC) (Mar. 20th, 1915) ··· 445

19150320 Oliver R. Avison (New York), Letter to Allan E. Armstrong (Sec., FMC, PCC) (Mar. 20th, 1915) ··· 451

19150329 Dr. Ludlow to Visit Here. *The Plain Dealer* (Cleveland, O.) (Mar. 29th, 1915), p. 3 ·· 456

19150400 Notes and Personals. *The Korean Mission Field* (Seoul) 11(4) (Apr., 1915), p. 121 ··· 457

19150415 Medical College in Korea Does Effective Work. *The Continent* (Chicago) 46(15) (Apr. 15th, 1915), p. 474 ··· 460

19150419 Much Good Work by the Church in Corea. *Manitoba Free Press* (Winnipeg, Manitoba) (Apr. 19th, 1915), p. 5 ·································· 464

19150426 Arthur J. Brown (Sec., BFM, PCUSA), Board Letter to the Korea Mission, No. 272 (Apr. 26th, 1915) ·· 467

19150500 Around the Hall. *Westminster Hall Magazine and Farthest West Review* (Vancouver, B. C.) 7(4) (May, 1915), p. 18 ·············· 470

19150500 The Korea Mission. The Seventy-Eighth Annual Report of the Board of Foreign Missions of the Presbyterian Church in the United States of America. Presented to the General Assembly, May, 1915 (May, 1915) ·············· 472

19150501 Report of the "Severance Plant" from June 1st. 1914 to May 1st. 1915 (May 1st, 1915) ·············· 475

19150506 Church Notices. *San Francisco Bulletin* (San Francisco, Ca.) (May 6th, 1915), p. 8 ·············· 477

19150508 Robert P. Mackay (Sec., FMC, PCC), Oliver R. Avison (Pres., SUMC) (May 8th, 1915) ·············· 479

19150510 Horace G. Underwood (Seoul), Letter to Arthur J. Brown (Sec., BFM, PCUSA) (May 10th, 1915) ·············· 482

19150511 Oliver R. Avison (San Francisco, Ca.), Letter to Arthur J. Brown (Sec., BFM, PCUSA) (May 12th, 1915) ·············· 485

19150518 Oliver R. Avison (On the S. S. Manchuria), Letter to Robert P. Mackay (Sec., FMC, PCC) (May 18th, 1915) ·············· 490

19150524 A. Irving Ludlow (Cleveland, O.), Letter to Arthur J. Brown (Sec., BFM, PCUSA) (May 24th, 1915) ·············· 492

19150600 Typical Hospitals. II. Severance Hospital, Seoul, Korea. *The Assembly Herald* (New York City) 21(6) (June, 1915), pp. 412~414 ·············· 495

19150623 Oliver R. Avison (Seoul), Letter to Robert P. Mackay (Sec., FMC, PCC) (June 23rd, 1915) ·············· 498

19150623 Oliver R. Avison (Pres., SUMC), Letter to F. C. Stephenson (Toronto) (June 23rd, 1915) ·············· 502

19150623 Arthur J. Brown (Sec., BFM, PCUSA), Board Letter to the Korea Mission, No. 282 (June 23rd, 1915) ·············· 505

19150624 Arthur J. Brown (Sec., BFM, PCUSA), Board Letter to the Korea Mission, No. 283 (June 24th, 1915) ·············· 509

19150727 Arthur J. Brown (Sec., BFM, PCUSA), Board Letter to the Korea Mission, No. 287 (July 27th, 1915) ·············· 510

19150800 Notes and Personals. *The Korean Mission Field* (Seoul) 11(8) (Aug., 1915), p. 239 ··· 513

19150821 Arthur J. Brown (Sec., BFM, PCUSA), Board Letter to the Korea Mission, No. 291 (Aug. 21st, 1915) ·· 518

19150910 Annual Report of Mission Council, Australian Presbyterian Mission in Korea (Sept. 10th, 1915) ·· 525

19150927 Henry M. Bruen (Taiku), Letter to Arthur J. Brown (Sec., BFM, PCUSA) (Sept. 27th, 1915) ··· 529

19151010 Charles E. Sharp (Chmn, Exec. Com.), Letter to Arthur J. Brown (Sec., BFM, PCUSA) (Oct. 10th, 1915) ·· 530

19151029 *Minutes of Twenty-Fourth Annual Meeting of the Southern Presbyterian Mission in Korea, October 29~November 11, 1915* ····················· 534

19151100 Herbert E. Blair, The Northern Presbyterian Annual Meeting. *The Korean Mission Field* (Seoul) 11(11) (Nov., 1915), pp. 311~313 ·············· 538

19151113 Oliver R. Avison (Pres., SUMC), Letter to Robert P. Mackay (Sec., FMC, PCC) (Nov. 13th, 1915) ·· 544

19151200 Hugh Miller, A Visit of the British and Foreign Bible Society's Colporteurs to Seoul. *The Koea Mission Field* (Seoul) 11(12) (Dec., 1915), pp. 349~351
··· 550

Chapter 3. 1916

19160100 Editorial Pages. *The Korean Mission Field* (Seoul) 12(1) (Jan., 1916), p. 1
··· 552

19160100 Oliver R. Avison (Seoul), What is the Matter with Medical Missions? *The Korean Mission Field* (Seoul) 12(1) (Jan., 1916), pp. 2~5
··· 562

19160114 Oliver R. Avison (Seoul), Letter to Arthur J. Brown (Sec., BFM, PCUSA) (Jan. 14th, 1916) ··· 576

19160114 Oliver R. Avison (Pres., SUMC), [Statement sent to Exec. Com. of W. F. M. S.] (Jan. 14th, 1916) ··· 579

19160115 [Frank M. North (Chm'm, Joint Com.)], Letter to Oliver R. Avison (Seoul) (July 14th, 1916) ··· 583

19160120 Arthur J. Brown (Sec., BFM, PCUSA), Letter to John L. Severance (New York City) (Jan. 20th, 1916) ··· 586

19160128 John L. Severance (New York City), Letter to Arthur J. Brown (Sec., BFM, PCUSA) (Jan. 28th, 1916) ··· 589

19160128 John L. Severance (Cleveland, O.), Letter to Oliver R. Avison (Pres., SUMC) (Jan. 28th, 1916) ··· 592

19160131 Arthur J. Brown (Sec., BFM, PCUSA), Letter to Oliver R. Avison (Pres., SUMC) (Jan. 31st, 1916) ··· 598

19160200 Charles I. McLaren, Notes on an Enquiry. *The Korean Mission Field* (Seoul) 12(2) (Feb., 1916), pp. 35~39 ································· 604

19160200 G. Harris, The Future of the Korean Trained Nurse. *The Korean Mission Field* (Korea) 12(2) (Feb., 1916), pp. 46~48 ································· 607

19160210 Arthur J. Brown (Sec., BFM, PCUSA), Board Circular Letter to the Korea Mission, No. 316 (Feb. 10th, 1916) ································· 611

19160214 Horace G. Underwood (Tokyo), Letter to Oliver R. Avison (Seoul) (Feb. 14th, 1916) ··· 616

19160216 Arthur J. Brown (Sec., BFM, PCUSA), Letter to Frank M. North (Sec., BFM, MEC), William W. Pinson (PCUS), Samuel H. Chester (Sec., ECFM, PCUS), Robert P. Mackay (Sec., PCC), Frank N. L. Paton (APC) (Feb. 16th, 1916) ··· 622

19160304 Frank F. North (Sec., BFM, MEC), Letter to Arthur J. Brown (Sec., BFM, PCUSA) (Mar. 4th, 1916) ··· 628

19160306 Arthur J. Brown (Sec., BFM, PCUSA), Letter to Frank M. North (Sec., BFM, MEC) (Mar. 6th, 1916) ··· 634

19160306 Samuel H. Chester (Sec., BFM, PCUS), Letter to Arthur J. Brown (Sec., BFM, PCUSA) (Mar. 6th, 1916) ··· 637

19160317 Frank M. North (Sec., BFM, MEC), Letter to Arthur J. Brown (Sec., BFM, PCUSA) (Mar. 17th, 1916) ··· 640

19160321 Board Action [of BFM, MEC], March 21st, 1916. Re Proposed Cooperating in Medical Work in Seoul, Korea (Mar. 21st, 1916) ················· 643

19160321 Arthur J. Brown (Sec., BFM, PCUSA), Letter to Frank F. North (Sec., BFM, MEC) (Mar. 21st, 1916) ··· 647

19160327 Arthur J. Brown (Sec., BFM, PCUSA), Letter to Frank M. North (Chm'n, Joint Committee) (Mar. 27th, 1916) ································· 653

19160329	Sixth Graduation, Severance Union Medical College (Mar. 29th, 1916) ·· 655
19160331	Severance Hospital and Medical College, Balance Sheet for Years ended Mar. 31, 1916 (Mar. 31st, 1916) ··· 662
19160400	Susan D. Miller, Jennie B. Avison, "Lady Kim." *The Korean Mission Field* (Seoul) 12(4) (Apr., 1916), pp. 95~98 ·· 673
19160400	Jennie B. Avison, Founding and Developing a Christian Home; A Missionary Mother to Korean Mothers. *The Korean Mission Field* (Seoul) 12(4) (Apr., 1916), pp. 102~104 ·· 681
19160404	Frank M. North (Chm'n, Joint Com.), Letter to Arthur J. Brown (Sec., BFM, PCUSA) (Apr. 4th, 1916) ·· 685
19160413	Frank M. North (Sec., BFM, MEC), Letter to Arthur J. Brown (Sec., BFM, PCUSA) (Apr. 13th, 1916) ·· 687
19160425	inutes of First Meeting of Board of Managers of Severance Union Medical College (Apr. 25th, 1916) ··· 691

A Chronology of Dr. Oliver R. Avison / 695
References / 699
Index / 701

제9부 세브란스 연합의학교의 재단 이사회를 조직하다
Organizing a Board of Directors of the Severance Union Medical College

제1장 1914년
Chapter 1. 1914

19140106

아서 J. 브라운(미국 북장로교회 해외선교본부 총무)이 존 L. 세브란스(오하이오 주 클리블랜드)에게 보낸 편지 (1914년 1월 6일)

BM   1914년 1월 6일

존 L. 세브란스 씨,
    디 아케이드 480
    오하이오 주 클리블랜드

친애하는 세브란스 씨,

    한국 선교부와 선교본부는 서울 세브란스 병원 및 의학교와 관련하여 심각한 문제에 직면해 있습니다. 귀하의 친절한 약속을 기억하며, 우리는 여러 차례 귀하의 약속을 참고하여 귀하의 아버님께서 관심을 갖고 계셨던 사안 중 필요하다고 판단되는 사항을 솔직하게 말씀드리겠습니다. 물론 귀하께서 어떤 조치를 취할 수 있을지에 대한 독립적인 판단을 내리실 권리가 있다는 것을 이해하시는 바입니다. 귀하께서도 아시겠지만, 귀하 아버님의 관대함 덕분에 책임을 맡고 있는 의사인 O. R. 에비슨 박사가 크고 영향력 있는 업적을 이룰 수 있었습니다. 우리는 세브란스 씨가 시설과 장비에 얼마나 투자하셨는지는 정확히 알 수 없습니다. 그의 돈 대부분이 에비슨 박사에게 직접 전달되었기 때문입니다. 그 금액은 상당했을 것입니다. 이제 그의 지원이 철회됨에 따라, 에비슨 박사, 선교부, 그리고 선교본부는 필요한 추가 시설과 연간 유지 보수를 어떻게 할 것인가라는 매우 심각한 문제에 직면하게 되었습니다. 에비슨 박사가 이 문제에 대하여 직접 편지를 보냈다고 들었고, 그래서 귀하께서 아마 이미 상황에 대하여 알고 계실지도 모르겠습

니다.

선교부의 연례 총회 회의록1)에 다음과 같은 추가 인력과 장비의 요청이 담겨 있습니다.

1. 병원 및 의학교에 치과 부서를 개설하고 운영할 치과의사
2. 병원 및 진료소의 해당 부서를 담당할 약사

(이들이 기혼인 경우, 동봉된 '선교사 후원 약속'이라는 전단지에 설명되어 있는 것처럼 그들의 지원을 위하여 각자에게 연간 2,000달러가 필요합니다.)

1. 간호부 숙소   3,000달러
2. 의료 기지 기본금   100,000
3. R. G. 밀즈 박사 사택   3,000

이러한 요청 중 가장 시급한 것은 밀즈 박사와 간호부들의 숙소입니다. 선교사들이 적절한 숙소 없이 그곳에 머물고 있기 때문에 이것들은 절대적으로 시급해 보입니다. 하지만 다른 필요 사항들도 시급합니다. 밀즈 박사 부부는 현재 안식년 중인 J. W. 허스트 박사 부부의 사택에 거주하고 있습니다. 그러나 허스트 박사 부부가 돌아오면 당연히 밀즈 박사 부부는 그 집을 비워주어야 합니다. 에비슨 박사가 10월 20일자로 저에게 다음과 같은 편지를 보냈습니다.2)

"그동안 우리는 가장 긴급한 상황에 닥쳐 있는데, 밀즈 박사와 가족의 사택을 마련해 주는 방법입니다. 그들은 지금 허스트 사택을 사용하고 있지만, 당연히 허스트 가족은 1년 이내에 다시 돌아올 것이며 다음 가을에 그들을 위한 거처를 준비하려면 봄이 시작될 때부터 건축을 시작할 수 있어야 합니다. 그들을 위한 예산을 한 번에 확보하려면 어떻게 해야 합니까? 우리의 계획은 그들(밀즈 가족)이 예산을 얻을 때 제이콥슨 간호부 기념 사택을 그들과 교환하고, 이 돈을 사용하여 병원 근처에 제이콥슨 기념 사택을 재건하고, 이와 관련하여 한국 간호부들의 숙소를 짓는 것이었으며, 이것은 오랫동안 부동산 목록에 있었습니다. L. H. 세브란스 씨는 그가 여러 번 요청하였기 때문에 후자를 위하여 기금을 제공하였을 것이라고 확신하며, 존 세브란스 씨는 이 문제가 그

---

1) 1913 *Minutes and Reprots of the Twenty-Ninth Annual Meeting of the Korea Mission of the Presbyterian CHurch in the U. S. A.* Held at Pyengyang, September 16~25, 1913
2) Oliver R. Avison (Pres., SUMC), Letter to Arthur J. Brown (Sec., BFM, PCUSA) (Oct. 20th, 1913)

에게 제기되면 이 문제에 대한 그(L. H.)의 소망을 따를 것이라는 데 의심의 여지가 없습니다. 그러나 두 제안은 서로 연결되어 있어 다른 것이 없이는 하나가 진행될 수 없습니다. 저는 박사님이 밀즈 박사의 사택을 제공받을 첫 번째 자산 항목 중 하나로 만들 수 있도록 자금 확보에 있어 즉각적인 조치의 필요성이 시급하다는 점에 박사님의 주의를 환기시키는 것이 필요하다고 확신하고 있습니다."

치과의사의 필요성에 대하여, 에비슨 박사는 11월 23일자 편지3)에서 이를 강력하게 호소하였지만, 저는 그 서한을 인용하지 않았습니다. 그가 편지에서 귀하께 이 문제에 대하여 편지를 쓰고 있다고 밝혔기 때문입니다.

귀하께서는 당연히 세브란스 씨의 이름으로 오랫동안 알려져 온 이 기관에 다른 누구에게서도 기부를 받는 것이 불가능하다는 사실을 이해하실 것입니다. 저는 서울에서 이 의료 활동이 보여 준 훌륭한 업적과 영향력에 대하여 많은 것을 말씀드릴 수 있습니다. 이 기관은 아시아 전역에서 가장 훌륭한 의료 기관 중 하나입니다. 때때로 필요한 증축과 유지 관리 비용은 선교본부를 곤란하게 하지 않았습니다. 현지에서 확보된 진료비를 제외하고는 세브란스 씨가 사실상 기관 전체를 재정적으로 운영하였기 때문입니다. 이제 우리는 어떻게 해야 할까요?

우리는 귀하께서 우리의 난처한 상황을 이해해 주시리라 믿으며, 이 문제에 대하여 솔직하게 편지를 보내는 것은 귀하의 뜻에 따르는 것이라고 확신하고 있습니다.

우리는 다가오는 해외 선교 사업에서 협력 및 일치 증진에 관한 회의와 관련하여 귀하의 환대에 진심으로 감사드리며, 다만 만찬에 참석하실 수 없게 되어 유감스러울 뿐입니다. 만찬 후에 이 문제에 대하여 기꺼이 귀하께 편지를 드리겠습니다.

안녕히 계세요.
[아서 J. 브라운]

동봉물

---

3) Oliver R. Avison (Pres., SUMC), Letter to Arthur J. Brown (Sec., BFM, PCUSA) (Nov. 23rd, 1913)

Arthur J. Brown (Sec., BFM, PCUSA), Letter to John L. Severance (Cleveland, O.) (Jan. 6th, 1914)

BM   January 6th, 1914.

Mr. John L. Severance,
  480 The Arcade,
  Cleveland, Ohio.

My dear Mr. Severance: -

    The Korea Mission and the Board are facing an anxious problem in connection with the Severance Hospital and Medical College in Seoul, and we venture to write about it in remembrance of your kind assurance, of which we have had more than one occasion to avail ourselves, to place frankly before you such matters in which your father was interested as we may judge to be necessary, with, of course, the understanding that you reserve the right to an independent judgment as to what response it may be practicable for you to make. You, of course, know, that your father's generosity enabled Dr. O. R. Avison, the physician in charge, to develop large and influential work. We do not know the exact amount that Mr. Severance put into the plant and equipment, for most of his money was sent directly to Dr. Avison. The amount must have been considerable. Now that his support has been withdrawn, Dr. Avison, the Mission and the Board are face to face with the very serious question as to how necessary additions and annual maintenance can be provided. I understand from Dr. Avison that he has written directly to you on the subject, so that perhaps you are already advised regarding the situation.

    The Minutes of the Annual Meeting of the Mission call for the following additional staff and equipment:

    1. A dental surgeon to open and conduct a department of dentistry in the Hospital and Medical College.

    2. A Pharmacist to take charge of that Department of the Hospital and dispensary.

    (If these men are married, their support would call)

(for $2000 a year each, as explained in the enclosed)
(leaflet entitled "Pledges for the Support of Missionaries.")

   1. Residence for Nurses, $ 3,000.
   2. Endowment for the medical plant, $100,000.
   3. Residence for Dr. R .G. Mills, $ 3,000.

Of these requests, the most immediately pressing are the residences for Dr. Mills and the nurses. These appear to be absolutely imperative, as we have the missionaries there without suitable house accomodations; and yet the other needs are also urgent. Dr. and Mrs. Mills are now occupying the residence of Dr. and Mrs. J. W. Hirst, who are absent on furlough, but of course Dr. and Mrs. Mills must vacate as soon as Dr. and Mrs. Hirst return. Dr. Avison wrote me under date of October 20th:

> "In the meantime a most urgent condition is before us - viz - how to house Dr. Mills and family. They are now occupying the Hirst's house, but of course Hirst's will be back in less than a year and it is necessary that we should be able to begin building with the very first opening of spring if we are to have a place ready for them next fall. What can be done to get an appropriation for them at once? Our plan has been to make an exchange for them of the Jacobson Memorial Home for Nurses whenever they (the Mills get their appropriation, using this money to rebuild the Jacobson Memorial close to the Hospital and in connection with it the home for the Korean nurses which has been on the property docket so long. Mr. L. H. Severance would I am sure have provided for this latter as he had been asking about it many times and I have no doubt Mr. John Severance will follow his desire in this matter when it is laid before him, but the two propositions hang together so that one cannot go on without the other. I am sure it is only necessary to draw your attention to the urgency of the need for immediate action in securing money for Dr. Mill's house to cause on to make it one of the first property items to be provided."

As to the need of a dentist, Dr. Avison makes a strong plea in a letter dayed November 23rd, but I do not quote from it, as he states in the letter that he was writing to you about it.

You will, of course, appreciate the fact that it would be impossible for us to secure a gift from anyone else for an institution which has been so long identified with the name of Mr. Severance. I could say much regarding the splendid work and influence of this medical work in Seoul. It is one of the best institutions of the kind in all Asia. Such additions as were necessary from time to time and the cost of maintenance, did not trouble the Board because Mr. Severance practically carried the whole Institution financially, except for the fees that are secured on the field. Now what are we to do?

We venture to believe that you will understand our perplexity and that in writing to you frankly about it, we shall be complying with your wishes.

We are most heartily grateful for your hospitality in connection with the approaching Conference on Cooperation and the Promotion of Unity in Foreign Missionary Work, and we are only sorry that you cannot be present at the dinner. I shall have pleasure in writing to you about it after the occasion.

Cordially yours,
[Arthur J. Brown]

Enc.

19140113

존 L. 세브란스(오하이오 주 클리블랜드)가 아서 J. 브라운(미국 북장로교회 해외선교본부 총무)에게 보낸 편지 (1914년 1월 13일)

| 접 수 |
| 1914년 1월 16일 |
| 브라운 박사 |

디 아케이드 480
오하이오 주 클리블랜드

1914년 1월 13일

신학박사 A. J. 브라운 목사,
　5 애버뉴 156,
　뉴욕 시

친애하는 브라운 박사님,

　한국 서울의 문제와 관련하여 박사님의 6일자 편지4)에 감사드립니다. [더들리 P.] 알렌 박사와 저는 앞으로 2주일 동안 뉴욕에 체류할 예정이며, 이 주제에 대하여 박사님과 논의를 할 수 있게 되면 매우 기쁠 것입니다. 물론 이 문제는 우리의 오랜 숙원 사항이며, 우리는 이 문제에 대한 현명한 해결책을 찾기 위하여 얻을 수 있는 모든 정보를 원합니다.

　우리는 오랫동안 에비슨 박사의 보고서를 받기를 기대해 왔습니다. 그는 지난 여름에 약속하였고 지난 가을에 다시 확인하였으며, 사업 예산과 아버님께서 의도하신 바에 대한 그의 이해 개요를 담은 보고서였습니다. 하지만 지금까지 이 정보를 얻지 못하였습니다. 바로 이러한 이유로 이 주제에 대하여 박사님과 면담을 요청하지 않았습니다.

　뉴욕에 체류할 때 우리는 허스트 박사도 만나고 싶습니다. 알렌 박사가 이 문제에 대하여 그와 서신을 주고받은 것으로 알고 있습니다.

안녕히 계세요.
존 L. 세브란스

M. L.

---

4) Arthur J. Brown (Sec., BFM, PCUSA), Letter to John L. Severance (Cleveland, O.) (Jan. 6th, 1914)

John L. Severance (Cleveland, O.), Letter to Arthur J. Brown (Sec., BFM, PCUSA) (Jan. 13th, 1914)

480 The Arcade
Cleveland, Ohio

Received
JAN 16 1914
Dr. Brown

Jan. 13th, 1914

Rev. A. J. Brow. D. D.,
  156 Fifth Ave.,
  New York City.

My dear Dr. Brown: -

I beg to acknowledge receipt of your favor of the 6th inst. with reference to the Seoul Korea matter. Dr. Allen and I expect to be in New York in the course of the next two weeks and we will be very glad to have a conference with you on this subject. It of course is a matter that has been upon our minds and hearts, and we want all the information that is obtainable in order to be able to reach a wise solution of the problem.

We have long been hoping to receive a statement from Dr. Avison which he promised last Summer and confirmed again last Fall giving a budget of the work, together with an outline of his understanding of what father had in mind, but up to the present this information has not come to hand. This is really the reason why I have not asked a conference with you on this subject.

When in New York we also desire to see Dr. Hirst. I think Dr. Allen has been in correspondence with him to this effect.

Yours very truly,
Jno. L. Severance

M. L.

19140200

뉴턴 H. 바우먼, 연합의학교, 서울.
The Missionary Voice (테네시 주 내슈빌) 4(2) (1914년 2월호), 110쪽

한국 선교부 연례 회의가 막 폐회되었다. 무라5) 감독은 연합 기관이자 한국에서 기독교의 감독을 받는 유일한 의학교인 세브란스 의학교에 나를 임명하였다. 더 큰 규모의 선교부는 모두 이 학교로 대표자를 임명하였으며, 1913년 10월 2일에 처음으로 전체 교수진을 갖춘 학교를 열 수 있었다. 안경 제조를 포함하여 안이비인후과가 우리에게 배정되었다. 이 과의 진료소는 매우 널찍하다. 그리고 그 업무를 처리하기 위하여 그 기관에서는 우리에게 가용한 최고의 한국인 의학 졸업생과 렌즈 갈이를 할 수 있는 1명을 배정해 주었고, 나의 도우미들과 함께 업무가 진행되고 있다. 전도 사역은 매일 오전 10시에 일반적인 예배 순서에 따라 시작되며, 그 후 환자들은 진료표를 통하여 각 진료과에 배정된다.

---

5) 윌리엄 B. 무라(William B. Murrah, 1852~1925)는 앨라배마 주 출신이며, 그린스보로의 서든 대학교와 루이지애나 주 잭슨의 센티너리 대학을 다녔다. 1890년부터 미시시피 주 잭슨의 밀샙스 대학의 총장으로 활동하다가 1910년 감독에 선출되었다.

Newton H. Bowman, Union Medical College, Seoul.
The Missionary Voice (Nashville, Tenn.) 4(2) (Feb., 1914), p. 110

The Annual Conference of the Korean Mission has just adjourned. Bishop Murrah appointed me to Severance Medical College, which is a union work and the only college of medicine with Christian supervision in Korea. All the larger missions have appointed representatives to the school, which enabled it to open October 2, 1913, with a full faculty for the first time. The Department of Eye, Ear, Nose, and Throat, including the manufacture of glasses, has been assigned us. The clinic in this department is very large; and in order to take care of it the institution has given us the best Korean graduate of medicine available, one to grind lenses, and, with my helpers, the work is progressing. The evangelistic work begins at 10 A. M. every day in the usual order of service, after which the patients are assigned by card to the respective departments for treatment.

아서 J. 브라운(미국 북장로교회 해외선교본부 총무)이
올리버 R. 에비슨(세브란스 연합의학교 교장)에게 보낸 편지
(1914년 2월 10일)

AJB/K.   1914년 2월 10일

O. R. 에비슨 박사,
　　조선(한국) 서울

친애하는 에비슨 박사님,

　　어제6) 존 L. 세브란스 씨가 서울 세브란스 병원과 의학교에서 필요로 하는 것에 관한 회의를 갖기 위하여 허스트 박사와 저를 그와 알렌 박사와 함께 하는 오찬에 초대하였습니다. 저는 한 달여 전에 그에게 편지를 보내 선교부에서 승인한 요청 목록과 한국의 변화하는 상황을 고려하여 전체 병원을 철저히 적절한 수준으로 유지하는 것이 시급하다는 저의 의견을 전달하였습니다. 그는 또한 박사님으로부터 몇 통의 편지를 받았습니다. 이 회의는 그와 알렌 박사가 서울의 의료 활동에 매우 깊고 호의적인 관심을 가지고 있으며, 그 필요성을 진지하게 고려할 준비가 되어 있음을 보여주었습니다. 그들이 무엇을 할 준비가 되어 있는지 명확히 밝히기에 앞서 그들은 다음의 두 가지 사항에 대한 추가 정보를 원하고 있습니다.

　　첫째, 현재 병원과 그 경비에 대한, 보다 완전하고 구체적인 정보를 제공하여, 그들에게 현재까지의 진행 상황과 현재 병원의 현황에 대한 포괄적인 설명을 제공할 수 있게 되기를 바랍니다.

　　둘째, 연합 기관의 향후 사업과 관련하여 건축 계획을 포함한 추가 장비 및 재원에 대한 신중한 계획이 필요하며, 이를 통하여 추가되는 시설은 현재의 필요뿐 아니라 미래의 필요, 그리고 서울이 한국의 위대한 교육 중심지로 더욱 발전할 가능성이 높아지는 상황을 명확히 고려하여 설계되어야 합니다.

　　세브란스 씨와 알렌 박사는 박사님이 이 문제를 알고 있고, 8월 1일경 미국으

---
6) 1914년 2월 9일이다.

로 출항할 예정이기 때문에 박사님과 직접 면담하는 것이 매우 도움이 될 것이라고 생각하였습니다. 그리고 박사님이 올 때까지 기다렸다가 허스트 박사, 그리고 한국 담당 총무인 저와 함께 이 문제에 대하여 논의하는 것이 현명할 것이라고 판단하였습니다.

허스트 박사의 안식년은 7월 25일에 만료되지만, 선교본부는 필요한 경우 박사가 그 논의에 참석할 수 있도록 안식년 기간을 연장할 것입니다. 그렇지 않으면 박사님이 8월 1일 이전에 한국을 출발하는 것도 가능할 수 있습니다. 만약 그렇다면, 박사님이 선교부 실행 위원회의 승인을 받으며, 선교본부에 관한 한 자유롭게 한국에서 합의된 가장 빠른 날짜에 출발하셔도 될 것입니다. 논의 날짜는 허스트 박사의 계획뿐만 아니라 저를 포함한 다른 분들의 여름 계획에도 영향을 미칠 수 있으므로, 박사님이 가능한 한 빨리 저에게 알려주십시오.

그동안, 당장 처리해야 할 네 가지 문제가 있습니다.

첫째, 선교본부는 치과 교수의 확보에 박차를 가하여 적합한 사람을 선교지에 파견하는 데 시간을 허비하지 않기로 합의하였습니다.

둘째, 약사 문제는 적합한 사람이 나타나지 않는 한, 박사님이 도착한 후 회의에서 처리하는 것이 최선이라고 생각하였습니다. 약사 요청의 타당성은 인정하지만, 필요한 다른 사항만큼 시급하지 않거나, 적어도 박사님이 오실 때까지 기다릴 수 있다고 생각합니다.

셋째, 밀즈 박사의 사택에 관해서는, 박사님이 미국으로 돌아오면 박사님이 선교지로 돌아갈 때까지 박사님의 집을 사용할 수 있을 것으로 생각됩니다. 박사님이 오면 사택 문제와 다른 문제들을 함께 논의할 것입니다. 다만, 건축할 사택은 전체 건축 계획과 적절한 연관성을 가져야 하며, 세브란스 씨에게서 자금을 지원받는다면 제이콥슨 기념 사택이 아닌 세브란스 기지의 일부로 지정되어야 할 것입니다.

넷째, 일본인 관리들이 기독교 병원과 의학교 및 관련 기관에 대하여 보이는 태도에 관하여. 당연히 박사님은 일본이 자체적으로 병원과 의학교를 발전시키고 있다는 사실을 우리보다 잘 알고 계실 것입니다. 그리고 만약 그들이 아직 의료 행위에 대한 자격을 확실히 부과하지 않았다면, 미국의 모든 주가 그랬듯이 가까운 미래에 거의 확실히 그렇게 할 것입니다. 따라서 의학교는 의료 면허에 관한 현재 또는 미래의 일본 법률을 준수해야 할 것입니다. 물론, 이것은 그들이 우리나라의 다른 종류의 학교에서 이미 시행하고 있는 일을 하고 있을 뿐입니다. 아마도 우리에게 필요한 것은 그들의 요구 사항을 충족하고 총독부가 요구하는 수준의 학업을 충족하는 교육 과정을 갖추는 것뿐일 것입니다. 어쨌든 우리는 이것을 실행해야 하며, 따라서 이것이 우리의 사업에 어떤 장애물이 될 것이라고 예상해서는 안 됩니다. 일본인의 기질이 워낙 잘 알려져 있으니, 서울에 있는 일본인 관계자를 직접 찾아가 정중하게 면담하여 오랜 세월에 걸쳐 쌓아온 병원의 명예로운 업적과 미국의 친구들이 병원이 최상의 진료를 할 수 있도록 훨씬 더 나은 장비와 지원을 제공할 것을 고려하고 있다는 점을 상기시켜 주시고, 일본인들이 병원에 대하여 어떤 태도를 보일지 재치 있게 알아보시는 것이 현명하지 않겠습니까? 이 문제는 재치 있게 해결해야 하며, 박사님은 그렇게 할 수 있습니다. 세브란스 씨와 알렌 박사는 그 부분에서 자신들의 계획에 영향을 미칠 만한 일이 있는지 알고 싶어 할 것입니다.

박사님이 오시면 그들이 박사님을 만나는 것이 좋을 것입니다. 박사님은 너무나 열심히 일하고 모든 일에 엄청난 원기를 쏟아붓는데, 가끔은 스스로에게 과도한 부담을 주는 것이 아닌가 걱정이 됩니다. 사랑하는 박사님, 기독 사역자는 자신의 건강을 적절히 관리하는 것이 의무임을 잊지 마십시오. 건강만 좋으면 한국에서 그리스도와 동료들을 위하여 큰 일을 할 수 있지만, 병든 의사는 병든 병사와 마찬가지로 전투력이 없습니다.

세브란스 씨와 선교본부가 바라고 있는 자세한 보고서 준비를 귀국하실 때까지 지연시키지 마세요. 현재 기지에 사용된 자금의 상당 부분이 선교본부의 회계 담당자의 손을 거치지 않고 직접 선교지에 전달되었기 때문에, 우리는 우리가 책임져야 할 부분이 무엇인지 스스로도 알지 못하고 있습니다.

에비슨 부인께 따뜻한 안부를 전하며, 박사님의 모든 삶과 사역에 하나님의 지속적인 축복이 함께하기를 기도드립니다.

안녕히 계세요.
아서 J. 브라운

Arthur J. Brown (Sec., BFM, PCUSA),
Letter to Oliver R. Avison (Pres., SUMC) (Feb. 10th, 1914)

AJB/K.   February 10th, 1914.

Dr. O. R. Avison,
  Seoul, Chosen (Korea).

My dear Dr. Avison: -

Yesterday Mr. John L. Severance invited Dr. Hirst and me to take luncheon with him and Dr. Allen, in order that we might have a conference regarding the needs of the Severance Hospital and Medical College in Seoul. I had written him more than a month ago giving him a list of the requests authorized by the Mission and my own opinion as to the urgent desirability of putting the whole plant on a thoroughly adequate basis in view of the changing conditions in Korea. He had also received some letters from you. The conference showed that he and Dr. Allen have a very deep and sympathetic interest in the medical work in Seoul and that they are cordially prepared to give serious consideration to its needs; Before stating definitely what they may be prepared to do they would like further information on two points.

1st. More complete and specific details as to the present plant and its cost, so that they may have before them a comprehensive statement as to just what has been done and as to just where the institutions stand to-day.

2d. A careful planning of additional equipment and resources, including architectural plans, in relation to the future work of the allied institutions, so that the additions that are made may be with definite reference to future needs as well as to present ones and the increasing probability that Seoul will become more and more the great educational center of Korea.

Mr. Severance and Dr. Allen thought that a personal conference with you would be most helpful, for you know of these matters and, that as you are expecting to sail for America anyway about the first of August, it would be wise to wait until you come and then to go over the whole question with you and Dr. Hirst and with me as the

Secretary for Korea.

Dr. Hirst's furlough expires July 25th, but the Board will, if necessary, extend his furlough long enough to enable him to join us in that conference or it may be practicable for you to leave Korea earlier than August 1st. If it should be, with the approval of the Executive Committee of the Mission, you may feel entirely free as far as the Board is concerned to start at such earlier date as may be agreed upon in Korea. Will you kindly let me know about this as soon as possible as the date of the conference would affect not only the plans of Dr. Hirst but perhaps the summer plans of others, my own included.

Meantime, there are four questions of immediate procedure.

1st. It was agreed that the Board should push the effort to secure a Professor of Dentistry so that no time may be lost in getting a suitable man to the field.

2d. It was thought best to let the question of the Pharmacist wait for the conference after your arrival, unless a suitable man should develop. The reasonableness of the request for a Pharmacist is realized, but It is felt that the need is not so urgent as some other needs, or at any rate, that it can wait until you come.

3d. As for Dr. Mills' house, it is thought that your return to America will enable him to use your house until you go back to the field. The house question will be taken up when you come, together with other questions, but it is thought that the house that is to be built should have due relation to the whole architectural plan and that if the money comes from Mr. Severance it should be identified with the Severance plant rather than with the Jacobson Memorial.

4th. The attitude of the Japanese officials toward a Christian Hospital and Medical College and its related institutions. You, of course, know better than we that the Japanese are developing hospitals and medical colleges of their own, and if they have not already imposed certainly qualifications for the practice of medicine they will almost certainly do so in the near future, just as every State in the United States has done. It will, therefore, be necessary for the Medical College to comply with present or prospective Japanese laws regarding medical diplomas. Of course, this is only what they are already doing in our schools of other kinds. Probably all that will be necessary on our part will be to have a curriculum which meets their requirements and to the grade of work which the Government will insist upon. This we ought to do anyway and we are not, therefore, to anticipate that this will be any obstacle to our work. Still as the temperament of the Japanese is so well known, would it not be a tactful thing for you to call upon the proper Japanese official in Seoul and have a cordial personal interview with him, reminding him of the long and honorable work of the Hospital and that friends in America are considering giving it a considerably better equipment and support so that it will have facilities for doing the best work; and in a tactful way endeavoring to find out what the attitude of the Japanese toward it would be. This will have to be managed tactfully, but you can manage it in that way. Mr. Severance and Dr. Allen would be interested in knowing whether anything could be anticipated from that quarter which should affect their plans.

It will be good to see you when yon come. You work so hard and throw such tremendous energy into everything you do that I am sometimes afraid that you are overtaxing yourself. Don't forgot, my dear Doctor, that it is the duty of a Christian worker to take reasonable oar. of his own health. You can do a big work for Christ and your fellow men in Korea as long as you are well, but a sick physician like a sick soldier is not a fighting quantity.

I hope you will not wait for your return to prepare the detailed statement which both Mr. Severance and the Board desire. So much of the money that was expended for the present plant was sent directly to the field without going through the hands of the Treasurer of the Board that we do not know ourselves what there is there for which we are responsible.

With warm regards to Mrs. Avison and with many prayers for God's continued blessing upon you in all your life and work, I remain, as ever,

Affectionately yours,
Arthur J. Brown

19140220

호러스 G. 언더우드, 올리버 R. 에비슨, E. 웨이드 쿤스, 헬렌 포사이드, 랠프 G. 밀즈, A. 어빙 러들로, 마고 리 루이스, 루비 B. 브라운리, 존 F. 겐소, 제임스 S. 게일, J. U. 셀윈 톰스, 찰스 A. 클라크, 에드워드 H. 밀러(서울지부 위원회)가 아서 J. 브라운(미국 북장로교회 해외선교본부 총무)에게 보낸 편지 (1914년 2월 20일)

한국 서울,
(1914년) 2월 20일

신학박사 아서 J. 브라운 목사,
   미합중국 뉴욕 시

안녕하십니까,

   [조지 S.] 매큔 씨가 언더우드 박사에게 보낸 최근 편지에는 다음과 같은 내용이 포함되어 있습니다.

> "연석 위원회는 다음의 조치를 취하였습니다. -
> '이 위원회는 선교본부들 등등에 서울에 연합 기독교 대학을 설립하기 위하여 연합할 것을 권고하기로 투표로 결정한다. 이 결정의 지혜가 시간이 지나면서 드러날 것이라는 확신 하에, 위원회는 평양에 대학을 지지하는 선교사들의 확신을 깊이 존중하여, 현재 그 지부에서 축복 속에 이루어지고 있는 사업을 방해하는 것을 권고하지 않지만, 그곳의 수준과 장비가 완전한 대학 수준에 부합되도록 발전시키지 않는 것이 현명하다고 생각한다. 위원회는 대학 업무와 시간이 지나면서 그것과 연관되어야 할 대학교 학과의 발전이 서울의 연합 기관에서 추진되는 것이 최선이라고 믿는다.'"[7]

---

[7] 1914년 2월 4일자 이 공동 위원회의 결정이 서울에 기독교 연합대학을 설립하는 데 결정적인 전기를 마련해 주었다. 이 결정에 따라 1914년 3월 20~21일 서울에서 열린 평의회에서 서울을 지지하는 4명의 소수파 보고서는 "서울 연합 대학의 관리 이사회"(the Board of Control of the Seoul Union College)를 조직할 것을 건의하였다.

당연히 이것은 서울의 대학을 의미합니다. 오늘 오후에 이 문제에 가장 관심이 있는 사람들이 비공식 회의를 위하여 모였습니다. 참석자는 미국 남감리교회 선교부의 하디 박사, 미국 북감리교회 선교부의 노블 박사와 번커 씨, 언더우드 박사, 에비슨 박사, 그리고 쿤스 씨이었습니다. 하디 박사, 노블 박사, 언더우드 박사, 그리고 에비슨 박사는 1912년에 서울에서 대학 사업을 수행하도록 임명된 관리 위원회에 참석할 수 있었던 유일한 위원들입니다.

이 회의는 만장일치로 4월에 신입생과 2학년 학급으로 단과대학 업무를 시작하는 것이 가장 좋다고 결정하였습니다.

이러한 결정의 이유는 다음과 같습니다.

(1) 이것은 모든 학교와 의학교가 지키는 총독부의 학교 학년의 시작입니다.

(2) 3월 말에 졸업반이 학교를 졸업하게 될 것인데, 이들이 대학 학생의 대부분을 제공할 것입니다. 경신학교만 해도 15명의 졸업생이 있고, 이곳과 송도의 감리교회 학교에도 졸업반이 있습니다. 이들은 대학에 진학할 기회를 기다리고 있는 졸업생과 함께 훌륭한 신입생 학급을 이룰 것입니다. 2학년은 1911~12년에 이미 이곳에서 1년 동안 학업을 마친 학생들과 다른 곳에서 공부한 학생들로 구성될 것입니다.

학생들은 준비가 되었는데, 왜 정식 학업을 시작하지 않는 것입니까?

(3) 이 학생들 외에 세브란스 의학교는 그들의 학사 일정의 시작에 우리가 시작할 수 있다면 내년도를 위한 예비반 학생들을 대학으로 보내 특별 학습을 이수하도록 할 것입니다. 그들은 그 반에 30명 이상의 학생을 예상하고 있습니다.

(4) 신입생과 2학년을 효율적으로 가르칠 수 있는 교수진이 현재 있습니다. 여기에는 연합에 참여하는 선교부의 구성원과 일본이나 미국의 대학을 졸업한 많은 한국인이 포함될 것입니다. 또한 일본인 1~2명이 자신의 언어와 다른 과목을 가르칠 계획도 진행 중입니다.

(5) 현재로서는 경신학교의 교실, 실습실 및 기타 장비를 사용할 것입니다. 다른 조치는 나중에 할 수 있지만, (경신)학교 학생들의 편안함이나 학업에 심각한 방해를 주지 않고 적어도 첫 학기에 대학의 두 개 학년을 만족스럽게 수용할 수 있을 것입니다.

(6) 대학 업무를 시작하고 계속하기 위한 충분한 자금은 현재 선교부나 선교본부의 수입을 방해하지 않는 출처에서 사용할 수 있습니다.

오는 9월에 대학 업무를 시작할 것인지에 대한 문제는 신중하게 고려되었고, 만장일치로 4월에 시작하면 많은 것을 얻을 수 있고 아무것도 잃을 것이 없다는 결정을 내렸습니다. 업무가 진행됨에 따라 몇 가지 변경할 필요가 있겠지만, 현재로서는 효율적이고 조화로운 업무를 보장하기에 다음의 계획이 충분해 보입니다.

(1) 몇 년 전 서울지부와 두 감리교회 선교부가 채택한 서울 연합 대학 사업을 위한 정관에 따라 운영될 것입니다. 이 정관의 사본이 의심할 여지없이 박사님의 서류에 있을 것입니다.

(2) 그 당시 임명된 관리 위원회는 계속 업무를 수행할 것입니다. 해당 선교부가 공석을 채우거나 위원을 변경할 것입니다. (이것은 감리교회 선교부 임원과, 서울 지부의 회의를 통하여 이루어질 수 있습니다.)

(3) 언더우드 박사는 이전과 마찬가지로 관리 위원회의 위원장과 교수회 대표로서 역할을 할 것입니다.

1912년 연례 회의에서 선교부의 조치로 현재 서울지부가 이 연합 대학에 참여하는 것을 방해하고 있다는 사실을 감안하여, 우리는 선교본부에 이 계획에 따라 서울지부가 즉시 대학 업무를 진행하도록 허가해 줄 것을 요청하는 바입니다.

겐소 씨에게 보낸 'COLLAPROVE'라는 단어 하나만 사용한 전보는 서울지부가 즉시 그렇게 진행하도록 허가하는, 이 편지에 대한 긍정적인 답장으로 간주될 것입니다.

우리는 선교본부가 이 문제의 시급성을 알아차릴 것이라고 확신하여 4월에 대학 업무를 시작하기 위한 임시 조치를 취하고 있습니다. 당연히 승인을 받기 전까지 확실한 발표는 없을 것입니다.

(이 편지는 위에 언급된 서울지부의 세 명이 작성하였으며, 검토를 위하여 당시 도시에 있는 모든 구성원들에게 보냈습니다. 시급하게 서두를 필요가 있었기 때문에 지부 회의를 갖기 위하여 시간을 할애하는 것은 현명하지 못한 것 같았습니다. E. W. 쿤스)

[서명이 된 이 편지는 가능한 한 빨리 전달되도록 복본(複本)을 만들어 시베리아와 태평양을 경유하여 보낼 것입니다.]

1~3쪽의 위의 편지에 **찬성한 사람들**

서명	비 고
H. G. 언더우드	
O. R. 에비슨	
E. W. 쿤스	
헬렌 포사이드	
랠프 G. 밀즈	
A. I. 러들로	
마고 리 루이스	
루비 B. 브라운리	
존 F. 겐소	
제임스 S. 게일	

반대한 사람들

서 명	비 고
J. U. S. 톰스	이것은 과거 선교부의 표결을 고려하여 선교부의 조치를 기다려야 한다.
찰스 A. 클라크	

투표하지 않음

이 름	비 고
E. H. 밀러	지방에 있어 부재 중임.

Horace G. Underwood, Oilver R. Avison, E. Wade Koons, Helen Forsyth, Ralph G. Mills, A. Irving Ludlow, Margo L. Lewis, Ruby B. Brownlee, John F. Genso, James S. Gale, J. U. Selwyn Toms, Charles A. Clark, Edward H. Miiller (Seoul Com.), Letter to Arthur J. Brown (Sec., BFM, PCUSA) (Feb. 20th, 1914)

Seoul, Korea,
Feb. 20

Rev. Arthur J. Brown, D. D.,
 New York City, U. S. A.

Dear Sir: -

A recent letter from Mr. McCune to Dr. Underwood contains the following: -

"The following action was taken by the Joint Committee -
'this Com. votes to recommend to the Boards, etc. that they unite in the establishment of a Union Christian College at Seoul. In the assurance that time will indicate the wisdom of this decision, the Committee, deeply respecting the conviction of the missionaries who favor a College at Pyeng Yang, would not recommend any disturbance of the work now being done with such blessing at that Station, but deems it wise that the standard and equipment there should not be advanced with full collegiate ideals. The Committee believes it to be best that the development of College work and of the University Departments which in time must be associated with it should be projected in a union institution at Seoul.'"

This of course means a College at Seoul. This afternoon a number of those most interested in this matter met for an informal conference. Those present were Dr. Hardie of the Methodist Mission South, Dr. Noble and Mr. Bunker of the Methodist Mission

North, and Dr. Underwood, Dr. Avison, and Mr. Koons. Dr. Hardie, Dr. Noble, Dr. Underwood, and Dr. Avison are the only members of the Board of Control appointed in 1912 to carry on College work in Seoul, who could be present.

This conference unanimously decided that the best thing to do is to begin College work in April, with Freshman and Sophomore classes.,

The reasons for this decision are:

(1) This is the beginning of the Government School year, which is observed by all academies, and by the Medical College.

(2) At the end of March the senior classes will graduate from the Academies which will furnish most of the students for the College. The John D. Wells School alone will have 15 graduates and the Methodist Academies here and in song Do will also have classes. This, with graduates who are now waiting for a chance to go to College, will make a good Freshman Class. The Sophomore Class will be made up of those who have already had a year of College work here in 1911~12, with some others who have studied elsewhere.

The students are ready, why not begin and make a full year?

(3) In addition to these students, Severance Medical College will send their Preparatory Class to take special studies in the College all next year, if we can begin at the beginning of their year. They expect 30 or more students in that class.

(4) A Faculty able to teach efficiently the Freshman and Sophomore years is now available. This will include members of the Missions uniting, and a number of Koreans, all graduates of Colleges in Japan or the United States. Plans are also on foot for one or two Japanese to teach their own language and other subjects.

(5) For the Present, the Class-rooms, Laboratories, and other equipment of the John D. Wells would be used. Other arrangements could be made later, but for the first term at least, this would accommodate the two College classes satisfactorily, and not seriously interfere with the comfort or work of the Academy students.

(6) Ample funds for beginning and carrying on College work are now available from sources that will not interfere with the income of the Mission or the Boards.

The question of beginning College work in September next was carefully considered, and the unanimous decision was that much was to be gained and nothing to be lost by beginning in April. It will be necessary to make some changes as the work goes on, but for the present, the following plans seem sufficient to ensure efficient and harmonious work.

(1) The Constitution for Union College Work in Seoul, adopted by Seoul Station and both the Methodist Missions some years ago, will govern the work. A copy of this is doubtless in your file.

(2) The Board of Control appointed at that time will continue in office. The proper authorities will fill vacancies or make changes in personnel. (This can be done by the officers of the Methodist Missions, and by a meeting of Seoul Station)

(3) Dr. Underwood would act as before, in the capacity of Chairman of the Board of Control, and President of the Faculty.

In view of the Fact that the Mission's action in the 1912 Annual Meeting hinders Seoul Station from joining in this Union College at the present time, we ask the Board to authorize the Station to proceed with the College work according to this plan at once.

A cable to Mr. Genso using the single word COLLAPROVE will be understood as an affirmative reply to this letter, authorizing Seoul Station to so proceed at once.

We are so sure that the Board will see the urgency of this matter, that we are making tentative arrangements for beginning College work in April. Of course no definite announcement will be made until the authorization is received.

(This letter was prepared by the three members of Seoul station mentioned above, and presented to all the members in town at the time for their consideration. The urgent need of haste made it seem unwise to take time for a Station Meeting. E. W. K.)

(Duplicates of this letter, with the signatures attached, are to be sent via Siberia and via the Pacific, to ensure the quickest possible delivery.

Those in Favor of the above letter, pages 1~3.

Signature   Remarks

H. G. Underwood
O. R. Avison
E. W. Koons
Helen F. Mayth
Ralph G. Mills
A. I. Ludlow
Mary Lee Lewis
Rodney B. Brownlee
John F. Genso
James S. Gale

Those Opposed

Signatures   Remarks

G. U. S. Jones   This should wait for Mission action in view
Chas. A. Clark   of vote of Mission in past.

Not Voting.

Name   Remarks

E. H. Miller   Absent in country.

19140221

호러스 G. 언더우드, 올리버 R. 에비슨, E. 웨이드 쿤스(서울)가
존 T. 언더우드(뉴욕 시)에게 보낸 편지 (1914년 2월 21일)

한국 서울,
1914년 2월 21일

존 T. 언더우드 씨,
    미합중국 뉴욕 시

아서 J. 브라운 박사에게 보낸 동봉된 봉투에는 최근 연석 위원회의 결정에 따라 대학 업무 시작에 대한 시기와 계획에 대한 서울 지부 다수의 판단[8]이 담겨 있습니다.

우리는 선교본부가 상황에 가장 밀접하게 관여하고 있는 사람들의 마음을 가능한 한 빨리 알아야 한다고 생각합니다. 이 편지는 남북 감리교회 선교부 대표들과의 회의 후에 작성되었으며, 그들의 승인을 받았습니다.

그러나 우리는 이 문제에 대한 선교부 실행 위원회의 판단 없이 선교본부가 이 편지를 고려해서는 안 된다고 생각하고 있습니다. 현재로서는 선교부의 대다수가 실행 위원회의 결정에 찬성표를 던질 것이 확실하지만, 8월의 선교부 회의에서는 선교부가 그러한 결정을 번복할 수도 있습니다.

실행 위원회는 3월 5일과 6일 이곳에서 회의를 엽니다. 제안은 서울 지부가 그들에게 제출할 것이며, 위원회는 이 문제에 대하여 더 논의하고 최선이라고 생각되는 변경을 위하여 5일 특별히 소집된 회의를 가질 예정입니다. 하지만 이 제안이 현재 편지에 담긴 것과 같은 형태로 실질적으로 통과될 것이라는 것은 확실합니다.

실행 위원회의 결정은 필요한 경우, 다음의 전보 중 하나로 귀하께 전달될 것입니다.

    (1) COLLPASS   '실행 위원회가 서울 지부의 제안에 찬성함'이라는 의미
    (2) COLLSTOP   '실행 위원회가 서울 지부의 제안에 반대함'이라는 의미

---

8) Horace G. Underwood, Oilver R. Avison, E. Wade Koons, Helen Forsyth, Ralph G. Mills, A. Irving Ludlow, Margo L. Lewis, Ruby B. Brownlee, John F. Genso, James S. Gale, J. U. Selwyn Toms, Charles A. Clark, Edward H. Miller (Seoul Com.), Letter to Arthur J. Brown (Sec., BFM, PCUSA) (Feb. 20th, 1914)

(3) COLLEXCUSE '실행 위원회가 공식적인 정보가 없어 그 문제에 대한 조치를 거절함'이라는 의미

(지금까지 우리가 가지고 있는 것은 매큔 씨의 개인 편지와 기타 비공식 편지에 담긴 연석 위원회의 조치 사본뿐입니다.)

귀하께서 전보나 기타 확실한 지시를 받을 때까지, 우리는 귀하께서 이 편지를 보관해 주실 것을 요청드립니다.

귀하께서는 선교본부의 특별한 조치가 필요하지 않은 방식으로 문제가 이곳에서 해결될 수 있음을 아시게 될 것입니다. 이 경우 전보는 보내지 않을 것입니다. 아니면 실행 위원회가 해당 문제에 대하여 선교본부로 편지를 보내고 싶을 수도 있으므로, 그들의 편지가 뉴욕에 도착할 때까지 이 편지를 제출하시지 않도록 요청드립니다. 그런 경우에는 브라운 박사에게 편지를 보내 귀하로부터 이 편지를 받으라고 알릴 것입니다.

우리는 이 문제로 귀하께 심려를 끼쳐드려 죄송하지만, 귀하께서 아시다시피 이 문제는 선교부에서 수년 동안 격렬하게 싸워왔기 때문에 여전히 마음이 대단히 예민한 상태에 있습니다. 우리는 문제를 선교본부에 전달하는 데 하루도 허비해서는 안 된다고 생각하고 있지만, 실행 위원회나 전체 선교부의 내용을 들을 권리를 부정하는 것처럼 보이고 싶지도 않습니다. 귀하는 의심할 여지없이 그것을 이해할 것입니다. 문제가 이상적인 해결 방향으로 순조롭게 진행되고 있는 경우, 오랫동안 서울의 대학을 열렬히 반대해 온 사람들을 불필요하게 적대시하는 일이 없도록 모든 주의를 기울여야 한다는 것을 귀하께서는 의심할 여지없이 이해할 것입니다.

전보를 받으시면 전보, 그리고 이 편지와 함께 브라운 박사에게 편지를 즉시 보내주십시오.

어느 쪽이 더 빠른지 확신할 수 없기 때문에 이 편지와 동봉물 사본을 영국을 경유하여, 그리고 태평양을 경유하여 보내고 있습니다.

해당 문제에 대한 귀하의 관심에 미리 감사드립니다.

안녕히 계십시오.
호러스 G. 언더우드, H. H. 언더우드를 통하여,
O. R. 에비슨,
E. W. 쿤스

Horace G. Underwood, Oliver R. Avison, E. Wade Koons (Seoul), Letter to John T. Underwood (New York City) (Feb. 21st, 1914)

Seoul, Korea,
Feb. 21, 1914

Mr. John T. Underwood,
New York City, U. S. A.

The enclosed envelope addressed to Dr. Arthur J. Brown contains the judgment of a majority of Seoul Station on time and plans for beginning College work, in accord with the recent decision of the Joint Committee.

We feel that the Board should know as soon as possible the mind of those most closely in touch with the situation. This letter was prepared after conference with representatives of the Methodist Missions, North and South, and meets their approval.

Yet we feel that the Board should not consider this letter without having the judgment of the Mission Executive Committee on the matter. It is certain that for the present. the majority of the Mission will vote for the decision of the Executive Com. though in the coming Mission Meeting in August, the Mission might over-rule such a decision.

The Ex. Com. meets here March 5th and 6th. The proposition will be presented to them by Seoul Station, which will have a meeting on the 5th, specially called to further discuss this matter, and make any changes that may be thought best. However, it is certain that this proposition will pass in practically the form it now has in the letter.

The action of the Ex. Com. will be transmitted to you, if necessary, by one of the following cables.

(1) COLLPASS   Meaning "The Ex. Com. Votes for Seoul's proposition.
(2) Collstop   "   "   "   "   " against "   "
(3) COLLEXCUSE   "   "   "   " declines to act on the matter in the absence of official information

(All we have so far is a copy of the Joint Committee's action in a personal letter from Mr. McCune, and other un-official letters)

Until you do receive a cable or other definite direction, we ask you to retain the letter.

You will understand that the matter may be settled here in such a way that no special action by the Board will be needed. In that case no cable will be sent. Or the Ex. Com. may wish to send a letter to the Board on the matter, and so ask that this letter be not presented till their letter reaches New York. In that case a letter will be sent Dr. Brown, telling him to claim this letter from you.

We are sorry to trouble you with this matter, but as you know, this matter has been strenuously fought in the Mission for years, and feeling is still very keen. We feel that not a day should be lost in getting the matter to the Board, and yet we do not wish to even appear to deny the Ex. Com. or the whole Mission its right to be heard. You will doubtless understand that when the matter is so well on the way to an ideal solution, every care must be taken to avoid unnecessary antagonizing those who have been so long and so earnestly opposing the Seoul College.

When you do receive a cable you will please send the letter, with the cable, and this letter, to Dr. Brown at once.

As we are not sure which way is quicker, we are sending a copy of this letter and the enclosures by England, and another by the Pacific.

Thanking you in advance for your care in the matter,

We are yours very truly,
Horace G. Underwood per H. H. U.,
O. R. Avison,
E. W. Koons

A. 어빙 러들로(서울)가 아서 J. 브라운(미국 북장로교회 해외선교본부 총무)에게 보낸 편지 (1914년 4월 22일)

(중략)

　제 입장에서는 연석 위원회가 현명하게 결정한 것 같지만, 연합을 선호하는 우리 선교부 대다수의 마음 속에 있는 선교지의 현재 발전에 비추어 볼 때, 그들의 정책을 따를 경우에만 그렇게 할 것이라고 생각됩니다. 제가 보기에 서울 지부는 서울에 위치시키고자 하는 다른 선교부와 협력하도록 허용하는 제안을 고려하는 것이 현명할 것 같습니다. 이를 통하여 우리 회원 대다수는 평양에서 협력하고 싶은 다른 선교부와 함께 활동을 계속할 수 있을 것입니다. 저의 믿음은 이런 종류의 짧은 경험만으로도 그들(다른 선교부)이 우리 선교부의 '정책'을 따르지 않는 한 그곳에서는 연합이 불가능하다는 것을 확신시키는 데 필요할 것이라고 저는 믿고 있습니다.

　현재 서울에서는 피어슨 기념 성경학교가 다른 선교부들과 협력할 수 있도록 허용되어 있고, 세브란스 사역이 어느 정도 독립적이며 동시에 다른 선교부들과 진심으로 연합하고 있는 만큼, 이와 동일한 방법이 전문학교에도 적용될 수 있습니다. 결국 서울을 유기적으로 분리된 하나의 사역으로 구성해야 할 수도 있습니다.

(중략)

A. Irving Ludlow (Seoul),
Letter to Arthur J. Brown (Sec., BFM, PCUSA) (Apr. 22nd, 1914)

(Omitted)

For my own part it seems that the Joint committee decided wisely but in the light of present developments on the field in the minds of the majority of our mission who favor union, only as it follows out their policies, it would seem to me that it might be wise to consider the proposition of allowing Seoul station to co-operate with such other missions as desire to locate in Seoul. This would permit the majority of our members to continue the work at Pyeng Yang with such other missions as might desire to co-operate there. It is my own belief that a short experience of this kind would be all that would be necessary to convince them (the other missions) that union was impracticable there, unless they followed the "policies" of our mission.

Inasmuch as at present Seoul has been allowed to co-operate with other missions in the Pierson Memorial Bible school and inasmuch as the Severance work is more or less independent, and at the same time heartily union with other missions, this same method might apply to the college. It may be necessary eventually to constitute Seoul as a work separate organically.

(Omitted)

19140224

올리버 R. 에비슨(세브란스 연합의학교 교장)이 존 L. 세브란스 (오하이오 주 클리블랜드)에게 보낸 편지 (1914년 2월 24일)

세브란스 연합의학교

한국 서울,
1914년 2월 24일

존 L. 세브란스 씨,
　디 아카이드 480,
　미합중국 오하이오 주 클리블랜드

친애하는 세브란스 씨,

　우리는 간호부들(약 20명)을 위한 숙소를 몇 년 동안 계획해 왔지만, 지금까지 건축하기에 적절한 시기가 아닌 것 같았습니다.
　귀하의 아버님께서는 실제로는 우리가 건축을 진행하도록 승인하지 않으셨지만, 그 계획이 제시되자 많은 관심을 보이셨고, 여러 차례 우리의 진행 상황과 예상 비용을 알려달라고 요청하셨습니다.
　이제 숙소를 건축해야 할 때가 왔습니다.
　1. 현재 간호부 숙소는 우리의 격리 병동 건물을 단지 개조만 한 것일 뿐이라 공간과 편의 시설이 매우 부족하며, 특히 열병, 단독 및 기타 전염병 환자가 급증하는 올해에는 이들을 수용할 별도의 건물이 전혀 없게 만들었습니다.
　격리 병동 건물에 간호부들이 거주하고 있었기 때문에 성홍열, 홍역, 디프테리아, 단독, 장티푸스, 재귀열 등에 걸린 환자들이 다른 질환의 환자들과 뒤섞였습니다.
　간호부들이 이곳에 머물게 된 이유는 우리 병원 건물 앞 도로가 확장되면서 이전에 간호부들이 살던 숙소에서 더 이상 살 수 없게 되었기 때문입니다.
　2. 현재의 숙소(격리 병동)는 간호부들의 교육적 복지를 세심하게 돌볼 수 있도록 관리할 수 없으며, 새 숙소가 준비되기 전에 심각한 문제가 발생할까 봐 늘 걱정입니다.
　이것은 이 건물의 위치와 다른 건물의 위치 관계 때문입니다.

3. 현재 건물에는 간호부들이 너무 붐비고 침대를 배의 선실처럼 겹쳐 놓아야 하기 때문입니다.

이는 영구적인 거주를 위한 적절한 상태가 아닙니다.

4. 이 건물을 지을 때 우리는 외국인 간호부들이 한 부분을 사용하여 학생 간호부들을 지속적으로 관리할 수 있도록 계획하고 있습니다. 외국인 간호부들의 이러한 이동은 현재 안식년으로 미국에 있는 허스트 박사의 사택에서 살고 있는 밀즈 박사의 사택 마련과 동시에 이루어져야 합니다. 허스트 박사는 이번 여름에 돌아올 예정이고, 밀즈 박사는 외국인 간호부들이 집을 비울 때까지 이사할 집이 없을 것입니다. 그들이 집을 비우면 허스트 박사는 그 집으로 들어갈 것이지만, 외국인 간호부들은 제가 지금 편지를 쓰고 있는 복합 숙소로 이사할 때까지 집을 비울 수 없습니다. 바로 이에 대한 즉각적인 조치가 필요합니다.

귀하는 이 모든 변화의 필요성이 무엇인지 궁금하실 것입니다. 주된 이유는 현재 외국인 간호부들이 병원과 떨어져 있는 숙소에서 생활하고 있는 반면, 한국인 간호부들은 병원에서 멀리 떨어진 다른 숙소에서 생활하고 있기 때문입니다. 우리는 이들을 병원 근처에 한 숙소로 모아 그들의 업무를 원활하게 하고 병원과 간호 실습생 모두를 제대로 돌볼 수 있도록 하고자 합니다.

따라서 우리는 밀즈 박사가 현재 거주하고 있는 사택을 사용하고, 그의 사택 예산으로 새 사택 건축 비용의 일부를 충당할 수 있도록 조치하였습니다. 또한, 선교본부에서 밀즈 박사의 사택에 대한 예산을 즉시 보내 주기를 기대하고 있는데, 예산이 빨리 확보되지 않으면 우리가 사택을 마련하기도 전에 밀즈 박사는 살 곳을 잃게 될 것이기 때문입니다.

따라서 밀즈 박사의 사택 예산과 한국인 간호부의 숙소를 위한 예산을 동시에 확보해야 하는데, 두 예산은 복식 건물 1채의 건축에 사용될 것이기 때문입니다.

따라서 저는 이 계획을 부분으로 나누어 설명하고자 합니다. 첫째, 귀하의 아버님이 이미 호의적으로 검토하였던 한국 간호부들의 숙소 건립을 승인하는 문제, 그리고

둘째, 밀즈 박사를 위한 사택을 건립하기 위한 자금을 지원하는 문제인데, 후자는 전자와 합쳐 외국인 간호부와 한국인 간호부를 위한 공동 숙소를 만드는 것입니다. 즉, 외국인 간호부들이 이미 사용하고 있는 숙소를 밀즈 박사에게 넘겨주는 대가로 그의 예산을 확보하는 것입니다. 당연히 저는 밀즈 박사가 장로교회 선교부의 회원이며 병리학 과목에 정식으로 임명되어 최고 수준의 연구를 수행하고 있다는 사실을 귀하께서 알고 계시리라 생각합니다.

밀즈 박사의 사택에 필요한 금액은 3,000달러이고, 약 16명이 사용할 예정이

었던 한국 간호부들의 숙소에 필요한 금액은 원래 3,000달러이었습니다. 하지만 업무가 너무 많이 늘어나서 이제는 24명을 위하여 준비해야 하고, 따라서 숙소의 크기도 커져야 합니다. 결국 한국인 간호부의 숙소에는 약 4,500달러가 필요할 것으로 예상됩니다. 특히 난방 설비와 배관 공사를 해야 하며, 필요한 가구들을 설치하는 것은 당연히 필수적입니다. 물론 외국인 여자들은 각자의 가구를 마련하겠지만, 한국인 간호부들을 위한 가구는 우리 부담입니다.

만약 귀하께서 이 계획을 진행하도록 허가해 주신다면, 전체 시설의 효율성이 크게 향상될 뿐만 아니라, 우리는 귀하와 귀하의 가족에 대하여 또 다른 은의(恩意)를 갖게 될 것입니다.

사업 시간이 대단히 촉박하므로 다음과 같이 전보를 보내 주실 것을 요청드립니다.

'Nurses'는 한국인 간호부들을 위한 숙소 건립에 4,500달러의 지출을 승인함을 의미합니다.

'Combined'는 외국인 및 한국인 간호부들을 위한 숙소 건립에 7,500달러의 지출을 승인함을 의미합니다.

'Mills'는 밀즈 박사 사택 건립에 3,000달러의 지출을 승인함을 의미합니다.

당연히 합동 숙소 건립을 승인하면 다른 것들은 필요 없게 됩니다.
모두가 여러분들께 따뜻한 안부를 전합니다.

안녕히 계세요.
O. R. 에비슨

Oliver R. Avison (Pres., SUMC),
Letter to John L. Severance (Cleveland, O.) (Feb. 24th, 1914)

Severance Union Medical College.

Seoul, Korea,

Feb. 24th, 1914.

Mr. John L. Severance,
   480 the Arcade,
   Cleveland. Ohio, U. S. A.

Dear Mr. Severance: -

We have had a home for our nurses (about twenty in number) planned for several years but the time has not seemed ripe for building it until now.

Your father had not actually authorized us to go on with it but the plan had been laid before him and he had expressed much interest in it and on several occasions had asked us to keep him posted on the progress we were making towards it and to let him know the estimated cost.

The time has now come when it seem. really necessary to build it;

1. Because the present home for the nurses is only on adaptation of our Isolation Building and is very inadequate both as to room and comfort and it leaves us entirely without a separate building in which to place our cases of Fever, Erysipelas and other infectious diseases, which have been especially numerous this year.

We have had Scarlet Fever, Measles, Diphtheria, Erysipelas, Typhoid Fever, and Relapsing Fever all mixed up with other cases because our Isolation Building was occupied by the nurses.

The reason for the nurses being in it was that owing to the widening of the street in front of our property the house formerly occupied by the nurses was made uninhabitable.

2. Because the present home (the Isolation Building) can not be supervised so as to make it possible to look carefully after the moral welfare of the nurses and we are under constant fear that there will be serious trouble before our new place can be

ready.

This because of the relation of the location of the building to the other buildings.

3. Because in the present building the nurses are over-crowded and the beds have to placed one above the other as in a ship's cabins.

This is not a proper condition for permanent living.

4. Because when this building is put up we are planning to build it so that our foreign nurses can occupy one flat of it and thus be able to exercise constant control over the pupil nurses. This move of the Foreign Nurses must be accomplished at the same time that a home is prepared Dr. Mills who is now living in Mr. Hirsts home while the latter is in America on furlough. Dr. Hirst will return this summer and Dr. Mills will have no house to move into until the Foreign nurses vacate their home, when he will go into it but the foreign nurses can not vacate until they can go into the combination home I am now writing about and herein lies the need for immediate action.

You may wonder what is the need for all these changes. Primarily it lies in the fact that at present the foreign nurses live a home separate from the hospital and at some distance from it while the Korean nurses live in another house back from the hospital and separated from it, and we want to bring them together in one house to be built close to the hospital so as to facilitate their work and enable them to care properly for both the hospital and the pupil nurses.

Therefore we have arranged for Dr. Mills to take their present home and let us have his appropriation to cover a part of the cost of the new combined home and we are looking hopefully for tho Board to send us an appropriation for Dr. Mills' house immediately for if it does not soon come Dr, Mills will be out of a place to live in before we can get a house ready for him.

This makes it necessary that Dr. Mills get his appropriation and we get money for the Korean nurses' house at the same time as both will go to the building of the one double house.

I wish therefore to lay the scheme before you in to parts - 1st the question of authorizing the erection of the Korean Nurse' home already under favorable consideration by your father and

2nd the grant of a sum for the erection of a home for Dr. Mills, the latter to be combined with the former to make a joint home for both Foreign and Korean Nurses-, the home already occupied by the Foreign Nurses to go to Dr. Mille in exchange for his appropriation. Of course I am taking it for granted that you know that Dr. Mills is a member of the Presbyterian Mission and regularly appointed to Pathology where he is doing work of the highest grade.

The amount required for Dr. Mills' house ie $3000.00 and that for the Korean Nurses' home was originally put at $3000.00 when we expected to use only about sixteen nurses. altogether. But the work has increased so greatly that this number is now inadequate and we shall need to provide for 24 and the size of the house must therefore be increases so that I take it that we shall need nearly $4500.00 for the latter. Especially if we are to put in heating appliances and plumbing, which certainly should be done not forgetting the furnishings that will be needed. Of course the Foreign ladies will furnish their own part but that for the Korean nurses must be plainly furnished at our expense

If you can see your way clear to authorizing us to go on with this plan you will add greatly to the efficiency of the entire plant and place us under another obligation to you and your family.

As the time for doing the work is so short I will ask you to cable as follows: -

"Nurses" meaning authorize expenditure of $4,500.00 to erect homo for Korean Nurses.

"Combined" " authorize expenditure of $7,500.00 to erect home for Foreign and Korean Nurses.

"Mills" " authorize expenditure of $3,000.00 to erect home for Dr. Mills.

Of course the authorization of the combined home will obviate the necessity for either of the other messages.

All join in kindest regards to you all.

Very sincerely
O. R. Avison.

19140225

올리버 R. 에비슨(서울)이 아서 J. 브라운(미국 북장로교회 해외선교본부 총무)에게 보낸 편지 (1914년 2월 25일)

SEVERANCE UNION MEDICAL COLLEGE

Presbyterian Church in U. S. A. North.
O. R. Avison, Ph. G., M. D., C. M., President.
M. C. Kang, M. D., Associate,
　Principles and Practice of Medicine.
Jesse W. Hirst, A. M., M. D.,
　Gynecology and Electrotherapy.
A. I. Ludlow, A. B., M. D.,
M. U. Koh, M. B., Associate,
　Surgery and Surgical Pathology.
Ralph G. Mills, A. B., M. D.,
　Pathology and Bacteriology.
Australian Presbyterian Church.
Hugh Currell, B. S., M. B.,
　Obstetrics and Medicine.
Chas. I. McLaren, M. D.,
　Pediatrics and Neurology.

Methodist Episcopal Church.
J. D. Van Buskirk, M. D., Secretary,
　Physiology and Practice of Medicine.
S. Y. Pak, M. D., Associate,
　Organic and Physiological Chemistry.
Methodist Episcopal Church, South.
N. H. Bowman, M. D.,
S. H. Hong, M. D., Associate,
　Diseases of Eye, Ear, Nose and Throat.
Presbyterian Church in U. S. A. South.
K. S. Oh, M. D.,
　Anatomy and Histology.
Church of England.
Hugh H. Weir, M. A., M. B.,
　Helminthology.

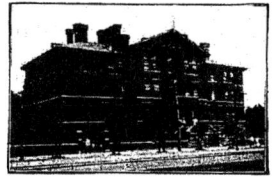

SEOUL, KOREA, 1914년 2월 25일 191

신학박사 A. J. 브라운 목사,
　뉴욕 시 5 애버뉴 156

친애하는 브라운 박사님,

　저는 밀즈 박사를 위한 사택과 대학을 위한 치과 교수의 파견, 그리고 박사님과 다른 사람들이 믿음을 가지고 있었던 세브란스 연합의학교에 대한 격려가 담긴 박사님의 매우 친절한 편지에 감사드립니다.

　저는 박사님이 우리를 방문하셔서 58명의 학생들이 모두 각자의 실습실에서 바쁘게 지내는 모습을 보셨으면 좋겠습니다.

　저는 곧 전반적인 의료 주제에 대하여 더 자세히 쓸 것인데, 간단히 말해서, 우리는 3월에 15명의 의사를 졸업시킬 것으로 예상하고 있으며, 15~20명의 신입생을 입학시킬 예정인데 대부분이 올해 경신학교에서 과학 예비 과정을 수강하였습니다. 동시에 우리는 연석 위원회의 결정에 따라 이제 이곳에 설립될 예정이며, 서울에 있는 우리 모두가 올해 4월 1일에 업무를 재개할 것으로 믿고 있는 대학에서 약 30명을 예비반에 입학시켜 운영할 것으로 기대하고 있습니다.

　오늘 박사님께 편지를 쓰는 목적은 이 후자의 주제에 대하여 몇 말씀 드리려는 것입니다. 우리 모두가 대학이 어디에 위치할지에 대한 귀 위원회의 결정을 얼마나 간절히 기다렸는지 상상하실 수 있을 것입니다. 그리고 이제 우리는 어떤 사람들은 기뻐하고 어떤 사람들은 슬퍼하고 있다고 들었지만 저는 동의안의 문구에 나와 있듯이 '시간이 결정의 지혜를 증명할 것'이며, 반대했던 사람들도 결국 이 결과를 기뻐할 것이라고 굳게 믿고 있습니다.

당연히 우리는 이 주제에 대하여 박사님으로부터 공식적인 소식을 듣지 못하였지만, 저다인 목사와 매큔 목사가 결정의 정확한 문구를 인용한 편지를 보내주었습니다.

따라서 1911~12년에 이곳에서 운영되었지만 1912년 9월의 우리 선교부 연례회의에서 금지되었던 연합 대학의 이사회 혹은 관리 위원회의 일원이었던 서울의 우리들은 이제 어떤 조치를 취해야 할지 논의하기 위하여 모였습니다.

서울의 현재 상황과 오랜 지연으로 인하여 교육 사업에 발생한 혼란을 신중하게 고려한 후, 정치적 변화가 더 이상 어려워지기 전에 또는 오히려 총독부가 지금처럼 우리 계획에 여전히 호의적인 동안 우리 대학을 시작해야 할 시급한 필요성, 그리고 3월에 많은 학생들이 고등보통학교를 졸업하고 즉시 대학에 입학하고 싶어할 것이며, 세브란스 연합의학교의 과학 예비반은 아마도 30명 정도로 1학년 대학 과정에서 제공할 수 있는 특별 교육이 필요할 것이라는 것을 깨닫고, 올해 4월 1일에 문을 다시 열기 위하여 모든 노력을 기울여야 한다고 결정하였습니다.

기억하시겠지만 우리에게는 서울에 서울지부와 미국 북 및 남 감리교회 선교부가 승인한 조직이 있었고, 1년 동안 대학 업무를 계속하였지만 선교부의 명령 때문에 중단해야 했습니다. 우리는 시간이 너무 촉박해서 이전 조직을 부활시키고 중단한 곳에서 다시 시작하기로 하였는데, 이렇게 하는 것이 새로 시작하는 것보다 쉬울 것이기 때문입니다. 더 나아가 가능한 한 최고의 교직원을 모아 좁은 경신학교의 건물과 실습실을 일시적으로 사용하기로 결정하였습니다. 우리는 모두 대학 졸업자인 9~10명의 교사를 즉시 확보할 수 있어 기뻤습니다.

총독부는 우리가 부지를 확보하도록 도울 준비가 되어 있으며, 만일 우리가 단지 계획된 기관보다 운영되고 있는 기관이라면 훨씬 더 많은 도움을 받을 수 있습니다. 이 사실은 우리가 즉시 개교할지 말지에 대한 문제가 제기될 때 올바른 결정을 내리는 데 큰 도움이 될 것입니다. 아마도 이 편지가 도착할 때쯤에 그럴 것입니다.

우리는 도시 근처에 있는 총독부 소유의 부지에 마음을 두고 있는데, 그곳은 적절하고 아름다우며, 가우처 박사가 말하였듯이 전 세계를 여행하면서 본 곳 중에서 최고의 대학 부지 중 하나이며, 우리는 총독부가 그곳을 우리에게 매각해 주도록 열심히 노력하고 있습니다.

이를 위하여 우리는 총독부에 대하여 최상의 입장을 취하고자 합니다.

하지만 이 결정에 도달한 직후 우리는 우리 선교부가 서울에서 대학 업무를 중단하라고 지시하였고, 재개하기 전에 그 지시를 철회하거나 선교본부로부터 허가를 받아야 한다는 사실에 직면하게 되었습니다. 우리는 연석 위원회의 결정으로 인하여 새로운 상황에 처한 선교부가 그 지시를 철회하지 않을 것이라고 당연하게 여기고 싶지는 않지만, 아무것도 하지 않고 그때까지 기다린다면 그것은 대학 업무를 1년 더 미루는 것을 의미합니다. 따라서 우리는 3월 5일에 회의를 가질 선교부의 실행 위원회에 서울에서 대학을 재개하는 것을 지금 승인하도록 선교부에 권고할 것을 요청하기로 결정하였는데, 선교부가 그러한 제안을 따를 것이라고 확신하였고, 만약 그렇게 하기를 거부한다면 선교본부에 그 허가를 요청하여 상황이 매우 중요한 이 단계에서 귀중한 시간을 낭비하지 않도록 하기로 하였습니다. 쐐기로 시간을 버는 것의 이점(이런 일이 오랜 지연 끝에 지금 가능하다면)은 새로운 의료법이 시행되려하고 있고 우리 의료 활동의 활력이 위태로워진 지금 여기에서 매우 분명하게 드러납니다. 우리 의학교가 이미 잘 지어지고, 인력이 배치되고, 시설이 잘 갖춰져 있어 당국에서 거의 잘못을 찾을 수 없다는 사실은 의학교의 지속을 확실하게 만들었지만, 만일 우리가 학교를 계획만 하였고 그들이 허가만 해준다면 좋은 학교를 만들겠다고 약속만 하였다면 우리의 주장은 그다지 강력하지 않았을 것입니다. 따라서 우리가 큰 장애를 겪지 않으려면 서울에 있는 우리 대학 설립 계획의 실제 작업에 더 많은 시간을 허비할 여유가 없습니다.

일본의 정치는 매우 혼란스럽고 아무도 다음 움직임이 무엇인지 알 수 없으며, 우리는 실행 위원회가 우리를 자유롭게 놓아주기를 거부한다면 즉시 시작할 수 있도록 해달라고 박사님께 촉구해야 할 의무감을 느끼고 있습니다.

따라서 시간 낭비 없이 공식적으로 문제를 박사님께 전달하기 위하여 서울지부에서 대학의 즉각적인 재개와 필요한 경우 선교본부에 허가를 요청하는 두 가지 질문에 대한 회람 투표가 진행되었습니다. 이 투표는 세 명을 제외한 모든 구성원이 찬성에 서명하였으며, 그중 한 명인 E. H. 밀러 목사는 도시에 있었다면 의심할 여지없이 찬성 투표를 하였을 것입니다(그는 순회 여행 중에 있습니다). 반대하는 두 표는 클라크 박사와 톰스 씨가 하였습니다. 이전에 평양에 찬성 투표하였던 게일 박사는 자신의 의견을 바꾸어 서울에서 즉각적인 재개를 지지하고 있습니다.

실행 위원회가 조치를 취할 기회를 갖기 전에 그러한 요청을 박사님께 보내는 단계를 밟지 않기 위하여, 그리고 위원회가 실제로 회동하기 전까지 아무것도 하지 않는다면 박사님께 이 문제를 전달하는 데 귀중한 2주일의 시간을 허비하게 될 것이라고, 우리는 지부의 문서를 J. T. 언더우드 씨에게 보냈으며, 그가 그것을 어떻게 처리할 것인지가 명시된 전보를 우리로부터 받을 때까지 보관할 것입니다.

그는 우리로부터 받은 소식에 따라 그는 문서를 완전히 보류하거나, 즉시 박사님께 넘기거나, 실행 위원회가 박사님께 편지를 보낼 시간을 가질 때까지 보관할 것입니다.

우리는 실행 위원회에 공정하고, 동시에 시간을 낭비하지 않는 방식으로 사태에 대비하고자 합니다.

서울에 대학을 설립한다는 본국 당국의 결정을 실행 위원회가 알게 되면 일반적으로 이전의 모든 제한을 해제할 것으로 예상하며, 우리는 이것이 이루어지기를 바라고 있지만, 평양에 대한 호의적인 감정이 매우 강하고, 위원회가 선교본부에 서울에 대한 결정이 내려지더라도 그 구성원들이 그 결정을 실행하는 것에 계속 반대할 것이라고 통보한 것으로 알려졌으며, 특히 그 위원회의 우리 지부 구성원과 다른 지부의 다른 구성원들이 실제로 이를 실행하고 있는 것을 발견하였을 때 우리는 이러한 사태에 대비해야 한다고 생각하고 있습니다.

위원회가 제한을 해제하면 당연히 그 문제는 전혀 제기되지 않을 것이고 우리는 그것이 결과가 되기를 기도하지만, 만약 그 문제가 박사님께 제출된다면 저는 박사님이 더 이상 지연이 없어야 한다는 우리의 판단에 동의해 주실 것을 믿습니다. 이것만이 역시 우리의 감리교회 동료들, 그리고 재정적으로 사업을 지원할 준비가 된 사람들에게 좋을 것입니다.

물론 경신학교 시설의 사용은 일시적일 수 있으며, 우리는 부지가 확보되고 첫 번째 건물이 세워질 때까지 임대하고 수리하여 사용할 수 있는 다른 건물을 찾을 것입니다.

이 편지는 저의 책임 하에 작성되었으며 지부에서 알지 못하지만, 저는 지부에서 투표로 표현한 의견을 대표한다고 확신하며, 즉각적인 조치가 필요하다는 이 절실한 확신을 박사님께 드리게 되었습니다.

안녕히 계세요.
O. R. 에비슨

Oliver R. Avison (Seoul), Letter to Arthur J. Brown (Sec., BFM, PCUSA) (Feb. 25th, 1914)

SEVERANCE UNION MEDICAL COLLEGE

Presbyterian Church in U. S. A. North.
O. R. Avison, Ph. G., M. D., C. M., President.
M. C. Kang, M. D., Associate,
  Principles and Practice of Medicine.
Jesse W. Hirst, A. M., M. D.,
  Gynecology and Electrotherapy.
A. I. Ludlow, A. B., M. D.,
M. U. Koh, M. B., Associate,
  Surgery and Surgical Pathology.
Ralph G. Mills, A. B., M. D.,
  Pathology and Bacteriology.
Australian Presbyterian Church.
Hugh Currell, B. S., M. B.,
  Obstetrics and Medicine.
Chas. I. McLaren, M. D.,
  Pediatrics and Neurology.

Methodist Episcopal Church.
J. D. Van Buskirk, M. D., Secretary,
  Physiology and Practice of Medicine.
S. Y. Pak, M. D., Associate.
  Organic and Physiological Chemistry.
Methodist Episcopal Church, South.
N. H. Bowman, M. D.,
S. H. Hong, M. D., Associate,
  Diseases of Eye, Ear, Nose and Throat.
Presbyterian Church in U. S. A. South.
K. S. Oh, M. D.,
  Anatomy and Histology.
Church of England.
Hugh H. Weir, M. A., M. B.,
  Helminthology.

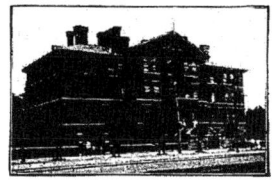

SEOUL, KOREA, Feb. 25, 1914

Rev. Dr. A. J. Brown, D. D.,
156 Fifth Ave., New York

Dear Dr. Brown: -

I thank you for your very kind letters concern - a house for Dr. Mills and the sending of a Professor of Dentistry for the College – and for the encouragement you have uniformly given to the Severance Medical Plant which has grown to its present point of usefulness and importance through the faith which you and others have had in it and those who were promoting it.

I wish you could visit us now when we are in a going condition and see our 58 students all busy in their laboratories.

I will write you more fully on the general. medical topic ere long and simply say now that we expect to graduate 15 doctors in March and admit 15 or 20 men to the Freshmen Class most of whom have been taking a Preparatory Course in Science at the John D. Wells School during the year. At the same time we are looking forward to the reception of about 30 men to the Preparatory Class which we expect will be carried on in the College which we take it will now be established here in accordance with the decision of the Joint Com. and which moat of us here in Seoul trust will resume its work on April 1st of this year.

My object in writing to you today is to say a few words on this latter subject.

You can imagine how anxiously we have all been waiting for the decision of your Com. as to where the College shall be located and now that we have heard some of course are pleased and some are grieved but I firmly believe that as the text of the motion says "time will prove the wisdom of the decision" and those who have opposed it will in the end be glad of this outcome.

We have not or course heard officially from you on the subject but we have had letters from Rev. Mr. Gerdine and Rev. Mr. McCune the latter quoting the exact phraseology of the decision.

Consequently those of us in Seoul who were on the Board or Control of the Union College which was carried on here in the year 1911~12 but forbidden by our Mission at its Annual Meeting in Sept. 1912 met to consider what steps should now be taken.

After careful consideration of present conditions in Seoul and of the havoc that so long a delay has wrought in our Educational work; or the urgent need of getting our College agoing before further political changes could make it more difficult or rather while .the government is still so favorable to our project as it now is; and realising that in March many students will graduate from High Schools who will want to enter College immediately and that a preliminary class in Science for the Severance Medical College of probably 30 men will be needing the special training which can be given by the first year college course we decided that every effort should be made to reopen our doors on the 1st of April of this year.

As you may remember we had an organization in Seoul approved by our Seoul Station and by the N. and S. Methodist Missions and that we carried on College work for one year but were compelled to drop it because of our Mission's mandate so we decided to just revive the former organization and begin where we left off as the time is so short and it would be easier to do this than to begin *de novo* and it was then further decided that we should make temporary use of the building and laboratories of the John D. Wells School, getting together the best teaching staff possible to secure in so brier a space. We were glad to find that a staff of 9 or 10 teachers, all College Graduates, can be secured at once.

The Government stands ready to help us get a site and we can get much more help from them if we are a gong institution than only a projected one and this fact should be allowed to carry great weight in helping you to arrive at a right decision when the question of our opening immediately or not comes up before you as it probably will about the time this letter reaches you.

We have our hearts set on a site owned by the government close to the city which is adequate and beautiful, one of the best college sites, Dr. Goucher says, that he has seen in his world wide travels and we are working hard to get the government to sell it to us.

To this end we want to get into the very best position before the government.

Having arrived at this decision however we found ourselves at once up against the fact that our Mission had directed us to desist from college work in Seoul and before we can resume it we must obtain either a rescinding of that mandate or permission from the Board to go on in spite of it. We do not want to take it for granted that the Mission will not rescind that order under the new conditions brought about by the Joint Com.'s decision but to wait for that before doing anything would mean putting the College work off for another year. We therefore decided to ask the Exec. Com. of the Mission which is to meet on Mar. 5th to recommend to the Mission that it now approve the reopening of the College in Seoul, feeling sure that the Mission would follow such a suggestion and then if it refuses to do this to ask the Board to grant us that permission so that valuable time be not lost at this stage when things are in so critical a situation. The advantage of taking time by the forelock (if such a thing is possible now after so long a delay) is very manifest here now when the new medical law is being put into force and the life of our medical work has hung on the balance. The fact that our Medical College is already built, manned and equipped so well that the authorities can find very little fault with it has made its continuance a certainty whereas if we had only been projecting our school and could only have made promises to have a good school if they would give us a permit our case would not have been very strong. So we can not afford to lose more time in getting into actual work in our College scheme in Seoul if we are not to be greatly handicapped.

Politics in Japan are very much disturbed and no one can tell what the next move will be and we feel constrained to urge you to to make it possible for us to begin at once if the Exec. Com. refuses to set us free.

So to get the matter officially before you without loss of time a circular vote of Seoul Station was taken on the double question of the immediate reopening of the College and if necessary asking the Board to give us enabling permission. This vote was signed in the affirmative by every member except three and of those one, Rev. E. H. Miller, would doubtless have voted in the affirmative had he been in the city (he is away on an itinerating trip). The two opposing votes were given by Dr. Clark and Mr. Toms. Dr. Gale who voted formerly in favor of Pyeng Yang has changed his opinion and stands for the immediate reopening in Seoul.

In order not to take the step of sending such a request to you before the Exec. Com. has had the opportunity to take action and yet realising that were we to do nothing until the Com. had actually met we would lose two weeks of precious time in getting the matter before you we have sent the Station's document to Mr. J. T. Underwood to be held by him until he receives a cable message from us which will indicate what disposal he is to make of it.

According to the message he receives from us he will either withold it altogether, turn it over to.you immediately or hold it until the Exec. Com. can have time also to send you a letter.

We want to be fair to the Exec. Com. and at the same time to prepare for eventualities in such a way as not to lose time.

Ordinarily one would expect that the Exec. Com. would on knowing the decision of the Home authorities that there is to be a College in Seoul remove all former restrictions and we hope this will be done but realising that the feeling in favor of Pyeng Yang has been so strong and that the Com. is reported to have notified the Board that even tho the decision should be in favor of Seoul its members would continue to oppose the carrying out of that decision and more especially when we find our own Station member of that Com. and one other member of the Station actually doing this we feel compelled to prepare for this contingency.

If the Com. removes the restriction of course the question will not come before you at all and we pray that this may be the outcome but if it does come to you I trust that you will coincide with our judgment that there should be no further delay. This too would only be fair to our Methodist friends and to those who stand ready to back the work financially.

Of course the use of the facilities of the John D. Wells School can only be temporary and we will be on the lookout for another building which can be perhaps rented and fitted up and used until the site can be secured and the first buildings erected.

This letter is written on my own responsibility and without the knowledge of the Station but I am sure represents the Station's opinion as expressed in its vote and I felt strongly drawn to unburden myself to you of this pressing conviction of the need of immediate action.

Very sincerely,
O. R. Avison

아서 J. 브라운(미국 북장로교회 해외선교본부 총무)이 올리버 R. 에비슨(서울)에게 보낸 편지 (1914년 3월 20일)

AJB/K.　　　　　　　　　　　　　　　　　　　　　　1914년 3월 20일

O. R. 에비슨 박사,
　　조선 (한국) 서울

친애하는 에비슨 박사님,

　　저는 박사님의 2월 23일자 편지를 받았으며, 언더우드 씨는 2월 21일자로 박사님이 그에게 보낸 편지를 저에게 보냈습니다. 전체 주제가 너무 많은 어려움으로 가득 차 있고, 박사님이 이 문제를 3월 5일의 선교부 실행 위원회에 제출할 예정이라고 언급하였으며 그 이후로 언더우드 씨나 저 자신이 어떤 전문도 받지 못하였기 때문에, 저는 박사님이 우리가 선교지로부터 더 많은 소식을 들을 때까지 제가 판단하는 것을 보류하기를 원하고 있다고 생각하고 있습니다.

　　제가 어떤 전보도 받지 못하였다고 말할 때, 당연히 나는 3월 12일에 전보를 보냈는지 문의한 언더우드 박사의 3월 16일에 대한 언급은 포함시키지 않았습니다. 그리고 저는 그랬다고 대답하였습니다.

　　저의 조수들은 박사님이 몇 년 전에 지부와 두 감리교회 선교부에 의해 채택되었다고 언급한 '서울의 연합 대학 사역을 위한 정관'을 우리 서류에서 부지런히 검색하였으나, 그런 종류의 문서는 찾을 수 없었습니다. 즉시 사본을 보내주시지 않겠습니까? 당연히 개인 선교사의 편지에 첨부되어 우리에게 왔을 수도 있지만, 선교사의 이름이나 연도를 모르고 그것을 찾는 것은 건초더미에서 바늘을 찾는 것과 같을 것입니다.

　　저는 박사님께 개인적으로 제가 협의할 기회가 없었던 연석 위원회나 우리 실행 위원회를 대신하여, 옛 정관과 관리 위원회의 부활을 조금은 우려하고 있다는 것을 말하고 싶습니다. 이 방향의 일의 말미에 선교부가 새로운 조건을 고려하여 새로운 정관과 관리 위원회를 만들도록 하는 것이 더 화해적인 것처럼 보입니다. 하지만 그 문제는 나중에 대두될 것입니다. 그동안 저는 박사님, 그리고 박사님과

연관된 사람들이 가능한 모든 기지를 발휘할 것이라는 것을 알고 있습니다.

안녕히 계세요.
[아서 J. 브라운]

Arthur J. Brown (Sec., BFM, PCUSA), Letter to Oliver R. Avison (Seoul) (March 20th, 1914)

AJB/K. March 20th, 1914
Dr. O. R. Avison,
 Seoul, Chosen, (Korea).

My dear Dr. Avison: -

    I have your letter of February 23d and Mr. Underwood has sent to me your letter to him of February 21st. As the whole subject bristles with so many difficulties, as you stated that it was to be brought before the Executive Committee of the Mission March 5th and as no cable has been received since that date by either Mr. Underwood or by myself, I assume that you desire me to suspend judgment until we hear further from the field.

    When I state that no cable has been received I do not, of course, include a reference to Dr. Underwood's of March 16th, which inquired whether I had sent a telegram of March 12th. and I replied that I had.

    My assistants have made a diligent search in our files for "The Constitution for Union College Work in Seoul," which you state was adopted several years ago by the station and both the Methodist Missions, but no document of that kind can be found. Will you not send a copy immediately? Of course, it may have come to us attached to some letter of an individual missionary, but without knowing the name of the missionary or the year a search for it would be like looking for the proverbial needle in the hay stack.

May I say to you personally and in behalf of the Joint Committee or of our Executive Council, neither of which bodies I have had an opportunity to consult, that I am a bit apprehensive about the revival of the old constitution and Board of Control. It looks a little at this end of the line as if it would be more conciliatory to let the Missions make a new constitution and Board of Control in view of the new conditions. However, that matter will come up later. Meantime, I know that you and those how are associated with you will exercise all possible tact.

Sincerely yours,
[Arthur J. Brown]

19140321

올리버 R. 에비슨(서울)이 아서 J. 브라운(미국 북장로교회 해외선교본부 총무)에게 보낸 편지 (1914년 3월 21일)

SEVERANCE UNION MEDICAL COLLEGE

Presbyterian Church in U. S. A. North.
O. R. Avison, Ph. G., M. D., C. M., President.
M. C. Kang, M. D., Associate,
　Principles and Practice of Medicine.
Jesse W. Hirst, A. M., M. D.,
　Gynecology and Electrotherapy.
A. I. Ludlow, A. B., M. D.
M. U. Koh, M. B., Associate,
　Surgery and Surgical Pathology.
Ralph G. Mills, A. B., M. D.,
　Pathology and Bacteriology.
Australian Presbyterian Church.
Hugh Currell, B. S., M. B.,
　Obstetrics and Medicine.
Chas. I. McLaren, M. D.,
　Pediatrics and Neurology.

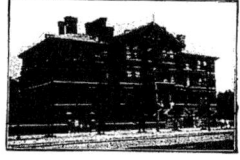

Methodist Episcopal Church.
J. D. Van Buskirk, M. D., Secretary,
　Physiology and Practice of Medicine.
S. Y. Pak, M. D., Associate.
　Organic and Physiological Chemistry.
Methodist Episcopal Church, South.
N. H. Bowman, M. D.,
S. H. Hong, M. D., Associate,
　Diseases of Eye, Ear, Nose and Throat.
Presbyterian Church in U. S. A. South.
K. S. Oh, M. D.,
　Anatomy and Histology.
Church of England.
Hugh H. Weir, M. A., M. B.,
　Helminthology.

한국 서울,
1914년 3월 21일

신학박사 브라운 목사,
　뉴욕 시 5 애버뉴 156

친애하는 브라운 박사님,

　존 세브란스 씨와 [더들리 P.] 알렌 박사, 그리고 허스트 박사와의 논의 결과를 알려주신 박사님의 2월 10일자 편지9)가 며칠 전에 저에게 도착하였고, 그것에 대하여 대단히 신속하게 알려 주셔서 박사님께 진심으로 감사드립니다. 동시에 저는 허스트 박사로부터 거의 비슷한 내용의 보고서를 받았습니다. 하지만 허스트 박사는 제가 재정적 부담을 덜 수 있도록 충분하게 세브란스 씨에게 즉시 도움을 요청할 수 있다고 알려주었고, 이는 기관이 너무 빠르게 발전하여 재정 상태가 위험해지고 있었고, 하나님이 뒤에 계시고 그것을 돌보아 주실 것이라는 확신이 있어 밤에 조용하고 평화롭게 잠들 수 있었기 때문에 저에게 대단히 기쁜 소식이었습니다. 그 결과는 저의 논의의 정당함을 증명하였습니다.

　저는 브라운 박사님이 1901년에 방문하였을 때 평양에서 가져온 그 문서를 저에게 건네주셨던 그날 오후를 종종 떠올리는데, 그 문서에는 박사님이 평양 지부에서 저에게 줄 수 있었던 가장 좋은 것, 즉 서울 지부가 의료비로 더 많은 액수를 요구해서는 안 된다는 것에 동의하며 10,000달러를 사용하거나 그런 약속을 하지

---

9) Arthur J. Brown (Sec., BFM, PCUSA), Letter to Oliver R. Avison (Pres., SUMC) (Feb. 10th, 1914)

않고 5,000달러만을 사용하라는 내용이 담겨 있었습니다. 저는 아직도 엘린우드 박사가 제게 보낸 병원에 10,000달러를 사용하라는 내용의 편지를 박사님께 전하기 위해 달려갔을 때 여선교사 숙소 탁자에서 박사님이 뛰어 내려오는 것을 보며, 박사님이 "이제 박사님은 평양 지부의 결의에 답할 필요가 없습니다"라고 말하는 것을 들었습니다. 그것은 사건들의 훌륭한 일치이었고, 그 결과는 당시 선교본부 결정의 현명함을 정당화하였습니다. 저는 지금 이 기관이 병원으로서 뿐만 아니라 다른 병원에서 필요한 조력자를 육성하는 기관으로서 전체 한국을 위하여 봉사하고 있기 때문에 선교부에서 단 한 명도 이 기관의 발전을 방해하는 투표를 하지 않을 것이라고 생각하고 있습니다.

부산 사역은 우리 졸업생 중 한 명의 진료로 1년 이상 개원하였고, 이제 플레처 박사가 대구에 부재하는 동안 그 사역은 같은 사람이 계속할 것입니다. 우리는 이번 봄에 졸업생을 다음 선교 지부로 보낼 예정입니다. 영변(북감리교회), 해주(북감리교회), 송도(남감리교회), 춘천(남감리교회), 원산(남감리교회), 공주(북감리교회) 및 광주(남장로교회)이며, 청주(북장로교회)에서 한 명을 요청하였습니다.

우리 졸업생 중 5~6명은 당직 의사로 1년 더 우리와 함께 있을 것이고, 2~3명은 개업을 할 것입니다.

올해 졸업하는 15명은 모두 세례받은 기독교인이고, 그들 대부분은 활동적인 기독교 사역자입니다. 내년에 졸업반이 될 10명은 모두 세례를 받은 사람들이고, 그 다음 학년의 15명은 1명을 제외하고 모두 세례를 받았으며, 그 다음 학년의 19명은 모두 세례를 받았고, 올 4월 1일에 정규 의학 과정에 입학할 16명의 예비반도 마찬가지입니다.

우리는 올해 새로운 예비반에 이런 성격의 신입생 30명을 받아들일 것으로 예상하고 있으며, 4~5년 안에 매년 25명씩 졸업시킬 것입니다.

박사님은 이것이 한국의 의료 문제에 미칠 영향이 어느 정도일지 추정할 수 있습니다. 특히 해마다 더 나은 예비 교육을 받은 더 나은 사람들을 확보함에 따라 어느 정도 도움이 될 것입니다. 저는 박사님이 번호를 매긴 제안에 대하여 답변하겠습니다.

1. 저는 의학교의 새 건물을 시작한 이래로 모든 것이 제대로 정리되어 있는지 확인하고 3월 말까지 장부를 정리하여 당시 기지, 장비 및 재고의 정확한 상태를 보여주는 자세한 보고서를 선교부, 선교본부 및 세브란스 씨에게 제출하기 위하여 모든 계정과 증빙을 검토할 대단히 유능한 미국인 회계사10)의 용역을 잠시

확보하였습니다. 이것에는 추가 비용이 들겠지만, 모든 지출과 그에 대한 우리의 성과에 대한 공식적인 형태의 권위 있는 보고서를 갖는 것은 그만한 가치가 있을 것입니다.

2. 각 부서는 필요 사항과 발전 계획에 대한 포괄적인 보고서를 자세히 준비하고 있으며, 이는 준비되는 대로 박사님과 허스트 박사, 그리고 세브란스 씨에게 제출하여 제가 미국에 도착하기 전에 생각할 시간을 가질 수 있도록 할 것입니다.

우리는 너무 큰 기지가 아니라 모든 면에서 딱 맞는 기지를 원하고 있으며, 이것이 세브란스 씨와 알렌 박사가 원하는 것이라고 믿고 있습니다.

저는 선교부로부터 미국을 방문하는 것이 만일 바람직하고 길이 열릴 경우 방문하라는 허가를 받았지만 이번 여름에 미국을 방문할 생각을 사실상 포기하였습니다. 박사님은 선교본부가 비례적 휴가 계획에 따라 경비를 지불하더라도 여전히 대가족에게는 큰 비용이 들 것이라는 것을 아실 것이며, 이것이 방해가 되는 듯했지만 동시에 대학의 필요성이 제 앞에 제기되었고 몇 달이라도 어떻게 해야 할지 알 수 없었습니다. 그러나 우리 직원들은 모두 제가 언급된 회의에 참석하는 것이 매우 중요하다고 생각하고 있으며, 약간의 재정적 지원이 하나님의 축복으로 바로 이 시점에 이루어졌기 때문에 하나님께서 길을 가리키고 과거에 자주 해오셨던 것처럼 모든 것을 올바르게 진행될 것이라고 느끼며 미국을 방문하기로 결정하였습니다.

우리의 현재 계획은 만일 가능하다면 6월 중순 경에 한국을 떠나는 것인데, 가능한 한 일찍 밴쿠버에 도착하여 허스트 박사가 한국으로 돌아와 밀즈 박사의 사택과 간호부 숙소의 건축을 지체없이 시작하고, 가능하다면 의심할 여지없이 매우 중요한 회의가 될 선교부의 연례 회의에 참석할 수 있게 하기 위해서 허스트 박사가 일정에 따라 떠날 수 있도록 회의에 시간을 맞추는 것입니다. 사실, 저 자신도 그곳에서 떠나고 싶지 않습니다.

저는 지금 우리의 항해에 대하여 검토하고 있으며, 준비되는 즉시 알려드리겠습니다.

---

10) 아이번 L. 롬프리(Ivan L. Lomprey, 1888~1981)를 말한다. 그는 미시건 주에서 태어나 1911년 앨비온 대학 경영대학을 졸업하였고 1911년 10월 경 대영성서공회의 서기로 내한하였다. 감리교회 신자로서 회계사이었으며, 1914년 7월 1일 캐나다 브리티시컬럼비아 주 빅토리아에 도착하였다. 1910년 12월부터 한국에서 감리교회 선교사로 활동하다가 건강 문제로 귀국한 올가 P. 샤퍼(Olga P. Shaffer, 1886~1976)와 콜로라도 주에서 결혼하였다. 그가 작성한 세브란스 회계 보고서는 79쪽을 보라.

다음의 네 가지 항목과 관련하여 말씀드리겠습니다.

1. 치과 교수를 파견하기로 한 결정에 감사드리며, 훌륭한 사람이 확보되어 신속하게 파견되기를 바랍니다. 이곳은 제 판단으로 가장 중요한 부서입니다. 우리에게는 몇 개의 대기실이 있지만 학생 한 명이 책임질 전동 드릴(foot power drill) 한 대 외에는 장비를 구매하지 않았습니다.

그는 자신의 개인 진료실과 학생용 2~3개의 진료대에 필요한 기구와 장비를 가능한 한 빨리 선택하여 보내야 하며, 기계적 작업을 위한 모든 장비와 필요한 모든 자재를 충분히 공급해야 합니다.

그는 가장 현대적인 진료를 하도록 계획해야 하며, 그렇게 함으로써만 그는 자신의 부서를 자립적으로 만들 수 있는 최상의 진료를 유지할 수 있기 때문입니다. 그가 최고 수준의 진료를 한다면 그는 좋은 진료비로 많은 진료를 할 수 있고, 그래서 많은 학생으로 구성된 반을 운영할 수 있고 적은 비용이나 전혀 비용 없이 많은 가난한 고통받는 사람들에게 구호를 제공할 수 있습니다.

따라서 그의 개인 장비는 훌륭한 도심 진료실에 들어갈 만한 것이어야 합니다. 우리는 그가 가난한 사람이나 난방 작업에 사용할 수 있도록 전기를 가지고 있고, 원하는 곳에서 사용할 수 있도록 가스를 가지고 있습니다.

우리는 다른 사무실과 어울리도록 이곳에서 제작할 수 있기 때문에 일반적인 사무실 가구에 대해서는 생각할 필요가 없을 것입니다.

우리는 온수와 냉수를 제공하므로 필요에 따라 설치할 수 있습니다.

그는 또한 사택이 필요할 것이지만, 저는 이것이 이해되었고 그를 위하여 제공되는 조항에 포함되어 있다고 생각하고 있습니다.

2. 약사와 관련하여, 저는 이 문제에 대하여 호의적인 태도가 보여져 기쁘며, 이 부서에 좋은 사람이 나타나면 박사님이 놓치지 않기를 바랍니다. 제가 본국으로 돌아가기 전에 아무 일도 일어나지 않는다면, 저는 그런 사람이 전체 계획에 얼마나 큰 가치가 있는지 보여줄 수 있을 것이라고 생각하고 있습니다. 우리는 이 계획은 모든 의료 시설을 위한 것이고, 제약 부서는 이 시설에 필요할 뿐만 아니라 모든 선교 병원과 졸업생들이 정착할 모든 장소에 도움을 제공할 수 있다는 것을 기억해야 합니다.

우리는 평범한 약사 이상의 사람을 원합니다. 즉, 약의 조제입니다. 그는 업무에 대한 좋은 생각을 가진 사람이어야 현명하게 최고의 시장에서 구매하며, 다른 병원이 다른 곳에서 살 수 있는 것보다 더 저렴하게 공급할 계획을 세우면서도 자신의 부서에 이익을 낼 수 있어야 합니다. 그는 제약 제품 - 알약, 정제, 알약 코팅 등의 제조를 이해하고 약학 학생들을 가르칠 수 있어야 합니다.

3. 밀즈 박사 사택 - 제안된 대로 그들은 우리가 없는 동안 우리 집을 사용할 수 있으며 이미 준비가 되어 있습니다. 세브란스 씨와 알렌 박사가 그를 뒷받침해 주셔서 정말 기쁩니다. 우리는 분리된 모든 부분의 최상의 이익을 위하여 계획하고 모든 부분이 조화롭게 어울리기를 간절히 바라고 있기 때문에 건물에 대한 모든 문제는 제가 본국에 돌아가서 상의하도록 하겠습니다.

저는 제이콥슨 기념 사택을 세브란스 기지 건물과 분리하려는 바람의 합당성을 충분히 알고 있으며, 그렇게 하는 데 약간의 비용만 더해질 것입니다.

저는 최근에 세브란스 씨에게 간호부 숙소와 밀즈 박사를 위한 사택에 관하여 편지를 썼지만, 이제 다시 편지를 써서 개인적으로 그와 상의할 기회가 있기 전까지는 그 문제에 대한 결정을 내리지 않겠다고 말하겠습니다.

4. 일본 총독부의 태도

이 주제는 당연히 우리의 관심을 끌었고, 총독부와 조화로운 관계를 유지해야만 성공적인 사역을 할 수 있기 때문에 가장 중요합니다.

박사님께서 아시다시피, 이토 공작이 첫 졸업식에 참석하여 졸업장을 수여하였고, 그 후 7명의 졸업생이 새로운 통치 하에서 발급된 첫 번째 정부 면허를 받았기에 지금까지 우리는 총독부의 호의를 받았습니다. 그것은 1908년이었습니다. 우리의 제2회 졸업생은 1911년에 테라우치 백작이 비슷한 업무를 수행하였을 때 졸업하였고, 그 사람들도 총독부 면허를 받았습니다. 1913년에 제3회가 졸업하였고 다시 비슷한 호의를 받았습니다.

하지만 작년에 외국인과 그들이 운영하는 의학교에 영향을 미치는 새로운 의료법이 한국에서 공포되었습니다.11) 이 법은 제가 들은 바에 따르면 일본의 법률에 근거하여 만들어졌으며 실질적으로 동일하지만 한국의 특수 조건을 충족시키기 위하여 약간 수정되었습니다.

일본의 법률은 일본의 특정 학교 졸업생과 일본 위생 당국에서 시험을 보고

---

11) 조선총독부는 1913년 11월 14일 조선총독부령 제100호로 의사규칙을 반포하였는데, 이 규칙에 따라 조선 총독의 지정을 받지 않은 의학교 졸업생들은 별도의 의사 시험을 치러 합격해야만 면허가 부여되었다.

면허를 받은 사람만 일본에서 의사로 활동할 수 있도록 허용하므로 위에 언급된 시험에 합격하거나 일본이 의료 등록에서 상호 혜택을 받는 국가의 면허를 소지하지 않는 한 모든 외국인 의사들이 배제됩니다. 지금까지 이러한 상호 혜택은 영국에 국한되었으며, 그러한 면허를 소지한 사람만 시험 없이 일본에서 등록을 할 수 있습니다. 이 법은 이제 한국에 적용되었지만 한국에 존재하는 특수 상황과 영국 면허를 소지하지 않은 많은 외국인 의사들이 있기 때문에 총독부가 적절한 자격을 가지고 있다는 만족스러운 증거를 제시하는 모든 사람에게 기간과 지역에 따라 제한된 면허를 부여할 수 있는 권한을 부여하는 특별 조항이 삽입되었습니다. 기간 제한은 5년이며, 영토 범위는 다소 불확실합니다. 서울에 있는 우리는 서울이 위치한 도(道) 전체에 대한 면허를 받았습니다. 이 규정이 다른 의사와 상담하기 위하여 한국의 어느 지역으로 갈 권리를 방해하지 않으므로 이 영토적 제한은 우리에게 심각한 영향을 미치지 않습니다.

이 법의 두 번째 조항은 총독부가 지정한 의학교를 졸업한 일본인(한국인 포함)은 추가 시험 없이 진료 면허를 받는다고 명시하고 있으며, 우리 의학교에 영향을 미치는 것이 바로 이 조항입니다.

필요한 것은 이 '총독부 지정'을 받는 것입니다.

지금은 우리가 겪어온 절차에 대한 세부 사항은 언급하지 않겠지만, 일본어 교사가 일본어를 철저히 가르치고, 일본인 교수 몇 명을 우리 교직원으로 두는 것이 필요하였다는 것만 말씀드리겠습니다. 우리의 '장비'는 대단히 부족하다고 여겨졌는데, 이곳 총독부 병원과 의학 강습소 책임자인 일본인 친구 후지타[12] 박사를 통하여 우리가 진짜 부족한 것은 위에 언급한 문제에 있다는 것을 알게 되었고, 교직원으로 일본인을 확보하고 그곳에서 하는 것과 같은 교과 과정을 채택하기 위한 조치를 취하였습니다.

후지타 박사는 친절하게도 자신의 교수 중 한 명을 보내서 일주일에 5~6시간 정도의 해부 실습을 통하여 해부학 교육을 도와주겠다고 제안하였고, 그것으로 우리는 해부를 위한 시신도 구할 수 있게 될 것입니다.

이 교수는 감리교회 신자로서 서울에 있는 일본인 감리교회 주일학교의 교장이며, 그래서 특히 우리 마음에 듭니다.

우리는 후지타 박사에게 유능한 일본인 의료법 교수를 확보해 달라고 요청하였는데, 그는 이를 수행하기로 하였고, 이곳의 일본 기독교 청년회의 사무국장인

---

12) 후지타 쓰구아키라[藤田嗣章, 1854~1941]

니와13) 씨가 오늘 저녁에 저를 찾아와 우리가 확보할 수 있는 어학 교수에 대하여 알려줄 것입니다. 저는 이 사람이 와타나베14) 판사가 추천한, 훌륭한 기독교인이고 영어에 능통한 사람이라고 생각하고 있습니다.

우리는 학생들에게 언어를 가르칠 수 있을 뿐만 아니라 우리의 통역자이며 총독부에서 우리를 제대로 대표할 수 있는 잘 교육받은 사람을 구하려고 합니다. 그들이 존경하고 동시에 우리의 목표에 공감할 그런 사람입니다. 그런 사람을 구하는 것은 단순한 언어 교수를 구하는 것보다 더 어렵습니다. 우리는 며칠 안에 이 모든 문제를 해결하고 총독으로부터 완전한 지정을 받기를 원합니다. 그러면 우리의 진로가 명확해질 것입니다.

박사님의 편지를 받은 지 이틀 또는 사흘 후에 의료 문제를 담당하는 부서장을 방문할 기회가 있었는데, 저는 세브란스 씨의 상속인들이 병원과 의학교의 장비와 교직원을 모두 개선할 계획이지만, 총독부의 태도에 따라 많은 것이 달라질 것이라고 말할 기회를 얻었습니다. 저는 이것이 우리 의학교에 불리하게 작용한다면 그들은 당연히 이미 투자한 것보다 훨씬 더 많은 투자를 하지 않을 것이라고 설명하였습니다. 그 관리는 제가 우리 선교본부와 세브란스 씨에게 총독부의 태도가 전적으로 호의적이며, 어떤 식으로든 우리의 업무를 방해하는 일은 없을 것이라고 확신시켜 달라고 대답하였습니다. 그는 한국에 의사가 절실히 필요하기에 총독부는 이런 기관을 환영하며 그것이 완전히 실현되는 것을 보게 되면 매우 기쁠 것이라고 말하였습니다.

저는 물론 이러한 호의적인 태도는 그들이 우리를 완전히 지정하는 것보다 더 강력한 방식으로 나타날 수 없다고 설명하였고, 그는 우리의 기준이 총독부의 요구 사항에 맞게 높아지면 기꺼이 그렇게 할 것이라고 답하였습니다.

저는 며칠 후면 우리에게 유리하게 문제가 해결될 것이라고 생각하고 있습니다. 합의에 도달하는 대로 다시 글을 쓰겠습니다.

안녕히 계세요.
O. R. 에비슨

---

13) 니와 세이지로(丹羽淸次郞, 1865~1957)는 일본 기독교계의 원로이며, 기독교 청년회 운동에 적극 참여하였다. 15년 동안 도쿄 기독교 청년회 및 일본 기독교 청년회 동맹의 총무 등을 역임하다가 1910년 직전 한국에 와서 일본 기독교 청년회 산하의 경성 기독교 청년회를 설립하고 초대 총무로 활동하였다.
14) 와타나베 도오루[渡邊暢, 1858~1939]

Oliver R. Avison (Seoul),
Letter to Arthur J. Brown (Sec., BFM, PCUSA) (Mar. 21st, 1914)

SEVERANCE UNION MEDICAL COLLEGE

Presbyterian Church in U. S. A. North.
O. R. Avison, Ph. G., M. D., C. M., President.
M. C. Kang, M. D., Associate,
  Principles and Practice of Medicine.
Jesse W. Hirst, A. M., M. D.,
  Gynecology and Electrotherapy.
A. I. Ludlow, A. B., M. D.,
M. U. Koh, M. B., Associate,
  Surgery and Surgical Pathology.
Ralph G. Mills, A. B., M. D.,
  Pathology and Bacteriology.
Australian Presbyterian Church.
Hugh Currell, B. S., M. B.,
  Obstetrics and Medicine.
Chas. I. McLaren, M. D.,
  Pediatrics and Neurology.

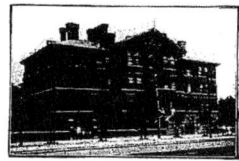

Methodist Episcopal Church.
J. D. Van Buskirk, M. D., Secretary,
  Physiology and Practice of Medicine.
S. Y. Pak, M. D., Associate,
  Organic and Physiological Chemistry.
Methodist Episcopal Church, South.
N. H. Bowman, M. D.,
S. H. Hong, M. D., Associate,
  Diseases of Eye, Ear, Nose and Throat.
Presbyterian Church in U. S. A. South.
K. S. Oh, M. D.,
  Anatomy and Histology.
Church of England.
Hugh H. Weir, M. A., M. B.,
  Helminthology.

Seoul, Korea,
March 21st, 1914

Rev. Dr. Brown,
  156 Fifth Aven., N. Y.

Dear Dr. Brown: -

Your favour of Feb. 10th. reporting result of Conference with Mr. John Severance and Dr. Allen and Dr. Hirst reached me a few days ago and I thank you most sincerely for informing me so promptly of it. At the same time I received an almost similar report from Dr. Hirst. Dr. Hirst however informed me that I might draw at once on Mr. Severance for enough on account of maintenance to relieve the financial strain on me and this was most welcome news as the institution has been developing so rapidly that the financial condition was growing alarming and nothing but a conviction that God was behind it and would provide for it enabled me to go to sleep at night in quietness and peace. The result has justified my conference.

I often think, Dr. Brown of the afternoon you handed me that paper which you brought from Pyeng Yang, at the time of your visit in 1901, saying that it was the best you had been able to get for me from that Station - viz. the use of $10,000.00 if I would agree that Seoul should never ask for more for its Medical or only $5,000.00 without such a promise. I can still see you jump from the table at the ladies' home when I ran in to tell you of my letter from Dr. Ellinwood telling us to go ahead and use the 10000.00 dollars for the hospital and hear you say, "now you needn't bother about answering the Pyeng Yang Station's resolution". That was a fine coincidence of events, and the result has justified the wisdom of the Board's decision at that time. I do not think a single member of the Mission would now cast a vote that would in any way interfere with the development of this institution for it is serving the whole country not only as a hospital but also as a producer of necessary helpers in other hospitals.

The Fusan work has been kept open for more than a year medically by one of our graduate and now during Dr. Fletcher's absence from Taiku that Station's work is to be kept going by the same man. We are this Spring to send graduate to each of the following Mission Stations, - Yeng Byen (Meth. N.), Haiju (Meth. N.), Songdo (Meth. S.), Choon Chun (Meth. South), Wonsan (Meth. S.), Kongju (Meth. N.) and Kwangju (Pres. S) and one is asked for by Chungju (Pres. N.)

Five or six of our graduate will remain with us another year as Internes and two or three will go into private practice.

All of the fifteen men who are to graduate this year are baptized Christians and most of them are active Christians workers. The men who will enter the graduating class next year, ten in all, are all baptized men, the fifteen in the next year's class are all baptized men but one and the 19 men in the class after that are all baptized and the same thing can be said of this years Preparatory class of sixteen who will on April first enter the regular medical course.

We expect to receive about 30 new men of this character into our new preparatory class this year, and within 4 or 5 years we shall be graduating these men at the rate of 25 per year.

You can estimate to some extent that will be the probable effect of this on the medical problem in Korea. It ought to help some, especially as year by year we secure better men who have had a better preliminary education. I may say in reply to your numbered suggestions.

1. I have secured the services for a short time of a very competent American Accountant to go through all our accounts since we began the New College Building, to examine all accounts and vouchers, see that everything is in proper order and to balance the books up to the end of March and submit for the Mission, the Board and Mr. Severance a detailed statement which will show the exact condition of plant,

equipment and stock at that time. This will entail some additional expense, but it will be worth it to have an authoritative statement in business-like form of all our expenditures and what we have got for it.

2. Each department is preparing in detail a comprehensive statement of its needs and of its plans for development and these will be submitted to you and Dr. Hirst and Mr. Severance as soon as they are ready so that you can have had time to think them over before I reach America.

We do not want too large a plant but we want it to be just right in every particular and I believe this is what Mr. Severance and Dr. Allen want.

I had practically given up the thought of going to America this Summer although I had received permission from the Mission to go if it seemed desirable and the way should open up. You can realize that even though the Board pay its share of our expenses according to the plan for proportionate furloughs there will still be a heavy expense for so large a family and this seemed to stand in the way while at the same time the needs of the College loomed up before me and I could not see how to leave it even for a few months, but the members of our Staff all feel that it is moat important that I should be present at the conference referred to and a little financial help having by God's blessing come just at this juncture we have decided to go to America feeling that God is pointing the way and that He will make everything work out rightly as He has so often done in the past.

Our present intention is to leave Korea about the middle of June if passage can be arranged, going by Vancouver if possible so as to get there as early as may be and so have the conference in time to enable Dr. Hirst to leave according to his schedule as we feel it will be desirable for him to get back as early as possible so that the building of Dr. Mills' home and the Nurses' home may begin without delay and so that he can if possible attend the Annual Meeting of the Mission which will doubtless be a very important one. Indeed I am very loth to be away from it myself.

I am now seeing about our passages and will let you know as soon as I have arranged for them.

With regard to the next four items I may say: -

1. I am gratified at the decision to send a Professor of Dentistry and hope a good man will be secured and sent speedily. This is a most important department in my

judgement. We have a suite of rooms waiting but have not purchased any equipment except one foot power drill which will answer for one of the students.

He should select and send as soon as he can necessary instruments and equipment for his own private office and for would or three student's chairs with a full equipment for mechanical work and a good supply of all necessary materials.

He should plan to do the most modern work for only by so doing can he hold the best practice which will enable him to make his department self- supporting. If he does the best class of work he can get plenty of it at good prices and so be able to carry a good class of students and extend relief to many poor sufferers at little cost or even no cost.

His own private equipment should therefore be such as would be put into a good city office. We have electricity so that he can plan to use it for poorer or for furnace work and we have gas so that he can use that where desirable.

He will not have to think of ordinary office furniture as we can have it made here to match our other offices.

We have hot and cold water so, that he can have that installed as it may be required.

He will also need a home, but I take it this is understood and is included in the provision which is being made for him.

[2.] Regarding Pharmacist, I am glad there is a favorable attitude shown towards this and I hope that you will not let a good man for this department slip away if he should turn up. If nothing is done before I get home I think I can show the great value such a man can be to the whole scheme. We must remember that the scheme is for an all round Medical plant and that the Pharmaceutical department is not only a necessity for this plant, but can be made to serve all our Mission hospitals and all the places that our graduates will establish.

We want more than an ordinary pharmacist - that is dispensing of medicines. He should be a man with a good idea of business so that he can buy wisely and from the best markets and plan to supply the other hospitals more cheaply than they can buy elsewhere and yet make a profit for his department; he must understand manufacturing of pharmaceutical products - pills and tablets, pill coating etc.ect. and be able to teach the students in Pharmacy.

3. Dr. Mills' house - As suggested they can use our house during our absence and that is already arranged for. I am so glad that Mr. Severance and Dr. Allen will provide for him. The whole question of building will be left for consultation when I go home as we are anxious to plan for the best interests of all the separate parts and to have all the parts harmoniously fit together.

I quite realize the reasonableness of the desire to have the Jacobson Memorial kept separate from the buildings of the Severance plant and it will add only slightly to the cost to do so.

I wrote recently to Mr. Severance about the home for Nurses and that for Dr. Mills, but will now write him again saying we will not look for any decision on that matter until we have had an opportunity of consulting him personally.

4. Attitude of the Japanese Government.

This subject has of course had our attention and it is most important as we can only do successful work if we are in harmonious relation with the government.

As you know we have so far had the favour of the Government for Prince Ito attended our first graduation exercises and gave out the diplomas and then our seven graduates received the first Government licenses issued under the new regime. That was in 1908. Our second class graduated in 1911 when count Terauchi performed a similar service and those men also received Government licenses. In 1913 our third class graduated and again similar favour was shown us.

During last year, however, a new Medical law for Korea was promulgated which affects foreigners and their Medical Schools. This law was founded upon and is practically identical with the law of Japan I have been told, slightly modified to meet special conditions in Korea.

The law in Japan allows only graduates of certain Japanese Schools and those examined and licensed by the Japanese Sanitary Authorities to practice as doctors in Japan and therefore shuts out all foreign doctors unless they pass the above mentioned examinations or hold diplomas from countries with which Japan has reciprocity in Medical Registration. Up to this time this reciprocity is confined to Great Britain and only those having such diplomas can receive registration in Japan without examination. This law has now been made applicable to Korea, but because of the special conditions existing in Korea and the presence here of so many foreign physicians who do not hold

British diplomas a special clause has been inserted giving the Government power to grant to all such as produce satisfactory evidence of having proper qualifications limited licenses, limited both as to time and locality. The time limit is five years and the extent of territory is somewhat indefinite. We in Seoul have received license for the whole province in which Seoul is situated. As the regulations do not interfere with the right of going in consultation with another doctor to any part of Korea this territorial limitation does not affect us seriously.

A second clause in the law says that Japanese subjects (including Koreans) who graduate from a Medical School named by the Government General shall receive licenses to practice without further examination and this is the clause that affects our College.

The necessary thing is to obtain this "naming of the Government General".

I will not now go into any of the details of the procedure we have been going through, but will say only that it has been necessary for us to provide for thorough teaching of the Japanese language by a Japanese teacher and in addition to have some Japanese Medical teachers also on our Staff. Our "Equipment" was considered very inadequate until through a Japanese friend, Dr. Fujita, the head of the Government Hospital and Medical School here, we learned that our real shortage was in the above mentioned matters and we took steps to secure some Japanese on the Staff and to adopt the same curriculum they have over there.

Dr. Fujita kindly offered to send over one of his own teachers to assist us in teaching Anatomy by dissection about 5 or 6 hours a week and this will enable us also to get bodies for dissection.

This particular teacher is a Methodist Christian, superintendent of the Japanese Methodist Sunday school in Seoul and so particularly acceptable to us.

We asked Dr. Fujita to secure for us a competent Japanese teacher of Medical law and this he has undertaken to do and Mr. Niwa, Secretary of the Japanese Y. M. C. A. here, is to call on me this evening to tell me of a language teacher whom it is hoped we can secure. I think this man is one recommended by Judge Watanabe, a good Christian and competent in English.

We are trying to get a well educated man who can not only teach the language to our students, but our interpreter and represent us properly before the Government - a man whom they will respect and who will at the same time be in sympathy with our aims. It is more difficult to obtain such a man than a simple language teacher. We want to get these matters all settled within a few days and then hope to receive full recognition by the Governor General, after which our course will be clear.

It happened that I had occasion to call on the head of the department which controls medical matters two or three days after I received your letter and I took the opportunity to say that Mr. Severance's heirs were planning to improve both the Hospital and the college in both equipment and teaching Staff, but much would depend upon the attitude of the Government. I explained that if this should prove unfavorable to our School they would naturally be disinclined to invest much more in it than they have already done. The official replied that I might assure our Board and Mr. Severance that the attitude of the Government was entirely favorable and nothing would be done to hinder our work in any way. He said that Korea is in such dire need of doctors that the government welcomed such an institution as this and would be more than pleased to see it advance to full fruition.

I explained that of course this favorable attitude could not be manifested in any stronger way than by their giving us full recognition to which he replied that they would be very glad to do so as soon as our standard was brought up to the Governments requirements.

I think a few days will settle the matter in our favour.

I will write again as soon as a settlement has been reached.

Very sincerely,
O. R. Avison

19140321

올리버 R. 에비슨(서울)이 아서 J. 브라운(미국 북장로교회 해외선교본부 총무)에게 보낸 편지 (1914년 3월 21일a)

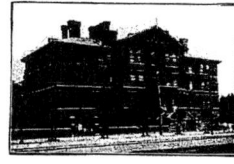

SEVERANCE UNION MEDICAL COLLEGE

Presbyterian Church in U. S. A. North.
O. R. Avison, Ph. G., M. D., C. M., President.
M. C. Kang, M. D., Associate,
　Principles and Practice of Medicine.
Jesse W. Hirst, A. M., M. D.,
　Gynecology and Electrotherapy.
A. I. Ludlow, A. B., M. D.,
M. U. Koh, M. B., Associate,
　Surgery and Surgical Pathology.
Ralph G. Mills, A. B., M. D.,
　Pathology and Bacteriology.
Australian Presbyterian Church.
Hugh Currell, B. S., M. B.,
　Obstetrics and Medicine.
Chas. I. McLaren, M. D.,
　Pediatrics and Neurology.

Methodist Episcopal Church.
J. D. Van Buskirk, M. D., Secretary,
　Physiology and Practice of Medicine.
S. Y. Pak, M. D., Associate,
　Organic and Physiological Chemistry.
Methodist Episcopal Church, South.
N. H. Bowman, M. D.,
S. H. Hong, M. D., Associate,
　Diseases of Eye, Ear, Nose and Throat.
Presbyterian Church in U. S. A. South.
K. S. Oh, M. D.,
　Anatomy and Histology.
Church of England.
Hugh H. Weir, M. A., M. B.,
　Helminthology.

한국 서울,
1914년 3월 21일

신학박사 A. J. 브라운 목사,
　뉴욕 시 5 애버뉴 156

친애하는 브라운 박사님,

　교육 평의회가 방금 회의를 마쳤으므로, 연석 위원회가 서울에 연합 대학을 두자는 권고에 따라 발생한 상황을 평의회가 어떻게 해결하였는지에 관심이 있으실 것 같아, 평의회에서 취한 조치에 대하여 몇 가지 언급을 하고자 합니다.
　저는 회의록을 볼 수 있었기 때문에, 제가 할 말은 적어도 사실에 근거할 것이라고 말씀드릴 수 있습니다.
　평의회의 위원은 다음과 같고, 모든 사람들이 참석한 것 같으며 모두 투표권이 있습니다.

미국 북장로교회 선교부
　마펫, 베어드, 휘트모어, 샤프 및 애덤스, E. H. 밀러 부인
미국 남장로교회 선교부
　베너블, 탤미지
호주 장로교회 선교부
　라이올

캐나다 장로교회 선교부
   푸트
미국 북감리교회 선교부
   벡커, 빌링스
미국 남감리교회 선교부
   크램, 왓슨

회의는 3월 20일 금요일과 3월 21일 토요일에 서울에서 열렸습니다. 토론의 주요 주제는 미국의 연석 위원회가 여러 선교본부에 서울에 대학을 설립하도록 권고하기로 한 결정이었습니다. 연석 위원회의 결정과 일부 선교본부의 투표에 대한 소식은 아직 비공식적이어서 문제에 대한 조치를 취하지 않은 채로 두는 경향이 있었지만, 브라운 박사로부터 서울에 대학 부지를 매수하라는 전보를 받았기 때문에 위에 언급된 기술적 사항을 고수하는 것이 비합리적으로 보였고 지금 아무런 조치도 취하지 않으면 곧 또 다른 회의를 소집하는데 많은 비용과 시간 손실을 감수해야 한다는 사실을 고려하였을 때, 받은 소식이 의심할 여지없이 진짜인 듯했기 때문에 이에 대한 조치를 취하기로 결정하였습니다.

분명 길고 격렬한 토론이 있었고, 어떤 결론에 도달한 것 같습니다.

평의회의 이전 결의안에서 대학의 위치 문제를 연석 위원회에 회부하고 그들의 결정을 최종안으로 수용하기로 약속한 것과 관련하여 고려해야 할 첫 번째 사실입니다.

그 결의안을 준수한다는 것은 모든 반대를 철회하고 서울에 좋은 대학을 세우기 위하여 열렬하고 단결된 노력을 기울이는 것을 의미하였지만, 이는 연석 위원회가 평의회에서 제출한 문제, 즉 한국을 위한 하나의 연합 대학의 위치를 결정하지 않고 다른 권고안, 즉 두 개의 대학이 있어야 한다는 것을 의미한다고 해석하기로 한 평의회의 일부 회원의 승인을 받지 못하였습니다. 따라서 그들은 문제를 평의회의 관할로 되돌려 연석 위원회의 조치에 관계없이 처리하기로 결정하였습니다.

그들은 다음과 같은 결의안을 통과시켰습니다. 찬성: 마펫, 샤프, 애덤스, 베어드, 휘트모어, 베너블, 탤미지, 라이올. 반대: 크램, 왓슨, 벡커, 빌링스. 투표하지 않음: 푸트

결의안은 첨부된 표를 참조하십시오.

소수 의견 보고서가 제안되었지만 동일한 투표에서 부결되었습니다. 푸트는 다수파의 조치를 지지할 준비가 되어 있지 않았지만 다수 의견과 함께 투표하여

서울의 대학에 반대하는데 참여하였습니다.

　　소수 의견 결의안은 첨부된 표를 참조하십시오.

　　소수파는 평의회에 연석 위원회와 본국 선교본부의 결정을 수락하고, 이러한 조치에 동의한 모든 선교부와 선교부의 일부를 포함하여 즉시 서울에 연합대학을 설립할 것이라고 통지문을 발송하였습니다. 그러자 다른 사람들은 소수파가 평의회의 결정을 따르기를 거부함으로써 평의회를 이탈하였다고 비난하였습니다. 그러나 다수파는 평의회가 이미 해당 문제를 본국 당국자에게 회부하였고 그들의 최종 결정을 받아들이기로 동의하였기 때문에 이 경우 소수파는 평의회에 충성하였고 다수파가 그 단체의 약속을 어겼으며 따라서 이탈 당사자에 해당한다고 주장하였습니다.

　　모든 세부 사항이나 토론에 대하여 설명할 필요는 없지만 다수파 의원 중 한 명이 본국의 당국이 선교지에서 다수의 희망에 동의하지 않을 것이라고 생각하였다면 결코 본국에 문제를 제출하는 데 동의하지 않았을 것이라고 말하였다는 것만 언급하겠습니다.

　　다음의 결의안도 같은 투표에서 채택되었습니다.

> 우리는 연석 위원회의 조치에 대한 공식 소식을 제공하는 것을 보류하고 오랫동안 지연되는 것에 대한 항의를 제기하며 동시에 해당 위원회의 조치에 따른 절차를 승인하는 개인에게 전보를 보내기로 결의하였다.

　　다음 회의 날짜는 1914년 10월 15일 서울로 정해졌습니다. 이 날짜는 평의회가 서둘러 조치를 취할 의도가 없음을 나타내며, 선교본부가 즉각적인 조치를 취하여 서울 지부가 다른 선교부와 연계하여 연합 대학을 조직할 수 있도록 하는 것이 더욱 필요해졌습니다.

　　각 지부가 선교부의 지시를 받아야 한다는 점에서 이것이 이상하게 보일 것이지만, 선교본부가 진전과 좋은 정책을 위하여 선교부의 결정을 뒤집는 것이 필요하다고 생각한 것은 처음이 아닙니다.

　　박사님은 이미 애덤스 박사가 서울 부지의 매입 문제에 대하여 조치를 취하는 것을 거부하였다는 사실을 전보로 통보받았습니다.

　　총회에 호소하고 미국에 대표단을 파견하는 등의 조치를 취할 수도 있다는 온갖 거친 말이 있었습니다. 하지만 실망감이 이성으로 자리 잡을 시간이 생기면

적절한 때가 되어 모든 것이 진정될 것이라고 생각합니다.

안녕히 계세요.
O. R. 에비슨

Oliver R. Avison (Seoul), Letter to Arthur J. Brown (Sec., BFM, PCUSA) (Mar. 21st, 1914a)

SEVERANCE UNION MEDICAL COLLEGE

Presbyterian Church in U. S. A. North.
O. R. Avison, Ph. G., M. D., C. M., President.
M. C. Kang, M. D., Associate,
  Principles and Practice of Medicine.
Jesse W. Hirst, A. M., M. D.,
  Gynecology and Electrotherapy.
A. I. Ludlow, A. B., M. D.,
M. U. Koh, M. B., Associate,
  Surgery and Surgical Pathology.
Ralph G. Mills, A. B., M. D.,
  Pathology and Bacteriology.
Australian Presbyterian Church.
Hugh Currell, B. S., M. B.,
  Obstetrics and Medicine.
Chas. I. McLaren, M. D.,
  Pediatrics and Neurology.

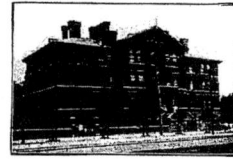

Methodist Episcopal Church.
J. D. Van Buskirk, M. D., Secretary,
  Physiology and Practice of Medicine.
S. Y. Pak, M. D., Associate,
  Organic and Physiological Chemistry.
Methodist Episcopal Church, South.
N. H. Bowman, M. D.,
S. H. Hong, M. D., Associate,
  Diseases of Eye, Ear, Nose and Throat.
Presbyterian Church in U. S. A. South.
K. S. Oh, M. D.,
  Anatomy and Histology.
Church of England.
Hugh H. Weir, M. A., M. B.,
  Helminthology.

Seoul, Korea,
Mar. 21st, 1914

Rev. Dr. A. J. Brown,
156 Fifth Ave., New York

Dear Dr. A. J. Brown: -

As the Educational Senate has just finished its meeting I feel impelled to make a few remarks on the actions that body has taken feeling that you may be interested in the way in which it has met the situation created by the recommendation of the Joint Committee to locate the Union College in Seoul.

As I have had access to the minutes of the meetings I may say that the statements I shall make will at least be founded on facts.

The membership of the Senate is as follows and all appear to have been present, at least all the voting members, -

Amer. Pres. Mission North,
    Moffett, Baird, Whittemore, Sharp and Adams. Mrs. E. H. Miller
Amer. Pre. Mission South
    Venable, Talmage
Austral. Presb. Mission
    Lyall
Canad. Pres. Mission
    Foote
Meth. Mission North
    Becker, Billings
Meth. Mission South
    Cram, Wasson

The meeting was held in Seoul Friday, Mar. 20 and Sat. Mar. 21. The principal topic of discussion was the decision of the Joint Committee in America to recommend the various Boards to establish the College in Seoul. The information to hand as to the decision of the Joint Com. and the votes of some of the Boards. being as yet unofficial there was a tendency to leave the matter unacted upon but the reception of a cablegram from Dr. Brown directing the purchase of a College site in Seoul seemed to make it unreasonable to hold to the above mentioned technicality and the fact that if no action were taken now another meeting must soon be called and held at much expense and loss of time it was decided to action the information at hand as there seemed to be no doubt of it being authentic.

Apparently a prolonged and heated discussion took place and certain conclusions were arrived at.

The first fact to be reckoned with the former resolution of the senate referring the question of the location of the College to the Joint Com. and undertaking to accept their decision as final.

Compliance with that resolution would have meant the dropping of all opposition and engaging in a hearty and united effort to a good college in Seoul but this did not meet with the approval of a portion of the Senate who chose to interpret the decision to mean that the Joint Com. did not pass upon the question submitted to it by the Senate, viz. the location of one Union College for Korea but on the other hand made an entirely different recommendation, viz. that there should be two colleges. They therefore decided to take the matter back into the jurisdiction of the Senate and handle it without reference to the action of the Joint Com.

They then passed the following resolution, - the votes being For, - Moffett, Sharp, Adams, Baird, Whittemore, Venable, Talmage, Lyall. Against, - Cram, Wasson, Becker, Billings. Not voting – Foote.

For resolution see accompanying sheets.

A minority report was offered but was lost on the same vote except that Foote voted with the majority thus registering himself as against the Seoul College though not prepared to support the positive action of the majority.

For Minority resolution see accompanying sheets.

The minority served notice on the Senate that, accepting the decision of the Joint Com. and Home Boards, they would at once proceed to establish a Union College in Seoul, the Union to comprise all the Missions and parts of Missions which concurred in such a step.

The others then accused the minority of bolting from the Senate by refusing to abide by the decision or the majority to which it was replied that the Senate having already referred the question to the Home authorities and agreed to accept their decision as final the minority in this case were loyal to the Senate and the majority were breaking the word of that body and therefore constituted the bolting party if that term should be applied to any one at all.

It is not necessary to go into all the details or the discussion except to say that a member of the majority stated that they would never have consented to submit the question to the Home authorities had they had any thought that the desires of the majority on the field would not have been concurred in by the Home Boards.

The following resolution was also adopted by the same vote, -

> Resolved that we enter our protest against the witholding and the long delay in giving us official information as to the action of the Joint Com. while at the same time cable communication has been sent to individuals authorizing procedure under the action of that Committee.

The date of next meeting was set for Oct. 15, 1914 in Seoul. This date indicates that the Senate is not intending to take any rapid it becomes all the more necessary that our Board take immediate action allowing Seoul Station to proceed with the organization of the Union College in conjunction with ohter Missions.

Doubtless this will strike you as anomalous in that each Station is supposed to be under the direction of the Mission but it will not be the first time the Board has found it necessary in the interests of progress and good policy to overrule the decision of the Mission.

You have already been informed by cable that Dr. Adams has refused to act in the matter of the purchase of site in Seoul.

There has been all kinds of wild talk such. as appealing to the General Assembly and sending a delegation to America &c. but I feel it will all calm down in due time when there has been time for the feeling of disappointment to give place to reason.

Believe me

Yours very sincerely,
O. R. Avison

19140321

더들리 P. 알렌(플로리다 주 오먼드 비치)이 아서 J. 브라운(미국 북장로교회 해외선교본부 총무)에게 보낸 편지 (1914년 3월 21일)

1914년 3월 21일

신학박사 아서 J. 브라운 목사

친애하는 브라운 박사님,

이 편지에 동봉해 드린 편지를 방금 받았습니다. 읽으신 후 그 편지를 저의 클리블랜드 사무실로 보내주시기 바랍니다. 저는 현재로서는 어떻게 해야 할지 막막합니다. J. L. 세브란스 씨에게 편지의 사본을 전달하였지만, 현 상황에서 그가 직접 행동하는 데에는 어려움이 있을 것으로 예상됩니다. 이 문제는 오랫동안 논의하였지만, (루이스 H.) 세브란스 씨가 돌아가신 이후 (제가 알기로는) 에비슨 박사로부터 보고서를 받은 것은 이번이 처음입니다.

아마도 무엇인가 잘못되었거나 제가 알지 못하였을 가능성이 있습니다. 에비슨 박사가 돌아올 때까지 이 문제에 대한 구체적인 조치를 연기하는 것이 가능하다면, 우리는 그렇게 하는 것이 현명할 것이라고 생각합니다. 우리는 에비슨 박사의 사업을 원활하게 하고자 하며, 저는 더 자세한 논의에 들어가기 전에 전체적인 상황을 파악하는 것이 바람직하다고 생각합니다. 일본 정부의 의료계에 대한 현재의 태도 또한 매우 심각한 문제이며, 러들로 박사로부터 최근 받은 편지에서 보이는 것처럼 우리가 뉴욕에서 회의를 가졌을 때보다 더 심각한 것 같습니다. 러들로 박사의 편지는 박사의 형이 저에게 사본을 보내주었습니다.

저는 (일본) 정부가 어떤 조치를 취할지 전혀 알 수 없기 때문에 상황을 철저히 조사해 주시기를 간절히 바랍니다. 의학 교육을 사실상 시찰해야 한다면 다른 방향으로 발전시킬 필요가 있을지도 모릅니다. 박사님이 에비슨 박사께 이 문제에 대한 추가 조사를 촉구하는 게 가치가 있을까요?

허스트 박사로부터 에비슨 박사가 돌아올 때까지 조치를 연기할 수 있다는 말을 들었습니다. 만일 박사님이 전보나 다른 방법으로 조치를 연기해 주실 수 있다면 매우 기쁠 것입니다. 하지만 업무에 심각한 지장을 초래하는 일이 되는 것을 바라지는 않습니다. 만일 박사님이 이 문제가 즉시 해결되어야 한다고 생각하신다면, 현재로서는 절대적으로 필요하다고 생각하시는 사항에 대하여 박사님으로부터 의견을 듣고 싶습니다.

3월 30일까지 이곳에 체류할 예정이니 회신은 이곳으로 보내시면 제가 받을 수 있습니다. 4월 초에 클리블랜드로 가서 4월 7일에 뉴욕으로 돌아와 박사님의 회신을 기다리며 며칠 동안 머물 예정입니다.

안녕히 계세요.
더들리 P. 알렌

Dudley P. Allen (Ormond Beach, Fl.), Letter to Arthur J. Brown (Sec., BFM, PCUSA) (Mar. 21st, 1914)

Mar. 21st, 1914

Rev. Arthur J. Brown, D. D.

My dear Doctor Brown: -

I have just received the enclosed letter. After reading the same will you please mail it to my Cleveland office. I am somewhat at a loss here best to act. A copy has been forwarded to Mr. J. L. Severance, but he can with difficulty act under the circumstances. While this matter has long under discussion, this is the first time since Mr. Severance's death (so far as I am informed) that a statement has been received from Dr. Avison.

Possibly something may have gone astray, or failed to reach my notice. If it is possible to postpone definite action upon these matters until Dr. Avison's return, it seems to us this would be wise. We are anxious to facilitate Dr. Avison's work, and still before entering upon further development it seems to me desirable to understand the entire situation. The present attitude of the Japanese Government toward the medical profession is also an extremely serious matter, seemingly more so than appeared at the time of our conference in New York as would appear from a letter recently received from Dr. Ludlow, a copy of which was sent me by his brother. imfestion

I am very solicitious [sic] that the situation be thoroughly canvassed since I am by no means certain what action the government may take. Should medical education be rendered virtually inspection it might be necessary to develop along other lines, do it worth while for you to urge the investigation of this matter further upon Dr. Avison?

From Dr. Hirst I understood it would be possible to defer action until Dr. Avison's return. If by cable or otherwise you can defer action I should be very glad, though I do not wish this be dare to the grave detrirment of the work. If you think it imperative that this matter be settled at once I should be glad to hear from you as to what you consider absolutely necessary at the present time.

We remain here until Mar 30th so a reply would reach me here. I shall go to Cleveland early in April, and return to New York Apr. 7th to remain for a few days awaiting your reply. I am,

Very truly yours,
Dudley P. Allen

19140324

아서 J. 브라운(미국 북장로교회 해외선교본부 총무)이 더들리 P. 알렌(오하이오 주 클리블랜드)에게 보낸 편지 (1914년 3월 24일)

AJB/K.   1914년 3월 24일

더들리 P. 알렌 박사,
　　디 아케이드 480,
　　오하이오 주 클리블랜드

친애하는 알렌 박사님,

　　오늘 아침 우편으로 박사님의 3월 21일자 편지[15]를 받았는데, O. R. 에비슨 박사가 박사님께 보낸 2월 24일자 편지[16] 사본이 동봉되어 있었습니다. 저는 에비슨 박사의 호소가 시급하다는 점은 이해하고 있습니다. 하지만 저는 2월 9일 뉴욕에서 열린 오찬에서 박사님 및 세브란스 씨와 면담한 후 작성한 2월 10일자 편지[17]에 대한 그의 답변을 받을 때까지 조치를 미루는 것이 좋겠다고 생각하고 있습니다. 저는 당시 그 편지 사본을 박사님께 보내드린 것으로 기억하고 있으며, 박사님은 제가 그 편지에서 박사님과 알렌 부인, 그리고 세브란스 씨가 서울 세브란스 병원 및 의학교에 깊게 공감하고 있으며, 적절한 지원을 제공하고자 하는 박사님의 진심 어린 바람을 언급하였지만 더 구체적인 내용과 추가 장비 및 자원, 그리고 일본인들의 태도 등에 대한 신중한 계획이 필요하다는 점도 언급하였음을 기억하실 것입니다. 물론 에비슨 박사에게 보낸 저의 편지는 박사님께 보낸 그의 편지와 엇갈렸지만, 저는 몇 주 안에 답장을 받을 것으로 예상하고 있습니다. 그동안 박사님이 그에게 전보를 보내는 것이 최선이라고 생각하시면 박사님이 1월 10일자 제 편지에 대한 답장을 기다리고 있다는 내용의 전보를 그에게 보내는 것이 좋을 것 같습니다. 최근 서울로부터 웨스턴 유니언 전보를 받았으니, 그 전보가 그 목적에 부합할 것입니다.
　　일본 측의 태도와 관련하여 저는 최근 H. G. 언더우드 목사로부터 다음과 같은 비밀 서한을 받았습니다.

---

15) Dudley P. Allen (Ormond Beach, Fl.), Letter to Arthur J. Brown (Sec., BFM, PCUSA) (Mar. 21st, 1914)
16) Oliver R. Avison, Letter to John L. Severance (Cleveland, O.) (Feb. 24th, 1914)
17) Arthur J. Brown (Sec., BFM, PCUSA), Letter to Oliver R. Avison (Pres., SUMC) (Feb. 10th, 1914)

저는 입수한 기밀 정보를 박사님께 알려드리려고 하는데, 제가 박사님께 전달하려고 하였던 것으로 생각되는 정보입니다. 저는 며칠 전 미국 총영사와 이야기를 나누었는데, 그는 저에게 의료 면허, 그리고 의사, 우리 의학교 및 병원 사업의 등록을 위한 현재의 요구에 관하여 이곳의 당국자와 여러 차례 비공개 논의를 하였다고 말하였습니다. 그는 선교부의 활동에 어떠한 제한도 가해지지 않을 것이며, 총독부가 대단히 감사해하고 있는 의료 선교 사업을 수행하는데 모든 기회가 주어질 것이라는 것을 박사님과 우리가 이해해야 한다고 말하였습니다. 그들은 이런 종류의 명확한 언급을 할 자유가 없지만, 그들은 박사님의 마음이 편해질 수 있도록 소통을 원하며, 그들의 이러한 관대함과 그들의 바람이 단순히 현재 이곳에 있는 의사들뿐만 아니라 앞으로 파견될 다른 의사들에게도 해당되기를 바라고 있습니다. 그들의 사역이 성공적으로 수행될 수 있도록 모든 노력을 다할 것이며, 이미 이곳에 있는 선교부와 의료 선교사들이 하고 있는 선한 사역에 어떤 방해도 없게 될 것입니다. 이 문제와 관련하여, 상당한 의구심이 제기되었고 갑작스러운 등록 명령으로 의사들 사이에 상당한 혼란이 야기되었기 때문에 저는 박사님이 이러한 추가적인 확신을 원하실 것이라고 생각하였고, 박사님이 놀라운 정보를 접하실 수도 있다고 생각하였으며, 이곳의 미국 총영사로부터 이러한 직접적인 확신을 받았기에, 비록 총영사는 이 정보가 기밀로 유지되어야 하며 정보의 출처가 밝혀져서는 안 된다고 매우 우려하였지만 박사님께 직접 전달해 드리는 것이 좋겠다고 생각하였습니다. 이러한 상황에서 저는 우리 지부에 정보의 출처를 밝히는 것이 부담스러웠지만, 어제 열린 회의에서 우려할 필요가 없으며 그것에 매우 감사해하고 있는 총독부는 이 사업에 큰 도움을 주기 위하여 최선을 다할 것이라고 전하였습니다. 이 모든 약속이 정확히 무엇을 의미하는지 항상 말할 수는 없지만, 이러한 모든 사항에 대하여 우리는 그 약속을 액면 그대로 받아들이고 그들의 설명을 신뢰하고 있으며, 우리의 사업을 계속하고 있습니다.

저는 이 편지가 매우 위안을 주며, 신뢰할 만한 것 같습니다. 에비슨 박사로부터 연락을 받는 대로 박사님께 다시 연락드리겠습니다.
따뜻한 안부를 전합니다.

안녕히 계세요.

[아서 J. 브라운]

Arthur J. Brown (Sec., BFM, PCUSA), Letter to Dudley P. Allen (Cleveland, O.) (Mar. 24th, 1914)

AJB/K.   March 24th, 1914.

Dr. Dudley p. Allen,
　480, The Arcade,
　Cleveland, Ohio.

My dear Dr. Allen: -

This morning's mail brings your letter of March 21st with its enclosed copy of Dr. O. R. Avison's letter to you of February 24th. I appreciate the urgency of Dr. Avison's appeal. I am inclined to think, however, that it might be well to defer action until I have his reply to my letter of February 10th, which was written after my conference with you and Mr. Severance at the luncheon in New York, February 9th. I believe that I sent you a copy of that letter at the time and you will recall that I stated in it the profoundly sympathetic interest which you and Mrs. Allen and Mr. Severance have in the Severance Hospital and Medical College plant in Seoul and the cordial desire which you all feel to give it adequate assistance, but that more specific details were needed and also a careful planning as to the additional equipment and resources and the attitude of the Japanese, etc. My letter to Dr. Avison, of course, crossed his letter to you but I ought to get a reply from him within a few weeks. Meantime you might if you think best send him a cable to the effect that you are waiting reply to my letter of February 10th. The Western Union Code would doubtless serve the purpose as I recently received a cable from Seoul in that Code.

Regarding the attitude of the Japanese I have recently received a confidential letter from the Rev. Dr. H. G. Underwood, which reads as follows:

"I am just dropping you a line because of confidential information which has been received which I presume was intended that I should pass on to you.

I was talking the other day with the United States Consul General and he told me that he had a number of private conferences with the authorities here concerning the present demand for medical certificates and the registration of physicians and our medical school and hospital work. He said that you and we should understand that no restrictions whatever will be placed on the work of t he Mission and every opportunity will be given to carry on medical mission work, which the Government very much appreciates. They are not free to make a definite statement of this kind but they desire that communication should be made in such a way that your mind should be set at rest and that this leniency on their part and the desire on their part does not simply concern the present physicians here but any other physicians who will be coming out. Everything will be done to make it possible for their work to be carried on successfully and that there will be no hindrance whatever put upon the good work that is being done by the Missions and medical missionaries that are already here and that may be sent out. In regard to this matter I thought that you would want this added assurance as there has been considerable doubt expressed here and the sudden order for registration caused considerable flurry among the Doctors and I thought that you might be receiving some startling information, and having received this direct assurance from the United States Consul General here I thought I had better send it on to you, although he was quits anxious that it should be considered confidential and that the source from which the information was obtained should not be known. Under these circumstances I have not felt free to mention to our station whence the information came, but did tell them at the meeting which they held yesterday that there need be no fear and that the Government would do all it could to help on the work which it very much appreciated. As to just what all these assurances mean we cannot always tell, but in all such things as this we are taking them at their face value and have confidence in their statements and go ahead with our work."

It seems to me that this is very reassuring and it looks authoritative. I shall be glad to write you again just as soon as I hear from Dr. Avison.

With warm regards I remain,

Sincerely yours,
[Arthur J. Brown]

19140331

아이번 L. 롬프리 (감사), 세브란스 병원과 연합의학교. 1913년 3월 31일 및 1914년 3월 31일 끝나는 연도의 대차대조표 (1914년 3월 31일)

세브란스 병원과 연합의학교
1913년 3월 31일과 1914년 3월 31일에 끝나는 연도의 대차대조표

	14년 3월 31일에 끝나는 연도	13년 3월 31일에 끝나는 연도	증가	감소
고정 자산				
병원 자산 및 장비				
부지 및 대지				
건물:				
병원 건물				
의학교 건물	58,411.74	51,156.59	7,255.15	
격리 병동				
가구 및 세간	4,029.72	2,204.81	1,824.91	
기구 및 도구	5,567.79	3,849.09	1,718.70	
유동 자산				
미수금	8,351.62	6,451.51	1,900.11	
미수금(불량) 1,653.71				
50% 손실 예비비 826.85	826.86		826.86	
판매부, 재고	7,178.61	6,608.53	570.08	
광학부, 재고	1,423.91	1,376.00	47.91	
관리 물품		121.75		121.75
은행 예금	5,013.75	194.92	4,818.83	
총 자산	90,804.00	71,963.20	18,962.55	121.75
연중 적자	2,463.52		2,463.52	
	93,267.52	71,963.20	21,426.07	121.75

부채

자금 - 일반	71,640.38	58,443.81	13,196.57	
자금 - 판매부	5,000.00	5,000.00		
자금 - 광학부	2,000.00	2,000.00		
흑자		1,779.82		1,779.82
결핵병동 기금	50.00	50.00		
세브란스 씨의 당좌대월	11,280.16	526.45	10,753.71	
미지급금	3,296.98	4,163.12		866.14
총 부채	93,267.52	71,963.20	23,950.28	2,645.96

정확하다고 인증함
아이번 L. 롬프리
   감사

----- ° -----

흑자 및 적자 계정

지 출

	1914년 3월 31일에 끝나는 연도		1913년 3월 31일에 끝나는 연도	
설비 투자:				
대학 건물	7,255.15		9,090.92	
가구 및 세간	1,824.91		1,772.51	
기구 및 도구	1,718.70	10,798.76	3,691.10	14,554.53
판매부(재고)	570.08		757.08	
광학부(재고)	47.91	617.99	123.54	880.62
경상비:				
행정 경비	3,602.49		3,232.14	
환자 진료	12,227.40		10,870.42	
부서 경비	31,883.53		17,243.75	
주택 및 자산 관리비	6,682.13	54,395.55	3,606.33	34,952.64

불량 손실 계정	1,202.49	
연도 흑자		1,779.82
총 지출	67,014.79	52,167.61

수 입

영업 이익	18,695.60		12,260.57
기타 수익	43,855.67	64,551.27	39,907.04
연도 적자		2,463.52	
		67,014.79	52,167.61

정확하다고 인증함
아이번 L. 롬프리,
감사

----- ° -----

흑자 분석

	1914년 3월 31일 끝나는 연도	1913년 3월 31일 끝나는 연도
영업 이익		
외국인 진료	2,784.17	2,378.67
한국인 진료	888.81	802.55
병동, 외국인	2,523.00	2,134.20
병동, 한국인	2,900.94	3,119.06
특수 간호	221.00	535.50
학생 등록금	1,525.87	954.99
진료소 수입	1,579.91	953.17
약국 수입	63.45	69.87
#판매부 수입	5,306.24	148.29
광학부 수입	760.36	1,096.43
기타 영업 수입	141.85	61.64
총 영업 수입	18,695.60	12,254.37

기타 수익:

기부: 비지정	921.51	252.96
미북장로교회 선교부가 기여한 경상비	1,445.31	1,961.32
* 미북장로교회 선교부가 기여한 교직원 급여	16,333.33	14,000.00
* 미남장로교회 선교부가 기여한 급여 및 경비	960.00	1,000.00
* 호주 장로교회 선교부가 기여한 급여 및 경비	2,000.00	2,000.00
* 영국 성공회 선교부가 기여한 급여 및 경비	444.00	444.00
* 미북감리교회 선교부가 기여한 급여 및 경비	4,000.00	1,000.00
* 미남감리교회 선교부가 기여한 급여 및 경비	4,000.00	1,000.00
전도인을 위한 기부	130.60	
건물과 장비를 위한 세브란스 씨의 기부	10,798.76	16,502.77
경상비를 위한 세브란스 씨의 기부	4,822.16	1,745.99
합계	45,855.67	39,907.04

행정 경비

보직자 및 사무원의 급여, 외국인	2,000.00	2,000.00
보직자 및 사무원의 급여, 한국인	994.63	843.94
문구, 인쇄 및 우편료	403.19	152.17
전화 및 전보료	80.30	133.46
기타	124.17	102.57
합계	3,602.49	3,232.14

환자 진료

급여 및 임금:

* 의사, 외국인	5,000.00	5,000.00
의사, 한국인	690.16	723.01
* 간호부장	2,000.00	2,000.00
간호부(음식 포함)	883.09	1,226.58
특별 간호부	57.00	
잡역부	306.51	218.06
간호부를 위한 장비	96.50	287.96
내과 및 외과 물품	1,765.16	655.71
기구 및 도구	39.41	19.10

진료소 – 약품 및 물품 (처방전 제외)	1,077.53	431.03
여행비	312.04	308.97
합계	12,227.40	10,870.42

\# 1913년 판매부 수입은 이곳에 완전히 표시되지 않았다. 판매부에서 최소 3,000엔 상당의 병원 약품 및 소모품이 사용되었지만, 이에 대한 기록은 없다.

* 이 수치는 기혼 남자의 경우 금화 2,000달러, 미혼 남녀의 경우 금화 1,000달러를 병원 및 의학교에서 사용한 시간을 기준으로 한다.

----- ° -----

흑자 분석

부서 경비	1914년 3월 31일 끝나는 연도	1913년 3월 31일 끝나는 연도
병리 실험실, 물품	455.59	
화학 및 생리학, 물품	199.83	
약학, 급여 및 노임	432.70	369.46
\# 약학, 약품 및 물품	3,362.88	378.76
관리, 노임	962.93	695.18
관리, 물품	2,102.95	761.46
예비금, 한국인	3,593.04	2,848.27
전도	381.60	232.00
성탄절 선물	19.75	21.35
당직 의사	105.95	589.70
도서관	9.15	19.45
교육 – 급여, 외국인	18,737.33	10,444.00
교육 – 급여, 한국인	1,380.66	670.00
교육, 기타 물품	101.87	214.12
사진부, 물품	37.30	
합계	31,883.53	17,243.75

사택 및 부지 일반 경비

전기 및 동력	617.09	554.84

난방 설비, 노임	216.00	216.00
난방 설비, 연료	2,247.17	1,496.13
물 공급	292.10	396.19
얼음	21.52	30.80
관리, 부동산 및 건물	679.62	702.46
특별 보수, 병원 건물	2,469.39	209.91
보수, 오 박사 사택	139.24	
합계	6,682.13	3,606.33

\# 이 금액에는 진료소, 그리고 한국인 및 외국인 진료를 위한 모든 처방 비용이 포함되어 있다. (앞쪽의 각주를 볼 것.)

정확하다고 인증함
아이번 L. 롬프리,
　감사

----- ° -----

흑자 및 적자 계정 명세서에 관하여

	1914년 3월 31일 끝나는 연도		1913년 3월 31일 끝나는 연도	
선교본부 선교부가 지불한 외국인 급여를 포함하여.				
모든 기부	48,855.67		39,907.04	
자산 증가에 사용되는 금액 감소	11,416.75		15,435.15	
경상비에 사용되는 기부		34,438.92		24,471.89
경상비 합계				
(손실 의심 계좌 포함)	55,598.04		34,952.64	
총 영업 흑자 감소	18,695.60		12,260.57	
순 비용(외국인 급여 포함)		36,902.44		22,692.07
흑자(13년 3월 31일				
끝나는 연도)				1,779.82
적자(14년 3월 31일				
끝나는 연도)		2,463.52		

선교본부 선교부가 지불한 외국인 급여를 제외하고

모든 기부	18,118.34	20,463.04
자산 증가에 사용되는 금액 감소	11,416.75	15,435.15
경상비에 사용되는 기부	6,701.59	5,027.89
경상비 합계		
(손실 의심 계좌 포함)	27,860.71	15,508.64
총 영업 흑자 감소	18,695.60	12,260.57
순 비용(외국인 급여 제외)	9,165.11	3,248.07
흑자(13년 3월 31일 끝나는 연도)		1,779.82
적자(14년 3월 31일 끝나는 연도)	2,463.52	

정확하다고 인증함
아이번 L. 롬프리,
감사

----- ° -----

광학부 및 판매부의 흑자 및 적자 보고서

	1914년 3월 31일 끝나는 연도	1913년 3월 31일 끝나는 연도
판매부		
판매 상품 가격	10,815.00	9,005.02
* 병원과 학교에서 사용되는		
약품과 물품의 도매 가격	7,280.40	1,465.50
총매출	18,095.40	10,470.52
연도 초 보유 재고	6,608.53	5,851.45
연간 구매	12,561.05	10,562.22
합계	19,169.58	16,413.67
연도 말 재고 감소	7,178.61	6,608.53
연간 판매 상품 가격	11,990.97	9,805.14
총 이익	6,104.43	665.38

비용 절감
  급여 및 임금   452.35   178.53
  배송비   270.54   306.61
  기타 경비   75.30   798.19   31.95   517.09

  연간 순이익   5,306.24   148.29

광학부
  연간 총매출   2,367.49   2,204.87
  연도 초 보유 재고 1,376.00   1,252.46
  연간 구매   1,205.96   928.46
      합 계   2,626.96   2,180.92
  연도 말 재고 감소 1,423.91   1,376.00
      판매 상품 가격 1,203.05   804.92
      총 이익   1,164.44   1,399.95

비용 절감
  급여 및 임금   305.00   250.05
  배송비   15.10   20.01
  파손   36.28   24.13
  기타 경비   47.70   404.08   9.33   303.52
  연간 순이익   760.36   1,096.43

* 1913년 3월 31일로 마감된 회계연도 판매부의 실적은 여기에 모두 표시되지 않았다. 판매부에서 최소 3,000엔 상당의 병원용 의약품 및 물품이 사용되었지만, 이에 대한 기록은 보관되지 않았다.

정확하다고 인증함
아이번 L. 롬프리,
    감사

----- ° -----

대학 건물 계정 분석
세브란스 연합의학교

	13년 3월 31일 이전	13년 3월 끝나는 연도	14년 3월 끝나는 연도	대차 대조표 합계	14년 4월 1일부터 6월 13일까지	총계
현장 준비						
정지 작업 및 제방	1,203.77	244.73	115.50	1,564.00		1,564.00
옛 건물 철거	391.78			391.78		391.78
배수	355.86	212.09	13.43	581.38		581.38
부지 주위의 담장		56.32		56.32		56.32
계약 액수	31,500.00	8,000.00	4,329.21	43,829.21		43,829.21
바닥	3,426.46	*818.93		2,607.53		2,607.53
난방 시설(#)	1,139.25	223.16	126.80	1,489.21	149.26	1,638.47
전기, 설치 및 고정 장치	702.30	549.50	392.28	1,644.08	30.00	1,674.08
가스, 설치 및 고정 장치	210.61	93.92	60.55	365.08		346.08
초인종 및 전화	58.35	115.19	45.80	219.34		219.34
상수도, 설치	218.41		14.38	232.79	5.15	237.94
위생 설비 및 설치	2,136.60	201.29	606.54	2,944.43		2,944.43
잡비	722.28	213.65	1,550.66	2,486.59	219.70	2,706.29
	42,065.67	9,090.92	7,255.15	58,411.74	404.11	58,915.85

* 이 금액(818.93엔)은 공제될 것이다. 이전에 지불한 바닥재는 매각되었다.
\# 미국에서 세브란스 씨가 지불한 난방 시설의 원래 비용은 이 금액과 총 건축 비용에 더해질 것이다.

정확하다고 인증함
아이번 L. 롬프리,
   감사

----- ° -----

세브란스 씨와의 계정
1913년 3월 31일 끝나는 연도

지출	엔		수입
		1912년	
라파엘스에게 지급되었으며, 광학부의 자본금으로 병원에 제공되었음	2,200.00 1,948.24	4월 1일 잔고 3월 27일현금 인출 6월 3일 " "	3,611.64 2,000.00
대학 건물	9,090.92	9월 10일 " "	3,000.00
가구 및 세간	1,772.51	12월 14일 " "	2,985.07
기구 및 도구	3,691.10	12월 30일 " "	995.02
경상비	1,745.99	현미경	3,179.08
초과 인출 잔액	526.45	볼롭티컨(Boloptican)	814.40
	18,775.21		18,775.21

1914년 3월 31일 끝나는 연도

지출	엔		수입
		1913	
교회 건물의 전기 배선 등	186.63	4월 1일 초과 인출 잔액	526.45
대학 건물	7,255.15	5월 9일 어음 현금	1,000.00
가구 및 세간	1,824.91	6월 2일 " "	1.000.00
기구 및 도구	1,718.70	6월 23일 " "	1,000.00
에비슨 박사에게	600.00	9월 2일 " "	995.02
경상비	4,822.16	9월 22일 " "	995.02
		10월 14일 " "	990.10
		10월 21일 " "	1,191.07
		11월 6일 " "	1,990.05
		11월 21일 " "	4,000.00
		12월 21일 " "	4,000.00
		1914년	
		3월 13일 " "	6,000.00
초과 인출 잔액	11,280.16	3월 30일 " "	4,000.00
	27,687.71		27,687.71

		1914년 3월 31일부터 6월 13일까지	
1914년 3월 31일 끝나는		4월 1일 초과 인출 잔액	11,280.16
연도의 적자	2,463.52		
대학 건물	404.11		
기구 및 도구	1,236.19		
가구 및 세간	317.12		
교회, 전등	25.00		
사진	5.10		
초과 인출 잔액	6,829.12		
	11,280.16		11,280.16

정확하다고 인증함
아이번 L. 롬프리,
  감사

Ivan L. Lomprey (Auditor), Severance Hospital and Medical College, Balance Sheet for Years ended Mar. 31, 1913, and Mar. 31, 1914 (Mar. 31st, 1914)

Severance Hospital and Medical College.
Balance sheet for years ended March 31, 1913, and March 31, 1914.

	Year ended Mar. 31/14	Year ended Mar. 31/13	Increase	Decrease.
Capital Assets				
Hospital Properties and Equipment:				
Sites and Grounds				
Buildings:				
Hospital Building				
College Building	58,411.74	51,156.59	7,255.15	

Isolation Ward				
Furnishings and Fixtures	4,029.72	2,204.81	1,824.91	
Apparatus and Instruments	5,567.79	3,849.09	1,718.70	
Current Assets				
Accounts Receivable	8,351.62	6,451.51	1,900.11	
Accounts Receivable 1,653.71				
(Doubtful) 826.85				
50% Reserved for Loss	826.86		826.86	
Sales Department, Stock Inventory 7,178.61	6,608.53	570.08		
Optical Department, Stock Inventory		1,423.91	1,376.00	47.91
Housekeeping Supplies		121.75		121.75
Cash in Bank	5,013.75	194.92	4,818.83	
Total Assets	90,804.00	71,963.20	18,962.55	121.75
Deficit for year	2,463.52		2,463.52	
	93,267.52	71,963.20	21,426.07	121.75
Liabilities				
Capital - General	71,640.38	58,443.81	13,196.57	
Capital - Sales Department.	5,000.00	5,000.00		
Capital - Optical Department	2,000.00	2,000.00		
Surplus		1,779.82		1,779.82
Tuberculosis Ward Fund	50.00	50.00		
Overdrafts on Mr. Severance	11,280.16	526.45	10,753.71	
Accounts Payable	3,296.98	4,163.12		866.14
Total Liabilities	93,267.52	71,963.20	23,950.28	2,645.96

Certified to be correct
Ivan L. Lomprey,
   Auditor

----- o -----

Surplus and Deficit Account.

Expenditures

	Year ended Mar. 31/14		Year ended Mar. 31/13	
Capital Expenditures:				
College Building	7,255.15		9,090.92	
Furniture and Fixtures	1,824.91		1,772.51	
Apparatus and Instruments	1,718.70	10,798.76	3,691.10	14,554.53
Sales Department (Inventory)	570.08		757.08	
Optical Department (Inventory)	47.91	617.99	123.54	880.62
Current Expenses:				
Administration Expense	3,602.49		3,232.14	
Professional Care of Patients	12,227.40		10,870.42	
Department Expense	31,883.53		17,243.75	
General House and Property Expense	6,682.13	54,395.55	3,606.33	34,952.64
Loss on Doubtful Accounts		1,202.49		
Surplus for the Year				1,779.82
Total Expenditures		67,014.79		52,167.61

Receipts

Operating Earnings	18,695.60		12,260.57
Other Revenues	43,855.67	64,551.27	39,907.04
Deficit for Year		2,463.52	
		67,014.79	52,167.61

Certified to be correct
Ivan L. Lomprey,
  Auditor

----- o -----

Analysis of Surplus

	Year ended Mar. 31/14	Year ended Mar. 31/13
Operating Earnings:		
Foreign Practice	2,784.17	2,378.67
Korean Practice	888.81	802.55
Wards, Foreign	2,523.00	2,134.20
Wards, Korean	2,900.94	3,119.06
Special Nursing	221.00	535.50
Tuition from Students	1,525.87	954.99
Dispensary Receipts	1,579.91	953.17
Pharmacy Receipts	63.45	69.87
#Sales Department Earnings	5,306.24	148.29
Optical Department Earnings	760.36	1,096.43
Miscellaneous Operating Earnings	141.85	61.64
Total Operating Earnings	18,695.60	12,254.37
Other Revenues:		
Donations: Unrestricted	921.51	252.96
Running Expenses supplied by Nor. Pres. Mission	1,445.31	1,961.32
* Salaries of Staff paid by Nor. Pres. Mission	16,333.33	14,000.00
* Salaries & Expenses supplied by Sou. Pres. Mission	960.00	1,000.00
* Salaries & Expenses supplied by Aust. Presb. Mission	2,000.00	2,000.00
* Salaries & Expenses supplied by Eng. Chur. Mission	444.00	444.00
* Salaries & Expenses supplied by Nor. Meth Mission	4,000.00	1,000.00
* Salaries & Expenses supplied by Sou. Meth Mission	4,000.00	1,000.00
Donations for Evangelist.	130.60	
Donations from Mr. Severance for Buildings & equipment	10,798.76	16,502.77
Donations from Mr. Severance toward running expense	4,822.16	1,745.99
Total	45,855.67	39,907.04

Administration Expenses:

Salaries of Officers and Clerks, Foreign.	2,000.00	2,000.00
Salaries of Officers and Clerks, Korean	994.63	843.94

Stationery, Printing, and Postage	403.19	152.17
Telephone and Telegraph	80.30	133.46
Miscellaneous	124.17	102.57
Total	3,602.49	3,232.14

Professional Care of Patients:

Salary and Wages:		
* Physicians Foreign	5,000.00	5,000.00
Physicians Korean	690.16	723.01
* Superintendent of Nurses	2,000.00	2,000.00
Nurses (including food)	883.09	1,226.58
Special Nurses	57.00	
Orderlies.	306.51	218.06
Equipment for Nurses	96.50	287.96
Medical and Surgical Supplies	1,765.16	655.71
Apparatus and Instruments	39.41	19.10
Dispensary - Drugs and Supplies	1,077.53	431.03
Dispensary - Salary and Wages		
Travel	312.04	308.97
Total	12,227.40	10,870.42

\# Earnings for sales Department for 1913 are not fully shown here. At least ¥3,000.00 worth of Hospital Drugs and Supplies were used from sales Department of which no record was kept.

* These figures are based upon time spent at Hospital and College at cost of $2,000.00 gold for married man, and $1,000.00 for single man or woman.

----- ○ -----

Analysis of Surplus.

	Year ended Mar. 31/14	Year ended Mar. 31/13
Department Expenses:		
Pathological Laboratory, Salary and Labor		
Pathological Laboratory, Supplies	455.59	
Anatomical Laboratory, Salary and Labor		
Anatomical Laboratory, Supplies.		
Chemistry and Physiology, Salary and Labor		
Chemistry and Physiology, Supplies.	199.83	
Research Work, Salary and Labor		
Research Work, Supplies.		
Pharmacy, Salary and Labor	432.70	369.46
# Pharmacy, Drug and Supplies.	3,362.88	378.76
Housekeeping, Labor.	962.93	695.18
Housekeeping, Supplies	2,102.95	761.46
Provisions, Korean	3,593.04	2,848.27
Evangelistics	381.60	232.00
Christmas Gifts	19.75	21.35
Internship	105.95	589.70
Library	9.15	19.45
Teaching - Salaries, Foreign	18,737.33	10,444.00
Teaching - Salaries, Korean	1,380.66	670.00
Teaching, Miscellaneous Supplies	101.87	214.12
Photograph Department, Supplies.	37.30	
Total	31,883.53	17,243.75
General House and Property Expenses:		
Electric Light and Power	617.09	554.84
Heating Plant, Labor	216.00	216.00
Heating Plant, Fuel	2,247.17	1,496.13
Water Supply	292.10	396.19
Ice	21.52	30.80
Maintenance, Real Estate and Buildings	679.62	702.46

Special Repairs Hospital Buildings	2,469.39	209.91
Repairs Dr. Oh's House	139.24	
Total	6,682.13	3,606.33

\# This amount includes the cost of all prescriptions for Dispensary, and Korean and Foreign Practice.

(See foot note previous page.)

Certified to be correct
Ivan L. Lomprey,
    Auditor

----- o -----

Re Statement of Surplus and Deficit Account.

	Year ended Mar. 31/14		Year ended Mar. 31/13	
Including Foreign Salaries Paid By Mission Boards.				
Donations in Toto	48,855.67		39,907.04	
Less Amount used to increase assets	11,416.75		15,435.15	
Donations used for Current Expense		34,438.92		24,471.89
Total Current Expense (Inc. Loss Doubtful A/c)	55,598.04		34,952.64	
Less Total Operating Earnings	18,695.60		12,260.57	
Net Cost (Including Foreign Salaries)		36,902.44		22,692.07
Surplus (Year ended Mar. 31/13)				1,779.82
Deficit (Year ended Mar. 31/14)		2,463.52		
Excluding Foreign Salaries Paid By Mission Boards.				
Donations in Toto	18,118.34		20,463.04	
Less Amount used to Increase Assets	11,416.75		15,435.15	
Donations used for Current Expense		6,701.59		5,027.89

Total Current Expense (Inc. Loss Doubtful A/C)	27,860.71		15,508.64	
Less Total Operating Earnings	18,695.60		12,260.57	
Net Cost (Excluding Foreign Salaries)		9,165.11		3,248.07

Surplus (Year ended Mar. 31/13)
1,779.82

Deficit (Year ended Mar. 31/14)   2,463.52

Certified to be correct
Ivan L. Lomprey,
   Auditor

----- ο -----

Profit and Loss Statement for Optical and Sales Departments

	Year ended Mar. 31/14		Year ended Mar. 31/13	
Sales Department:				
Selling Price Goods Sold	10,815.00		9,005.02	
* Wholesale Price Drugs & Supplies used in Hospital & College	7,280.40		1,465.50	
Total Sales		18,095.40		10,470.52
Stock on hand first of year	6,608.53		5,851.45	
Purchases during the year	12,561.05		10,562.22	
Total	19,169.58		16,413.67	
Less Stock on hand, end of year	7,178.61		6,608.53	
Cost goods sold during year		11,990.97		9,805.14
Gross Profit		6,104.43		665.38
Less Expenses:				
Salaries and Labor	452.35		178.53	
Shipping Expense	270.54		306.61	
Miscellaneous Expense	75.30	798.19	31.95	517.09

Net Profit for Year		5,306.24		148.29

Optical Department:

Total Sales for year		2,367.49		2,204.87
Stock on hand first of year	1,376.00		1,252.46	
Purchases during year	1,205.96		928.46	
Total	2,626.96		2,180.92	
Less Stock on hand at end of year	1,423.91		1,376.00	
Cost of goods sold	1,203.05		804.92	
Gross Profit		1,164.44		1,399.95

Less Expenses:

Salaries and Labor	305.00		250.05	
Shipping Expense	15.10		20.01	
Breakage	36.28		24.13	
Miscellaneous Expense	47.70	404.08	9.33	303.52
Net Profit For Year		760.36		1,096.43

* Earnings for Sales Department for year ended Mar. 31/13 are not fully shown here. At least ¥3,000.00 worth of Hospital drugs and Supplies were used from Sales Dept. of which no record was kept.

Certified to be correct
Ivan L. Lomprey,
   Auditor

----- ○ -----

Analysis of College Building Account
Severance Union Medical College

	Previous to 3/31/13	Year ended 3/31/13	Year ended 3/31/14	Total per Bal. Sheet	4/1/14 to 6/13/14	Grand Total
Preparation of Site:						
Grading and Embankment	1,203.77	244.73	115.50	1,564.00		1,564.00
Removing Old Buildings	391.78			391.78		391.78
Drainage	355.86	212.09	13.43	581.38		581.38
Wall Around Site		56.32		56.32		56.32
Contract Price	31,500.00	8,000.00	4,329.21	43,829.21		43,829.21
Flooring	3,426.46	*818.93		2,607.53		2,607.53
Heating Plant (#)	1,139.25	223.16	126.80	1,489.21	149.26	1,638.47
Electric Lighting, Installation and Fixtures	702.30	549.50	392.28	1,644.08	30.00	1,674.08
Gas, Installation and Fixtures	210.61	93.92	60.55	365.08		346.08
Electric Bells and Telephone	58.35	115.19	45.80	219.34		219.34
Water Works, Installation	218.41		14.38	232.79	5.15	237.94
Sanitary Fittings and Installation	2,136.60	201.29	606.54	2,944.43		2,944.43
Miscellaneous	722.28	213.65	1,550.66	2,486.59	219.70	2,706.29
	42,065.67	9,090.92	7,255.15	58,411.74	404.11	58,915.85

* This amount (Yen 818.93) is to be deducted. Flooring previously paid for was sold.
\# The original cost of Heating Plant, paid for by Mr. Severance in America, is to be added to this figure, and also to the total cost of Building.

Certified to be correct
Ivan L. Lomprey,
   Auditor

----- ◦ -----

Account with Mr. Severance.
Year Ended March 31, 1913.

Expenditures	Yen		Receipts	
		1912		
Paid to Raphaels in 1912, and given to Hospital as Capital for Optical Department.	1,948.24	Apr. 1	Balance on Hand	3,611.64
		May 27	Cash by Draft	2,200.00
		June 3	" " "	2,000.00
College Building	9,090.92	Sept. 10	" " "	3,000.00
Furnishings and Fixtures	1,772.51	Dec. 14	" " "	2,985.07
Apparatus and Instruments	3,691.10	Dec. 30	" " "	995.02
Current Expense	1,745.99		Microscopes	3,179.08
Balance Overdrawn	526.45		Boloptican	814.40
	18,775.21			18,775.21

Year Ended March 31, 1914.

Expenditures	Yen		Receipts	
		1913		
Church Building for Electric Wiring, etc.	186.63	Apr. 1	Balance Overdrawn	526.45
		May 9	Cash by Draft	1,000.00
College Building	7,255.15	June 2	" " "	1.000.00
Furnishings and Fixtures	1,824.91	June 23	" " "	1,000.00
Apparatus and Instruments	1,718.70	Sept. 2	" " "	995.02
To Dr. Avison	600.00	Sept. 22	" " "	995.02
Current Expense	4,822.16	Oct. 14	" " "	990.10
		Oct. 21	" " "	1,191.07
		Nov. 6	" " "	1,990.05
		Nov. 21	" " "	4,000.00
		Dec. 21	" " "	4,000.00
		1914		
		Mar. 14	" " "	6,000.00
Balance Overdrawn	11,280.16	Mar. 30	" " "	4,000.00
	27,687.71			27,687.71

March 31, 1914, To June 13, 1914

Deficit for Year ended		Apr. 1	Balance Overdrawn	11,280.16
March 31, 1914	2,463.52			
College Buildings	404.11			
Apparatus and Instruments	1,236.19			
Furnishings and Fixtures	317.12			
Church, Electric Lights	25.00			
Photos	5.10			
Balance Overdrawn	6,829.12			
	11,280.16			11,280.16

Certified to be correct
Ivan L. Lomprey,
    Auditor

19140331

세브란스 연합의학교 제4회 졸업 (1914년 3월 31일)
Fourth Graduating Class of the Severance Union Medical College (Mar. 31st, 1914)

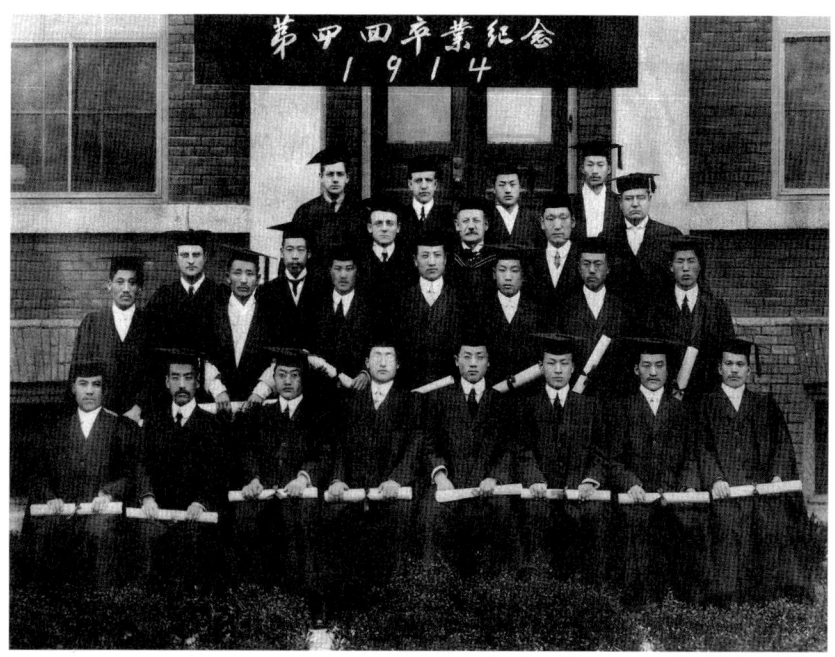

그림 1. 제4회 졸업생과 교수 일동. 동은의학박물관 소장.
아랫줄(졸업생) 왼쪽부터 이종돈, 전홍택, 김용빈, 윤진국, 장진섭, 장창식, 김우범, 라성호
두 번째 줄(졸업생) 박용균, 차종빈, 최주현, 김성겸, 전봉래, 이원재, 신필호
세 번째 줄(교수) 밀즈, 오긍선, 밴버스커크, 에비슨, 홍석후, 바우먼
윗줄 (교수) 커를, 러들로, 박서양, 강문집

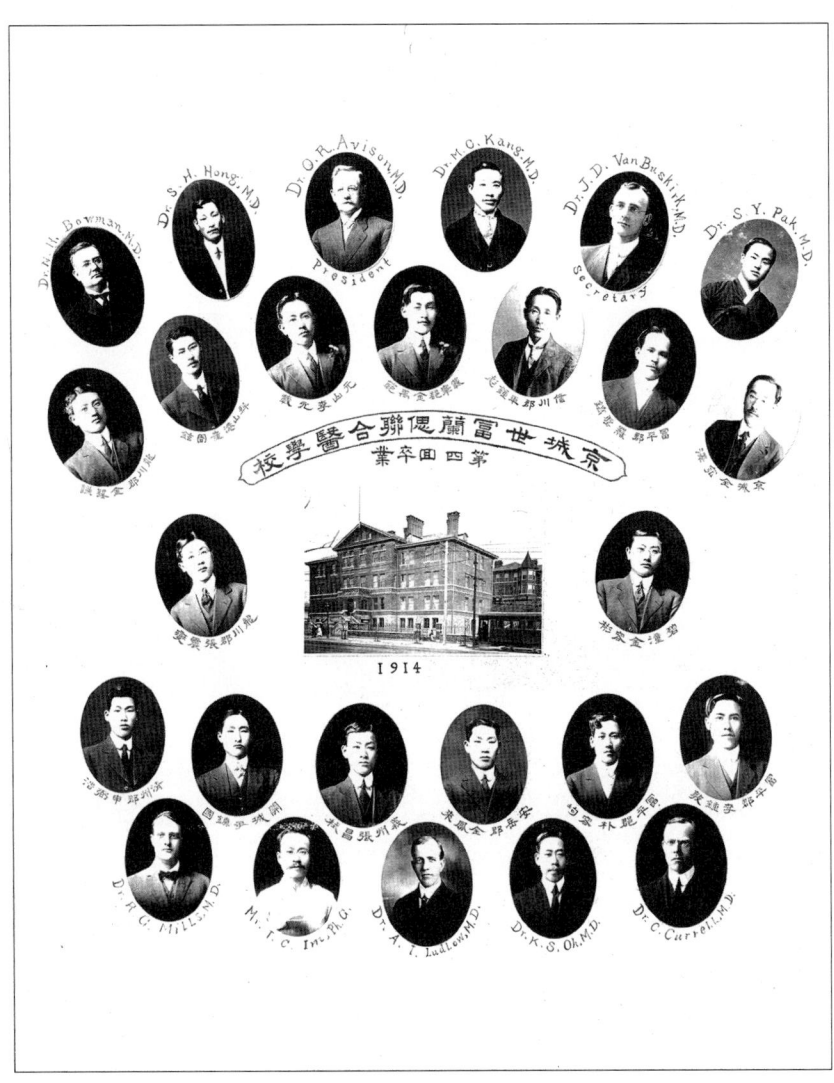

그림 2. 제4회 졸업 앨범. 동은의학박물관 소장.

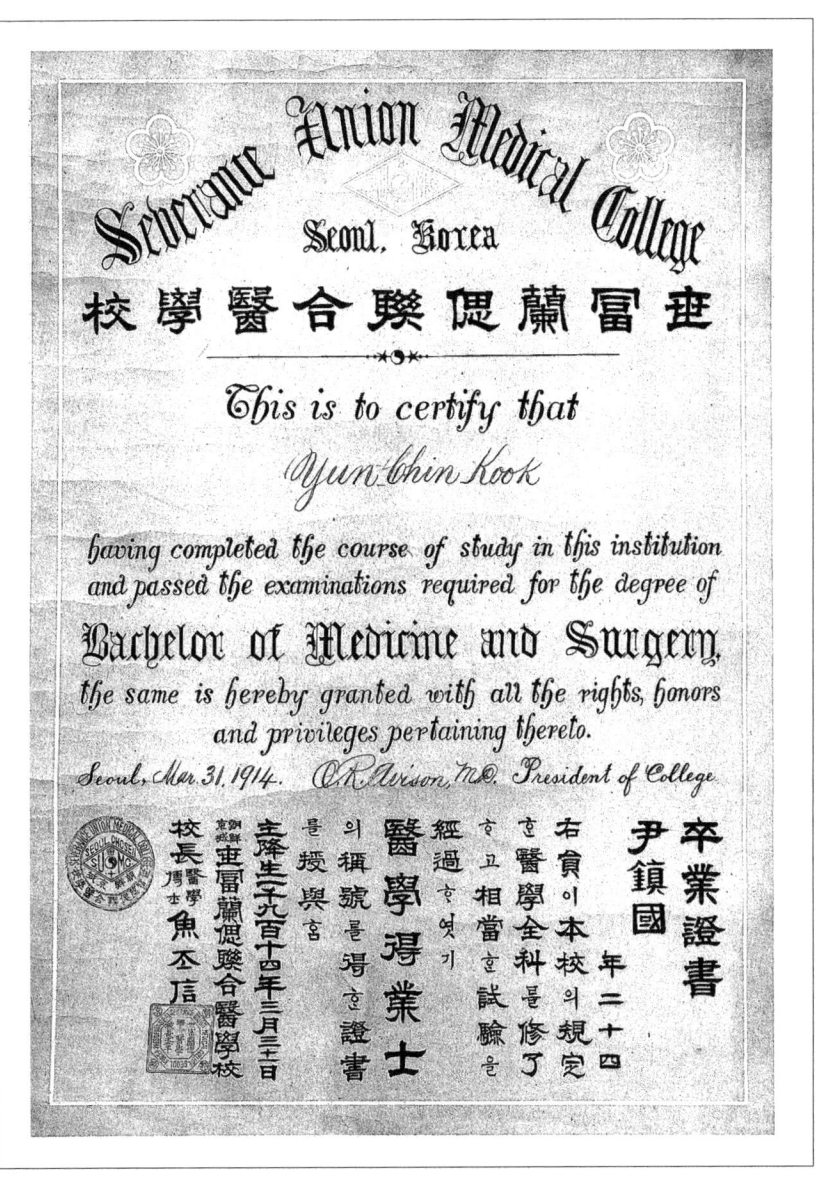

그림 3. 제4회 졸업생 윤진국의 졸업증서. 동은의학박물관 소장.

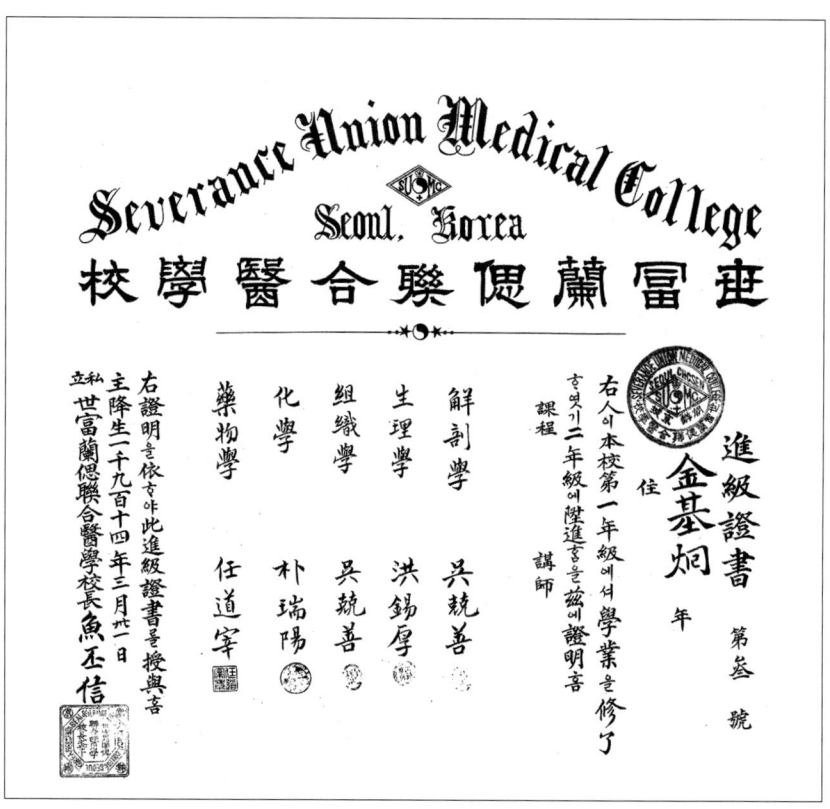

그림 4. 1학년 김기형에게 수여된 진급 증서.

19140400

단신 및 인물 동정.
The Korea Mission Field (서울) 10(4) (1914년 4월호), 121쪽

　최근 성경 판매 여행 중에 심각한 맹장염을 겪은 윌버 에비슨 씨는 말을 타고 육로로 60마일을 이동하여 군산까지 가야 했고, 그곳에서 2월 27일 러들로 박사의 수술을 성공적으로 받았다.

Notes and Personals.
The Korea Mission Field (Seoul) 10(4) (Apr., 1914), p. 121

　Mr. Wilbur Avison, during a recent Bible selling expedition, experienced a severe attack of appendicitis, and was obliged to travel overland on horseback sixty miles to Kunsan, where he was successfully operated upon by Dr. Ludlow, on February the 27th.

19140406

더들리 P. 알렌(오하이오 주 클리블랜드)이 아서 J. 브라운(미국 북장로교회 해외선교본부 총무)에게 보낸 편지 (1914년 4월 6일)

더들리 P. 알렌 박사
디 아케이드 482
오하이오 주 클리블랜드

접 수
1914년 4월 7일
브라운 박사

1914년 4월 6일

아서 J. 브라운 목사,
뉴욕 시 5 애버뉴 156

안녕하십니까,

저는 플로리다에서 클리블랜드로 방금 돌아왔는데, 3월 24일자 박사님의 편지18)가 저를 기다리고 있었습니다. 편지에는 언더우드 목사의 한국 의료 활동 보고서 사본도 동봉되어 있었고, 또한 병원을 위한 추가 기금 요청에 대하여 조치를 취하기 전에 박사님의 2월 10일자 편지19)에 대한 답장을 기다리고 있다는 내용의 전보를 에비슨 박사께 보내도 괜찮을지 제안하신 내용도 있었습니다.

잠시 생각해 보았는데, 저는 이 전보를 보내는 것이 타당한지 의문이 듭니다. 다른 선교 사업과 마찬가지로 우리 모두 에비슨 박사의 사역에 큰 관심을 가지고 있지만, 저는 선교본부 임원들의 조언 없이 다른 방식으로 그들의 감독이나 지원을 받는 것은 타당하지 않다고 생각합니다. 특히 세브란스 씨, 알렌 부인, 그리고 제가 자주 집을 비우는 상황에서, 다른 방법을 택하면 문제가 생길까 봐 걱정입니다. 따라서 전보를 보내는 문제는 박사님의 판단에 맡기고, 편지에서 말씀드렸듯이, 저는 에비슨 박사가 미국으로 돌아올 때까지 서울의 문제에 대한 최종 합의를 미루는 것이 좋겠습니다.

박사님이 에비슨 박사로부터 소식을 듣고 조치를 취하는 것이 필수적이라고 생각하신다면, 추후에 그 연락을 주시면 감사하겠습니다.

안부를 전합니다.

---

18) Arthur J. Brown (Sec., BFM, PCUSA), Letter to Dudley P. Allen (Cleveland, O.) (Mar. 24th, 1914)
19) Arthur J. Brown (Sec., BFM, PCUSA), Letter to Oliver R. Avison (Pres., SUMC) (Feb. 10th, 1914)

안녕히 계세요.

더들리 P. 알렌

Dudley P. Allen (Cleveland, O.),
Letter to Arthur J. Brown (Sec., BFM, PCUSA) (Apr. 6th, 1914)

Dr. Dudley P. ALlen
482 The Arcade
Cleveland, Ohio

Received
APR 7 1914
Dr. Brown

April 6th, 1914.

Rev. Arthur J. Brown,
   156 Fifth Avenue, New York City.

My dear Sir: -

   I have just returned to Cleveland from Florida and find awaiting me your letter of March 24th; in the same is a copy of report of Rev. Dr. Underwood upon medical work in Korea, and also your suggestion that I might cable Dr. Avison stating that I was awaiting a reply to your letter of Feb. 10th before taking action upon his request for funds for addition to the Hospital.

   After some consideration I question the advisability of my sending this message. While we are all very much interested in Dr. Avison's work, as we are in other missionary enterprises, I question the advisability of undertaking their supervision or support otherwise than through the advice of the of the officers of the Board. I fear that to adept another course might lead to complications, especially as Mr. Severance and Mrs. Allen and myself are frequently away from home. I therefore leave the question of cabling to your own judgment, and as I said in my letter, I prefer to leave the final settlement of matters at Seoul until Dr. Avison returns to the United States.

   If, on hearing from Dr. Avison, you consider it imperative to take action, I shall be glad to hear further from you.

With kind regards, I am,

Yours very truly,
Dudley P. Allen

19140408

아서 J. 브라운(미국 북장로교회 해외선교본부 총무)이 더들리 P. 알렌(오하이오 주 클리블랜드)에게 보낸 편지 (1914년 4월 8일)

AJB/K.   1914년 4월 8일

더들리 P. 알렌 박사,
　디 아케이드 480,
　오하이오 주 클리블랜드

친애하는 알렌 박사님,

　박사님의 4월 6일자 편지20)를 읽었을 때, 마치 모자를 던지고 만세를 외치고 싶은 심정이었습니다. 우리는 이 나라 사람들이 선교본부의 재정과 행정에 영향을 미치는 문제에 대하여 선교본부와 상의하지 않고 선교사들과 직접 처리하는 바람에 많은 시련을 겪었습니다. 그런데 박사님이 보내주신, 선교본부를 통하여 선교사들과 문제를 처리하는 것을 선호한다는 내용의 편지를 읽고 우리의 마음이 따뜻해졌습니다.

　에비슨 박사께 보낸 저의 편지에 대한 답장을 받을 때가 거의 다 되었으니, 이제 좀 더 기다려 보는 것이 좋겠습니다. 이제 그는 제 편지뿐 아니라 그 이후에 다른 사람들이 보낸 편지들을 통하여 박사님의 전반적인 태도가 어떤지, 그리고 우리가 그의 답장을 기다리고 있다는 것을 알고 있습니다.

　안부를 전합니다.

　안녕히 계세요.
　[아서 J. 브라운]

---

20) Dudley P. Allen (Cleveland, O.), Letter to Arthur J. Brown (Sec., BFM, PCUSA) (Apr. 6th, 1914)

Arthur J. Brown (Sec., BFM, PCUSA),
Letter to Dudley P. Allen (Cleveland, O.) (Apr. 8th, 1914)

AJB/K.   April 8th, 1914.

Dr. Dudley P. Allen,
    480, The Arcade,
    Cleveland, Ohio

My dear Dr. Allen:

I confess that when I read your letter of April 6th I felt like throwing up my hat and shouting hurrah. We have had so many tribulations because people in this country deal directly with missionaries without consulting with the Board in matters which affect the finances and administration of the Board, that it warms our hearts to read such a letter as you have sent stating that you prefer to deal with missionaries through the Board.

In view of the fact that it is nearly time for me to receive a reply to my letter to Dr. Avison, I think it would be a. well now to wait a little longer. He knows now not only from my letter, but from others that followed, what your general attitude is and that we are waiting for his reply.

With warm regards, I remain,

Sincerely yours,
[Arthur J. Brown]

19140419

올리버 R. 에비슨(서울)이 아서 J. 브라운(미국 북장로교회 해외선교본부 총무)에게 보낸 편지 (1914년 4월 19일)

SEVERANCE UNION MEDICAL COLLEGE

Presbyterian Church in U. S. A. North.
O. R. Avison, Ph. G., M. D., C. M., President.
M. C. Kang, M. D., Associate,
  Principles and Practice of Medicine.
Jesse W. Hirst, A. M., M. D.,
  Gynecology and Electrotherapy.
A. I. Ludlow, A. B., M. D.
M. U. Koh, M. B., Associate,
  Surgery and Surgical Pathology.
Ralph G. Mills, A. B., M. D.,
  Pathology and Bacteriology.
Australian Presbyterian Church.
Hugh Currell, B. S., M. B.,
  Obstetrics and Medicine.
Chas. I. McLaren, M. D.,
  Pediatrics and Neurology.

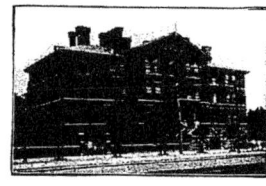

Methodist Episcopal Church.
J. D. Van Buskirk, M. D., Secretary,
  Physiology and Practice of Medicine.
S. Y. Pak, M. D., Associate,
  Organic and Physiological Chemistry.
Methodist Episcopal Church, South.
N. H. Bowman, M. D.,
S. H. Hong, M. D., Associate,
  Diseases of Eye, Ear, Nose and Throat.
Presbyterian Church in U. S. A. South.
K. S. Oh, M. D.,
  Anatomy and Histology.
Church of England.
Hugh H. Weir, M. A., M. B.,
  Helminthology.

한국 서울,

1914년 4월 19일

신학박사 A. J. 브라운 목사,
  뉴욕 시 5 애버뉴 156

친애하는 브라운 박사님,

저는 서울 지부가 J. T. 언더우드 씨에게 보낸 봉인된 편지에 관하여 언급하였던, 대학 문제에 관한 저의 편지에 대한 박사님의 답장을 받았는데, 박사님이 이전 관리 위원회의 부활이 평양을 선호하였던 사람들의 반대를 불러일으킬 수 있다고 우려를 표명한 것을 알고 있습니다.

우리는 이것을 잘 알고 있었고, 만약 상대측이 서울에서 대학 사업을 시작하려는 움직임을 보이지 않을 것이라는 사실을 알 이유가 없었다면 우리는 지금처럼 많은 일을 하지 않았을 것입니다. 그리고 조치를 취하면서 이전 조직을 부활시킨 것은 단지 시작을 하기 위한 것이고, 선교부가 새로운 관리 위원회를 임명할 때까지만 그 직책을 유지하며, 그 위원회는 새로운 정관을 제정하고 모든 사업을 관리할 의무를 지게 될 것이라고 분명히 밝혔습니다.

이 편지가 박사님께 전달되기 전에 우리 실행 위원회가 편리한 시기에 평양에 장로교회 대학을, 서울에 감리교회 대학을 설립할 계획을 가지고 있었고, 이곳에서 사업을 시작하는 데 오랜 지연이 생긴 것은 우리가 그들이 속한 선교본부의 결정에 따라 행동하기를 기다렸기 때문이라는 것을 이미 알고 계실 것입니다. 그래서 비록 우리가 나중에 이번 봄보다는 가을에 사업을 시작하기로 결정하였지만, 우리의 계획에는 어느 정도 정당성이 있었습니다.

저는 지금 아마도 다른 사람들이 이미 했을 것이기에 편지를 길게 쓰지 않겠습니다. 저는 제가 위에서 언급한 것을 말씀드리고, 반대로 무슨 말을 하였든 서울의 누구도 대학의 영적 영향력을 낮추려는 의도가 없다는 것을 알려드리고 싶었습니다. 제가 적어도 어느 정도 감독을 해왔던 의학교가 목사들이 자신의 일에 가치 있는 사람으로 추천하는 사람만 특별히 신중하게 입학시키고 교육을 시킨다면, 만약 제가 의학교의 관리 위원회와 어떤 관계가 있다면, 의학교에서 교회 전체의 이익을 위하여 똑같이 작동하지 않는 학교의 어떤 과정을 지지할 가능성이 있겠습니까? 저는 언더우드 박사님도 다른 생각이 없고 서울에 있는 다른 사람들도 그럴 것이라고 확신합니다.

그러나 이것이 전체 상황의 핵심이 되었습니다. 우리의 많은 동료들이 우리에 대하여 그렇게 나쁜 평가를 내린다는 것을 느끼는 것은 우리에게는 분명히 그리 즐거운 일이 아니었지만, 서울에서 우리와 가장 긴밀하게 협력하였던 사람들이 우리를 그렇게 여기지 않는다는 것을 느끼게 되어 기쁩니다.

저는 방금 이 문제에 대한 선교본부의 조치에 대하여 선교부의 공식 항의를 담아 박사님께 보낸 실행 위원회의 편지를 읽었습니다.

저는 이 문제를 어떻게 해결할 수 있을지 모르겠습니다.

이 문제가 통과된 개인적인 측면을 무시하고, 저는 마펫 박사에게 편지를 써서 그와 제가 논의를 하여 모든 문제에 대하여 이야기하고 서로의 관점에 차이가 있더라도 서로에게 공감하는 마음을 갖자고 제안하였습니다. 그는 저를 평양으로 초청하여 이런 정신으로 저녁을 함께 보내자고 제안하는 반응을 보였고, 저는 내일 그곳에 갈 것입니다.

저는 결과가 어떻게 될지 모르지만, 우호적인 방식으로 함께 모이고 서로의 입장을 이해하도록 노력하는 이 시도를 하나님께서 인도하실 것이라고 믿고 있습니다.

우리는 6월 27일에 밴쿠버에 도착할 캐나다 퍼시픽 철도의 증기선인 엠프리스 오브 아시아 호를 타고 미국으로 가는 편을 확보하였습니다. 그래서 세브란스 씨, [더들리 P.] 알렌 박사, 허스트 박사, 그리고 박사님과의 회의는 7월 초에 열릴 수 있을 것입니다.

안녕히 계세요.
O. R. 에비슨

Oliver R. Avison (Seoul),
Letter to Arthur J. Brown (Sec., BFM, PCUSA) (Apr. 19th, 1914)

SEVERANCE UNION MEDICAL COLLEGE

Presbyterian Church in U. S. A. North.
O. R. Avison, Ph. G., M. D., C. M., President.
M. C. Kang, M. D., Associate,
　Principles and Practice of Medicine.
Jesse W. Hirst, A. M., M. D.,
　Gynecology and Electrotherapy.
A. I. Ludlow, A. B., M. D.,
M. U. Koh, M. B., Associate,
　Surgery and Surgical Pathology.
Ralph G. Mills, A. B., M. D.,
　Pathology and Bacteriology.
Australian Presbyterian Church.
Hugh Currell, B. S., M. B.,
　Obstetrics and Medicine.
Chas. I. McLaren, M. D.,
　Pediatrics and Neurology.

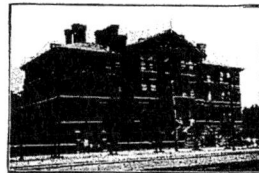

Methodist Episcopal Church.
J. D. Van Buskirk, M. D., Secretary,
　Physiology and Practice of Medicine.
S. Y. Pak, M. D., Associate.
　Organic and Physiological Chemistry.
Methodist Episcopal Church, South.
N. H. Bowman, M. D.,
S. H. Hong, M. D., Associate,
　Diseases of Eye, Ear, Nose and Throat.
Presbyterian Church in U. S. A. South.
K. S. Oh, M. D.,
　Anatomy and Histology.
Church of England.
Hugh H. Weir, M. A., M. B.,
　Helminthology.

Seoul, Korea,
April 19th, 1914

Rev. Dr. A. J. Brown,
　156 Fifth Ave., New York

Dear Dr. Brown: -

　I have your reply to my letter re the College question in which I spoke of the sealed letter which Seoul Station was sending to Mr. J. T. Underwood and I note the fear that you express that the revival of the old Board of Control may arouse opposition on the part of those who have favored Pyeng Yang.

　We quite realized this and would not have done even as much as we did had we not had reason to know that the other side would make no move toward the opening of College work in Seoul and in taking action we definitely stated that we revived the former organization only to make a beginning and to hold office only until the Missions had appointed a new Board of Control which should then have the duty of providing a new constitution and taking the whole business under its care.

　You will have learned ere this reaches you that our Executive Committee has planned to establish a Presbyterian College in Pyeng Yang and a Methodist College in Seoul at some convenient time and that a long delay in getting things started here must result from our waiting for them to act in accordance with the decision of the home authorities so that there was some justification for our plan even though we determined later on to plan for the beginning of the work next Fall rather than this Spring.

I am not going to write you at length now as others have probably done so. I just wanted to say what I have stated above and to let you know that whatever may have been said to the contrary no one in Seoul has any intention of lowering the spiritual influence of the College. If the Medical College over which I have had at least some oversight is particularly careful to accept and train only such men as the pastors themselves recommend as probable men of value to their work is it at all likely that I will, if it should happen that I have any connection whatever with the Board of Control of the College, countenance any course in the College which will not in a like manner work for the advantage of the whole church. I sure too that Dr. Underwood has no other idea nor has any one else in Seoul.

And yet this has been made the crux of the whole situation. It certainly has not been very pleasant for us to feel that so many of our associates have such a poor opinion of us but we are glad to feel that we are not so regarded by those who have been most closely associated with us here in Seoul.

I have just read a letter addressed to you by the Executive Committee which is to accompany a formal protest of the Mission against the action of the Board on this question.

I do not know how the matter is to be brought into a workable condition.

Deprecating the personal aspect into which the matter has passed I wrote a letter to Dr. Moffett suggesting a conference between him and myself when we might talk over all the points at issue and try to get into sympathetic touch with one another whatever might be the difference in our points of view and he responded with an invitation to go to Pyeng Yang and spend an evening together in this spirit and I am to go there tomorrow.

I do not know what will be the outcome but I trust God will guide this attempt to get together in a friendly way and try to understand each other's standpoint.

We have secured passage for America on the C. P. R. Steamboat Empress of Asia which will reach Vancouver June 27th so that the conference with Mr. Severance, Dr.

Allen, Dr. Hirst and yourself may be arranged for sometime early in July.
Believe me

Yours very sincerely,
O. R. Avison

1914년 임시 위원회 회의록, 한국의 미국 남장로교회 선교부의 제23회 연례 회의 회의록, 1914년 8월 22일~9월 1일

1914년 임시 위원회 회의록

조선 목포, 1914년 4월 29일

(……)

오(긍선) 박사의 월급 70엔, 집세 8.33엔을 1914년 5월 1일부터 일시금으로 월 100엔으로 인상하고, 세브란스 병원에서 그의 병원 진료에 대한 대가로 부족분을 보충하도록 요청하자는 안건이 발의되고 통과되었다.

Ad Interim Committee Minutes, 1914, *Minutes of Twenty-Third Annual Meeting of the Southern Presbyterian Mission in Korea, August 22~September 1, 1914*

Ad interim Committee Minutes, 1914

Mokpo, Chosen, April 29th, 1914

(……)

Moved and carried that Dr. Oh's salary of *Yen 70.00* per month, and house rent of *Yen* 8.33 *sen* per month be raised to the lump sum of *Yen* 100.00 per month, beginning May 1st 1914, and that the Severance Hospital be asked to supply the deficit in lieu of his services at the hospital.

19140531

올리버 R. 에비슨(세브란스 연합의학교 교장), 1913년 6월 1일부터 1914년 5월 31일까지의 세브란스 기지 보고서
(1914년 5월 31일)

세브란스 기지 보고서
1913년 6월 1일부터 1914년 5월 31일까지

우리는 에비슨 박사가 설립을 계획한 지 21년째 되는 이 기관의 역사상 가장 좋은 한 해를 주신 하나님께 감사드린다.

작년 6월 허스트 박사가 안식년으로 떠나면서 남겨진 두 의사에게 일이 겹칠 위기에 처하였지만, 홀로 남겨지지 않고 오랫동안 계획되고 오랫동안 지연되었던 선교부의 연합이 실제로 이루어지면서 우리의 교수진은 몇 배나 늘어났다.

실제로 임명된 교수진은 다음과 같다.

미국 북장로교회 - 에비슨, 허스트, 러들로 및 밀즈 박사인데, 허스트 박사는 안식년으로 1년 내내 자리를 비웠다.
미국 남장로교회 - 오(긍선) 박사
호주 장로교회 - 커를 박사와 맥라렌 박사, 각각 3개월.
미국 북감리교회 - 밴버스커크 박사.
미국 남감리교회 - 바우먼 박사
성공회 - H. H. 위어 박사 – 강의와 관련이 있었음
홍(석후), 박(서양), 강(문집), 고(명우) 박사, 후자는 학년도가 끝나기 전에 광산에서 근무하기 위하여 떠났다.

3월 31일 졸업 후에 우리는 6명의 당직의사를 임명하였는데, 그 중 5명은 우리 학교에서, 1명은 관립 의학교에서 왔기 때문에 이 보고서를 작성할 당시에 실제로 근무하는 직원이 외국인 의사 5명과 한국인 의사 10명이었지만, 다른 외국인 의사 4명은 연중 일부 기간동안 일을 하였다.

작년 학생 수는 다음과 같다.

4학년 - 15명, 3학년 - 10명, 2학년 - 14명, 1학년 - 16명, 예비 학년 - 16명, 총

71명.

4학년 학생 전원이 졸업하여 56명이 남았고, 25명이 과학 예비반에 입학하여 현재 등록 학생 수가 81명으로 늘어났다.

가능한 한 신중하게 신입생을 선발하였으며, 우리는 해마다 수준이 향상될 것으로 믿고 있다.

졸업생 15명은 모두 세례를 받았고, 다음 정보가 흥미로울 수 있다.

졸업생 15명 중 -　　8명은 북장로교회
　　　　　　　　　1명은 남장로교회
　　　　　　　　　1명은 캐나다 장로교회
　　　　　　　　　4명은 북감리교회
　　　　　　　　　1명은 남감리교회

그리고 내년 그들의 진로는 다음과 같이 예정되어 있다.

1명은 영변의 북감리교회 병원
1명은 해주의 북감리교회 병원
1명은 공주의 북감리교회 병원
1명은 원산의 남감리교회 병원
1명은 송도의 남감리교회 병원
1명은 광주의 남장로교회 병원
1명은 진주의 호주 장로교회 병원
5명은 세브란스 병원의 당직의사
3명은 개업

10명의 남학생이 이제 마지막 학년의 공부를 하고 있으므로 다음 봄에 그 숫자가 졸업할 것이다.

이들 중 7명은 미국 북장로교회, 1명은 호주 장로교회, 1명은 캐나다 장로교회, 1명은 남감리교회와 연관을 가지고 있다.

새로운 교수들이 근무를 시작하였을 때 그들이 업무를 수행하기 위하여 일부 방을 재정비할 필요가 있었다.

당연히 교육의 개선은 매우 두드러졌고, 각 사람이 무엇을 가르쳐야 하는지, 그리고 학생의 능력에 맞게 어떻게 가르쳐야 하는지에 대하여 더 확신하게 됨에 따라 의심할 여지없이 더욱 개선될 것이다.

연중 교육 설비에 많은 추가가 이루어졌다.

연중 가장 큰 걱정은 새로운 의료법이 우리 기관에 어떤 영향을 미칠지에 대한 것이었다. 이 법은 1914년 1월 1일에 발효되었으며, 총독부가 특별히 지정한 학교를 졸업한 사람만이 경무총감부의 위생과에서 실시하는 특별 시험을 치르지 않고도 의료 행위를 할 수 있는 총독부 허가를 받을 수 있다고 명시되어 있다.

곧 전국적으로 그러한 인정을 받을 수 있는 후보자가 너무 많다는 것이 드러났는데, 서울의 총독부의원 부속 의학강습소와 세브란스 연합의학교가 그 예이다.

전자는 필요한 인정을 쉽게 받았지만, 총독부가 외국인인 우리에게 우리가 가르치고 시험을 치른 특정인들이 의료 행위를 할 수 있는 총독부 면허를 받을 수 있다고 말할 권리를 넘겨주는 것은 매우 어려운 일이기 때문에 우리는 우리에 대하여 어느 정도 불안해하였다. 그러한 인정을 주는 것이 총독부가 우리의 설비와 교수진에 대한 신뢰, 그리고 우리의 성실성과 충실함에 대한 가장 강력한 증거가 될 것이 분명하며, 졸업을 하면 총독부의 실제 요구 사항을 넘어서서 지금의 기준에 도달할 뿐만 아니라 지속적으로 그 기준을 유지하는 것이 우리에게 달려 있기에, 우리는 철저히 준비한 사람들에게만 우리의 졸업장을 수여하는 데 매우 주의해야 한다.

이 인정을 받기 위하여 취한 모든 단계를 여기서 자세히 설명할 필요는 없겠지만, 총독부의원 및 부속 의학강습소의 책임자인 후지타 박사가 우리 기관에 보여준 큰 친절에 감사드리고 싶다. 그는 우리가 그토록 갈망하던 인정을 받게 하기 위하여 우리가 바랄 수 있는 것보다 훨씬 더 많은 일을 해주었는데, 우리 학교가 총독부 학교와 같은 수준에 오르는 것을 질투하지 않을 뿐만 아니라 반대로 우리에게 그의 교수 몇 명을 빌려 주어 총독부가 정한 특정 요건을 충족할 수 있도록 해주었고, 아직 우리가 갖추지 못하였지만 특정 과목을 가르치는 데 필요한 장비를 빌려주겠다고 제안하였다. 협상의 여러 단계에서 그의 조언 또한 매우 귀중하였다.

최종 결과는 문제를 결정할 수 있는 공무원이 도쿄에 부재 중이어서 지연되었지만, 에비슨 박사가 미국으로 떠나기 전에 그들의 결정이 알려질 것으로 예상된다.

올해 교수의 명단은 작년과 동일하지만 (1) 사범학교 졸업장을 소지한 일본 신사 우티카 씨가 모든 학생들에게 일본어를 가르치도록 고용되었다. 이는 총독부가 요구하는 것으로, 교육을 받았다고 주장하는 모든 사람은 일본어를 읽고 쓸 수 있을 뿐만 아니라 말할 수 있어야 한다고 철저하게 요구하고 있다. (2) 총독부의원 부속의학강습소의 소장인 사토 박사21)는 4학년 학생들에게 주당 2시간씩 일본 법의학을 가르친다. (3) 같은 학교의 병리학자인 이나모토 박사22)는 2학년 학생들에게 주당 2시간씩 자신의 소장 표본으로 설명하는 병리학 총론을 가르친다. (4) 같은 학교의 오카 박사23)는 1학년 학생들에게 주당 4시간씩 내장의 해부학을 가르친다.

이 교수들은 일본어로 강의하고 이것은 한국어로 번역되지만, 그들은 아주 짧은 시간 안에 학생들이 통역 없이 강의를 따라갈 수 있을 것이라고 나에게 말하고 있다.

마지막으로 언급된 세 분은 모두 위에서 언급한 것처럼 후지타 박사가 우리에게 빌려준 사람들이고, 우리는 그들이 매우 만족스러운 교수들이라는 것을 알고 있다.

		1912~13년		1913년과 14년
연초 병동의 환자 수		23명	같음-	30명
입원 -	한국인	745	같음-	1024
	외국인	17	같음-	30
합계		785		1084
증가		299	38%	

작년에는 총 518명이었으며, 따라서 2년 만에 두 배 이상 증가하였다.

진료실과 사무실을 철거하고 복도에 코르크 매트를 깔면서 건물의 청결이 크게 개선되었고 소음도 많이 사라졌다.

수술실과 그 부속실에서 이루어진 변화로 인하여 우리의 외과 업무의 결과가 크게 개선되었고, 심각한 수술의 건수가 더 많아졌지만 후속 감염 사례의 수는 훨씬 적었다고 말할 수 있어서 감사하다.

이는 수술 업무를 담당하였던 간호부의 발전에서도 큰 개선이 있었음을 보여준다.

---

21) 사토 스스무[佐藤 進, 1845~1921]
22) 이나모토 가메고로[稻本龜五郎]
23) 오카 시노부[岡忍]

수 술

I. 주(主) 수술실
    국소 마취   50예
    전신   "   307
        합계   357

여기에는 진료소에서 이루어지는 2,000건 이상의 수술은 포함되지 않는다.

왕 진

모두 1,100건의 왕진을 하였다.

일반 진료소

1912~13년	1913년 및 1914년	
합계 13500건	남자 신환(新患)	8677건
	여자 "	5434
	신환 합계	14111
	남자 구환(舊患)	10437
	여자 "	4565
	구환 합계	14912
	총합	29023
	박(서양) 박사 진료 추가	2204
	총계	31227

133⅓% 증가
위에 포함되지 않은 특진 환자   1000
연중 환자 총합   -   34411

그중 기독교인은 약 25%에 불과하였는데, 이는 우리 진료소 활동이 여전히 상당수의 비기독교인에게 다가가고 있음을 보여주고 있다.

올해 4월과 5월 동안 치료받은 환자 수는 증가율이 여전히 지속되고 있음을 보여주었다.

제조 및 판매부

자본 부족으로 생산량과 수익 모두 크게 감소하였지만 제약 및 제조 부서는 한 해 동안 매우 바빴고, 판매 부서 역시 매우 바빴다.

재무제표에 따르면, 이 부서는 제조 부서와 함께 약 5,000엔의 이익을 냈다. 하지만 이는 다른 기관에 부과되는 것과 동일한 가격으로 우리 병원과 약국에 판매한 금액을 기준으로 한 것이므로 실제 현금 이익은 아니다.

하지만 제조 및 영업 부서가 없었다면 일부 제품에는 더 높은 가격을 지불하고 다른 업체에 이익을 주었을 것이다.

자본을 늘리고 사업의 세부 사항에 더욱 세심하게 주의를 기울였다면 훨씬 더 나은 결과를 얻을 수 있었을 것이다.

나는 본국의 친구들이 앞으로 이 두 가지 이점을 모두 누리지 못할 것이라고 믿고 있다.

광학부. 우리 안경 제조부서는 20,000엔의 개선을 보고 있으며, 이러한 개선을 위한 계획을 수립하고 있다.

우리는 처방을 하였을 때 제품 확보에 오랜 시간이 소요된다면 이 부서를 수익성 있게 운영할 수 없다는 사실을 인지하고 있으며, 또한 대부분의 수익을 사업의 다른 측면에 투자하는 것은 현명하지 못하다는 것을 알고 있다.

전도

전도 활동은 기존 방식대로 진행되어 왔으며, 보고할 변화는 거의 없다.

부전도사는 진료소 등록 담당자이기도 하며, 환자가 비교적 적었을 때는 이러한 업무의 겸업은 효과적이었다. 하지만 등록해야 할 환자 수가 크게 증가하면서 그의 시간이 줄어들었고, 결국 우리가 이러한 방식을 바꾸어 진료소에 모인 사람들과 함께 직접 전도 활동에 전념할 수 있도록 전담 전도사를 배정해야 한다는 것이 분명해졌다.

환자 수의 증가는 복음 전파의 기회도 더 커진다는 것을 의미하므로, 우리는 오히려 그 방향으로 우리의 역량을 확대해야 하며, 나는 이 기회를 놓치지 않기 위하여 조속히 이를 실현할 수 있기를 바라고 있다.

한국을 너무 빨리 떠나야 하는 탓에 사역과 관련된 여러 흥미로운 사건들에 대한 자세한 내용을 전할 수 없어 아쉽지만, 이는 나중에 다루도록 하겠다.

재정

지난 2년간의 재정에 대한 전체 명세서가 동봉되어 있다.[24]

이 모든 것을 제대로 정리하기 위하여 영국 해외 성서공회의 회계 담당자인 롬프리 씨가 모든 장부와 회계를 검토하고 상세한 감사를 실시하였으며, 그의 보고서를 우리의 재무제표로 제출하였다.

이 보고서는 1914년 3월 31일 당시 기관 전체의 정확한 현황을 보여준다.

삼가 제출합니다.
O. R. 에비슨

Oliver R. Avison (Pres., S. U. M. C.), Report of Severance Plant from June 1, 1913 to May 31, 1914 (May 31st, 1914)

Report of Severance Plant
From June 1, 1913 to May 31, 1914.

We thank God for the best year in the history of the institution - the 21st year since Dr. Avison began to plan its beginnings.

The departure of Dr. Hirst on furlough last June threatened to swamp the two doctors left behind with work but instead of being left alone our number has been increased several fold by the actual bringing to pass of the Union of Missions which had been so long projected and so long delayed.

The actual Staff under appointment is

N. Pres.	- Drs. Avison, Hirst, Ludlow and Mills of whom Dr. Hirst was absent all year on furlough.
S. Pres.	- Dr. Oh.
Australian Pres.	- Drs. Currell and McLaren, 3 months each.
N. Meth.	Dr. Van Buskirk.

---

24) Ivan L. Lomprey (Auditor), Severance Hospital and Medical College, Balance Sheet for Years ended Mar. 31, 1913, and Mar. 31, 1914 (Mar. 31st, 1914).

S. Meth.   Dr. Bowman.

Episcopalian   - Dr. H. H. Weir - a course of lectures with whom were associated.

Drs. Hong, Pak, Kang and Ko, the latter leaving before the end of the year to take a position at the mines.

After the graduation of Mar. 31st we appointed six internes, five of them from our school and one from the government school, so that we have at the time of making this report a staff actually at work of 5 Foreign and 10 Korean Doctors, although 4 other Foreign doctors have worked part of the year.

The No. of the students last year was as follows: -

4th Year - 15, 3rd Year - 10, 2nd Year - 14, 1st Year - 16, Prep. Year – 16, Total 71.

All of the fourth year students graduated leaving 56 on the roll and twenty five others were admitted to the Preparatory Class in Science bringing the present enrollment up to 81.

As much care as possible was used in selecting the new students and we trust that year by year the standard will improve.

All the 15 graduates were baptized men and the following information may be of interest.

Of the 15 graduates: -   8 were N. Pres.
                          1 were S. Pres.
                          1 were Can. Pres.
                          4 were N. Meth.
                          1 were S. Meth.

and they are scheduled for the coming year as follows: -

1 to the M. E. Hospital at Yeng Byen.
1 to the M. E. Hospital at Haiju.
1 to the M. E. Hospital at Kongju.
1 to the S. M. E. Hospital at Wonsan.

1 to the S. M. E. Hospital at Songdo.
1 to the S. Press. Hospital at Kwangju.
1 to the Austral Pres. Hospital at Chinju.
5 to the Severance Hospital at Internes.
3 to go into private practice.

Ten men are now studying in their final year so that next Spring that number should graduate;

Seven of these are N. Pres., 1 is Austral. Pres., 1 is Can. Pres. and 1 is S. Meth.

When the new members of the Staff came on duty it became necessary to rearrange some of the rooms to accommodate their work.

The improvement in the teaching has of course been very marked and it will doubtless improve still more as each man becomes more sure of just what he should teach and how he must teach it to fit the capacity of his student.

During the year many additions were made to the equipment for teaching.

The great anxiety of the year has been as to how the new medical law would affect our institution. This law came into effect on Jan. 1st 1914 and it states that only those men graduated from schools specially designated by the Governor General may receive government permission to practice medicine without taking a special examination given by the Sanitary Bureau attached to the Police Department.

It was soon seen that in the whole country there are only too candidates for such recognition - viz the government Medical School in Seoul and the Severance Union Medical College.

The former easily received the required recognition but we have had a certain amount of anxiety over ours as it is a very difficult thing for the Government to turn over to us who are foreigners the right to say that certain persons taught and examined by us shall receive government certificates to practice medicine and it is evident that the giving of such recognition will be the strongest __ possible evidence of the governments confidence first in our equipment and teaching staff and second in our integrity and faithfulness, and when graduated it will be up to us to go even beyond the actual requirements of the government and not only attain to the standard now but maintain that standard continuously, while we must be very careful to grant our diplomas only to those who have been thoroughly prepared.

I need not here detail all the steps taken in seeking this recognition but I wish to acknowledge the great kindness shown to our institution by Dr. Fujita, head of the Government Medical School and Hospital. He has done much more than we could even have hoped for to secure us, the coveted recognition showing not only no jealousy lest our school should be placed on a level with the government school but on the contrary lending us some of his teachers to enable us to meet certain government requirements and offering to lend us any apparatus which we might not yet have and which would be needed in teaching certain subjects. His counsel too during the various stages of the negotiations was invaluable.

The final result has been delayed by the absence in Tokyo of the officials who could decide the matter but it is expected that their decision will be made known before the departure of Dr. Avison to America.

The list of teachers for this year is the same as that of last year except that (1) Mr. Utika a Japanese gentlemen with a Normal School certificate has been employed to teach Japanese to all the students - such being required by the government which properly requires that all who claim to have been educated shall be able to not only read and write but also speak the Japanese language, (2) Dr. Sato the dean of the government Medical School gives the 4th year students 2 hours a week on Japanese Medical Jurisprudence, (3) Dr. Inamoto, the Pathologist at the same school gives the 2nd year class 2 hours a week on general pathology illustrated by specimens brought from his own museum, and (4) Dr. Oka of the same school gives 4 hours a week to the 1st year class in the Anatomy of the viscera.

These teachers lecture in the Japanese language and this is translated into Korean but they tell me that in a very short time the students will be able to follow the lectures without interpretation.

The last three named gentlemen are all Loaned to us by Dr. Fujita as mentioned above and we find very acceptable, teachers.

		1912~13	1913 & 14	
In wards at beginning of year		23	Do-	30
Admitted-	Koreans	745	Do-	1024
	Foreigners	17	Do-	30
Total		785		1084

Increase   299   38%

The year before the total was 518 so that the number has more than doubled in two years.

The removal of the dispensary and offices and the laying of Cork matting in the halls has greatly improved the cleanliness of the building and done away with much of the noise.

The changes made in the operating room and its adjuncts have greatly improved the results of our Surgical work and we are thankful to be able to say that although the amount of serious surgery done has been greater the No. of cases of subsequent infection has been much less.

This shows also a great improvement in the development of the nurses who have had charge of the operative work.

Operations

I. In main operating room.

Local Anaesthesia	50
General "	307
Total	357

This does not include the operations in the dispensary which would total more than 2,000.

Visits to Homes

Altogether 1,100 visits were made to the homes of patients.

Public Dispensary

1912~13		1913 & 14	
Total	13500	Male new patients	8677
		Female " "	5434
		Total " "	14111
		Male repeat patients	10437
		Female " "	4565

Total old patients	14912	
Large total	29023	
Add from Dr. Pak's work	2204	
Grand total		31227

An increase of 133⅓%,
Private Office Cases not included in above-   1000
Total No. of Cases for year-   34411

Of there only about 25% were Christians, showing that our Dispensary work is still reaching a very large proportional of non Christians.

During April and May of this year the No. treated showed that the rate of increase is still keeding [sic] us.

Manufacturing and Sales Departments

The Pharmaceutical and Mfg. Department have been very busy during the year and the Sales Department has been very busy too though want of capital has greats limited both our output and our profits.

The financial statement shows that this department together with the Mfg. made a profit of about Yen 5,000.00. This, however, is based upon Sales made to our own hospital and dispensary at the same rates charged to other institutions and so is not all real cash profit.

However without our Mfg. and Sales Departments we would have paid even higher prices for some of the goods and given the profit to others.

An increase in Capital and some closer attention to the details of business would show a markedly better result.

I trust that the home friends will unable us to have both these advantages hereafter.

The Optical Department. This shows great ____ ____ ____ ____ Yen 2,000.00 improvement in our Optical Mfg. Department and plans are bring laid to make this improvement.

We recognize the fact that we cannot run this department profitably if we are to have so many long delays in securing goods on prescription and also that it is not wise to let the bulk of the profits go to the man at the other end of the business.

Evangelistic

The Evangelistic work has been carried on along the usual lines and there is little to report in the way of change.

The assistant Evangelist is also the register in the Dispensary and this combination worked well when the patients were comparatively few number but the great increase in the number of the patients to be registered has eaten into his time till it has become evident that we must change this method and give him his full time for direct evangelistic effort with the men who throng the dispensary.

Increase in number of the patients means greater evangelistic opportunity and we must rather enlarge our force in the direction and I hope to be able to do this at an early date so that the opportunities may not be lost.

I regret that the hurry of getting ready to leave Korea so soon has made it impossible to give details of some of the many very interesting incidents connected with the work but this must be left for a later time.

Financial

A full statement of the Finances for the past two years is appended.

In order to get this all in good shape Mr. Lomprey, Bookkeeper for the B.& F. Bible Society has gone through all our books and accounts and made a detailed audit and his report is submitted as our Financial statement.

It shows the exact standing of the whole institution on Mar. 31, 1914.

Respectfully submitted,
O. R. Avison

19140600

올리버 R. 에비슨(서울),
올리버 R. 에비슨 박사의 개인 보고서 (1914년 6월)

O. R. 에비슨 박사의 개인 보고서
1914년 6월

　우리는 바쁘고 풍요로운 한 해를 마무리하였다. 개인적으로 올해는 슬픔과 기쁨, 영적인 우여곡절, 가족의 슬픔과 기쁨, 근심의 시기와 안도의 시기가 뒤섞인 한 해이었는데, 이전에는 이토록 다양하고 많은 경험을 한 적이 없었다. 그러나 이 모든 일에 하나님의 사랑이 나를 향하였고 그분의 선하심이 널리 퍼져서 모든 '하강' 뒤에는 '상승'이 따랐으며, 최종 결과는 봉사에 대한 더 확고한 믿음과 더 큰 기쁨이었다.

　우리 병원과 대학 직원의 증가로 인하여 나의 업무 비중이 상당히 줄어들 것으로 예상되었을 수도 있어 여러 방면에서 나의 업무가 가벼워졌지만, 다른 한편으로는 새로운 책임이 생겼고, 어떻게 내가 어떤 일을 그만두고 다른 사람이 그 일을 하도록 해야 하는지, 어떻게 내가 너무 오랫동안 수행하여 내 삶의 일부가 된 책임을 다른 사람에게 양보해야 하는지, 어떻게 내 것이었던 권한을 다른 사람이 대신하는 것을 종용히 볼 수 있는지, 어떻게 내가 다른 사람이 하도록 위임한 문제에 간섭하지 않을 지 등등의 방법을 배워야 했던 적응의 한 해이었다. 내가 이러한 일들을 얼마나 잘 수행할 수 있었는지 또는 수행할 수 없었는지 동료들이 아마도 나보다 더 잘 알고 있을 것이다. 그러나 나는 배워 왔고 때로 실패하였다면 그것은 고의가 아니라 부주의한 것 때문이었다. 나는 전체적으로 우리는 꽤 잘 지냈다고 생각하며, 다른 사람들이 나에 대하여 무엇을 발견하더라도 나는 동료들의 능력과 헌신을 더 존중하는 법을 배웠고, 그들이 담당하는 부서가 내가 책임을 졌을 때보다 동료들의 손에 있는 것이 더 안전하다는 것을 깨달았다.

　우리 각자는 의심할 바 없이 특히 자랑스러워할 하나 이상의 결점을 가지고 있으나, 나는 우리가 각자 자신의 업무에 특별히 적합한 교사와 진료 의사로 구성된 교수진을 모으고 있다고 믿고 있으며, 분명히 나는 각자가 자신의 업무에서 보여준 헌신에서 아무런 잘못도 찾을 수 없다.

　업무를 전반적으로 감독하고, 모든 부서를 공동으로 관리하고, 수표에 서명하고 은행이 항상 이것을 현금화할 수 있는지 확인하고, 모든 부서에 장비와 소모품을 비축하고, 낭비를 줄이고 효율성을 높이는 방법을 계획하고, 성장하는 업무의 요구를 충족하기 위하여 수익을 늘리고, 전체 기지의 업무를 마무리하며, 임상 진단학, 위생학, 피부 질환 및 내과에 포함된 일부 과목을 가르치고, 개인 진료 업무의 일부를 하고 병원에서 의학 사례를 감독하며, 교사 모두가 가르치고 진료할 수 있는 개인실과 장소를 갖도록 건물을 다시 계획하고, 각 과에 적합한 장비를 확보하고, 전체 기지를 총독부가 요구할 수 있는 최고 수준의 효율성으로 끌어올리고 새로운 의료법에 따라 우리 학교에 대한 총독부의 인정을 확보하기 위하여 기관들을 많이 방문하여 우리 졸업생들이 추가 시험을 받지 않고 면허를 받을 수 있도록 하는 것이 나의 임무였다.

이 일이 아직 완전히 이루어지지는 않았지만, 이제 거의 이루어지기 직전인 것 같다.

직접 전도에 있어서 나는 이 기관의 예배에 참여하였고, 한국인 교회에서 거의 모든 아침 예배와 주일 학교를 도왔으며, 다양한 간격으로 열리는 장로와 집사들 모임에 참석하였다.

학교의 출석률이 증가하고 재정적 필요가 커짐에 따라 지부의 교육에 대한 관심이 꾸준히 커지고 있기 때문에 충실하지 못했던 자리인 교육 위원회의 위원장으로 활동하게 된 것은 행운이었다.

하지만 이들 교육 기관은 정책과 방법 모두에서 해마다 더욱 실질적으로 정착되고 있으므로 이 위원회에서 세부 사항에 대한 관심이 덜 요구될 것이다.

선교부 임명 외에 나는 서울 기독교 청년회의 이사회와 평의원회, 한국 기독교 청년회의 총회에서 일을 해왔다. 나는 또한 서울 외국인 학교 협회 회장을 역임하였으며, 이 모든 직책을 수행하려면 상당한 시간과 생각을 투자해야 했지만, 나는 헛된 시간을 낭비한 적은 없었을 것이라고 생각한다.

미국으로 가야 할 필요성이 더욱 분명해졌기 때문에 우리는 비례 안식년을 활용하여 6월 12일 서울을 떠나고, 6월 16일 고베에서 출항하여 6월 27일 밴쿠버에 도착할 것이다.

L. H. 세브란스 씨의 편지가 없었던 1년은 이전 해와는 달랐고 부족함을 뼈저리게 느꼈지만, 그의 상속인들이 이 일에 각별한 관심을 보이고 있으며 '발전(發展)'이 표어가 될 것이다. 나는 나의 미국 방문이 나의 경우에 머물지않아 일어나야 하는 일의 성격상 무겁게 느껴졌지만, 손실을 채우는 데 도움이 될 상호 개인적 이익의 유대를 형성할 것으로 기대하고 있다.

에비슨 부인과 나는 우리 가족의 또 다른 큰 단절과 많은 자녀들과의 오랜 이별을 끝내게 될 이 여행을 하는 동안 여러분의 고견과 기도를 부탁드린다.

이 편지에 첨부된 남대문 교회의 보고서를 통하여 교회의 정신이 그 어느 때 보다 좋아졌다고 말할 수 있게 되어 기쁘다. 목사와 그의 아내는 균열이 치유되고, 사람들이 협동하며, 느리지만 꾸준하게 회원이 증가할 수 있도록 열심히, 현명하게 일해 왔으며, 모두가 한마음 한뜻이 된 지금, 우리는 더 빠른 발전을 기대하고 있다.

삼가 제출합니다.
O. R. 에비슨

Oliver R. Avison (Seoul), Personal Reports of Dr. Oliver R. Avison (June, 1914)

Personal Report of Dr. O. R. Avison
June, 1914.

We have just closed a busy and prosperous year. To me personally it has been a year of mixed experiences, of sorrows and of joys, of Spiritual downs and ups, of family griefs and rejoicings and of times of anxiety and times of relief such as have not before fallen to my share in such variety and such numbers. But in all these things the love of God has been about me and his goodness has prevailed so that every "down" has had its consequent "up" and the not result has been a firmer faith and greater joy in the service.

The increase in our Hospital and College Staff might have been expected to considerably reduce my own share of work and so it has lightened my labor in several directions but on the other hand it has brought new responsibilities and it has been a year of adjustment when I had to learn how to stop doing certain things and let others do them, now to relinquish to others responsibilities which I had been carrying so long that they had become part of my life, how to quietly see others taking over authority which had been mine, how to refrain from interference in matters which I had turned over to others to do and so forth. How well or how poorly I was enabled to do these things my colleagues perhaps know better than I do but I have been learning and if I have failed sometimes it has been inadvertently and not purposely. I think that on the whole we have got along together pretty well and whatever the others may have found about me I have learned to respect more the ability and devotion of my fellow workers and to realize that the departments for which they are responsible are safer in their hands than they were in my own.

Each one of us has one or more faults over which doubtless he is particularly proud but I verily believe that we are getting together a faculty of teachers and practitioners, each of whom is specially fitted for his work and certainly I can find no fault with the devotion each has manifested to his work.

It has been my duty to supervise the work generally, to co-apt all the departments, to sign checks and see that the bank could always cash them, to keep all the departments stocked with apparatus and supplies, to plan ways of reducing waste and increasing efficiency, to increase our revenues to meet the demands of the growing work and to attend to the business end of the whole plant and to teach Clinical Diagnosis, Hygiene, Skin Diseases and part of the subjects included in General Medicine; to do some of private clinic work and supervise the medical cases in the hospital; to replan the building so that every one of the teachers should have a private room and a place in which to teach and practice; to secure in adequate equipment for each department; to bring the whole plant up to the highest standard of efficiency that the government could require and to make many visits to the offices in the effort to secure government recognition of our college under the new medical law, so as to obtain for our graduates the right to get government permits without further examination.

This has not yet been fully accomplished but now seems to be on the eve of being done.

In direct evangelism I have taken my share in the devotional service of the institution and have helped at nearly all the morning services of the Korean Church, both preaching service and Sunday School and have sat on the seasons of the elders and deacons as held at various intervals.

It was my good fortune to act again as Chairman of the Education Com. a position which has not been a sincere as the educational interests of the station have been steadily growing in importance as the schools have increased in attendance and the Financial needs have becomes greater.

These institutions, however, are year by year becoming more substantially settled both in policy and methods and so less attention to detail will be required from this committee.

Outside of Mission appointments I have served on the Board of Directors and Board of Trustees of the Seoul Y. M. C. A. and on the General Com. of the Y. M. C. A. for Korea. I have also served as chairman of the Seoul Foreign School Association all of which positions have called for a considerable expenditure of time and thought which, however, have I trust not been misspent.

The need for going to America having manifested itself in more definite form we are to take advantage of the permission granted for a proportionate furlough and leave Seoul June 12th to sail from Kobe June 16th and reach Vancouver June 27th.

A year without letters from Mr. L. H. Severance has been different from my former year and the lack has been keenly felt but his heirs are showing marked interest in the work and advance is to be the watchword. I anticipate that my visit to America will establish a bond of mutual personal interest that will go far towards making up for the loss which while heavily felt, must in the nature of things have occurred before long in my case.

Mrs. Avison and I bespeak your thoughts and your prayers as we take this journey which is to end in another big break in our family and a long separation from so many of our children.

The South Gate Church report in appended to this and I am happy to be able to say that the spirit of the church is better than ever before. The pastor and his wife have worked hard and well and wisely so that the breaches have been healed, the people are united and there is a slow but steady increase in the membership and we are looking for a more rapid advance now that all are of one mind and heart.

Respectfully submitted,
O. R. Avison

19140600

프랭크 M. 브록먼(서울), 한국 기독교 청년회의 제1회 삼년 대회. *The Korean Mission Field* (서울) 10(6) (1914년 6월호), 171쪽

송도, 1914년 4월 2~5일
(중략)

한국 기독교 청년회의 연합 위원회에 다음과 같은 사람들이 선출되었다.

H. G. 언더우드 박사, (……) O. R. 에비슨 박사, (……) 이상재 씨, (……) 오긍선 박사, (……)

(중략)

Frank M. Brockman (Seoul), The First Tri-Ennial Convention of the Korean Young Men's Christian Associations. *The Korean Mission Field* (Seoul) 10(6) (June, 1914), p. 171

Songdo, April 2~5, 1914.
(Omitted)

The following were elected as the Union Committee of the Korean Young Men's Christian Associations:

Dr. H. G. Underwood,	Dr. Hugh Weir,
Dr. O. R. Avison,	Rev. D. M. Lyall,
Rev. W. G. Cram,	Mr. Yi Sang Chai,
Mr. Hong Chong Sook,	Mr. Hugh H. Cynn,
Mr. Hugh Miller,	Dr. Oh Kung Sun,

Rev. J. S. Gale, D. D.   Mr. Oh Ki Sun,
Mr. Kim Chung Sik,   Mr. Song Eun Yong,
                                 Mr. Pak Seung Pong.

(Omitted)

19140603

올리버 R. 에비슨(세브란스 연합의학교 교장)이 아서 J. 브라운(미국 북장로교회 해외선교본부 총무)에게 보낸 편지 (1914년 6월 3일)

세브란스 병원,
한국 서울,
1914년 6월 3일

신학박사 A. J. 브라운 목사,
   뉴욕 시 5 애버뉴 156

친애하는 브라운 박사님,

   선교부의 항의를 받았을 때 느꼈던 강렬한 실망감에 따라 작성하여 박사님이 선교부에 보낸 '사적' 편지가 며칠 동안 이곳에 있었고, 우리 모두는 기분이 매우 나빴습니다.
   저는 박사님이 인용한 표현을 쓴 적이 있는지 기억나지 않습니다. 강한 감정이 들 때면 가끔 하듯이 한 번은 썼습니다. 즉, 편지를 쓰고 우편으로 보내기 전에 며칠 동안 책상에 놓아두는데 그것은 아직 우편으로 보내지 않았습니다. 그 편지는 다만 과거의 일화를 몇 가지 읊었을 뿐 모욕적인 내용이 없었고 당연히 박사님께 영향을 미치지도 않았습니다.
   박사님의 편지는 서울 지부에서 우리를 가장 깊이 감동시켰고, 의심할 여지없이 그 지부는 다음 회의에서 이에 대하여 조치를 취할 것입니다. 저는 모든 지부가 이렇게 얽혀있는 상황에서 가능한 유일한 방법으로 벗어날 수 있는 길을 분명히 볼 수 있기를 바랄 뿐입니다. 우리 모두가 서로를 신뢰할 수 있게 되기를 바랍니다.
   '항의'가 회람되었을 때 저는 충격을 받고 놀랐으며, 그것이 널리 서명되었을 때 저는 매우 불쾌하게 놀랐지만, 선천의 대다수가 반란을 일으켜 어두운 하늘에도 몇 개의 밝은 곳이 있었습니다. 샤록스 박사는 저에게 그곳에서 세 명만 서명하였다고 말하였는데, 평양의 세 선교사가 선천에 가서 어떻게 고쳐서 서명하게 할 수 있을지 물었으며 그의 대답은 마치 나쁜 달걀을 깨뜨린 사람이 "어떻게 하면 좋을까?"라고 묻는 것 같다는 것이었습니다. 그 달걀은 문구와 내용 모두 완전히 나빴기 때문입니다.

　남장로교회 선교부가 우리 실행 위원회로부터 항의에 동참해 줄 것을 촉구받았음에도 불구하고 그렇게 하는 것을 거부하고, 임시 위원회를 통하여 본국 선교 본부의 결정을 수용하기로 결정하였다는 사실을 알게 되어 박사님은 기쁘실 것입니다.

　박사님은 이것이 실행 위원회가 항의 내용을 전달하면서 한 설명과 상반되며, 서울 지부는 지난 3주일 동안 실행 위원회 위원장에게 잘못된 인상을 바로잡기 위하여 이 설명을 담은 편지를 박사님께 보내도록 요청하였지만 허사이었다는 것에 주목하실 것입니다.

　남장로교회의 임시 위원회 대표들이 평양에 가서 서울에서 협력하기로 한 결정을 전하고, 평양의 교단 소속 대학보다는 서울의 연합 대학에 합류하는 것이 낫다고 밝혔음에도 불구하고, 그리고 같은 위원회가 서울 임시 위원회 위원을 선출하였음에도 불구하고, 실행 위원회의 위원장은 여전히 박사님께 전보를 보내기 전에 남장로교회 선교부의 공식 발표를 기다리고 있다고 말하고 있습니다.

　저는 캐나다 장로교회 선교부도 우리에게 평양의 교단 소속 대학보다는 서울의 연합 대학을 선호한다는 선교본부의 결정을 수용한다는 통보를 하였다는 사실을 알려드리게 되어 기쁩니다. 다만, 6월 13일 남장로교회 및 캐나다 장로교회 선교부의 요청으로 소집된 평의회 회의에서 '연석 위원회의 결정에 대한 재검토'를 요청할지는 지켜봐야 할 것입니다.

　호주 장로교회 선교부의 실행 위원회는 우리 선교부에서 보낸 내용과 관련하여 매우 강력한 항의를 제기하였지만, 방금 그들의 가장 큰 지부가 이를 거부하였다는 소식을 들었습니다. 그 선교부가 귀 위원회의 결정에 곧 동조하지 않을까 하는 생각이 듭니다.

　따라서 모든 것이 순조롭게 진행되고 있습니다. 하지만 이러한 소동의 상당 부분은 교육 평의회의 권한에 대한 완전한 오해에서 비롯된 것입니다.

　많은 사람들이 선교부가 학교와 대학을 조직할 권한을 평의회에 위임하였다고 생각하지만, 정관을 자세히 읽어보면 그러한 주장이 전혀 사실이 아니며, 평의회가 이미 조직되었거나 조직될 예정인 학교와 대학에 대하여 특정 권한을 가진다고 명시되어 있을 뿐입니다. (정관 참조)

　명백히 이러한 조직, 심지어 시작조차도 선교부의 손에 달려 있으며, 평의회의 소수파는 연합 대학의 위치 결정이 확정된 것을 보고 선교부에 서울에 연합 대학을 조직할 것을 촉구하였을 때 정관을 완전히 준수했습니다.

　이 조치는 어떤 선입견도 없었으며, 임시 이사회는 더 완전한 권한을 가진 조직이 있다면 기꺼이 물러나려고 하였을 뿐입니다.

그것이 조직되었을 당시에는 연석 위원회가 대학 조직을 진행할 것으로 예상되지 않았지만, 정관을 제정한다는 소식을 듣고 임시 이사회는 회의를 소집하여 연석 위원회와 선교부의 결정을 기다리며 해산하였습니다.

남장로교회 위원회 위원들은 서울에 도착하였을 때 우리가 평의회의 권한을 침해하고 있다고 생각하였지만, 지적을 받자마자 자신들의 오류를 인정하였습니다.

캐나다 장로교회 선교회도 다른 일부 교단들처럼 잘못된 인식을 가지고 있지만, 현재 우리에게는 우리의 입장을 설명하는 서한을 작성하고 있는 위원회가 있습니다. 우리는 이 서한이 상황을 명확하게 해 줄 것으로 기대하고 있습니다.

브라운 박사님, 저는 이쯤 되면 박사님의 극심한 분노가 가라앉았을 것이며, 치명적인 부상 없이 수많은 암초를 헤쳐 나간 배를 이 시점에서 버리지 않으시리라 믿고 있습니다. 하지만 박사님처럼 이 문제의 양면을 모두 볼 수 있는 분의 현명하고 냉철한 지도가 여전히 필요합니다.

지금까지 박사님의 조치는 논리적이었고, 박사님의 편지는 주장을 공정하게 전달하였으며, 대다수는 곧 이에 따라 의견을 같이할 것입니다.

여섯 개의 선교부 중 네 개의 선교부가 현재 입장을 정하였으며, 상황의 논리는 머지않아 다른 선교부에서도 분명하게 드러날 것입니다.

우리는 박사님께 깊은 공감을 표하며, 다음의 정관을 확신을 가지고 기다리고 있습니다.

안녕히 계세요.
O. R. 에비슨

Oliver R. Avison (Pres., SUMC),
Letter to Arthur J. Brown (Sec., BFM, PCUSA) (June 3rd, 1914)

Severance Hospital,
Seoul, Korea, June 3rd, 1914

Rev. Dr. A. J. Brown,
156 Fifth Ave., New York

Dear Dr. Brown: -

Your "personal" letter to the Mission, written under the keen disappointment felt when you received the Mission's protest has been here several days and we are all feeling pretty bad.

I can not recall that I have written any of the expressions you quote. I did do once as I occasionally do under strong feeling – that is write a letter and then put it in my desk for a few days before mailing it and it is still unmailed, tho it only recited some past history and was not abusive & of course did not reflect on you.

Your letter has moved us in Seoul Station most deeply and doubtless the Station will take action on it at its next meeting. I only wish all the stations could see their way clear to getting out of this tangle in the only way which seems possible. I wish we could all get to trust each other.

When the "protest" was circulated I was shocked and alarmed and when it was so widely signed I was most unpleasantly surprised but there were some bright spots in the dark sky for the majority in Syen Chun revolted. Dr. Sharrocks told me that only three there signed it and when three Pyeng Yang men went to Syen Chun to see them about it and asked how it could be fixed up so they would sign it his reply was that it reminded him of the man who broke a bad egg and then asked what could be done to make it good nothing, because it was bad all through both in its wording and in its spirit.

You will be glad to know that the Southern Presbyterian Mission which was urged by our Executive Com. to unite with our Mission in the protest declined to do so and decided through its Ad Interim Com. to accept the decision of the Home Boards.

You will note that this is contrary to then statement made by our Exec. Com. in transmitting the protest and Seoul Station has been trying for the past three weeks in vain to get the Chairman of our Exec. Com. to send you a message making this statement so as to correct the wrong impression.

Altho the representatives of the South Presbyterian Ad. interim Com. went to Pyeng Yang to tell the men there of their decision to cooperate in Seoul and that they would rather join in a Union College in Seoul then a denominational one in Pyeng Yang and although the same Com. has elected men to serve on a Tentative Board for Seoul, the chairman of our Exec. Com. still says he is waiting for official information from the Southern Presbyterian Mission before cabling you.

I am happy to say too that the Canadian Presbyterian Mission has notified us that they accept the decision of the Boards, preferring a Union College in Seoul to a Denominational one in Pyeng Yang, tho they will await the action of the Senate at its meeting on June 13th, called at the request of the Southern and Canadian Presbyterian Missions I understand "to reconsider its action on the Joint Com's decision".

The Australian Presbyterian Mission's Exec. Com. put out a very strong protest on the lines of that sent by our Mission but I have just heard that their largest Station has repudated it and I shall be surprised if that Mission does not soon come into line with the decision made by your Com.

All is therefore working out pretty well; a great deal of the commotion has resulted from a complete misunderstanding of the powers of the Educational Senate.

It has been supposed by many that the Missions have delegated to the Senate their power to organize Schools and Colleges but a careful reading of the constitution does not show that but merely says that the Senate shall have certain powers with reference to schools and colleges already organized or about to be organized – viz: - (See Constitution)

Plainly the organization of these, even their initiation is in the hands of the Missions and the Senate Minority was quite within the constitution when it called upon the missions to organize the Union College in Seoul seeing the decision for its location had been settled.

This action in no wise prejudged anything and the provisional Board was only too willing to get out if the way of any more fully authorized body.

It was not thought, when it was formed that the Joint Com. would proceed with the organization of the College but on hearing that it is framing a constitution the Provisional Board met and dissolved itself awaiting the action of the Joint Com. and the Missions.

The members of the Southern Presbyterian Com. when they came to Seoul were under the impression that we were usurping the Senate's powers but they recognized their error as soon as it was pointed out to them.

The Canadian Presbyterian Mission is under the same wrong impression as are some others but we have a Com. now drawing up a letter explaining our position which we hope will clear that situation.

I trust, Dr. Brown, that ere this the exceeding bitterness has passed from you and that at this stage you will not for-sake the ship which has often through so many of the rocks without fatal injury but still needs the wise and cool guidance of one who like yourself can see both sides of this question.

Your actions so far have been logical and your letters have stated the arguments fairly and the great majority will soon see eye to eye in accordance therewith.

Four Missions out of six are now in line and the logic of the situation is bound to present itself to the others ere long.

We sympathize with you most deeply and await the coming constitution with confidence.

Very sincerely,
O. R. Avison

19140603~0608
공식 회의록. 감리교회 한국 연회의 회의록, 제7차 회의, 서울 (1914년 6월 3일~8일)

67~69쪽

세브란스 연합의학교

J. D. 밴버스커크가 보고함

작년 연례 회의에서 내가 이 기관에 임명된 것은 우리 교회가 한국 청년들을 기독 의사로 교육하고 선교 의료 사업을 영속시키며, 그리스도와 그분의 영광을 위하여 구원하는 연합 사업에 우리 교회가 참여하게 된 계기가 되었다.

이 기관은 고(故) 세브란스 씨와 O. R. 에비슨 박사의 큰 활동과 너그러움을 나타내는 성장 기관이다. 후자는 업무25)가 시작된 직후 한국에 와서 동역자가 된 J. W. 허스트 박사의 큰 도움을 받았다. 이 두 사람은 대규모 진료소와 병원 업무 외에도 많은 한국인 젊은이들에게 체계적인 의학 교육을 시키는 추가 임무를 맡았고, 1908년에 의학 분야의 첫 졸업반을 배출하였다. 통감인 이토 공(公)이 이 행사에 참석하여 축하해주었다. 이 업무는 다른 사람들과 함께 계속되었으며, 올해 이전에 세 학급이 졸업하였다.

에비슨과 허스트 박사가 한국에서 일하는 동안, 성령은 미국의 세브란스 씨를 감동시켜 잘 시작된 일을 위하여 훌륭한 의학교 건물을 건립하게 하였다. 이 건물은 100명의 학생들을 수용할 것이다. 이 건물은 몇 달 동안 부분적으로 사용되었지만 1913년 봉헌되었다.

또한 여러 선교부의 느낌은 의학 교육 사업에 연합이 있어야 하고, 그 일을 위해서는 오직 한 곳만 고려되어야 한다는 확신으로 커졌고, 그래서 길이 열리자 다른 선교부에서도 의사들이 와서 의학교에서 정기적으로 강의를 하게 하는 등 도움을 주기 시작하였다. 그러나 전임으로 배정된 사람은 한 명도 없었다. 미국 북장로교회 선교부는 에비슨 및 허스트 박사 외에 A. I. 러들로 박사를 임명하였고, 1913년 봄 남장로교회 선교부는 켄터키 주 루이빌의 한국인 졸업생인 오긍선 박사를 연합 사역에 임명하여 그는 서울에 거주하게 되었다. 우리의 감리교회는

---

25) 1904년 9월 개원한 세브란스 병원의 운영을 의미한다.

나를 의학교에 배정하였고, 남감리교회 선교부는 회의에서 N. H. 바우먼 박사를 임명하였다. 따라서 세브란스 연합의학교의 현재 교수진은 다음과 같다.

   O. R. 에비슨 박사, 교장 겸 진단학 및 일반 내과 교수
   J. D. 밴버스커크 박사, 서기 겸 생리학, 치료학 및 일반 내과 교수
   J. W. 허스트 박사, 부인과 및 외과 교수
   A. I. 러들로 박사, 외과 병리학 교수
   N. H. 바우먼 박사, 안비과 교수
   R. G. 밀즈 박사, 세균학 및 병리학 교수

위의 외국인 의사 외에도 다음과 같은 한국인 의사가 있다.

   오긍선 박사, 해부학 교수 및 외과 조수
   홍석후 박사, 안과, 비이과 조수
   박서양 박사, 화학 강사
   강문집 박사, 내과 및 외과 조수

또한 호주 장로교회 선교부의 휴 커를 박사와 C. I. 맥라렌 박사가 각각 한 학기 동안 서울에 와서 산부인과, 소아 질병, 피부과, 신경과, 외과 해부학을 가르쳤다. 성공회의 H. H. 위어 박사도 기생충학에 관하여 정기적으로 강의해 왔다. 그리고 1914년 봄학기 동안에는 조선총독부 부속의학강습소의 사토, 이나모토 및 오카 박사가 의료법, 병리학 및 해부학을 정기적으로 강의해 주었다.

  올해 학생들의 기록은 다음과 같다.

  3월 31일 15명이 졸업하였고, 현재 의학교에는 4학년 10명, 3학년 14명, 2학년 16명, 그리고 신입생 16명이 있으며, 그 외에 24명의 남학생들이 우리 교수진의 지도 하에 경신학교에서 예비 과정을 수강하고 있어 모두 5개 학급에 80명의 학생이 등록되어 있다. 졸업생 15명 중 4명은 우리 감리교회 교인이고, 현재 전체 학생 중 12명이 우리 교인이다.

  교육 업무 외에도 우리는 우리 모두의 많은 시간과 원기를 소비하는 대규모 진료소 업무를 수행하고 있다. 우리는 매일 100건이 넘는 환자를 진료하고 있다. 이 업무는 연합이 성취된 이후 크게 증가하였으며, 이는 한국인 사회에 대한 이 기관의 영향력이 커졌음을 입증해 주고 있다.

내가 담당하고 있는 업무에 대하여 말하자면, 가을학기와 겨울학기 동안에 나는 생리학 교육을 전담할 수 없었으나, 생리화학 분야의 업무를 모두 맡았으며, 나는 할 수 있는 만큼 시간을 내어 정규 생리학 수업에서 가르칠 준비를 하였고, 또한 두 학기 동안 치료학과 내과 총론에 대한 정규 강의도 하였다. 나는 매일 11시부터 1시까지 진료소의 내과 진료를 담당하였고, 조수들과 함께 몇 달 동안 하루 평균 20건이 넘는 환자를 진료하였다. 서기로서의 업무와 학생들을 위한 성경반, 그리고 모든 선교사들에게 주어지는 계산되지 않은 백 가지의 일들로 바쁘고 행복한 한 해를 보내기에 충분하였다. 왜냐하면 배출되어 한국의 그리스도인 가정의가 될 젊은이들을 교육시키는 일에 참여하는 것은 특권이기 때문이다. 하나님께서 나를 합당한 의사, 유능한 교사, 그리고 쓸모 있는 사람으로 만들어 주시고, 한국의 몇몇 젊은이들이 우리의 모범이자 조력자이며 위대한 의사이신 예수님의 사랑으로 자신의 민족에게 봉사할 수 있도록 하는데 내가 도와 줄 수 있기를 끊임없이 기도드린다.

Official Journal. Minutes of the Korea Annual Conference of the Methodist Episcopal Church, Seventh Session, Seoul (June 3rd~8th, 1914)

pp. 67~69

Severance Union Medical College.
Reported By J. D. Van Buskirk.

Last year at our Annual Conference my appointment to this institution marked the entrance of our church into the union work of educating Korean young men to be Christian physicians and perpetuate the medical work of the missions and save it for Christ and His glory.

The institution is a growth, representing to a great extent the work and liberality of the late Mr. Severance and Dr. O. R. Avison; the latter has been greatly aided by Dr. J. W. Hirst who came to Korea soon after the work was started and has been Dr.

Avison's fellow-worker. These two in addition to a large dispensary and hospital work, took the extra task of giving systematic medical education to a number of Korean young men, and in 1908 graduated their first class in medicine: the Resident-General, Prince Ito, honored the occasion with his presence and participation in the program. This work was continued with other men and previous to this year three classes have been graduated. While Drs. Avison and Hirst were working in Korea the Spirit moved Mr. Severance in America to erect a fine medical college building for the work that was so well begun; the building will accommodate a hundred students: it was dedicated in 1913 though it had been used in part for some months.

Also the feeling in the several missions had grown to a conviction that there must be union in medical education work and only one place was considered for that work, so when the way opened, other missions began to help by allowing their physicians to come and give regular lectures in the medical college, but no men were assigned as resident teachers. The Northern Presbyterian mission had appointed beside Drs. Avison and Hirst, Dr. A. I. Ludlow to the work, and then in the spring of 1913, the Southern Presbyterian mission assigned Dr. K. S. Oh, a Korean graduate from Louisville, Ky., to the union work and he took up residence in Seoul. Our own Methodist church then assigned me to the medical college, and when the Southern Methodist mission had their Conference they appointed Dr. N. H. Bowman to the work. So the present faculty of the Severance Union Medical College is as follows:

    Dr. O. R. Avison, President, and Professor of Physical Diagnosis and General Medicine.
    Dr. J. D. Van Buskirk, Secretary, and Professor of Physiology and Therapeutics and General Medicine.
    Dr. J. W. Hirst, Professor of Gynecology and Surgery.
        Dr. A. I. Ludlow, Professor of Surgical Pathology.
        Dr. N. H. Bowman, Professor of Ophthalmology and Rhinology.
        Dr. R. G. Mills, Professor of Bacteriology and Pathology.

Besides the above foreigners there are also the following Korean doctors:

Dr. K. S. Oh, Professor of Anatomy and Assistant in Surgery.

Dr. S. H. Hong, Assistant in Ophthalmology, Rhinology and Otology.

Dr. S. Y. Pak, Instructor in Chemistry.

Dr. M. C. Kang, Assistant in Medicine and Surgery.

Also Dr. Hugh Currell, and Dr. C. I. McLaren, of the Australian Presbyterian mission, have each come to Seoul for a term and taught Obstetrics, Diseases of Children, Dermatology, Neurology, and Surgical Anatomy. Dr. H. H. Weir, of the English Church mission, has also given regular lectures on Helminthology. And during, the spring term, 1914, Drs. Sato, Inamoto, and Oka, from the Government Medical College, have favored us with regular lectures, on Medical Jurisprudence, Pathology, and Anatomy.

The record of the student body for the year is as follows:

A class of 15 men was graduated on March 31st, and we now have 10 Seniors, 14 Juniors, 16 Sophomores, and 16 Freshmen, in the medical school proper, besides a class of 24 men now taking a Preparatory course under the direction of our faculty in the J. D. Wells Academy, giving us an enrollment of 80 pupils in the five classes. Of the 15 graduates, 4 are members of our Methodist church and 12 of the present student body belong to us.

Besides the teaching work we have a large dispensary work which takes a great deal of time and energy of us all; we are daily seeing over 100 cases. This work has greatly increased since the union has been consummated, testifying to the increased influence of the institution upon the Korean community.

A word as to my own part of the work: - During the fall and winter terms, I was unable to take full charge of the teaching of Physiology, but I had charge of all the work in Physiological Chemistry, and did as much as I could find time to prepare to teach in the regular Physiology classes, I also gave regular lectures in Therapeutics and General Medicine throughout both terms; I had charge of the medical clinic in the dispensary from 11.00 to 1.00 daily and with my assistants averaged seeing over 20 cases a day for several months; these with duties as Secretary, with a Bible class for the students and the hundred untabulated things that fall to the lot of all missionary workers, sufficed to fill up a busy and happy year, for it is a privilege to have a part in the training of the young men who are to go out and be the Christian family physicians of Korea. It is my constant prayer that God will make me a worthy doctor and efficient teacher and useful man and let me help some of Korea's young men to serve their people in love of the Great Physician, our Example and Helper.

19140604

올리버 R. 에비슨(서울)이 아서 J. 브라운(미국 북장로교회 해외선교본부 총무)에게 보낸 편지 (1914년 6월 4일)

서울,
1914년 6월 4일

친애하는 브라운 박사님,

어제 저는 박사님이 항의와 다른 대학 문제에 관하여 선교부로 보낸 박사님의 개인 편지에 대하여 언급하는 편지를 썼지만, 제가 없는 사이에 저의 타자수가 그것을 제쳐두었고, 제가 돌아와서 찾으려고 하였지만 찾을 수 없었고 그는 이미 퇴근하였기 때문에 다음 우편으로 보내야 할 것입니다. 저는 지금 우리 중 많은 사람들이 그것에 대하여 매우 안타까워하며 박사님께 매우 깊이 공감하고 있다는 것을 말씀드리고자 합니다.

저는 오늘 아침에 우리는 6월 27일에 밴쿠버에 도착할 예정인 '엠프리스 오브 아시아' 호에 탑승할 예정이며, 그 후 언제든지 뉴욕으로 갈 준비가 되어 있으며, 그곳에서 저의 동선을 지시할 박사님의 편지를 기다리겠다는 것을 다시 한 번 말씀드립니다.

주소는 13 애버뉴 웨스트 325의 J. 스토리 씨입니다.

80세 이신 저의 아버지와 유일한 누이가 밴쿠버에 있기 때문에 박사님의 계획에 맞다면 저는 7월 2일까지 밴쿠버에 머물게 되면 기쁠 것이며, 그곳을 떠나기 전에 하루나 이틀을 함께 보내고 싶습니다.

저는 아직 의학교에 대한 총독부의 전면적인 지정을 받는 공식적인 소식을 기다리고 있지만, 고인이 된 황태후의 장례식 때문에 도쿄로 떠난 고위 관리들이 아직 모두 돌아오지 않아 조치가 지연되었습니다. 하지만 의학교를 조사하기 위하여 파견된 의료 관리들은 보고서가 긍정적일 것이라고 저에게 말하였고, 긍정적인 조치가 취해지는 것은 시간 문제일 뿐이라는 확신을 여러 번 받았습니다. 저는 여전히 본국으로 가져갈 수 있는 확실한 서면 보고서를 기대하고 있습니다.

우리는 매우 건강한 상태에 있지만, 학교를 둘러싼 이 모든 문제가 언더우드 박사에게 영향을 미치고 있고 언더우드 부인의 건강은 약 1년 동안 좋지 않았습니다.

의학교에서의 협력 문제가 다른 선교부에서 더욱 깊게 다루어지고 있다는 사실을 알려드리게 되어 기쁘며, 지금 이곳에 계신 미국 북감리교회 선교부의 루이스 감독의 의견에 관하여 매우 고무적인 소식을 전해드립니다.

저는 요청하신 모든 보고서와 건물 안팎의 사진을 본국으로 가져가서 업무를 진행하는 모습을 보여드리고, 또한 제안된 발전을 위한 계획의 도면도 가져갈 것입니다.

또한 전체 부지와 주변 지역의 도면도 가져가서 우리의 위치와 가능성, 그리고 한계를 보여드리겠습니다.

하지만 우편이 떠나려 하기에 이제 편지를 끝내야 하는데, 이 편지는 우리가 미국에 도착하기 전에 제때 도착할 마지막 편지입니다.

충심으로 사랑의 안부를 전합니다.

안녕히 계세요.
O. R. 에비슨

Oliver R. Avison (Seoul), Letter to Arthur J. Brown (Sec., BFM, PCUSA) (June 4th, 1914)

Seoul,
June 4th 1914

Dear Dr. Brown: -

I wrote you a letter yesterday referring to your personal letter to the Mission concerning the protest and other College matters but my typist set it aside in my absence and when I tried to find it on my return I could not do so and he had already gone home so it will have to go on the next mail. I will just say here that a good many of us feel pretty bad over it and sympathise with you very deeply.

I am writing especially this morning to say again that we expect to sail on the Empress of Asia which is due to arrive at Vancouver June 27th and I will be ready to go on to New York at any time after that and that I will await there a letter from you which will direct my movement.

Address in care of Mr. J. Story, 325 Thirteenth Ave. west.

I will be glad to stay in Vancouver until July 2nd if that will fit in with your plans because my father, aged 80 is there and also my only sister and I would like a day or two with them before going forward.

I am still waiting for official news giving the Medical College full Government recognition but action has been delayed because of the funeral ceremonies of the late Empress Dowager, the chief officials having gone to Tokio and all not yet back. However the medical officers sent to inspect the College tell me their report will be favorable and I have several times been assured that it is only a matter of time until favorable action will be taken. I am still hoping I shall have a definite statement in writing to take home with me.

We are in very fair health but I note that all this trouble over the College is reacting on Dr. Underwood while at the same time Mrs. Underwood's health has been poor for about a year.

I am glad to say that the matter of cooperation in the Medical College is taking a still deeper hold on the other Missions and I shall have some very encouraging news to give you concerning the attitude of Bishop Lewis of the Northern Meth. Mission who is here now.

I shall take home with me all the statements which have been asked for as well as photo of the buildings inside and out showing the work going on and also drawings of our proposed plans for advance.

I shall also have diagrams of the whole compound and all the surrounding district which will show our location and the possibilities and limitations of it.

But I must close as the mail is about to go and this is the last one that will go in time to get to America before we do.

With the most cordial and loving regards

Yours very sincerely,
O. R. Avison

19140630

올리버 R. 에비슨(왕립 우편선 엠프리스 오브 아시아)이
아서 J. 브라운(미국 북장로교회 해외선교본부 총무)에게 보낸 편지
(1914년 6월 30일)

1914년 6월 30일 오후 4시

친애하는 브라운 박사님,

우리 배는 전염병 항구인 홍콩에서 왔기 때문에 고베에서 4일 동안 격리되어 있어 우리는 4일 늦었습니다. 배에 환자는 없었습니다.

오늘 저녁에 육지에 도착하여 내일 어느 때인가 밴쿠버에 내릴 예정입니다. 우리는 좋은 여행을 하였습니다.

고베에서 세브란스 씨로부터 받은 편지에 따르면, 회의가 7월 14일에 보스턴의 코플리 플라자 호텔에서 열릴 것이며 저는 그곳에 있을 것으로 예상하고 있습니다.

특히 스포캔을 거쳐 한국에 간호부로 오고 싶어 하는 버츠 양을 만나러 가야 하기 때문에 당연히 밴쿠버 방문은 매우 짧아질 것입니다. 저는 박사님께 그녀에 대하여 편지를 썼지만, 그녀가 즉시 오지 못할 일이 생겨 우리가 최근에 그녀로부터 소식을 들었을 때에는 아직 신청을 하지 않았지만, 상황이 곧 바뀌어 한국에 갈 수 있게 되기를 바란다고 말하였습니다. 저는 그녀가 근무하는 병원에서 그녀를 만나고 싶습니다. 그러면 간호부장으로서의 그녀의 역량을 제가 판단할 수 있을 테니까요.

그런 다음 오리건 주 포틀랜드에 들러서 래드 씨를 만나 평양 병원 사업에 대하여 이야기하고 싶었습니다. 박사님이 아시다시피, 그곳에서 우리의 의료 사업을 감리교회의 의료 사업과 통합하는 것을 고려한 적이 있었고, 감리교회는 그 사업을 위하여 10,000달러를 확보하였고 새로운 병원을 짓고, 더 나아가 감리교회 여자 선교본부가 한국에 따로 설치되어 있는 여병원을 포기할 계획이기 때문에 제안된 통합을 실행하기에 지금이 적절한 시기인 것 같습니다.

하지만 웰즈 박사는 래드 씨로부터 이 주제에 대한 아무런 응답을 받지 못하였으며, 저는 박사님이 잘 알고 있다고 확신하고 있는 모든 상황에서 그가 제안된 연합 기지의 우리 쪽 부분을 재건축하는 데 필요한 금액을 다시 주는 것에 동의하는 데 마음이 내키지 않을 수도 있다는 것을 쉽게 이해할 수 있습니다. 그리고 저는 저와 같은 외부인이 그에게 현재 방식의 단점과 연합 업무로 얻을 수 있는 이점을 제시할 수 있다면, 그는 현재의 건물을 다른 부서와 선교 사업에 기부하고 감리교회와 연합하여 정말 좋은 기지를 세우는 데 도움을 줄 의향이 있을지도 모른다고 생각하였습니다.

저는 긴급한 필요성이 있기 때문에 지금 당장 그를 만날 수 있기를 바라고 있습니다.

브리티시컬럼비아 주 밴쿠버,
1914년 7월 8일

저는 버즈 양과 래드 씨를 만날 수 없어 유감스럽습니다. 저는 두 사람에게 전보를 보냈는데, 버즈 양은 휴가 중이라는 연락을 받아 그곳에 가지 않았습니다. 래드 씨는 저를 저녁 식사에 초대한다고 답하였지만, 저는 관계되는 모든 업무를 함께 모을 수가 없어서 그 문제에 대하여 그에게 편지를 쓰고 있습니다.

저는 내일 7월 9일에 이곳을 떠나 7월 15일 수요일 아침에 뉴욕에 도착할 예정입니다. 그때 허스트 박사가 저를 만나서 이야기를 나누고 선교본부 회의실에서 필요한 자료를 얻을 수 있을 것입니다. 우리는 보스턴으로 가는 야간 열차를 타고 16일 아침에 그곳에 도착할 예정입니다.

즈푸의 애벗 씨의 계정에 관하여.

이것은 애벗 씨와 그가 속한 지부 사이의 문제입니다.

한국 선교부는 의사의 권고에 따라 입원한 선교사에게 병원이 특수 수술, 병원 치료, 그리고 식비를 청구할 수 있도록 규정하고 있습니다.

정액 요율은 제공된 진료에 대한 비용을 병원에 지불하는 금액이며, 지부의 정규 의료 수당으로는 충당할 수 없는 경우, 선교부가 자체 예산에서 지불해야 합니다.

정액 요율은 다음과 같습니다.

큰 수술	수술실, 붕대 등 처치 등의 비용을 충당하기 위한 25엔
병동 비용	난방, 조명, 간호, 약물, 붕대 등 처치를 충당하기 위해 하루에 1.5엔

| 식비 | 선교사 집에서는 하루 1.5엔의 일반 요금이 적용되며, 환자가 직접 지불해야 한다. |

만일 병원에 이런 보상이 없다면, 정규적인 현지인 사역을 위하여 마련된 소액의 예산조차 소진될 것입니다. 우리는 모든 지역에서 온 많은 선교사들을 치료해야 하고, 선교사들을 위하여 필요한 금액은 우리 스스로 벌어야 하기 때문입니다.

애벗 씨도 맹장염 수술을 받고 똑같은 방식으로 청구받았습니다.

그의 지부는 다음을 지불해야 합니다.

병원비	21.00엔
수술	25.00
	46.00

그 자신은 다음을 지불해야 합니다.

숙식	12.00엔
안경 1개	15.00
	27.00엔

하인에 대한 경비 2.00엔은 위의 대금 외에 부과되는 것으로 알고 있습니다. 저는 그것에 대해서는 전혀 모릅니다.

편지가 지저분하고 연필로 쓴 글씨가 어색한 점 양해 부탁드립니다.

안녕히 계십시오.
O. R. 에비슨

Oliver R. Avison (R. M. S. Empress of Asia), Letter to Arthur J. Brown (Sec., BFM, PCUSA) (June 30th, 1914)

June 30th, 1914 4 p. m.

Dear Dr. Brown: -

We are 4 days late because our boat was detained at Kobe 4 days in quarantine because she had come form Hong Kong a plague port. No sickness on board.

We expect to see land this evening and disembark at Vancouver sometime tomorrow. We have had a good trip.

A letter receiving at Kobe from Mr. Severance notified me that the Conference would be held in Boston at the Copley Plaza Hotel on July 14th and I expect to be there.

It will of course cut my visit at Vancouver very short especially as I am anxious to travel via Spokane to see Miss Butts who would like to come to Korea as a nurse. I wrote you of her but something occurred which prevented her coming at once and so she had not made application when we last heard from her but said she hoped the circumstances would soon change and she would be able to go to Korea. I would like to see her in her hospital as that would enable me to judge her capacity as a Superintendent.

Then I wanted to call at Portland, Oregaon, to see Mr. Ladd about the Pyeng Yang Hospital work. As you know there has been a thought of uniting our medical work there with that of the Methodist and as the Methodist have just secured $10000.00 for that work and are to build a new hospital and as furthermore the Methodist Women's Board is planning to give up their separate Women's Hospitals in Korea the present seems to be the acceptable time for effecting the proposed Union.

Dr. Wells, however, has had no response from Mr. Ladd on the subject and one can readily understand that he may feel disinclined, under all the circumstances with which I am sure you are familiar, to consent to give over again the sum of money necessary to rebuild our part of the proposed union plant, and I thought perhaps if an outsides like myself could put befoe him the disadvantages of the present way and the advantages to be gained by united work he might be willing to donate the present buildings to some other department& mission work and assist in the erection of a really good plant in union with the Methodist.

I hope I can see him now as the need is immediate.

Vancouver B. C.
July 8/14

I am sorry I was unable to see Miss Butts and Mr. Ladd. I telegraphed them both & received word that Miss Butts was away on vacation so I did not go there. Mr. Ladd replied with an invitation for me to dine with him but I could not make all the interests work together and so am writing him about the matter.

I leave here tomorrow July 9 and will reach New York on the monring of Wednesday July 15th when Dr. Hirst will meet me so that we can talk things over & get any data we may need from the Board Rooms. We will take the nigh train for Boston and reach there the morning of the 16th.

Re – the a/c of Mr. Abbot of Chefoo: -

This is a matter between Mr. Abbot and his Station.

Our Mission in Korea has a rule allowing hospitals to make a charge for special operations, hospital care and Board for missionaries who are put in hospital by the advice of their physician.

The fixed rated are such as will about pay the cost to the hospital of the service rendered and there are to be paid by the Mission out of it appropriation when the regular medical allowance of the Station to which the Mission are belongs cannot meet them.

The fixed rates are as follows: -

Major Operation	¥25.00 to cover expenses of operating room, dressings &c
Ward fees	¥1.50 per day to cover heat, light, nursing, medicines, dressings &c.
Board	¥1.50 per day, regular rate in missionary homes, to be raied personally by the patient.

If the hospital is not thus compensated even the small appropriation made for the regular native work will be used up as we treat many missionaries from all the stations and we must ourselves earn the amount needed for even the missionaries.

Mr. Abbot was charged in exactly the same way, having been operated on for appendicitis.

His station should have paid

Hospital Fee ¥21.00
Operation   25.00
              ¥46.00

He should have himself paid.

Boarding   ¥12.00
1 pair Spectables 15.00
                  ¥27.00

Servants bonus of ¥2.00 you will notice is outside our fee and I do not know anything about that.

Please excuse the untidiness of the letter and the pencil writing.

Very sincerely,
O. R. Avison

19140717

아서 J. 브라운(미국 북장로교회 해외선교본부 총무)이 더들리 P. 알렌(메인 주 캠든)에게 보낸 편지 (1914년 7월 17일)

AJB/K. 1914년 7월 17일

더들리 P. 알렌 박사,
   메인 주 캠든 사서함 378.

친애하는 알렌 박사님,

   어제 보스턴 코플리 플라자 호텔에서 가졌던 회의에 대한 감사의 마음을 세브란스 씨에게 별도의 서한으로 전하였듯이, 박사님께도 전하고 싶습니다. 저는 그 회의에서 풍성하게 보여진 넓은 견해와 헌금에 대하여 하나님께 감사드립니다. 주님의 사역을 위하여 우리 동료가 그분의 이름으로 일을 하도록 그런 일을 할 수 있는 점에서 박사님과 알렌 부인, 그리고 세브란스 씨가 부럽습니다. L. H. 세브란스 씨의 뒤를 따르는 사람들이 그가 시작한 사역을 그토록 아낌없이 이어가고 있다는 생각에 기쁩니다. 또한 우리 모두가 저편에서 그와 함께한 후에도 오랜 시간 동안 다른 땅에 있는 남녀들이 이러한 선물로 계속 축복을 받게 될 것이라고 생각합니다.

   제가 약속한 바에 따라, 대학 문제에 대한 선교부의 항의에 대한 선교본부의 답변을 담은 한국 선교부로 보낸 7월 8일자 저의 편지 사본을 동봉합니다. 세브란스 씨는 앞서 주고받은 서신 사본을 가지고 있는데, 제가 알기로는 박사님이 원하시면 기꺼이 보여드리겠다고 하였습니다.

   알렌 부인께 따뜻한 안부를 전하며, 다시 뵙게 되어 매우 기뻤습니다.

안녕히 계세요.
[아서 J. 브라운]

동봉물 - 1

Arthur J. Brown (Sec., BFM, PCUSA), Letter to Dudley P. Allen (Camden, Me.) (July 17th, 1914)

AJB/K.   July 17th, 1914.

Dr. Dudley P. Allen,
   Box 378. Camden. Maine.

My dear Dr. Allen:

   I wish to express to you as I have expressed to Mr. Severance in a separate letter, my grateful appreciation of the conference at the Copley-Plaza Hotel in Boston yesterday. I thank God for the largeness of view and the consecration of money which were so abundantly manifested in that conference. I envy you and Mrs. Allen and Mr. Severance in being able to do such things for the work of our Lord and Master for our fellow men in His name. It is good to think that those Who follow Mr. L. H. Severance are carrying on so generously the work which he began and good to think also that long after all of us have joined him on the other side, men and women in different lands will continue to be blessed by such gifts.

   In accordance with my promise I enclose a copy of my letter of July 8th to the Korea Mission giving the reply of the Board to the Protest of the Mission regarding the college matter. Mr. Severance has copies of the preceding correspondence, which I understood him to say that he would gladly place at your disposal if you desired to see them.

   With warm regards to Mrs. Allen with whom it was a great pleasure to meet again, I remain,

Sincerely yours,
[Arthur J. Brown]

Enc. - 1

원산에서 개최된 캐나다 장로교회 한국 선교부 제16차 연례 회의 회의록 개요 (1914년 7월 21일)

(중략)

배정 위원회는 다음과 같이 보고하였다.

우리는 그리어슨 박사에게 다음 연례 회의에서 용정에서 의료 사업을 시작하거나 원산으로 가서 감리교인들과 연합 의료 사업을 하고 서울에 있는 세브란스 의학교에서 가르치는 일을 하도록 임명을 고려할 것을 권고한다.

A Synopsis of Minutes of Sixteenth Annual Meeting of Council of the Korea Mission of the Presbyterian Church in Canada, Convened in Wonsan (July 21st, 1914)

(Omitted)

The Apportionment Com. reported as follows:

We recommend that Dr. Grierson be communicated with to the effect that he consider a possible appointment at next annual meeting, either to Yong Jung to open the medical work there, or to Wonsan to engage in union medical work with the Methodists, and to engage in teaching Severance Medical College in Seoul.

19140722
알렌 F. 드캠프(서울)가 W. W. 화이트에게 보낸 1914년 7월 22일 편지의 발췌 (1914년 7월 22일)

(중략)

평양의 S. A. 마펫 박사는 우리의 평양 선교의 대부분을 담당하고 있지만, (아마도 호주 선교부를 제외하고) 우리 선교본부와 다른 선교본부들은 서울을 담당하고 있습니다. 아마 박사님은 이 문제에 대하여 잘 알고 계시겠지만, 만일 그렇지 않다면 5 애버뉴 156에 있는 선교본부 사무실에서 확인하실 수 있습니다. 이 사업에서 최악의 특징은 한쪽으로 마펫, 애덤스 등과 다른 쪽으로 언더우드, 에비슨 등 사이에 선교 방식에 있어 '폐쇄적인' 또는 '더 개방적'인 정책에 대한 오랜 의견 차이가 있다는 것입니다. 매우 유감스럽게도, 개인적인 견해가 이 논쟁에 너무 많이 게재되었고, 이로 인하여 악마가 바라는 것만큼 상황이 악화되었다고 말씀드려야 합니다. "세브란스 병원은 한국 선교에 위협이 된다"는 터무니없고 막연한 이야기가 많이 있었는데, 이 나라에서 '1인 병원', 즉 최소한의 의료 발전 추구를 믿는 사람들의 영향을 받은 것입니다. 한쪽은 '폐쇄적인' 정책을, 다른 쪽은 '더 개방적인' 정책을 믿고 있습니다. 저는 서울 사람들에게서 방해가 되는 그런 모습을 본 적이 없습니다. 미국의 선교본부와 영향력 있는 사람들도 마찬가지인 것 같습니다. 세브란스가 엄청나게 확대되고 있는데, 모두가 고통스럽고 고통스럽습니다! - 보셨죠?

(중략)

Extract from a Letter from Allen F. DeCamp (Seoul) to W. W. White, dated July 22, 1914 (July 22nd, 1914)

(Omitted)

Dr. S. A. Moffett of Pyeng Yang carries the majority of our mission for Pyeng Yang, but our Board and the other Boards, with possibly one exception (the. Australian) are for Seoul. You probably know a good deal about this matter, if not, you can find out at the Board rooms, 156 Fifth Avenue. The worst feature of this business is that there is a long standing difference of opinion between Messrs. Moffett, Adams, etc., on the one. hand, and Messrs. Underwood and. Avison, etc. on the other as to a "close" or "more open" policy of mission procedure, and I am very sorry to have to say that personality seems to have entered very largely into the contentions which makes things about as bad as the devil himself could wish. There has been much wild, loose talk to the effect that "Severance. Hospital is a menace to Missions in Korea" inspired by those who believe in a "one man hospital" i. e. the minimum of medical development in this country, etc. One side believes in the "close" the other in the "more open" policy. I must say that I have seen nothing in the Seoul people out of the way, - neither, apparently, have thr Boards and people of influence in the U. S. Severance is booming tremendously and it all seems to hurt, hurt, HURT! - See?

(Omitted)

19140724

아서 J. 브라운(미국 북장로교회 해외선교본부 총무)이 존 L. 세브란스(메인 주 캠든)에게 보낸 편지 (1914년 7월 24일)

CABLE ADDRESS:
"INCULCATE" NEW YORK

THE BOARD OF FOREIGN MISSIONS
OF THE
PRESBYTERIAN CHURCH IN THE U.S.A.
156 Fifth Avenue
NEW YORK

TELEPHONE
822 GRAMERCY

OFFICE OF SECRETARY

AJB/K   1914년 7월 24일.

존 L. 세브란스 씨,
　　메인주 캠든 사서함 378호

친애하는 세브란스 씨,

　　오늘 아침 우편으로 귀하의 7월 23일자 편지가 도착하였는데, 귀하는 7월 16일과 17일 보스턴의 코플리 플라자 호텔에서 귀하 외에 [더들리 P.] 알렌 박사 부부, 에비슨 박사, 허스트 박사 및 제가 참석하여 열린 회의에서 세브란스 병원 및 의학교에 관한 합의 각서를 보내달라고 요청하였습니다. 다행히 에비슨 박사는 마침 오늘 아침 제 사무실에 있었습니다. 저는 그도 합의 내용을 기록한 각서를 보관하고 있었고, 우리는 각서를 비교 검토한 후 다음과 같은 사항에 합의하였으며, 모든 금액은 금화 달러입니다.

　　1. 사택
　　부지에 즉시 다른 사택을 건축하되, 첫 거주자는 랠프 G. 밀즈 박사와 그 가족이 될 것이며, 총 비용은 정지 작업, 차폐물, 온수 난방, 전기 조명, 욕실 배관 및 주방 등을 포함하여　　　　　　　　　　　　　　　　　4,200달러

　　2. 거주지 교환
　　에비슨 박사는 미국인 간호부들과 거주지를 교환할 것이며, 이전에 그들이 거주하던 사택은 온수 난방, 전기 조명, 배관 및 수리를 포함하여 에비슨 박사 가족이 사용할 수 있도록 개조 및 수리를 하게 될 것입니다. 예상 비용은
　　　　　　　　　　　　　　　　　　　　　　　　2,250달러

3. 미국인 간호부를 위한 사택

지금까지 에비슨 박사가 거주하던 사택을 수년 동안 외국인 간호부들과 함께 살고 있는 현재의 웸볼드 양을 포함하여 세 명의 미국인 미혼녀들이 거주할 수 있도록 개조하고 수리해야 합니다. 이러한 개조에는 배관, 재도배, 재도장 및 아래에 언급된 간호부 사택의 난방과 연결된 난방이 포함되며, 이러한 개조 비용은 다음 단락에 설명된 간호부 숙소를 위한 견적에 포함됩니다.

4. 간호부 숙소

병원과 간호부 양성소에서 교육을 받는 한국인 간호부를 수용할 건물을 건립하되, 이 건물은 미국인 간호부가 사용할 사택 인근에 건립할 것과 앞서 언급한 간호부 사택의 차폐물, 정지 작업, 온수 난방, 전기 조명, 배관, 가구 설치 및 이전 단락에 언급된 간호부 사택의 개선 비용을 포함하여
10,000달러

5. 약사 및 치과의사

약사 또는 치과의사 중 선교본부에서 먼저 확보한 사람에게, 미혼인 경우 연간 1,000달러, 기혼인 경우 연간 2,000달러의 비율로 지원합니다.
5,000달러 혹은 10,000달러

6. 약사 또는 치과의사의 사택

위의 선교사가 사용할 수 있도록 현재 부지에 사택을 건립하는 데 드는 비용은 밀즈 박사의 거주지와 동일한 항목을 포함하여   4,200달러

에비슨 박사는 약사 또는 치과의사 중 필요한 다른 사람을 확보하는 데 있어 다른 교단 선교본부 중 하나의 관심을 끌기 위하여 노력해야 하며, 그러한 선교본부는 그를 지원하고, 현재 부지에는 다른 사택을 건축할 공간이 충분하지 않기 때문에 추가 부지를 포함하여 그의 사택을 제공해야 합니다. 하지만 장로교회에서 특히 적합한 사람을 찾으면, 그의 지원은 귀하께서 맡을 것입니다. 그러나 그가 독신이거나 앞 문단에 규정된 사택에 살 수 없는 경우를 제외하고는 그를 위하여 사택을 제공하겠다고 지금 약속하지 않습니다.

7. 병원의 확장

현재 건물의 한쪽 끝, 아마도 동쪽 끝 측면에 별관을 신축하여 본관 건물을 확장하며, 귀하의 승인을 위하여 이 별관의 설계도와 비용 견적을 제출할 것인데,

이 설계도에는 수술실 시설 개선도 포함됩니다. 귀하는 가까운 시일 내에 이 건물을 건립할 것으로 예상하고 있지만, 즉시 건립하겠다고 약속하지는 않습니다. 다만, 견적이 제출되면 검토할 것입니다. 현재로서는 가구, 난방, 장비 등을 포함한 일반적인 견적 외에는 없으므로, 20,000달러

8. 병리 건물

해부학, 병리학, 조직학 교육을 위한 건물을 건축합니다. 영안실, 해부실, 그리고 필요한 장비를 포함합니다. 건물은 등급, 난방, 배관, 가구 등을 포함하여
6,725달러

이 건물은 앞서 언급한 바와 같이 가까운 시일 내에, 그리고 필요하다면 그 전에 건립될 예정입니다. 특히 일본 정부는 병원과 대학이 이 건물에 필요한 시설을 갖추기를 간절히 바라고 있으며, 건물이 건립될 경우 의학교의 공식 인정을 앞당길 수 있을 것으로 예상됩니다. 자세한 계획과 견적은 가능한 한 빨리 귀하께 제출할 것입니다.

9. 고용인들을 위한 새 건물

직원들이 거주하는 가장 비참하고 비위생적인 소규모 현지 건물 6동 정도를 철거하고 더 적합한 건물로 대체하는데, 에비슨 박사가 총괄 계획을 제출하고 각 건물의 경비는 약 200달러, 6동에 대략 1,200달러

10. 원내 전화(電話) 체계

전체 기지를 위한 원내 전화 체계 계획을 수립하여 견적과 함께 제출합니다.

11. 방사선 기계

방사선 검사 기계와 관련 전기 장비에 대한 견적을 제출합니다.

12 세탁 기계 및 제약 기계

세탁 업무에 필요한 기계 비용과 약품 제조에 필요한 장비의 제공 및 설치 비용을 추산하여 제출합니다.

13. 판매 및 광학과를 위한 운영 자금

영업 및 광학과의 운영 자금으로 귀하가 결정한 금액을 선지급하고, 이 금액을 현재 비용으로 지출하지 말고 현지 수입을 늘리기 위하여 기관이 수행하는 사

업을 수행하는 데 사용합니다.

14. 의학생을 위한 기숙사

의학생 기숙사 건립의 타당성에 대한 논의가 있었습니다. 현재 기숙사는 없고 학생들은 집에 흩어져 살고 있습니다. 미국의 의과대학들은 기숙사를 제공하지 않는다는 주장이 제기되었지만, 서울에는 미국의 의과대학생들이 쉽게 찾을 수 있는 하숙집, 주택, 호텔이 없다는 사실이 인정되었습니다. 이 주제는 회의가 거의 끝날 무렵에 제기되었지만, 아무런 결정도 내리지 못하였습니다.

15. 기본금

현재 운영 규모로는 수입이 충분하지 않고, 현재 합의된 시설 확장을 위하여 훨씬 더 심각하게 부족할 것이라는 점을 인지하고 약 15만 달러의 기금 마련 필요성을 진지하게 고려하였습니다.

귀하는 기관을 지지하고 합리적인 필요를 충족시키겠다고 정중히 말하였지만, 확장된 시설 운영 비용과 현지 수입으로 충당할 수 있는 부분이 현재로서는 알 수 없는 것이 확실해질 때까지 기금 규모에 대한 결정을 1~2년 미루는 것이 현명하다고 판단하였습니다. 그동안 귀하는 약 3,600달러의 현재 적자를 지불할 것이며, 에비슨 박사에게는 효율성에 부합하는 신중하고 경제적인 방식으로 병원을 운영하고, 가능한 한 현지 수입을 확보하며, 다른 선교본부로부터 어떤 지원을 확보할 수 있는지 확인하기 위하여 최선을 다해 줄 것을 요청하였습니다. 그런 다음 귀하는 기본금을 줄 때까지 필요한 잔액을 제공할 것입니다.

16. 간호 교직원

외국인 간호 인력, 필요한 외국인 간호부 수, 그리고 상류층 가정에 있는 고립된 여자들과 병원에 올 수 없거나 병원에 수용될 수 없는 저소득층 여자들에 대한 지역 간호, 사회 봉사, 그리고 관련 활동들을 제공하는 것의 바람직함에 대한 논의가 있었습니다. 이 사업에는 외국인 간호부 4명, 가급적이면 병원 교직원으로 필요한 1명을 포함하여 5명이 필요합니다. 두 명의 외국인 간호부인 쉴즈 양과 포사이드 양의 급여는 이미 다른 기부자들이 선교본부를 통하여 제공하고 있으며, 감리교회 여자 위원회가 간호부 양성소에 협력하여 세 번째 외국인 간호부를 제공하여 한두 명의 지원만 더 필요할 것으로 기대하고 있습니다. 특히 알렌 부인은 지역 간호를 발전시키려는 이 제안에 큰 공감을 표명하였지만, 이 문제는 현재로서는 결정되지 않았습니다.

17. 추가 문제

이 각서에 포함되지 않은 기타 사항은 나중에 귀하게 제출될 수 있으며, 귀하는 당장의 미래를 위한 전체 계획을 포괄하는 포괄적인 계획을 신중하게 작성하여 제출해 줄 것을 희망하였습니다.

----- ㅁ -----

에비슨 박사와 저는 이 각서를 함께 작성하였으며, 이 각서는 합의된 내용에 대한 우리의 기억을 담고 있습니다. 우리는 이 각서를 귀하의 수정을 위하여 제출하며, 귀하의 승인을 받으면 귀하와 알렌 박사 부부, 그리고 에비슨 박사, 그리고 선교본부를 위하여 수정된 사본을 기꺼이 제작하겠습니다. 저는 일본 정부의 태도와 규정에 관한 논의 내용은 생략하였습니다. 그것은 비록 매우 흥미롭고 중요하지만, 당연히 별도로 다루어야 할 내용입니다. 귀하는 에비슨 박사가 서울에서 일본인 관리들과 가진 회의에 대하여 보고하였고, 강력한 공감적인 약속을 받았으며, 그가 서울로 돌아가면 이 회의를 재개할 것으로 기대하였다는 것을 기억하실 것입니다.

에비슨 박사와 저는 함께 각서를 검토하면서 귀하와 알렌 박사 부부가 계획하고 있는 방대한 계획과 귀하 모두가 보여 주신 폭넓은 공감에 깊은 감동을 받았습니다. 이전에도 이 문제에 대하여 편지를 쓴 적이 있지만, 이 편지를 구술하면서 그 생각이 더욱 강하게 다가옵니다. 저는 귀하, 그리고 귀하와 함께하는 사람들이 하나님 나라를 위하여 큰 일을 계획하고 있으며, 그 일이 현 세대뿐 아니라 우리가 떠난 후의 세대들에게 미칠 영향은 지금 우리가 쉽게 깨닫기 어려울 만큼 클 것이라고 믿고 있습니다.

귀하의 요청에 따라, 저는 대학 문제에 관하여 제가 한국 선교부로 보낸 7월 8일자 편지26)의 사본을 동봉합니다.

안녕히 계세요.
[아서 J. 브라운]

동봉물

---

26) Arthur J. Brown (Sec., BFM, PCUSA), Board Letter to the Korea Mission, No. 228 (July 8th, 1914)

Arthur J. Brown (Sec., BFM, PCUSA), Letter to John L. Severance (Camden, Me.) (July 24th, 1914)

CABLE ADDRESS:
"INCULCATE" NEW YORK

THE BOARD OF FOREIGN MISSIONS
OF THE
PRESBYTERIAN CHURCH IN THE U.S.A.
156 Fifth Avenue
NEW YORK

TELEPHONE
822 GRAMERCY

OFFICE OF SECRETARY

AJB/K

July 24th, 1914.

Mr. John L. Severance,
Box 378, Camden, Maine.

My dear Mr. Severance: -

This morning's mail brings your letter of July 23rd in which you request me to send you a memorandum of the agreements regarding the Severance Hospital and Medical College which were reached at the conference at the Copley-Plaza Hotel in Boston, July 16th and 17th, those present beside yourself being Dr. and Mrs. Allen, Dr. Avison, Dr. Hirst and myself. Fortunately, Dr. Avison happens to be in my office this morning. I find that he also kept a memorandum as to what was done and we have compared our notes and now agree upon the following, all sums being given in gold dollars;

1. Residence

That another residence be erected immediately on the compound, the first occupant to be Dr. R. G. Mills and family, the total cost, which is to include grading, screening, hot water heating, electric lighting, plumbing for bath room, kitchen, etc., to be
$4,200.

2. Exchange of Residences.

That Dr. Avison will exchange residences with the American nurses, the residence formerly occupied by them to have certain alterations and repairs to fit it for the use of Dr. Avison's family, including hot water heating, electric lighting, plumbing and repairs, at an estimated cost of, $2,250

3. Residence for American Nurses.

That the residence hitherto occupied by Dr. Avison be altered and repaired to fit it for the occupancy of the three American single women, including for the present Miss Wambold who has for years been living with the foreign nurses, these changed to include plumbing, re-papering, re-painting, and heating connection with the furnace in the Nurses' Home mentioned below, the cost of these improvements being included in the estimate for the Nurses' Home described in the succeeding paragraph.

4. Nurses' Home.

That a building be erected for the accommodation of the Korean nurses connected with the Hospital and in training in the Nurses Training School, this building to be erected adjacent to the residence to be occupied by the American nurses and the estimated cost, including screening, grading, hot water heating, electric lighting, plumbing, furnishing and the improvements in the adjoining nurses' residence noted in the preceding paragraph to be, $10,000.

5. Pharmacist and Dentist.

That support be provided for either a pharmacist or a dentist, whichever may be first secured by the Board, at the rate of $1,000. a year if single or $2,000. if married ($5,000. or $10,000.)

6. Residence for either Pharmacist or Dentist.

That a residence be erected on the present compound for the use of the above missionary, the cost, with the same inclusions as in the case of the residence for Dr. Mills, to be, $4.200.

Dr. Avison is to endeavor to interest one of the other denominational Boards in the provision of the other man required, that is, either the pharmacist or dentist, such Board to support him and to provide his residence, including the additional land for site, as there is not sufficient room for another house on the present compound. If, however, a particularly suitable man should be found in the Presbyterian Church, his support also will be undertaken by you, but without pledging yourselves now to provide a residence for him unless he should be a single man and could live in the residence provided in the former paragraph.

7. Enlargement of the Hospital.

That the main Hospital building be enlarged by adding a wing to be erected back and to the side of one end of the present building, probably the east end, the plans and estimates of cost for this wing to be submitted to you for approval, these plans to include improvement of operating room facilities. While you expect to provide this building in the near future, you do not pledge yourselves to do so immediately, but will take up the question when the estimates have been submitted, no estimate being practicable now beyond a general suggestion of including furnishing, heating, equipment, etc., of possibly $20,000.

8. Pathological Building.

That a building be erected for teaching anatomy, pathology and histology, including morgue and dissecting room and the necessary apparatus, at an estimated cost, including grading, heating, plumbing, furniture, etc., of, $6,725.

This building like the preceding is to be erected in the near future and, if necessary before it, particularly as the Japanese Government greatly desires that the Hospital and College should have the facilities which this building would afford and may hasten its official recognition of the Medical College if the building is provided. Detailed plans and estimates are to be submitted to you as soon as practicable.

9. New Buildings for Employees.

That about half a dozen of the most wretched and unsanitary of the small native buildings occupied by the employees of the compound be torn down and replaced by more suitable buildings, Dr. Avison to submit the general plan, and the coat to be about $200. for each building, or for the six approximately, $1,200.

10. Interior Telephone System.

That a plan for a system of interior telephones for the whole plant be prepared and submitted with estimates of coat.

11. X-Ray Plant.

That an estimate be submitted for an X-Ray plant and correlated electrical apparatus.

12 Laundry Plant and Pharmaceutical Manufacturing.

That an estimate be submitted of the cost of necessary machinery for laundry work and for the provision and installation of the apparatus needed for pharmaceutical manufacturing.

13. Working Capital for Sales and Optical Departments.

That a sum, to be determined by you, be advanced for working capital for the sales and optical departments, this sum not to be dicerted to current expenses, but to be used to conduct the lines of business carried on by the institution with a view to increasing the local income.

14. Dormitory for Medical Students.

There was discussion as to the advisability of erecting a dormitory for medical students. There is no dormitory at present and the students are scattered in homes. The statement was made that medical colleges in America do not provide dormitories, but there was recognition of the fact that in Seoul there are no such boarding houses, homes and hotels as medical students in America easily find. This subject came up near the close of the conference and no decision was reached.

15. Endowment.

Serious consideration was given to the need of an endowment of approximately $150,000, as it was recognized that the income does not suffice for the present scale of operation and that it will be still more seriously inadequate for the enlarged plant which is now agreed upon. You cordially stated that you proposed to stand by the institution and to provide for its reasonable needs, but that you deemed it wise to defer decision regarding the amount of endowment for a year or two until it can be known more definitely than it is possible to know at present what the cost of operating the enlarged plant will be and what part of it can be provided from field receipts. Meantime, you will pay the present deficit of approximately $3,600., and Dr. Avison was requested to continue to do the best he could to conduct the Hospital on as careful and economical a basis as may be consistent with efficiency, to develop local receipts as far as practicable, and to ascertain what assistance, if any, can be secured from other Boards. You will then provide the balance needed until you give an endowment.

16. Nursing Staff.

There was discussion regarding the foreign nursing staff, the number of foreign nurses required and the desirability of providing for district nursing, social service, and allied lines of effort in reaching secluded women in the homes of the higher classes and also the poorer women who may not be able to come to the Hospital or who cannot be received there. This work would require four foreign trained nurses and preferably five, including the foreign nurse required for the Hospital staff. The salaries of two foreign nurses, Miss Shields and Miss Forsyth, are already provided through the Board by other donors, and it is hoped that the Women's Board of the Methodist Church will cooperate in the Nurses' Training School and provide a third foreign nurse, so that the support of only one or two more will be needed. Large sympathy was expressed, particularly by Mrs. Allen, with this proposal to develop district nursing, but the question was left undecided for the present.

17. Further Questions.

Any other matters not included in this memorandum may submitted to you at a later date, and you expressed a desire that a comprehensive plan be careful made out and submitted, covering the whole scheme for the immediate future.

----- ▫ -----

Dr. Avison and I have prepared this memorandum together and it embodies our recollection of what was agreed upon. We submit it for your correction, and when approved by you, I shall have pleasure in making corrected copies for you and Mr. and Mrs. Allen and Dr. Avison, as well as for the Board. I have omitted an account of the discussion regarding the attitude and regulations of the Japanese Government, which although exceedingly interesting and important, are of course to be handled separately. You will recall that Dr. Avison reported the conferences that he had had with the Japanese officials in Seoul, that he received strong sympathetic assurances, and that he expected on his return to Seoul to renew these conferences.

As Dr. Avison and I have gone over our notes together our hearts have been deeply stirred by the largeness of the plans which you and Dr. and Mrs. Allen are making and the breadth of the sympathy which you all manifested. I have written to you of this before, but as I dictate this letter the thought of it comes to me with even greater force. I believe that you and those who are associated with you are planning a great thing for the kingdom of God and that the effect of it not only upon the present generation but upon generations who are to follow after we are gone will be far greater than easy now for us to realize.

In accordance with your request, I enclose a copy of my last letter to the Korea Mission on the College question, of July 8th.

Sincerely yours,
[Arthur J. Brown]

Enc.

19140800

올리버 R. 에비슨(서울), 사회 사업과 병원.
The Korea Mission Field (서울) 10(8) (1914년 8월호), 203~205쪽

O. R. 에비슨, 의학박사

아마도 이 제목이 무엇을 의미하는지 모두가 알고 있을 것이다. 만일 이러한 의료 사업의 미래를 아직 알고 있지 않은 사람들이 있다면, "병원의 유익한 봉사를 사람들의 가정과 연결하여 그 효용성을 확대하려는 노력"이라고 간단히 설명할 수 있을 것이다.

예를 들어, 어머니가 아파서 병원에 가야 하는데, 병원에 가려면 남겨 두어야 할 어린아이들을 돌봐 줄 사람이 없어서 병원에 갈 수 없는 경우를 가정해 보자. 자비는 그 아픈 여인에게 손을 내밀어 그녀를 초대하여 와서 병을 치료하라고 요청하였지만, 그녀가 이미 막대한 비용을 들여 준비된 시설을 사용할 수 있도록 하는 데는 역부족이었다. 만일 우리가 한 걸음 더 나아가 그녀가 없는 동안 그녀의 집을 돌볼 수 있도록 자비를 베풀어 그녀가 병원 시설을 사용할 수 있게 해 준다면, 우리는 선한 일을 완수하고 병원 설립이 의도한 목적, 즉 아픈 여인의 치료를 확보할 수 있을 것이다. 혹은 아버지가 병들어 집에서 기본적인 생활필수품만을 위하여 매일의 일에 의존하는 가정에서 생활한다고 가정해 보자. 만일 그가 병원 시설을 이용하기 위하여 일을 중단한다면 어떻게 될까? 그의 자녀들은 굶주리고 추워지거나, 그렇지 않으면 그는 터벅터벅 계속해서 고통을 겪거나 심지어 죽어서 그의 가족을 궁핍하게 만들 것이다.

사회 사업은 그러한 경우에 연락하고 가족을 위한 임시 준비를 함으로써 아픈 아버지가 치료될 수 있도록 하고, 그의 상태가 꾸준히 개선되어 앞으로 그의 가족이 다시는 공공의 관대함에 던져지지 않도록 하게 할 것이다. 이 도움이 없다면 온 가족이 어려움을 겪었을 것이다.

다음의 구체적인 사례는 서울의 한 가정에서 이 원칙이 어떻게 작용하였는지를 보여준다.

세브란스 병원에서 약 1.5마일 떨어진 곳에 '가라리'라는 마을이 있는데, 그곳은 약 1년 전쯤 온순한 환경의 한 가족의 집에 기독교가 처음으로 발을 디딘 곳이다. 가족은 30세쯤 된 남자와 그의 아내, 두세 명의 어린 자녀, 그리고 아내의 어머

니 혹은 장모로 구성되어 있었는데, 누구인지는 기억나지 않는다.

우리가 그들과 처음 만난 지 얼마 지나지 않아 그 남자는 아파서 병원에 왔고, 잠시 후에 집으로 돌아갔지만 질병이 만성적이고 시간과 치료가 필요하였기 때문에 별로 호전되지 않았다. 얼마 지나지 않아 아내는 매우 심하게 궤양이 생긴 유두와 작은 농양으로 극심한 고통을 겪으며 진료소에 나타났다. 집으로 약을 가져갔지만 별 호전 없이 돌아왔고, 며칠간 병원에 입원해 있으면 건강이 좋은 상태로 집으로 보내주겠다고 말하였다. 그녀는 남편이 몸이 아파서 집과 남편, 아이들을 돌봐야 하기 때문에 이것이 불가능하다고 말하였고, 다시 한 번 시도하기 위하여 다시 돌아갔다.

우리 전도 부인이 그 집을 방문하였고, 상태가 더 나쁘고 전체 상황이 더 나쁘다고 보고하였다. 그래서 나는 쉴즈 양에게 한국인 간호부 한 명을 데리고 가서 그 집을 방문하여 그녀를 돕기 위하여 할 수 있는 일을 하고, 환자가 병동에 올 수 있도록 가능하다면 모든 일을 처리해 달라고 요청하였다.

쉴즈 양은 네 살짜리 아이가 어머니의 아픈 가슴을 간호하고 있는 것을 발견하였고, 그 여자는 동통으로 고통을 받고 건강이 완전히 망가졌으며, 두세 명의 큰 아이들은 보살핌을 받지 못하고, 나이 든 어머니는 거의 도움을 주지 못하는 것을 발견하였다. 그녀는 어머니에게 아이에게 젖을 주지 말라고 설득하였고, 시어머니에게 가사를 맡기고 부부를 병원으로 데려왔다.

그 여인은 병동에 입원하여 따뜻한 물로 목욕을 하였고, 깨끗한 옷을 입고 침대에 누워 유방 관리를 받자 한숨을 쉬며 천국에 간 것 같다고 말하였다. 일주일도 안 되어 가슴은 좋아졌고, 여성의 건강이 회복되었으며, 그녀는 자신의 임무를 위하여 집으로 갔고 행복해하였다.

병원은 항상 환자를 받을 준비가 되어 있었고, 의사와 간호부도 대기하고 있었으며, 모든 것이 이미 공급되었지만, 환자는 필요한 조정을 할 수 없었고 그 가사(家事)에 관한 한 모든 것이 헛되었다.

집을 손보고 조건을 조정하는 편의의 확장은 도움을 주기 위한 계획을 완성하였으며, 이 마지막 단계에서 편의가 중단되었다면 손실되었을 그런 결과를 가져왔다.

이것은 가족의 감사와 신뢰를 얻었고, 그들의 아직 연약한 믿음을 확증해 주었다. 가족 상황과 필수적인 사항에 대한 개인적인 접촉, 그리스도 복음의 이러한 실제적인 표현은 우리 자선 활동에서 아직까지 발전되지 않은 특징 중 하나이다.

이를 수행하려면 비용이 많이 들고, 유능하고 실용적인 책임자가 있어야 하며, 보조자 집단이 있어야 하고, 필요한 지출을 위한 자금이 있어야 하지만, 그것은 결과로 보답할 것이며, 우리가 이미 너무 많은 돈을 쓰고 많은 노력을 기울인 것을 얻기에 부족함을 느끼지 않도록 우리를 구해 줄 것이다.

우리가 한 일은 만족스러운 결과를 가져오는 것이지만, 이 시점에서 비교적 적은 비용을 추가하면 추가된 비용에 비하여 결과가 크게 증가할 것이다. 토머스 홉스 부인은 지난 몇 달 동안 세브란스 병원의 업무를 사람들의 가정과 연결하는데 많은 일을 해왔고 간호 협회는 지역 간호 계획에서 이를 시작하였지만 아직 많은 생각을 하지 않았다.

러들로 부인은 예비 엄마들에게 합당한 준비 방법, 불필요한 질병을 피하는 방법, 어린 아기를 돌보는 방법 등을 가르치는 방식으로 계획의 한 단계를 진행해 왔으며, 그녀는 그들의 집을 방문하고 그들을 돕는다. 그녀는 또한 아픈 어린 아이들이 있는 많은 가정을 방문하여 어머니들에게 음식을 준비하는 방법, 질병의 원인을 피하는 방법 등을 보여주었으며, 이 모든 것이 사회 사업의 개념과 일치한다.

다른 말로 이 모든 것의 바탕이 되는 생각은 우리가 질병으로 인하여 또는 무지나 수줍음으로 인해 낙담하고 있는 사람들을 돕고 싶다는 것이다. 우리는 병원을 우리의 목표를 달성하기 위한 조직의 일부일 뿐이라고 생각한다. 우리는 도움의 수단과 도움이 필요한 사람들을 접촉하여 실제로 원하는 결과를 얻어야 한다.

Oliver R. Avison (Seoul), Social Service and the Hospital.
The Korea Mission Field (Seoul) 10(8) (Aug., 1914), pp. 203~205

O. R. Avison, M. D.

Presumably everyone knows what is meant by this heading. If there are any who are not yet acquainted with this future of medical work it may be briefly explained as "an endeavor to extend the usefulness of the hospital by connecting its helpful service with the homes of the people."

For instance we may suppose a case where a mother is sick and should go to the hospital but cannot because she has no one to leave in her place to care for the small children whom she must leave behind if she goes. Benevolence has extended its hand to the sick woman and invited her to come and be cured but it has stopped short of making it possible for her to use the facilities already prepared for her at great expense. If we could go one step further and, by extending our benevolence to making some provision for the care of her home during her absence, thus making it possible for her to use the hospital facilities, we could complete the good work and secure the end intended by the establishment of the hospital - the cure of the sick woman. Or suppose a father is sick in a home dependent on his daily work for the bare necessities of life - what is to happen if he stops work to take advantage of the hospital facilities? His children must go hungry and cold or if he does not do so he must plod on and perhaps suffer continuously or even die, only to leave his family destitute.

Social Service would get into touch with such a case and by making temporary provision for the family would enable the sick father to be cured and able to go on to the possible steady improvement of his conditions so that in the future his family would not again be thrown on the public bounty. Without this help the whole family must have gone to the wall.

The following concrete case will illustrate how the principle worked in one family in Seoul.

About one and a half miles from Severance Hospital is a village called Carari where Christianity had just gotten its first foothold about a year or so ago in the home of a family in moderate circumstances. The household consisted of a man and his wife about 30 years of age, two or three small children and the wife's mother or mother-in-law, I do not remember which.

Soon after our first acquaintance with them the man became ill and came to the hospital, but after a short stay went home not much improved as the disease was chronic and needed time as well as treatment. Before long the wife turned up in the dispensary with very much ulcerated nipples and small abscesses suffering excruciatingly. She took medicine to her home but returned unimproved and I told her that if she would come into the hospital for a few days we would send her home well. She said this was impossible as her husband was in bed sick and she must look after the house and him and the children so she went back again to try once more.

Our Bible woman visited the home and reported the condition worse and the whole situation bad, so I asked Miss Shields to take one of the Korean nurses and go to see the home and do what she could to help the woman and if possible arrange things so the patient could come to the ward.

Miss Shields found a child four years old nursing at the sore breasts, the woman suffering agonies of pain from it and her health completely broken, two or three older children uncared for and the elderly mother doing little to help. She persuaded the mother to stop nursing the child and the mother-in-law to take up the house keeping and brought both husband and wife to the hospital.

When the woman entered her ward had a warm bath and clean clothing on, got into bed and had the breasts cared for, she gave a sigh and said she guessed she had got to heaven. In less than a week the breasts were well and the woman's health restored and she went back to her home fit for her duties and very happy.

The hospital was here all the time ready to receive the patient, the doctors and nurses were on hand and everything had already been provided but the patient could not make the necessary adjustments and all were in vain, so far as that household was concerned.

The extension of the service to touch the home, and adjust the conditions, perfected the plan to help and *brought the result* which would have been lost had our service stopped just short of this last step.

This won the gratitude and confidence of the family and confirmed their yet weak faith. This personal touch with family conditions and essential needs, this practical expression of the gospel of Christ is the one yet undeveloped feature of our benevolent work.

It will cost something to do it, there must be a competent and practical head to the movement, there must be a corps of assistants and there must be some money for necessary expenditures, but it will pay in results and save us from just stopping short of getting that for which, we have already spent so much and put forth so much effort.

What we have done is bringing gratifying results, but a comparatively small addition of expenditure at this point will increase results greatly out of proportion to the additional cost. Mrs. Thomas Hobbs has done much during the past months in connecting up the work of Severance Hospital with the homes of the people, and the Nurses' Association has made a beginning towards it in a plan for District Nursing, but much thinking must yet be done.

Mrs. Ludlow has been working at one phase of the proposition by teaching prospective mothers how to make due preparation, how to avoid unnecessary illness at the time, and how to care for the young babies; she herself visiting their homes and helping them. She has also visited many homes in which were sick young children, showing the mothers how to prepare their food, how to avoid causes of illness and so on and all this is in line with the Social Service idea.

In other words the idea underlying it all is that we want to help those who are down and out either because of illness or along with it ignorance or shyness and we regard the hospital as only part of the machinery to effect our aim - we must get the means of help and those needing help into contact, and so actually obtain the results sought for.

19140801

존 L. 세브란스(메인 주 캠든)가 아서 J. 브라운(미국 북장로교회 해외선교본부 총무)에게 보낸 편지 (1914년 8월 1일)

접 수
1914년 8월 3일
브라운 박사

메인 주 캠든,
1914년 8월 1일

친애하는 브라운 박사님,

　박사님의 지난 달 24일자 편지27)에 감사의 말씀을 전합니다. 이 편지는 보스턴에서 열린 우리 회의에 대한 매우 명확하고 간결한 설명을 담고 있습니다. 1, 2, 3, 4, 5, 6번 항목은 우리의 이해와 일치합니다. 다만 치과의사나 약사에게 필요한 총 급여는 예외일 수 있습니다. 하지만 우리는 미혼 또는 기혼 여부에 따라 5,000달러 또는 10,000달러 중 하나를 해외 선교지에 임명되는 (사람의) 최단 기간을 충당하는 금액이라고 산정하며, 이 가정이 맞다면 우리는 이 특정 항목에 필요한 총액에 대하여 동의합니다. 어느 경우든 우리는 한 사람만을 지원합니다.

　9번 항목 또한 우리의 이해와 일치하지만, 박사님이 뉴욕으로 돌아간 후에 제기된 문제이었습니다. 또한 우리는 지난 1년보다 더 큰 적자를 발생시키지 않는 다음 연도의 예산을 후원하기로 승낙합니다. 다시 말해, 금화 3,600달러 상당의 적자를 충당하는 것입니다.

　다른 사항들에 대해서는, 오해가 있는 것 같아 우리가 우려하고 있습니다. 우리가 이 문제에 대하여 더 많은 정보와 심도 있는 검토를 요청하였기에, 에비슨 박사와 어쩌면 박사님께서 우리가 기꺼이 그 일들을 맡을 의향이 있다고 생각하지 않았을까 염려하고 있습니다. 만약 그렇다면, 우리는 현재 이 문제에 전념할 준비가 되어 있지 않기 때문에 이러한 억측을 바로잡고자 합니다. 모든 장비를 갖춘 병리학 건물을 건축하고, 필요한 수많은 장비를 갖춘 병원을 확장하는 것은 우리로서는 심각한 의문이 제기되는 사안입니다. 이는 분명 더 큰 지출과 그에 따른 더 큰 적자를 발생시킬 것이며, 우리가 기꺼이 또는 적절하다고 생각되는 기부금보다 더 많은 것을 필요로 할 것이기 때문입니다.

　장비와 기금 모두에 필요한 막대한 지출이 현명한지, 그리고 이처럼 확대된 제안에 대한, 보다 폭넓은 후원을 확보할 수 있는지에 대하여 이 문제를 더욱 신

---

27) Arthur J. Brown (Sec., BFM, PCUSA), Letter to John L. Severance (Camden, Me.) (July 24th, 1914)

중하고 철저하게 검토하는 것이 바람직하다고 생각합니다. 알렌 박사는 다음 주에 하루 정도 뉴욕에 머무를 예정이며, 그는 시간이 된다면 에비슨 박사 없이 박사님과 간략한 대화를 나누고 이 문제에 대한 우리의 견해를 더 자세히 설명해 드리고자 합니다.

안녕히 계세요.
존 L. 세브란스

John L. Severance (Camden, Me.), Letter to Arthur J. Brown (Sec., BFM, PCUSA) (Aug. 1st, 1914)

Received
AUG 3 1914
Dr. Brown

Camden, Me.,
Aug. 1, 1914.

My dear Dr. Brown: -

I beg to acknowledge you letter of the 24th ultimo, which is a very clear and concise statement of our conference in Boston. The items numbers 1-2-3-4-5 and 6 are in accordance with our understanding, with the possible exception to the total amount of salary needed for either a dentist or pharmacist. We assume however that the sum of either $5,000.00 or $10,000.00 according to whether the man is single or married is to cover the shortest period for which an appointment to the foreign field is made and if this assumption is correct we agree to the total sum required for this particular item. In either case only one man's support is assumed by us.

Item No. 9 is also in accordance with our understanding tho it was a matter which came up after you had returned to New York. We also agree to stand behind a budget for the ensuing year which did not create more of a deficit than the one year past, in other words, to underwrite a possible deficit to the amount of $3600 gold.

Now with regard to the other matters, we are afraid there is some misapprehension. Because we asked for more information and further consideration on this matters we fear that Dr. Avison and possibly you yourself have assumed that we were willing to undertake them. If so, we wish to correct this assumption for we are not at present ready to commit ourselves to these matters. The erection of a pathological building with all its equipment, the enlargement of the hospital with the numerous items of equipment suggested for it are matters of grave doubt in our minds, for there will surely create larger expense and consequently greater deficits and require more endowment that we might feel willing or deem advisable to contribute.

We think it desirable to canvass this matters more carefully and thoroughly as to the wisdom of entering into so large an outlay as they would require both for equipment and endowment, and to the feasibility of securing more general support for such an enlarged proposition. Dr. Allen expects to be in N. Y. for a day or so next week and if it is possible for him to find the time he is anxious to have a brief talk with you and explain more in detail our view on these matters the better without the presence of Dr. Avison. I am,

Yours very truly,
Jno. L. Severance

올리버 R. 에비슨의 의사면허증 제32호
(1914년 8월 15일 조선총독부 발행)
Medical License of Dr. Oliver R. Avison, No. 32 issued by the
Japanese Government-General in Korea (Aug. 15th, 1914)

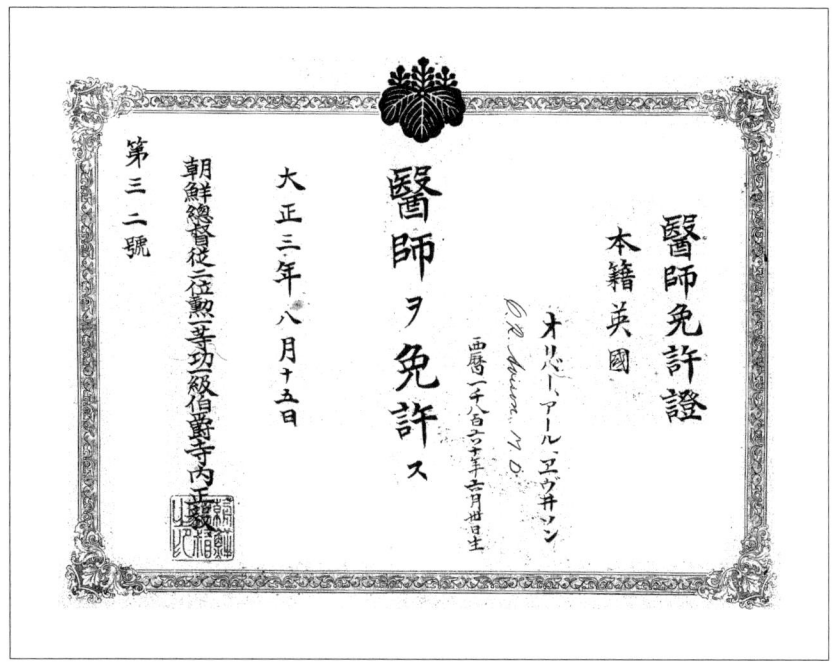

그림 5. 에비슨의 의사면허증 제32호. 동은의학박물관 소장.

19140822

아서 J. 브라운(미국 북장로교회 해외선교본부 총무)이 한국 선교부로 보낸 선교본부 회람 편지, 제236호 (1914년 8월 22일)

THE BOARD OF FOREIGN MISSIONS
OF THE
PRESBYTERIAN CHURCH IN THE U. S. A.
156 FIFTH AVENUE
NEW YORK

CABLE ADDRESS:
"INCULCATE," NEW YORK
FOREIGN MISSIONS CODE
A. B. C. CODE 4TH EDITION

MADISON SQUARE BRANCH
P. O. BOX NO. 2

OFFICE OF SECRETARY

제236호   1914년 8월 22일

세브란스 병원, 의학교 및 간호부 양성소를 위한 특별 증여에 관하여

한국 선교부 귀중

친애하는 동료들,

　　존 L. 세브란스 씨와 더들리 P. 알렌 박사 부부는 그들의 아버님이 그토록 많은 일을 하신 세브란스 병원, 의학교 및 간호부 양성소에 깊은 관심을 가지고 있습니다. 귀 선교부의 지난 연례회의 회의록을 받은 지 얼마 후, 나는 세브란스 씨에게 귀 선교부가 요청한 사항을 알리고, 그 기관에 추가 장비가 필요한데, 선교지에서 충당할 수 없고 루이스 H. 세브란스 씨가 애도의 죽음을 맞이할 때까지 그토록 관대하게 보살펴야 했던 운영비의 일부를 마련할 어떤 준비가 있어야 한다는 사실의 관점에서 우리의 우려를 표명하며 추가 계획 발전에 대한 문제를 제기하였습니다.

　　세브란스 씨와 알렌 박사 부부는 매우 공감하는 태도로 답변하였지만, 이미 지출된 돈이 얼마인지, 현재 상태가 어떤 것인지에 대하여 더 완전하고 자세한 정보를 원한다는 뜻을 표명하였습니다. 나는 신중하고 완전한 재무제표를 작성하기 위하여 전문 회계사를 고용한 에비슨 박사와 즉시 대화를 나누었습니다. 에비슨 박사가 미국으로 귀국하려 하였기 때문에, 그 문제에 대한 고려는 자연스럽게 그가 도착할 때까지 연기되었습니다.

　　7월 16일, 세브란스 씨의 초청으로 에비슨 박사, 허스트 박사, 알렌 박사 부부, 그리고 나는 보스톤의 코플리-플라자 호텔에서 그를 만났습니다. 그는 이 모임을 위하여 메인 주에 있는 그의 여름 별장으로부터 특별 여행을 하였으며, 알렌 박사

부부도 회의에 참석하기 위하여 그들의 계획을 변경하였습니다. 회의는 오전 10시에 시작되어 거의 자정까지 계속되었습니다. 나는 세브란스 씨와 알렌 박사 부부가 관련된 문제에 대하여 공감하고 면밀한 품성을 갖고 있었다고 말할 수 있습니다. 그들은 상황을 모든 측면에서 이해하고자 하는 가장 깊은 관심과 가장 진심어린 열망을 나타내었습니다.

뉴욕으로 돌아온 후 나는 논의 사항과 합의 사항을 담은 각서를 작성하여 수정을 위하여 세브란스 씨에게 우편으로 보냈습니다. 그의 답장은 내가 2주간의 휴가를 떠난 후에 왔습니다. 나는 합의된 내용에 대하여 상호 이해가 확실해질 때까지 귀 선교부에 편지를 쓰는 것을 미루었습니다. 나는 세브란스 씨와 알렌 박사 부부가 가까운 시일 내에 세브란스 병원에 다음 항목을 제공할 준비가 되어 있음을 기록할 수 있습니다.

1. 사택. 부지에 즉시 다른 사택을 건축하되, 첫 거주자는 R. G. 밀즈 박사와 그 가족이 될 것이며, 총 비용은 정지 작업, 차폐물, 온수 난방, 전기 조명, 욕실 배관, 주방 등을 포함하여 4,200달러가 될 것이다.

2. 거주지 교환. 에비슨 박사는 미국인 간호부들과 거주지를 교환할 것이며, 이전에 그들이 거주하던 사택은 온수 난방, 전기 조명, 배관 및 수리를 포함하여 에비슨 박사의 가족이 사용할 수 있도록 개조 및 수리할 것이다. 예상 비용은 2,250달러이다.

3. 미국인 간호부를 위한 사택. 지금까지 에비슨 박사가 거주하였던 사택을 수년 동안 외국인 간호부들과 함께 살고 있는 현재의 웸볼드 양을 포함하여 세 명의 미국인 미혼녀들이 거주할 수 있도록 개조하고 수리해야 한다. 이러한 변경 사항에는 배관, 재도배, 재도장 및 아래에 언급된 간호부 사택의 난방과 연결된 난방이 포함되며, 이러한 개조 비용은 다음 단락에 설명된 간호부 사택을 위한 견적에 포함된다.

4. 간호부 숙소. 병원과 연계된 한국인 간호부들의 숙소 및 간호부 양성소의 교육과 관련된 건물을 건립하되, 이 건물은 미국인 간호부들이 사용할 사택 인근에 건립할 것과 차폐물, 정지 작업, 온수 난방, 전기 조명, 배관, 가구 및 이전 단락에 언급된 인접한 간호부 사택의 개선 비용을 포함한 예상 비용은 10,000달러이다.

5. 약사 및 치과의사. 약사 또는 치과의사 중 선교본부에서 먼저 확보한 사람에게, 미혼인 경우 연간 1,000달러, 기혼인 경우 연간 2,000달러의 비율로 지원한다. 5,000달러 혹은 10,000달러

> 1914년 11월 6일 세브란스 및 알렌이 동의한 내용으로, 다른 선교본부로부터 한 명의 지원을 받지 못하면 기혼인 경우 1명, 미혼인 경우 2명을 지원한다. 어느 경우든 사택은 한 채만 제공된다.

6. 약사 또는 치과의사의 사택. 위의 선교사가 사용할 수 있도록 현재 부지에 사택을 건립하는 데 드는 비용은 밀즈 박사의 거주지와 동일한 항목을 포함하여 4,200달러이다.

에비슨 박사는 약사 또는 치과의사 중 필요한 다른 사람을 확보하는 데 있어 다른 교단 선교본부 중 하나의 관심을 끌기 위하여 노력해야 하며, 그러한 선교본부는 그를 지원하고, 현재 부지에는 다른 사택을 건축할 공간이 충분하지 않기 때문에 추가 부지를 포함하여 그의 사택을 제공해야 한다. 하지만 장로교회에서 특히 적합한 사람을 찾으면, 그의 지원은 세브란스 씨가 맡을 것이다. 그러나 그가 독신이거나 앞 문단에 규정된 사택에 살 수 없는 경우를 제외하고는 그를 위하여 사택을 제공하겠다고 지금 약속하지 않는다.

7. 직원을 위한 새 건물. 부지에 직원들이 살고 있는 가장 비참하고 비위생적인 작은 한옥 중 약 6채를 철거하고 더 적합한 건물로 대체하기 위하여 에비슨 박사가 전반적인 계획을 제출하였으며, 비용은 각 건물 당 200달러, 6채를 위하여 약 1,200달러이다.

8. 기본 재산. 수입이 현재 운영 규모에 충분하지 않고, 현재 합의된 기지의 확장에 훨씬 더 부적절할 것이라는 점을 인식하여 약 150,000달러의 기본 재산의 필요성에 대하여 진지하게 논의하였다. 세브란스 씨는 기관을 지원하고 합당하게 필요한 것을 제공하겠지만, 기본 재산에 대한 결정은 확장된 기지를 운영하는 데 드는 비용이 얼마이며, 선교지 수입으로부터 제공할 수 있는 것이 어떤 부분인지 현재 할 수 있는 것보다 더 분명하게 할 수 있게 될 1~2년 후까지 미루는 것이 현명하다고 생각한다고 진심으로 말하였다. 그동안 그는 약 3,600달러인 현재의 적자를 지불할 것이며, 에비슨 박사는 효율성에 부합할 수 있는 최대한 신중하고 경제적으로 병원을 운영하기 위하여 계속해서 최선을 다하고, 가능한 한 현지의 수입을 개발하며, 다른 선교본부로부터 어떤 지원을 받을 수 있는지 확인해 줄 것을 요청받았다. 그러면 세브란스 씨는 기본 재산을 기부할 때까지 필요한 잔액을 제공할 것이다.

9. 간호 직원. 외국인 간호 직원, 필요한 외국인 간호부의 수, 지역

간호와 사회 사업 제공의 타당성, 상류층 가정에 있는 은둔하고 있는 여자들과 병원에 올 수 없거나 병원에 입원할 수 없는 가난한 여자들에게 다가가기 위한 연합 노력에 관한 논의가 있었다. 이 업무에는 외국인 정규 간호부가 4명, 아마도 병원 직원을 위하여 필요한 외국인 간호부를 포함하여 5명이 바람직하다. 두 명의 외국인 간호부인 쉴즈 양과 포사이드 양의 급여는 이미 다른 기부자들에 의해 선교본부를 통하여 지급되고 있으며, 감리교회 여자 위원회가 간호부 양성소에 협력하여 세 번째 외국인 간호부를 제공할 것으로 기대하고 있다. 그래서 한두 명 정도에 대한 지원만 더 필요할 것이다. 특히 알렌 여사는 지역 간호를 발전시키자는 이 제안에 대하여 큰 공감을 표명하였지만, 이 문제는 현재로서는 결정되지 않은 상태로 남아 있다."

그 밖에도 병원 증축, 병리 건물 건축, 방사선 및 세탁소 건축, 의학생 기숙사 등에 관하여 아직은 그들의 마음의 준비가 되어 있지 않지만, 추가 정보와 검토를 위한 조언을 받았습니다.

귀 선교부는 이 편지가 예산 책정을 발표하거나 지출을 진행할 권한을 부여하는 것이 아니라는 것을 이해하실 것입니다. 이 권한을 부여하는 편지는 기금이 수령되면 적절한 시기에 발송될 것입니다. 이는 귀 선교부에 정보를 제공하기 위하여, 그리고 합의된 내용을 알고자 하는 귀 선교부의 관심과 큰 열망으로 인하여 발송한 것입니다. 세브란스 씨의 서울 의료 사업에 대한 특별한 관계와 그의 아들과 딸이 이 사업에 대하여 느끼는 깊은 관심을 고려하여, 우리는 귀 선교부가 이 사업의 미래를 위한 계획을 제안하는 것을 기쁘게 생각할 것이라고 생각하였습니다. 귀 선교부가 해당 문제에 관하여 어떤 언급을 하고 싶다면, 선교본부는 당연히 이를 매우 기쁘게 받아들일 것입니다. 아직 공식적인 조치를 취하지 않았으며, 9월 21일까지는 그렇게 할 기회가 없으므로 그 전에 이 편지가 귀 선교부에 전달될 것입니다. 귀 선교부로 연기를 요청하는 전보를 받지 못하는 경우, 귀 선교부가 선교본부의 추진을 기꺼이 받아들이는 것이라고 생각할 것입니다.

안녕히 계세요.
[아서 J. 브라운]

AJB. MM

Arthur J. Brown (Sec., BFM, PCUSA), Board Circular Letter to the Korea Mission, No. 236 (Aug. 22nd, 1914)

THE BOARD OF FOREIGN MISSIONS
OF THE
PRESBYTERIAN CHURCH IN THE U. S. A.
156 FIFTH AVENUE
NEW YORK

No. 236 August 22, 1914

Re Special Gifts for the Severance Hospital, Medical School and Nurses' Training School

To the Korea Mission

Dear Friends: -

Mr. John L. Severance and Dr. and Mrs. Dudley P. Allen have a deep interest in the Severance Hospital, Medical College and Nurses' Training School for which their father did so much. Some time after receiving the minutes of your last Annual Meeting, I took up with Mr. Severance the question to the future development of the plan informing him of the requests which you had made for it and expressing our anxiety in view of the fact that the institutions needed further equipment and that some provision must now be made for that part of its maintenance which cannot be met upon the field, and which Mr. Louis H. Severance so generously cared for until his lamented death.

Mr. Severance and Dr. and Mrs. Allen replied in the most sympathetic spirit but expressed a desire for fuller and more detailed information as to just what money had already been expended and what the present status might be. I at once communicated with Dr. Avison, who employed a professional accountant to make a careful and complete financial statement. As Dr. Avison was about to return to America, consideration of the matter was naturally deferred until his arrival.

July 16th, on invitation of Mr. Severance, Dr. Avison, Dr. Hirst, Dr. and Mrs.

Allen and myself met Mr. Severance in the Copley-Plaza Hotel in Boston, he having made a special trip from his summer home in Maine for this purpose and Dr. and Mrs. Allen also having changed their plans in order to attend the conference. The conference began at ten o'clock in the morning and lasted until nearly midnight. I could say much of the sympathy and thoroughness of character with which Mr. Severance and Dr. and Mrs. Allen went into the questions involved. They manifested the very deepest interest and the most cordial desire to understand the situation in all its bearings.

After my return to New York, I drew up a memorandum of the points of discussion and agreement and mailed it to Mr. Severance for his corrections. His reply came after I had left for a fortnight's vacation and I have deferred writing to you until I was sure that there was a mutual understanding as to what had been agreed upon. I am able to write that Mr. Severance and Dr. and Mrs. Allen are prepared to provide in the near future the following items for the Severance Hospital:

1. Residence. That another residence be erected immediately on the compound, the first occupant to be Dr. R. G. Mills and family, the total cost, which is to include grading, screening, hot water heating, electric lighting, plumbing for bath room, kitchen, etc, to be $ 4,200.

2. Exchange of Residences. That Dr. Avison will exchange residences with the American nurses, the residence formerly occupied by them to have certain alterations and repair to fit it for the use of Dr. Avison's family, including hot water heating, electric lighting, plumbing and repairs, at an estimated cost of $ 2,250.

3. Residence for American Nurses. That the residence hitherto occupied by Dr. Avison be altered and repaired to fit it for the occupancy of the three American single women, including for the present Miss Wambold who has for years been living with the foreign nurses. these changes to include plumbing, re-papering, re-painting, and heating connection with the furnace in the Nurses' Home mentioned below, the cost of these improvements being included in the estimate for the Nurses' Home described in the succeeding paragraph.

4. Nurses' Home. That a building be erected for the accommodation of the Korean nurses connected with the Hospital and in training in the Nurses'

Training School, this building to be erected adjacent to the residence to be occupied by the American nurses and the estimated cost, including screening, grading, hot water heating, electric lighting, plumbing, furnishing and the improvements in the adjoining nurses' residence noted in the preceding paragraph to be $10,000.

5. Pharmacist and Dentist. That support be provided for either a pharmacist or a dentist, whichever may be first secured by the Board, at the

> Agreed by Severance & Allen of Nov. 6, 1914, that would support one man if married or two men if single unless can get some other Bd. to support one. Only one house is to be given in either case.

rate of $1,000. a year if single or $2,000 if married $5,000 or $10,000

6. Residence for either Pharmacist or Dentist. That a residence be erected on the present compound for the use of the above missionary, the cost, with the same inclusions as in the case of the residence for Dr. Mills, to be $ 4,200.

Dr. Avison is to endeavor to interest one of the other denominational Boards in the provision of the other man required, that is, either the pharmacist or dentist, such Board to support him and to provide his residence, including the additional land for site, as there is not sufficient room for another house on the present compound. If, however, a particularly suitable man should be found in the Presbyterian Church, his support also will be undertaken by Mr. Severance but without pledging yourselves now to provide a residence for him unless he should be a single man and could live in the residence provided in the former paragraph.

7. New Buildings for Employees. That about half a dozen of the most wretched and unsanitary of the small native buildings occupied by the employees of the compound be torn down and replaced by more suitable buildings, Dr. Avison to submit the general plan, and the cost to be about $200. for each building, or for the six approximately $ 1,200.

8. Endowment. Serious consideration was given to the need of an endowment of approximately $150,000, as it was recognized that the income does not suffice for the present scale of operation and that it will be still

more seriously inadequate for the enlarged plant which is now agreed upon. Mr. Severance cordially stated that he proposed to stand by the institution and to provide for its reasonable needs, but that he deemed it wise to defer decision regarding the amount of endowment for a year or two until it can be known more definitely than it is possible to know at present what the cost of operating the enlarged plant will be and what part of it can be provided from field receipts. Meantime, he will pay the present deficit of approximately $3,600, and Dr. Avison was requested to continue to do the best he could to conduct the Hospital on as careful and economical a basis as may be consistent with efficiency, to develop local receipts as far as practicable, and to ascertain what assistance, if any, can be secured from other Boards. Mr. Severance will then provide the balance needed till he gives an endowment.

9. Nursing Staff. There was discussion regarding the foreign nursing staff, the number of foreign nurses required and the desirability of providing for district nursing, social service, and allied lines of effort in reaching secluded women in the homes of the higher classes and also the poorer women who may not be able to come to the Hospital or who cannot be received there. This work would require four foreign trained nurses and preferably five, including the foreign nurses required for the Hospital staff. The salaries of two foreign nurses, Miss shields and Miss Forsyth, are already provided through the Board by other donors, and it is hoped that the Women's Board of the Methodist Church will cooperate in the Nurses' Training School and provide a third foreign nurse, so that the support of only one or two more will be needed. Large sympathy was expressed, particularly by Mrs. Allen with this proposal to develop district nursing, but the question was left undecided for the present.

There were a number of other matters such as the enlargement if the hospital, the erection of a pathological building, an X ray and Laundry plant, dormitory for medical students, etc. on which they are not prepared to commit themselves at present but which they have taken under advisement for further information and consideration.

You will understand that this letter does not announce an appropriation or give authority to proceed with expenditures. A letter giving this authority will be sent in due course when the money has been received. This is sent for your information and because of your interest and great desire to know that has been agreed upon. In view of the special relations of Mr. Severance to the Seoul medical work and the profound interest which his son and daughter feel in it, we have assumed that you would be glad to have them make the proposed provision for the future of the work. If you wish to make any statement regarding the matter, the Board will, of course, be very glad to receive it. It has not yet taken official action and there will be no opportunity for it to so until September 21st, so that this letter will reach you before that time. If we do not receive a cable from you asking for delay, we shall assume that you will be glad to have the Board proceed.

Sincerely yours,
[Arthur J. Brown]

AJB. MM

19140822~0901

미국 남장로교회의 제23차 연례 회의 회의록, 한국 목포
(1914년 8월 22일~9월 1일)

(중략)

83쪽

임시 위원회 회의록, 1914년

조선 목포, 1914년 4월 29일

(……)

1914년 5월 1일부터 오(긍선) 박사의 월급여 70.00엔, 집세 월 8.33센을 일시금으로 월 100.00엔으로 인상하고, 세브란스 병원에 병원에서의 그의 업무에 대신하여 부족분을 지불하도록 요청하기로 동의되었고 통과됨.

(중략)

Minutes of Twenty-Third Annual Meeting, Southern Presbyterian Mission in Korea, Mokpo, Korea (Aug. 22nd~Sept 1st, 1914)

(Omitted)

p. 83

Ad Interim Committee Minutes, 1914

Mokpo, Chosen, April 29th, 1914

(……)

Moved and carried that Dr. Oh's salary of Yen 70.00 per month, and house rent of Yen 8.33 sen per month be raised to the lump sum of Yen 100.00 per month, beginning May 1st 1914, and that the Severance Hospital be asked to supply the deficit in lieu of his services at the hospital.

(Omitted)

19140823~0901

1914년 서울에서 개최된 미국 북장로교회 한국 선교부의 제30차 연례 회의 회의록 및 보고서 (1914년 8월 23일~9월 1일)

6쪽

인력 변동

(......)

출발

(......)
O. R. 에비슨 박사와 가족   1914년 6월 12일
레라 에비슨 양   1914년 6월 12일

(중략)

한국 선교부 제30차 연례 회의 회의록

1914년 8월 24일 월요일

오후 2시 회의

26, 27쪽

의료 위원회. 의료 위원회 보고서의 제1~15항이 낭독되었다. 제1~12 및 14항이 채택되었다. (......)

(......)

제4항. 에비슨 박사가 미국에 있으며, 평양 지부의 의료 사역에서의 제안된 연합의 이익을 위하여 활동하고 있다는 사실을 고려하여, 우리는 그가 없는 동안 선교지에서 샤록스 박사를 그 위원회에서 에비슨 박사의 대리인으로 임명할 것을 권고한다.

(......)

제13항. 우리는 가능하다면 청주 지부는 외국인 의사가 없을 때 진료소 업무를 담당할 한국인 졸업생 의사를 확보하고, 확보되면 세브란스 병원 의료진의 감독을 받게 할 것을 권고한다.

(……)
(중략)

1914년 8월 26일 수요일

오전 9시 회의

33쪽

의료 위원회: 보류되었던 의료 위원회 보고서의 제20~22항은 동의에 의하여 논의가 재개되었다. 허스트 박사는 세브란스 병원 기지 확장에 관하여 세브란스 가족과 가진 회의에 대하여 명쾌하게 설명하였다.

원하는 사람들이 오늘 오후에 의료 위원회와 만나 계획에 대하여 논의할 수 있도록 항목들이 다시 보류되었다.

(중략)

1914년 8월 27일 목요일

오전 9시 회의

48~49쪽

의료 위원회: 의료 위원회는 제13항과 제20항을 보고하였고, 모두 채택되었는데 다음과 같다.

제13항. 우리는 가능하다면 청주 지부는 외국인 의사가 없을 때 진료소 업무를 담당할 한국인 졸업생 의사를 확보하고, 확보되면 세브란스 병원 의료진의 감독을 받게 할 것을 권고한다.

제20항. 우리는 서울 지부의 의료 자산 목록은 선교부가 운영비에 관여하지 않는다는 점을 전제로 다음과 같이 승인할 것을 권고한다.

병원 본관 증축	40,000.00엔
수술실 별관과 병원 본관 연결	20,000.00
병리 건물, 실험실 및 박물관	25,000.00
약국 및 책방	20,000.00
사무실 건물	10,000.00
사택 – 약사, 치과의사, 추가 의사	18,000.00

학생 기숙사	20,000.00
에비슨 박사를 위한 제이콥슨 기념 사택의	
개조 (현재의 독신녀 사택이 제이콥슨	
기념 사택이 됨)	2,000.00
간호부 숙소	20,000.00
필요에 따라 추가적인 부지	

(중략)

1914년 8월 29일 토요일

오전 9시 회의

53~54쪽

의료 위원회: 의료 위원회는 제21~26항을 보고하였다. 제21~24항은 채택되었다. 제26항은 재회부되었고, 제25항은 만주에서 개업하고 있는 졸업생 의사를 도와주는 것에 대한 문제를 고려하라는 지시와 함께 재회부되었다. 제21~24항은 다음과 같다.

    제21항. 우리는 선교본부에 추가 비용을 지우지 않는다는 조건으로 세브란스 병원의 약사 및 치과의사에 대한 서울 지부의 요청을 재확인한다.

    제22항. 서울 지부의 세브란스 연합의학교에 대한 추가 인력 요청은 선교본부에 추가 비용을 지우지 않는다는 조건 하에 승인할 것을 권고한다.

    (1) 병리학 교수. (2) 생리 화학 교수 (3) 안이비인후과학 교수 (4) 세 번째 간호부 (5) 임상 현미경학 교수

    제23항. 우리는 의료 위원회의 보고서(1911년 회의록 C절, 제3조, 제19항)에 주의를 환기시키며, 외국인 간호부가 소속 지부의 담당 의사의 적절한 감독 하에 있는 동안 전문 업무의 요청은 관련 지부의 의사를 통해 이루어져야 할 것임을 권고한다.

    제24항. 간호부 우선 순서. 우리는 새로 임명된 간호부의 지부 간 우선 순위를 다음과 같이 권고한다, - 서울, 평양, 대구 (맥기 양 대체), 서울 (포사이드 양 대체), 강계, 재령, 청주, 안동, 서울.

    (......)

의료 위원회: 의료 위원회는 제27항과 제28항을 보고하였다. 제27항은 "다른 선교사들과 마찬가지로 선교부와 동일한 관계는 갖고 있는 것으로 전제한다"는 것을 삽입하여 수정하였다. 제28항은 채택되었다. 항목은 다음과 같다.

제27항. 총독부 관리들이 요구하고 한국인의 계몽이 증가함에 따라 의료 업무의 효율성에 대한 더 높은 기준을 유지할 필요가 있어 의료진의 부담이 가중되고 있고,

우리의 의료 업무에 대한 보강 인원을 확보하는 것이 점점 더 어려워지고 있으며,

우리가 새로 개발하는 거의 모든 업무는 이제 개인적으로 모금된 특별 자금을 통해 확보되고 있고,

일부 선교 병원은 휴가, 병가 등으로 인하여 지속적으로 문을 닫고 있으므로,

우리는 어떤 지부에서든 두 번째 의사를 원하고, 이를 위한 모든 재정적 지원과 함께 확보할 수 있는 경우, 그들이 다른 선교사들과 마찬가지로 선교부와 동일한 관계를 갖는다는 전제하에 선교본부가 임명하도록 촉구할 것을 권고한다.

제28항. 우리는 선교부가 이미 승인한 간호부 요청과 관련하여 모든 지부에 특권(제27항)을 부여할 것을 권고한다.

(중략)

오후 8시 회의

(......)

58쪽

의료 위원회: 의료 위원회는 제25, 26, 29, 30 및 제31항을 보고하였다. 모두 채택되었으며, 다음과 같다.

(......)

제26항. 세브란스 연합의학교의 교수진으로부터

진료비를 1엔, 의료진의 왕진비를 2.5엔으로 할 것을 제안하는 편지를 받았으므로, 우리는 (a) 서울지부 회원에 대한 진료비를 승인하고, (b) 다른 지부 회원에 대한 진료에 대해서는 약품 등의 실제 비용만 청구하고, (a 및 b) 두 경우 모두 해당 지부의 VI급 의료비를 담당 의사를

통하여 청구하되, 선교부에서 특별 항목으로 승인한 경우는 예외로 할 것을 건의한다.

(중략)

부록 I.
(중략)

88쪽

F. 서울 지부. 업무 배정

(......)

올리버 R. 에비슨, 의학박사: 1915년 3월 1일까지 안식년 중. 귀환 후, 세브란스 병원을 담당함. 세브란스 연합의학교 교장으로 활동하도록 승인됨. 문서 업무. 남대문 교회에서 전도 사업. 병원 전도사 감독.

올리버 R. 에비슨 부인: 1915년 3월 1일까지 안식년 중. 귀환 후, 세브란스 병원 및 남대문 교회와 연관된 전도 사업. 3명의 전도 부인. 간호부 양성소.

(......)

에스더 L. 쉴즈 양: 안식년 중

(......)

제시 W. 허스트, 의학박사: 세브란스 병원에서 진료 및 세브란스 연합의학교에서 강의. 남대문 교회에서 전도 사업. 건축 감독. 에비슨 박사의 귀환 때까지 세브란스 기지의 업무 감독 담당.

제시 W. 허스트 부인: 허스트 박사의 업무와 연관된 전도 사업. 간호부 양성소

랠프 G. 밀즈, 의학박사: 세브란스 연합의학교에서 강의. 세브란스 병원에서 진료. 남대문 교회에서 전도 사업.

랠프 G. 밀즈 부인: 밀즈 박사의 업무와 연관된 전도 사업. 간호부 양성소

(......)

헬렌 포사이드 양: 세브란스 병원 간호부장. 간호부 양성소 소장. 병원과 남대문 교회에서 전도 사업. 1915년 2월 1일 이후 비례 안식년.

A. 어빙 러들로, 의학박사: 언어 학습. 세브란스 연합의학교에서 강의. 병원 업무. 의학교 및 남대문 교회 예배당에서 전도 사업.

A. 어빙 러들로 부인: 언어 학습. 러들로 박사의 사업과 연관된 전도 사업. 지역 간호. 양성소 강의.

(중략)

제4호.
의료 위원회 보고서

98~101쪽

(......)

4. **평양의 연합 의료 사업**. 에비슨 박사가 미국에 있으며, 평양 지부의 의료 사역에서의 제안된 연합의 이익을 위하여 활동하고 있다는 사실을 고려하여, 우리는 그가 없는 동안 선교지에서 샤록스 박사를 그 위원회에서 에비슨 박사의 대리인으로 임명할 것을 권고한다. 통과됨.

(......)

9. **서울의 간호부.** 우리는 서울 지부의 두 번째 외국인 간호부 요청을 재확인한다. 통과됨.

(......)

11. **포사이드 양의 대체 인력**. 포사이드 양이 사임을 주장하고, 사임을 수락할 경우 가능한 한 빨리 후임자를 임명할 것을 권장한다. 통과됨.

(......)

13. **청주의 의사**. 우리는 가능하다면 청주 지부는 외국인 의사가 없을 때 진료소 업무를 담당할 한국인 졸업생 의사를 확보하고, 확보되면 세브란스 병원 의료진의 감독을 받게 할 것을 권고한다. 통과됨.

(......)

20. **서울의 의료 자산 목록**. 우리는 서울 지부의 의료 자산 목록은 선교부가 운영비에 관여하지 않는다는 점을 전제로 다음과 같이 승인할 것을 권고한다.

병원 본관 증축	40,000.00엔
수술 별관과 병원 본관 연결	20,000.00
병리 건물, 실험실 및 박물관	20,000.00
약국 및 책방	20,000.00
사무실 건물	10.000.00
사택 – 약사, 치과의사, 추가 의사	18,000.00
학생 기숙사	20,000.00
에비슨 박사를 위한 제이콥슨 기념 사택의 개조 (현재의 독신녀 사택이 제이콥슨 기념 사택이 됨)	2,000.00
간호부 숙소	20,000.00
필요에 따라 추가적인 부지	

21. 세브란스 병원을 위한 약사와 치과의사: 우리는 선교본부에 추가 비용을 지우지 않는다는 조건으로 세브란스 병원의 약사 및 치과의사에 대한 서울 지부의 요청을 재확인한다. 통과됨.

22. 세브란스 병원의학교의 추가 인력. 서울 지부의 세브란스 연합의학교에 대한 추가 인력 요청은 선교본부에 추가 비용을 지우지 않는다는 조건 하에 승인할 것을 권고한다. (통과됨)

1. 병리학 교수
2. 생리 화학 교수
3. 안이비인후과학 교수
4. 세 번째 간호부
5. 임상 현미경학 교수

23. 외국인 간호부의 업무. 우리는 의료 위원회의 보고서(1911년 회의록 C절, 제3조, 제19항)에 주의를 환기시키며, 외국인 간호부가 소속 지부의 담당 의사의 적절한 감독 하에 있는 동안 전문 업무의 요청은 관련 지부의 의사를 통해 이루어져야 할 것을 권고한다. 통과됨

24. 간호부 우선 순서. 우리는 새로 임명된 간호부의 지부 간 우선 순위를 다음과 같이 권고한다 (통과됨)

1. 서울	2. 평양
3. 대구 (맥기 양 대체)	4. 서울 (포사이드 양 대체)
5. 강계	6. 재령
7. 청주	8. 안동
9. 서울.	

(......)

26. 의료비. 세브란스 연합의학교의 교수진으로부터 사무실로의 요청 비용은 1.00엔, 의료진 왕진 비용은 2.50엔이라고 알리는 서신을 받았으므로, 우리는 우리 선교부 회원들에 대한 이 수수료가 선교부가 특별 항목으로 승인하지 않는 한 VI급에서 제외되는 조건으로 승인되도록 권장한다. 통과됨.

27. 두 번째 의사의 임명. 총독부 관리들이 요구하고 한국인의 계몽이 증가함에 따라 의료 업무의 효율성에 대한 더 높은 기준을 유지할 필요가 있어 의료진의 부담이 가중되고 있고,

우리의 의료 업무에 대한 보강 인원을 확보하는 것이 점점 더 어려워지고 있으며,

우리가 새로 개발하는 거의 모든 업무는 이제 개인적으로 모금된 특별 자금을 통해 확보되고 있고,

일부 선교 병원은 휴가, 병가 등으로 인하여 지속적으로 문을 닫고 있으므로,

우리는 어떤 지부에서든 두 번째 의사를 원하고, 이를 위한 모든 재정적 지원과 함께 확보할 수 있는 경우, 그들이 다른 선교사들과 마찬가지로 선교부와 동일한 관계를 갖는다는 전제하에 선교본부가 임명하도록 촉구할 것을 권고한다. 통과됨

28. 간호부 임명. 우리는 선교부가 이미 승인한 간호부 요청과 관련하여 모든 지부에 특권(27항)을 부여할 것을 권고한다. 통과됨

(......)

35. 의료 자산 목록. 우리는 의료 자산 목록을 우선 순위에 따라 A급과 B급으로 정리할 것을 권고한다. (통과됨)

A급

    (......)

    6. 서울, 밀즈 박사 사택   6,000.00엔

    (......)

B급

    (......)

    2. *서울, 간호부 사택   20,000.00

    3. *서울, 제이콥슨 기념 사택 개조   2,000.00

    4. *서울, 병원 건물 확장   40,000.00

    5. *서울, 사택 2채   12,000.00

    6. *서울, 수술실   20,000.00

    (......)

    8. *서울, 학생 기숙사   20,000.00

    (......)

    10. *서울, 병리학 건물 및 박물관   25,000.00

    11. *서울, 약국 및 책방   20,000.00

    12. *서울, 사무동   10,000.00

36. **총독부 규정**. 우리는 밀즈 박사가 우리 선교부의 의사들에게 의료 활동, 특히 전염병에 관한 총독부 규정에 대하여 계속 알려줄 것을 권고한다. 통과됨.

37. **김필순 박사를 위한 재정 지원**. 우리는 선교부 교신 담당 서기가 한국 장로교회 총회 구성원들에게 총회가 만주의 한국인들 중에 병원을 운영하고 있는 김필순 박사에게 재정 지원을 제공하는 것이 바람직하다는 점에 주의를 환기시킬 것을 권고한다. 통과됨

* 이것들의 운영비는 보장될 것이다.

(중략)

1914 Minutes and Reports of the Thirtieth Annual Meeting of the Korea Mission of the Presbyterian Church in the U. S. A. Held at Seoul (Aug. 23rd~Sept. 1st, 1914)

p. 6

Changes in Personnel

(......)

Departures

(......)

Dr. O. R. Avison and family　　　　　　June 12th, 1914
Miss Lera Avison　　　　　　　　　　　June 12th, 1914

(Omitted)

Minutes of the Thirtieth Annual Meeting of the Korea Mission

Monday, August 24th, 1914.

2.00 P. M. Session
pp. 26, 27

Medical Committee: Sec. 1~15 of the Medical Committee's report were read. Sec.

1~12 and 14 were adopted. (......)

(......)

Sea 4. In view of the fact that Dr. Avison is in America, working in the interest of the proposed Union in medical work in the Pyengyang Station, we recommend that Dr. Sharrocks be appointed to act as Dr. Avison's substitute on that committee on the field during the latter's absence.

(......)

Sec. 13. We recommend that Chungjn Station secure, if possible, a Korean graduate physician for dispensary work during the absence of a foreign physician, and that, if secured, he be under the supervision of the Severance Hospital staff.

(......)

(Omitted)

Wednesday August 26th, 1914.

9.00 A. M. Session.

p. 33

Medical Committee: Upon motion Sec. 20~22 of the Medical Committee report, which had been laid on the table, were taken from the table. Dr. Hirst gave a lucid explanation of his conference with the Severance family regarding the enlargement of the Severance Hospital Plant.

The sections were again laid on the table in order that those who so desired might meet with the Medical Committee this afternoon to discuss the project with the Committee.

(Omitted)

Thursday August 27th, 1914.

9.00 A. M. Session.

pp. 48~49

Medical Committee: The Medical Committee reported on Sec. 13 and 20 both of which were adopted and are as follows: -

Sec. 13. We recommend that Chungju Station secure, if possible, a graduate physician for dispensary work during the absence of a foreign physician, and that if secured, he be under the supervision of the Severance Hospital staff.

Sec. 20. We recommend that Seoul Station's Medical Property Docket be approved as follows with the understanding that the Mission will not be involved for running expenses: -

Enlargement of Main Hospital Building	¥40,000.00
Operating Pavilion connected with the Main Building.	20,000.00
Pathology Building, Laboratory, Museum	25,000.00
Pharmacy and Book Room	20,000.00
Office Building	10.000.00
Residences, Pharmacist, Dentist, Extra Physician	18,000.00
Students' Dormitory	20,000.00
Alterations on the Jacobsen Memorial for Dr. Avison (Present Single Ladies' Home to become Jacobsen Memorial)	2,000.00
Home for Nurses	20,000.00
Additional Site as Needed.	

(Omitted)

Saturday August 29th, 1914.
9.00 A. M. Session.
pp. 53~54

Medical Committee: The Medical Committee reported Sec. 21 to 26. Sec. 21 to 24 were adopted. Sec. 26 was rereferred and 25 was re-referred with instructions to consider the question of giving aid to a Korean graduate physician practicing in Manchuria. Sec. 21 to 24 are as follows: -

Sec. 21. We reaffirm the requests of Seoul Station for a pharmacist and a dentist for Severance Hospital on condition that no extra expense to the Board be involved.

Sec. 22. We recommend that Seoul Station's request for additional helpers for the Severance Union Medical College be approved upon the condition that no extra expense to the Board be involved.

(1) Professor of Pathology. (2) Professor of Physiological Chemistry. (3) Associate Professor in Eye, Ear, Nose and Throat. (4) A third Nurse. (5) Professor of Clinical Microscopy.

Sec. 23. We call attention to the Medical Committee's report (1911 Minutes, Sec. 19, Art. 3, Paragraph C), and recommend that whereas a foreign nurse is properly under the supervision of the doctor (or doctors) of her Station, requests for her professional services should be made through the physicians of the Stations concerned.

Sec. 24. We recommend that the order of preference as between stations for newly appointed nurses be as follows: - Seoul, Pyengyang, Taiku (Miss McGee's substitute), Seoul (Miss Forsyth's substitute), Kangkei, Chairyung, Chungju, Andong, Seoul.

(......)

Medical Committee: The Medical Committee reported Sec. 27 and 28. Section 27 was amended to insert "It being understood that they have the same relation to the Mission as other missionaries." Sec. 28 was adopted. The sections are as follows: -

Sec. 27. Whereas the Government officials require and the increasing enlightenment of the Korean people necessitate the upholding of a higher standard of efficiency in our medical work, thereby entailing increased burdens on our medical staff, and,

Whereas, in view of the increasing difficulty in securing re-enforcements for our medical work, and,

Whereas, practically all our newly developing work is now secured through special funds raised personally, and,

Whereas, some of our Mission hospitals are constantly being closed because of furloughs, sick-leave, etc.,

We recommend that if any Station so desires and can secure a second physician together with all financial support for the same, that we urge the Board to make the appointment, it being understood that they have the same relation to the Mission as other Missionaries.

Sec. 28. We recommend that the same privilege (Sec. 27) be given any Station regarding the requests for nurses already approved by the Mission.

(Omitted)

8.00 P.M. Session.

(......)

p. 58

Medical Committee: The Medical Committee reported Sec. 25, 26, 29, 30, and 31. All were adopted and are as follows: -

(......)

Sec. 26. Having received a letter from the faculty of the Severance Union Medical College, suggesting that their charges for office calls be 1.00 yen and for visits by members of the staff be 2.50 yen, we recommend (a) that the charges be approved for the members of our Seoul Station, and (b) that fur medical services to the members of our other Stations only actual costs for medicines, etc., be charged, and that in both cases (a and b) the charges be made through the physician against Class VI. of the Station concerned, unless approved as a special item by the Mission.

(Omitted)

Appendix I.
(Omitted)

p. 88

F. Seoul Station. Apportionment of Work.

(......)

O. R. Avison, M. D.: On furlough till March, 1, 1915. After return, charge of Severance Hospital. Permission to act as President of the Severance Union Medical

College. Literary work. Evangelistic work in the South Gate Church. Oversight of the Hospital evangelist.

Mrs. O. R. Avison: On furlough till March 1, 1915. After return, evangelistic work in connection with the Severance Hospital and the South Gate Church. 3 Bible women. Training classes.

(······)

Miss E. L. Shields: On furlough.

(······)

J. W. Hirst, M. D.: Work in the Severance Hospital and teaching in the Severance Union Medical College. Evangelistic work in the South Gate Church. Building Superintendence. Until Dr. Avison's return, charge of the business management of the Severance Plant.

Mrs. J. W. Hirst: Evangelistic work in connection with Dr. Hirst's work. Training classes.

R. G. Mills, M. D.: Teaching in the Severance Union Medical College. Work in the Severance Hospital. Evangelistic work in the South Gate Church.

Mrs. R. G. Mills: Evangelistic work in connection with Dr. Mills' work. Training classes.

(······)

Miss H. Forsyth: Superintendent of Nursing in the Severance Hospital. Charge of the Training School for Nurses. Evangelistic work in the hospital and South Gate Church. Proportionate furlough after Feb. 1, 1915.

A. I. Ludlow, M. D.: Language study. Teaching in the Severance Union Medical College. Work in the Hospital. Evangelistic work in the Medical College and the chapels of the South Gate Church.

Mrs. A. I. Ludlow: Language study. Evangelistic work in connection with Dr. Ludlow's work. District Nursing. Training classes.

(Omitted)

Number 4.
Report of the Medical Committee

pp. 98~101

(······)

4. Pyengyang Union Medical Work. In view of the fact that Dr. Avison is in America, working in the interests of the proposed union in medical work in Pyengyang Station, we recommend that Dr. Sharrocks be appointed to act as Dr. Avison's substitute on that committee on the field during the latter's absence. Passed.

(......)

9. Seoul Nurse. We reaffirm Seoul Station's request for a second foreign nurse. Passed.

(......)

11. Miss Forsyth's Substitute. Should Miss Forsyth insist on resigning and her resignation be accepted, we recommend the appointment of a substitute as soon as possible. Passed.

(......)

13. Chungju Physician. We recommend that Chungju Station secure, if possible, a graduate physician for dispensary work during the absence of a foreign physician, and that if secured, he be under the supervision of the Severance Hospital staff. Passed.

(......)

20. Seoul Medical Property Docket. We recommend that Seoul Station Medical Property Docket be approved as follows, with the understanding that the Mission will not be involved for running expenses. (Passed.)

Enlargement of main Hospital Building	¥40,000.00
Operating pavilion connected with titiain building	20,000.00
Pathology Building, Laboratory, Museum	20,000.00
Pharmacy and Book Room	20,000.00
Office Building	10,000.00
Residences - Pharmacist, Dentist, extra physician	18,000.00
Stndents' Dormitory	20,000.00
Alterations on Jacobsen Memorial for Dr. Avison (present Single Ladies' home to become Jacobsen Memorial)	2,000.00
Home for nurses	20,000.00
Additional site as needed.	

21. **Pharmacist and Dentist for Severance Hospital:** We reaffirm the request of Seoul Station for a Pharmacist and Dentist for Severance Hospital on the condition that

no extra expense to the Board be involved. Passed.

22. **Additional Helpers for Severance Union Medical College.** We recommend that Seoul Station's request for additional helpers for the Severance Union Medical College be approved upon the condition that no extra expense to the Board be involved. (Passed.)

  1. Professor of Pathology.
  2.   "   " Physiological Chemistry.
  3.   "   " Eye, ear, nose and throat.
  4. A third nurse.
  5. Professor of clinical microscopy.

23. Services of Foreign Nurses. We call attention to the Medical Committee's report (1911 Minutes Sec. 19, art. 3, Paragraph C), and recommend that whereas a foreign nurse is properly under the supervision of the doctor or doctors of her Station, request for her professional services should be made through the physicians of the Stations concerned. Passed.

24. Order of Preference for Nurses. We recommend that the order of preference as between Stations for newly appointed nurses be as follows: - (Passed).

  1. Seoul. 2. Pyengvang.
  3. Taiku (Miss McGee's substitute) 4. Seoul (Miss Forsyth's substitute)
  5. Kangkei. 6. Chairyung.
  7. Chungju. 8. Andong.
  9. Seoul.

(......)

26. Medical Fees. Having received a letter from the Faculty of the Severance Union Medical College suggesting that their charges for office calls be 1.00 yen and that the charge for visits by members of the staff be 2.50 yen, we recommend that these fees for the members of our Mission be approved upon condition that the charges be taken out of Class VI. in the Stations concerned, unless approved as a special item by the Mission. Passed.

27. Appointment of Second Physicians. Whereas the Government Officials require

and the increasing enlightment of the Korean people necessitate the upholding of a higher standard of efficiency in our Medical work thereby entailing increased burdens on our Medical staff, Whereas in view of the increasing difficulty in securing re-enforcements for our Medical work,

Whereas practically all our newly developing work is now secured through special funds raised personally,

Whereas some of our Mission Hospitals are constantly being closed because of furloughs, sick leave, etc.,

We recommend that if any Station so desires and can secure a second physician together with all financial support for ihe same, that we urge the Board to make the appointment, it being understood that they have the same relation to the Mission as other missionaries. Passed.

28. Appointment of Nurses. We recommend that the same privilege (Sec. 27) be given any Station regarding the request for nurses already approved by the Mission. Passed.

(......)

35. **Medical Property Docket.** We recommend that the Medical Property Docket be arranged in Classes A and B in order of preference as follows: - (Passed.)

Class A.
    (......)
    6. Seoul, House Dr. Mills   ¥ 6,000.00
    (......)

Class B.
    (......)
    2. *Seoul, home for nurses   20,000.00
    3. *Seoul, alterations on Jacobsen Memorial.   2,000.00
    4. *Seoul, enlargement of Hospital Building.   40,000.00
    5. *Seoul, two residences.   12,000.00
    6. *Seoul, operating pavilion   20,000.00
    (......)
    8. *Seoul, students' dormitory   20,010.00
    (......)

10. *Seonl, pathology building and museum		25,000.00
11. *Seoul, pharmacy and book room		20,000.00
12. *Seoul, office building		10,000.00

36. Government Regulations. We recommend that Dr. Mills keep the physicians of our Mission informed as to the Government regulations for medical work, especially those referring to contagious diseases. Passed.

37. Financial aid for Dr. Kim Pil Sun. We recommend that the Corresponding Secretary of the Mission call the attention of the members of the General Assembly of the Presbyterian Church in Korea to the desirability of the Assembly giving some financial aid to Dr. Kim Pil Sun who has a hospital in the midst of the Korean population in Manchuria. Passed.

* Running expenses for these to be guaranteed.

(Omitted)

19140826

아서 J. 브라운(미국 북장로교회 해외선교본부 총무)이 한국 선교부로 보낸 선교본부 회람 편지, 제237호 (1914년 8월 26일)

THE BOARD OF FOREIGN MISSIONS
OF THE
PRESBYTERIAN CHURCH IN THE U. S. A.
156 FIFTH AVENUE
NEW YORK

CABLE ADDRESS:
"INCULCATE," NEW YORK
FOREIGN MISSIONS CODE
A. B. C. CODE 4TH EDITION

MADISON SQUARE BRANCH
P. O. BOX NO. 2

OFFICE OF SECRETARY

제237호   1914년 8월 26일
존 L. 세브란스 씨와 더들리 P. 알렌 박사 부부의 세브란스 의료 기지를 위한
특별 기부에 관하여

한국 선교부 귀중

친애하는 동료들,

　　나는 8월 22일자 편지 제236호를 구술하면서, 제6항과 제8항에서 'you' 및 'your'라는 단어의 사용이 귀 선교부에 혼란을 일으킬 수 있다는 것을 알아차리지 못하고 속기사에게 내가 존 L. 세브란스 씨에게 보낸 7월 24일자 비망록에서 일부를 발췌하여 복사하라고 지시한 것이 유감스럽습니다. 그 단어들은 세브란스 씨를 지칭하는 말인데, 귀 선교부가 그것들을 그의 이름으로 바꾸면 정확한 뜻이 될 것입니다. 기본 재산에 관한 제8항에서 한정적인 단어에 중점을 두어야 합니다. 세브란스 씨와 알렌 박사 부부는 기본 재산을 기부할 의무가 없다는 점을 이해해야 합니다. 그들은 그렇게 하지 않겠다고 밝히지는 않았지만, 추가 검토 후에 그 문제의 장점에 대하여 자유롭게 결정할 수 있도록 놔두었습니다.
　　편지를 보낼 준비가 되었을 때 내가 이곳에 있어 보내기 전에 읽어 볼 수 있었다면 이러한 점을 기록하였을 것입니다. 그러나 나는 가벼운 질병으로 인하여 이틀 동안 사무실을 비워야 했고, 내가 없는 동안 편지가 우편으로 배달되었습니다.
　　그 후 나는 세브란스 씨로부터 다음과 같은 편지를 받았습니다. 8월 22일자로 귀 선교부로 보낸 편지에 언급된 항목을 나열한 18일자 편지입니다.

"1914년 8월 20일.

친애하는 브라운 박사님,

박사님의 이번 달 18일자 편지를 받았으며, 한국 서울의 문제는 우리 사이에 분명히 이해되어 있다고 생각하고 있습니다. 그러나 제 입장에서는 조금 불확실한 조항이 하나 있습니다. 박사님은 '우리는 귀하께서 편리할 때 언제든지 자금을 조달할 준비가 되어 있는 계획에 대한 금액을 기꺼이 충당할 것입니다'라고 말합니다. 나는 이것이 항목 번호 1-2-3-4 및 9(8월 22일자 선교본부 서신 번호 236의 7번)에 해당한다고 생각하며, 총 금액은 $17,650.00입니다.

"나는 우리가 보스턴에서 이 항목을 즉시 진행하기로 합의하였다는 것을 알고 있으며, 필요한 즉시 자금을 제공하겠다고 말하였습니다. 우리는 아직도 이렇게 할 준비가 되어 있지만, 현재의 일반적인 상황을 고려하여 우리는 필요할 때까지 자금을 선불하지 않는 것을 선호하고 있습니다. 이것이 업무 진행을 승인하는데 방해가 됩니까? 우리는 그런 다음 필요한 만큼 신속하게 자금을 제공할 것입니다.

제15번 항목(8월 22일 선교본부 서한 제236호의 제8호)은 6월 1일 이전에 서울에서 직접 작성된 초안으로 이미 확정되었습니다. 보스턴 회의 이후 우리는 추가로 각각 1,000달러인 두 건의 비용을 지불하였습니다.

모든 초안을 박사께 알려드려 박사님이 무슨 일이 일어나고 있는지 알 수 있게 하는 것이 현명하지 않겠습니까? 우리가 도달할 수 있는 이해에 따라 우리가 그것들을 처리할 때 그것에 대하여 박사님은 우리에게 조언할 수 있습니다. 박사님이 이 문제를 에비슨 박사님과 상의하는 것이 좋지 않겠습니까?"

(서명) 존 L. 세브란스

귀 선교부는 선교부가 '이러한 항목을 즉시 진행'하도록 선교본부가 승인하기를 세브란스 씨가 원한다는 것에 유의할 것입니다. 어쩌면 '즉시' 업무는 우리가 알기에 그리 멀지 않은 미래인, 에비슨 박사가 한국에 도착하는 시점에 적용되는 것으로 해석될 수도 있습니다. 이 업무는 자신이 직접 관리하고 있는 기관과 직접적으로 관련되어 있기 때문에 그는 의심할 바 없이 현장에 있기를 원할 것입니다. 휴가철 동안 필요한 사항을 처리하도록 선교본부로부터 권한을 부여받은 실행 위원회는 다음과 같은 공식 기록을 작성하였습니다.

"8월 20일 존 L. 세브란스 씨와 더들리 P. 알렌 박사 부부의 서면 약속에 기초하여, 한국 선교부는 서울 세브란스 의료 기지를 위한 다음과 같은 지출을 진행할 권한을 받았다.

"사택, 첫 번째 거주자는 R. G. 밀즈 박사이다.　　　금화 4,200달러
　　지금까지 미국인 간호부들이 거주하였지만 이후에는 에비슨 박사가 거주하게 될 사택의 개조 및 수리　　　금화 2250달러
　　"한국인 간호부를 위한 사택과 지금까지 O. R. 에비슨 박사가 거주하였지만 이후 미국인 간호부가 사용할 사택의 교체 및 수리
　　　　　　　　　　　　　　　　　　　　　　　　금화 10,000달러
　　"약 1,200달러의 비용으로 부지 내 지원이 사용하고 있던 작은 한옥 건물 약 6채의 교체　　　　　　　　　　금화 1,200달러

언급된 편지에서 세브란스 씨는 선교본부의 재무에게 필요한 만큼 신속하게 표시된 금액을 인출할 수 있는 권한을 부여하였습니다.

안녕히 계세요.
아서 J. 브라운

AJB.MM

Arthur J. Brown (Sec., BFM, PCUSA), Board Circular Letter to the Korea Mission, No. 237 (Aug. 26th, 1914)

THE BOARD OF FOREIGN MISSIONS OF THE PRESBYTERIAN CHURCH IN THE U.S.A.
156 FIFTH AVENUE
NEW YORK

No. 237   August 26, 1914

Re Special Gifts for the Severance Medical Plant at Seoul by Mr. John L. Severance and Dr. and Mrs. Dudley P. Allen

To the Korea Mission

Dear Fiends: -

I regret that in dictating letter No. 236 of August 22nd I directed the stenographer to copy certain extracts from a memorandum dated July 24th which I had sent to Mr. John L. Severance, without noticing that the use of the words "you" and "your" in the numbered paragraphs 6 and 8 might be confusing to you. Those words referred to Mr. Severance and if you will substitute his name for them you will have the correct meaning. Emphasis should be given to the qualifying words in the numbered paragraph 8 on endowment. It should be understood that Mr. Severance and Dr. and Mrs. Allen have not obligated themselves to give an endowment. They have not stated that they would not do so, but they have left themselves free to decide the question on its merits after further consideration.

I might have noted these points if I had been here when the letter was ready for mailing so that I could have read it over before sending; but I was obliged to be out of the office for two days on account of a slight indisposition and the letter was mailed during my absence.

I have since received the following letter from Mr. Severance, my letter of the 18th to which he refers having listed the items referred to in my letter to you of August 22d:

August 20, 1914.

My dear Dr. Brown: -

Your letter of the 18th inst is at hand and I think the matters at Seoul, Korea, are clearly understood between us. However, there is one clause that is a little uncertain in my mind. You say, 'We shall be glad to appropriate the sums for the objects which you are ready to finance whenever it is convenient for you.' I assume this refers to items Numbers 1-2-3-4 and 9 (No. 7 in Board Letter No. 236. August 22), the total amounting to $17,650.00.

"I understand that we agreed when at Boston to proceed with these item at once, and I said we would furnish the money just as soon as it was needed. We are still ready to do this, but in view of the present general situation we would prefer not to advance the funds until required. Need this interfere with your authorizing the work to be proceeded with? We will then furnish the money just as rapidly as needed.

Item No. 15 (No. 8 in Board letter No. 236. August 22) has already been settled by drafts which have been made on us direct from Seoul prior to June 1st. Since our conference at Boston we have paid in addition two drafts of $1000. (One thousand dollars) each.

Would it not be wiser to have all drafts made on you then you would know just what was going on. You could advise us of same when we would take care of them in accordance with such understanding as we may arrive at. Would it not be well for you to take this up with Dr. Avison?"

(Signed) John L. Severance.

You will note that Mr. Severance desires the Board to authorize the Mission "to proceed with these items at once." Perhaps the works "at once" may be construed as applying to the time when Dr. Avison arrives in Korea which we understand will be in the not distant future. He will doubtless wish to be on the ground when this work is done as it involves so directly the institution which is under his immediate care.

The Executive Council, which was authorized by the Board to act on necessary matters during the vacation season, has made the following official record:

> On the basis of a written pledge from Mr. John L. Severance dated August 20, for himself and Dr. and Mrs. Dudley P. Allen, the Korea Mission was authorized to proceed with the following expenditures for the Severance Medical Plant at Seoul:
>
> Residence, first occupant to be Dr. R. G. Mills.　　$ 4,200. gold.
>
> Alterations and repairs on residence hitherto occupied by American Nurses but hereafter to be occupied by Dr. Avison　　$ 2,250. gold.
>
> Home for Korean Nurses and alternations and repair on residence hitherto occupied by Dr. O. R. Avison but hereafter to be occupied by American Nurses,　　$10,000. gold
>
> Replacing approximately half a dozen of the small native buildings occupied by employees of the Compound at a cost of approximately　　$ 1,200. gold"

In the letter referred to Mr. Severance has authorized the Treasurer of the Board to draw upon him for the amounts indicated as rapidly as needed.

Sincerely yours,
Arthur J. Brown

AJB.MM

19140829

올리버 R. 에비슨(온타리오 주 스미스폴즈)이 아서 J. 브라운(미국 북장로교회 해외선교본부 총무)에게 보낸 편지 (1914년 8월 29일)

접 수
1914년 9월 1일
브라운 박사

캐나다 온타리오 주 스미스폴즈,
W. S. 벨 씨 방,
1914년 8월 29일

신학박사 A. J. 브라운 목사,
뉴욕 시 5 애버뉴 156

친애하는 브라운 박사님,

　　박사님의 8월 26일자 편지와 박사님이 한국 선교부에 보낸 선교본부 편지 제 237호28)의 사본이 어젯밤 도착하였으며, 저는 이에 박사님께 감사드립니다.

　　저는 박사님이 이 건물들을 건축하기 전에 제가 한국에 돌아오기를 기다리라고 그들에게 제안하신 것을 알고 있습니다. 마지막 항목과 우리가 거주할 사택의 변경 사항과 관련하여 이는 현명할 것입니다. 하지만 밀즈 박사가 거주할 사택은 즉시 건축되어야 하며, 제가 떠나기 전에 위치가 거의 결정되었고 저에게도 만족스러웠기 때문에 어떤 식으로든 저와 관련이 없습니다. 계획 자체는 밀즈 박사, 서울 지부, 그리고 선교부의 재산 위원회가 결정할 것이며, 건축은 서울 지부가 지명한 위원회가 감독할 것입니다.

　　한국인 간호부들을 위한 숙소는 계획과 세부 설계도가 준비되는 대로 곧 진행될 수 있습니다. 토론토의 건축가인 고든 씨가 현재 작업 중이며, 며칠 안에 완성될 예정입니다. 저는 고든 씨에게 박사님의 계획을 전달하였고, 고든 씨는 예비 설계도를 그려 저에게 주었습니다. 저는 설계도를 신중하게 검토하고 몇 가지 제안을 한 후 고든 씨에게 다시 넘겨주었습니다. 그는 수정된 설계도를 주었고, 저는 이를 승인하였습니다. 현재 고든 씨는 청사진을 제작 중이며, 각 도면의 사본은 허스트 박사의 감독 하에 세브란스 씨와 알렌 박사께 각각 한 부씩 전달될 것입니다. 만일 이것이 이루어지지 않으면, 숙소 교환이 크게 지연될 것입니다.

　　우리가 한국으로 돌아가기 전에 밀즈 박사의 사택이 지어지지 않으면, 사택들

---

28) Arthur J. Brown (Sec., BFM, PCUSA), Board Letter to the Korea Mission, No. 237 (Aug. 26th, 1914)

이 건축되는 동안 밀즈 박사와 우리는 다른 가족과 함께 살아야 할 것입니다.

그러니 박사님께서 제안을 재고해 주시고 위와 같이 수정된 편지를 선교부에 다시 보내주시면 감사하겠습니다.

건축가는 또한 알렌 박사의 제안으로 우리가 제출한 그러한 증축, 그리고 해부학 및 병리학을 위한 신축 건물에 대한 분명한 계획에 따라 병원 건물 증축에 관한 업무를 진행 중입니다.

저는 박사님이 진짜 휴가를 보내셨으리라 믿습니다. 우리는 리도 호숫가에서 2주일 동안 머물렀다가 막 돌아왔습니다.

우리는 이 끔찍한 전쟁에 대하여 슬퍼하고 있습니다. 어젯밤 이 마을에서 중요한 철도 건널목을 지키던 경비병이 총에 맞아 사망하였지만, 범인이 누구인지는 아직 밝혀지지 않았습니다.

안녕히 계세요.
O. R. 에비슨

제 아들 레이몬드와 마틴은 현재 마운트 허몬 남학교에 있습니다.

Oliver R. Avison (Smiths Falls, Ont.),
Letter to Arthur J. Brown (Sec., BFM, PCUSA) (Aug. 29th, 1914)

Smith's Falls, Ont., Canada,
c/o Mr. W. S. Bell,
Aug. 29/14.

> Received
> SEP 1 1914
> Dr. Brown

Rev. Dr. A. J. Brown,
 156 Fifth Ave., New York

Dear Dr. Brown,

Your favor of Aug. 26th with copy of your letter No. 237 to the Korea Mission came to have last evening and I thank you for the same.

I note that you have suggested that they await my return to Korea, before going on with these buildings. This will be wise with reference to the last item and possibly with regard to the changes in the house to be occupied by us, but the house to be occupied by Dr. Mills need to be built at once and does not involve me in any way as its location was practically decided upon before I left and was satisfactory to me and the plan itself will be decided between Dr. Mills, Seoul Station and the Property Com. of the Mission, while the erection will be supervised by a Com. named by Seoul Station.

Also the Home for Korean Nurses can be proceeded with as soon as the plans & specifications have been prepared. Mr. Gordon, the Toronto architect, is now at work on these and they will be ready within a few days. I gave him our proposed plan of you which he made preliminary drawings & submitted them to me. I considered them carefully & made certain suggestions and returned them to him. He then submitted revised drawings which I approved. He is now making blue prints of them and a copy of each will go to you, to Mr. Severance & Dr. Allen at one, under Dr. Hirst's supervision. If this be not done the exchange of houses will be greatly delayed.

If Dr. Mills' house be not built before our return to Korea, then both Dr. Mills & we will have to live with another family while the houses are being erected.

I will be relieved therefore if you will reconsider the suggestion and send another letter forward to the Mission revised as above.

The Architect is also at work on an addition to the Hospital building, in accordance with Dr. Allen's suggestion that we submit definite plans for such an addition & for the new building for Anatomy & Pathology.

I trust you have had some real vacation. We have just returned from a two week's stay on the banks of Rideau Lake.

We are mourning over this terrible war. Last night a guard in this town set to watch an important railway crossing was shot & killed but by whom is not yet known.

Very sincerely,
O. R. Avison

My son Raymond & Martin are now at the Mt. Hermon Boys' School.

19140900

1914년 평양에서 개최된 연례 회의에 제출한 미국 북장로교회 한국 선교부의 보고서 (1914년 9월), 81~82, 83~86쪽

서울 지부

81~82쪽

인력 변동. (……)

몇 달 동안 부모님을 방문하고 비서 업무에 도움을 준 윌버 에비슨 씨는 에비슨 가(家)의 한국 탈출 선구자이었다. 에비슨 박사 부부, 레라 양, 그리고 어린 세 자녀는 6월 12일 미국으로 떠났다. 에비슨 박사 부부는 비례 안식년을 갖는다.

하지만 에비슨 양은 3년간의 부선교사 임기를 마치고 본국으로 돌아가고 있다. 우리는 그녀가 우리에게 돌아와 일하기를 기쁘게 희망하고 있지만, 미래는 하나님의 손에 달려 있으며 비록 한국이 그녀의 '예비 봉사'의 땅이 아닐지라도 그녀가 가는 길에 하나님의 풍성한 축복이 있기를 기도한다.

레이몬드와 마틴은 그들의 평생 업무를 준비하기 위하여 학교에 입학할 예정이며, 점점 늘어나고 있는 집을 떠나는 한국 활동 선교사 자녀 무리에 합류하게 될 것이다. 그들 모두를 위하여, 우리는 결코 그럴 수 없지만 언어와 사람들과의 조기 교제를 통하여 준비된 일꾼으로서 그들이 그분의 방식과 시간에 다시 돌아오도록 하나님의 축복과 인도가 있기를 우리는 기도드린다.

83~86쪽

의료 사업

세브란스 연합의학교 세브란스 기지를 중심으로 한 모든 의료 업무는 병원, 의학교 및 간호부 양성소이며, 남대문 밖에 위치해 있다. 이 보고서는 전체 의사와 간호부, 그리고 관련된 외국인 및 현지인 동료의 업무를 나타낸다. 지난 해, 전(前) 해의 약속이 이루어지고, 꽃이 결실을 맺었다. 현재 우리는 한국에서 일하는 6개의 선교부가 의료 사업에 연합하고 있다. 다양한 선교부와 부서별로 배정된 의사는 다음과 같다.

의사	선교부	담당 과(科)
에비슨	미국 북장로교회	교장, 내과
허스트	" "	부인과 및 전기 치료(안식년 중)
러들로	" "	외과 및 외과 병리학
밀즈	" "	병리학 및 세균학
밴버스커크	미국 북감리교회	서기, 생리학 및 내과
바우먼	남감리교회	안이비인후과
오(긍선)	미국 남장로교회	해부학 및 조직학
커렐	호주 장로교회	산과, 3개월
맥라렌	" "	소아과 및 신경학, 3개월
위어	영국 성공회	기생충학

이들 외에 홍(석후) 박사, 박(서양) 박사, 강(문집) 박사 및 고(명우) 박사가 있었고, 지난 3월 졸업 후 6명의 당직의사가 있었는데 그 중 5명은 우리 졸업생이고 한 명은 관립학교 출신이다.

4월부터 교직원이 추가되었다: 사범학교 자격증을 보유하고 모든 학년에게 일본어를 가르치는 우키티 씨. 또한 총독부 강습소의 교수인 사토 박사는 일주일에 두 번씩 의료법을 4학년에게 강의한다. 이나모토 박사는 자신의 박물관에서 수집한 표본을 이용하여 일반 병리학에 대하여 일주일에 3시간씩 강의한다. 오카 박사는 1학년 학생들에게 일주일에 4시간씩 해부학을 강의한다. 이 강의는 일본어로 진행되며, 현재는 통역이 필요하지만 모든 학생들이 빠르게 해당 언어에 능숙해지기 때문에 머지않아 통역이 필요하지 않게 될 것이다.

올해 등록자는 4학년 15명, 3학년 10명, 2학년 14명, 1학년 16명, 그리고 예비반 16명으로 총 71명이다. 15명이 졸업하였고, 그 자리를 대신하여 25명의 예비반이 새로 등록하여 현재 81명이 되었다.

모든 부서에 많은 장비가 추가되었으며, 현재의 의료진과 함께 곧 인정을 받기 위한 총독부의 요구 사항을 충족할 것으로 기대하고 있다. 총독부 병원장 및 의학강습소 소장인 후지타 박사는 우리 기관에 큰 친절을 베풀어 주었고, 우리는 그에게 큰 감사의 빚을 지고 있다. 그는 우리 학교가 총독부 강습소와 같은 수준에 놓이는 것을 질투하지 않았을 뿐만 아니라 반대로 우리에게 그의 교수진 몇 명을 보내주고 총독부의 요구 사항에 충분하게 맞는 기구의 사용을 제안하였다.

졸업생 15명은 모두 기독교인이고, 7명은 영변에서 진주까지 다른 선교병원으로 갔다. 다섯 명은 당직의사로 모교에 남아 있으며, 세 명은 개업한다.

임상 및 세균학 실험실을 설치하고 장비를 최대한 활용하는 것 외에도 밀즈 박사는 연구부를 발전시켜 이제 다른 병원 및 의사를 위한 우편 주문 업무를 처리할 준비가 되었다. 그는 취미로 식물학 연구를 계속해 왔으며, 한국 식물학의 기초가 될 자료를 준비하고 있다.

병원과 간호부 양성소, 소장 H. 포사이드 양

대학 건물의 마무리로 병원에 많은 변화가 생겼고, 시설 확장 외에도 병원이 크게 개선되었다. 대학 교직원의 여러 과 사이의 업무 분할과 간호부의 효율성 향상으로 모두 수술실과 병동에서 더 나은 업무를 지향하고 있다.

양성소 등록자는 총 17명이다. 하급반이 8명, 중급반이 5명, 그리고 상급반이 4명이다. 이들 마지막 학생들은 이론 학습을 마쳤으며, 실제 실습이 끝나면 포사이드 양이 떠나기 전에 졸업할 것이다. 병원을 찾는 외국인 환자는 해마다 늘어나고 있으며, 세브란스의 명성도 인근 나라로 확산되고 있다.

병원 및 진료소의 통계

환자	1912~13년	1913~14년
연초 병동의 환자	23명	30명
입원, 한국인	745	1,024
입원, 외국인	17	30
합계	785	1,084
증가		299명: 38%

수술

주(主) 수술방
- 국소 마취   50명
- 전신 마취   307
- 진료소   2,000명 이상
- 왕진   1,100건

일반 진료소 환자

신환	14,111명	1912~13년 합계	13,500명
구환	14,912		
박 박사의 진료	2,204	31,227	
특진 진료		1,000	
연중 총 환자		34,411명	

교육상으로 올해의 성장은 꾸준하고 매우 고무적이었다. 공립학교의 시설 개선이 도시의 몇몇 사립학교에 재앙적인 영향을 미쳤지만, 지난 몇 년을 기준으로 본다면 우리는 이 학교의 성장과 확대에 대하여 모든 희망을 품고 있다. 우리는 더 높은 교육적 이상을 향한 추진력을 환영한다. 우리는 더 잘 준비된 학생들을 환영한다. 그리고 우리는 우리의 보살핌을 받는 학생들에게 공립학교에서 얻을 수 있는 것보다 더 많은 것을 줄 수 있다고 진심으로 믿고 있다. 이것은 높은 이상이며, 사람을 인색하게 하거나 그것을 얻기 위한 수단을 의미하지 않으며, 무엇보다도 그것은 우리 학교가 그리스도의 영으로 철저하게 채워져야 한다는 것을 의미한다. 왜냐하면 그것은 지배적이기 때문에 우리는 그들에게 가치 있는 "더 많은 것"을 줄 수 있기 때문이다.

1914 Report of the Korea Mission of the Presbyterian Church in the U. S. A. to the Annual Meeting held at Seoul (Sept., 1914), pp. 81~82, 83~86

Seoul Station

pp. 81~82

Changes in Personnel. (……)

Mr. Wilbur Avison, who bad spent some months visiting his parents and making himself useful in a secretarial capacity was the forerunner of the Avison exodus. Dr. and Mrs. Avison, Miss Lera, and the three younger children left for America on June 12th. Dr. and Mrs. Avison going on proportional furlo.

Miss Avison however is returning to the home land after completing a three years' term as Associate Missionary. While we would gladly hope for her return to us and the work, the future is in God's hands and we pray for her His richest blessing on her way even tho it be not in Korea the land of her "prentice service."

Raymond and Martin will enter school in preparation for their life work, joining the increasing band of Korea Missions' Children away from home. For them all we pray God's blessing and guidance: that He may bring them back in His own way and time, as workers prepared - as we can never be - by early association with the language and the people.

pp. 83~86

Medical Work

All of our Medical work centres about the Severance Plant: Hospital, Medical College, and Nurses Training School, situated outside the South Gate. This report represents the work of the entire staff of Doctors and nurses with their associates Foreign and Native. During the last year the promise of former years has come to pass, the flower has come to fruition. We now have union in Medical work conducted by 6 of the Missions working in Korea. The doctors assigned by the various Missions with their departments are as follows:

Doctors	Missions	Departments.
Avison	Presbyterian U. S. A.	President, Practice of Medicine.
Hirst	" "	Gynecology and Electrotherapy (on furlo).
Ludlow	" "	Surgery and Surgical Pathology.
Mills	" "	Pathology and Bacteriology.
Van Baskirk	Methodist Episcopal	Secretary, Physiology and Medicine.
Bowman.	M. E. South.	Eye, Ear, Nose and Throat.
Oh	Presbyterian in U. S.	Anatomy and Histology.
Currell.	Australian Presby.	Obstetrics. 3 months.
McLaren	" "	Pediatrics and Neurology. 3 months.
Weir	Church of England	Helminthology.

With these have been associated Drs. Hong, Pak, Kang, and Ko; and since their graduation last March six internes, five of these are our graduates, one is from the Government School.

Severance Union Medical College.

Since April also there have been added to the faculty: Mr. Ukiti who holds a normal certificate, teaching the Japanese Language to all grades. Also from the Staff of the Government School Dr. Sato the Dean of that Medical College lectures twice a week to Seniors in Medical Jurisprudence; Dr. Inamoto three hours a week on

General Pathology illustrated by specimens from his own museum; Dr. Oka four hours a week to the 1st class, in Anatomy. This work is being taught in Japanese, at present requiring interpretation but before long that will not be necessary as all the students are rapidly acquiring proficiency in that language.

The enrollment this year has been 4th year, 15; 3rd year, 10; 2nd year, 14; 1st year, 16; Preparatory class 16; total, 71. 15 were graduated and in their place a new preparatory class of 25 was enrolled bringing the number now to 81.

Many additions have been made to the equipment in all departments and with the present staff we expect soon to meet the Government requirements for recognition. Great kindness has been shown our institution by Dr. Fujita, bead of the Government Hospital and Medical School and we owe to him a great debt of gratitude. He has not only showed no jealousy lest our school be placed on a level with the Government School but on the contrary has lent us some of his teachers and offered the use of apparatus that the Government requirements might be fully met.

The 15 graduates are all Christians, seven have gone to other Mission Hospitals from Yengbyen to Chinju; five remain as internes; three go into private practice.

Besides fitting up the clinical and bacteriological laboratories, making much of the apparatus, Dr. Mills has so developed the research department that he is now ready to handle mail order work for other hospitals and physicians. As a side line, - a recreation - he has continued his botanical studies and is preparing the material which shall be the basis for a botany of Korea.

Hospital and Nurses Training School. Miss H. Forsyth, Supt.

The finishing of the College building has made possible many changes in the hospital, greatly improving it besides enlarging its facilities. The division of labor among the departments of the College Staff and the increased efficiency of the nurses all tend to better work in the operating room and the wards. The enrollment in the Training School totals 17; 8 Juniors; 5 Middlers; and 4 Seniors. These last have finished their theoretical work and with their practical work finished will graduate ere Miss Forsyth leaves. The number of foreign patients in the Hospital is increasing year by year and Severance reputation is spreading to near by lands.

Statistics Hospital and Dispensary.

Patients	1912~13	1913~14.
In wards at beginning of year	23	30
Admitted, Koreans	745	1,024
Admitted, Foreigners	17	30
Total	785	1,084
Increase	299: 38%	

Operations.

In main operation room.	
Local Anesthesia	50
General Anesthesia	307
In Dispensary, more than	2,000
Visits to home	1,100

Patients Public Dispensary.

New Patients	14,111	Total 1912~13	13,500
Repeat Patients	14,912		
Dr. Pak's work	2,204	31,227	
Private office cases		1,000	
Total cases for year		34,411	

Educationally the year's growth has been steady - and most encouraging. While the improvement of Government school facilities has had a disastrous effect on several of the private schools in the city, if the last few years may be taken as a criterion we have everything to hope from their growth and enlargement; we welcome the impetus to higher educational ideals; we welcome the better prepared student body - and We sincerely believe that we can give to the students under our care all and more than they can get in the Governments schools. This is a high ideal and it means no stinting of men or means to attain it, above all things else it means that our schools shall be thoroughly infilled with the spirit of Christ, for alone as that is dominant can we give them the "something more" that is worth while.

19140901

올리버 R. 에비슨(온타리오 주 스미스폴즈)이 아서 J. 브라운 (미국 북장로교회 해외선교본부 총무)에게 보낸 편지
(1914년 9월 1일)

캐나다 온타리오 주 스미스폴즈,
1914년 9월 1일

F. S. 밀러의 건강에 관하여

친애하는 브라운 박사님,

저는 F. S. 밀러 목사 부부의 상태에 대한 제 의견을 담은 이 서면 보고서를 보냅니다.[29] 박사님이 보내주신 양식을 제가 직접 작성할 수는 없고, 그 안에 있는 모든 질문에 올바르게 답할 수 있지만 그 결과로 이 특정 사례에서 박사님께 필요한 정보를 드릴 수 없습니다. 그래서 저는 지난 21년 동안 두 분의 상태에 대하여 제 자신이 알고 있는 것과 더불어 제 자신의 관찰에 근거한 확실한 진술을 박사님께 제공하기로 하였습니다.

이것이 박사님께 만족스러울 수 있기를 바라며, 박사님이 그들의 사례를 현명하게 결정할 수 있도록 도울 수 있게 되기를 바랍니다.

안녕히 계십시오.
O. R. 에비슨

---

29) Oliver R. Avison (Smiths Falls, Ont.), Re. Furlough of Rev. & Mrs. F. S. Miller (Sept. 1st, 1914)

Oliver R. Avison (Smiths Falls, Ont.), Letter to Arthur J. Brown (Sec., BFM, PCUSA) (Sept. 1st, 1914)

Smith's Falls, Ont., Canada

Sept. 1/14

in re health of the F. S. Miller

Dear Dr. Brown: -

I am sending you in this s written statement of my opinion of the condition of Rev. & Mrs. F. S. Miller. It is not possible for me to feel out the blank forms you sent me and even though I could answer correct all the questions asked therein the result would not give you the information you need in this particular case so I chose rather to give you a definite statement based on my own observation coupled with my own knowledge of the condition of both during the past 21 years.

I trust this may be satisfactory to you, and enable you to decide wisely in their case.

Very sincerely,

O. R. Avison

19140901

올리버 R. 에비슨(온타리오 주 스미스폴즈), 프레더릭 S. 밀러 목사 부부의 안식년에 관하여 (1914년 9월 1일)

캐나다 온타리오 주 스미스폴즈,
1914년 9월 1일

F. S. 밀러 목사 부부의 안식년에 관하여

저는 얼마 전 밀러 부부와 며칠을 보냈고, 그동안 그들을 면밀하게 관찰하면서 한국으로 돌아가기에 적합한지 알아보고자 하였습니다. 그들이 돌아갈 시간이 다가왔기 때문입니다.

배틀크릭 요양소에서 모든 장기를 완전히 검사하였고, 그 보고서를 접할 수 있었기 때문에 저는 직접 그런 검사를 하지 않았지만, 길고 짧은 산책의 결과, 다양한 형태의 자극에 대한 반응, 대화, 한국에서의 업무에 대한 태도, 그리고 업무에 대한 열정 등에 주목하는 것으로 만족해했습니다.

저는 그들이 한국을 떠났을 때 계통적인 문제보다는 신경계가 지나치게 탈진되어 있었고, 결정해야 할 문제는 각 장기의 정확한 상태가 아니라(사실 모든 장기가 온전하였기 때문에) 심각한 부담 속에서도 버틸 수 있는 능력, 과로하지 않고 꾸준히 일할 수 있는 능력, 그리고 일반적으로 한국에서 그들을 기다리고 있다는 것을 알고 있는 업무의 종류와 양을 견딜 수 있는 능력이었습니다.

저의 관찰에 따르면 두 사람 중에서 밀러 부인이 완쾌에 더 가까웠으며, 부담 속에서 재발할 것 같지 않았습니다. 밀러 씨에 대해서는 그가 업무를 계속할 수 있는 전망에서 사역을 시작할 준비가 되어 있지 않다고 확신하였습니다.

저의 생각에는 그는 모든 업무를 피하고 치료를 받는다는 의미에서 충분히 휴가를 가졌으며, 그의 상태는 그에게 흥미롭고 본질적으로 생산적인 어떤 형태의 야외 육체 노동을 해야 할 필요가 있다는 것입니다. 그가 단지 운동의 한 형태로 하는 것이 아니라 실제로 달성할 수 있는 무언가로 그에게 호소력이 있는 그런 것이어야 하며, 그리고 그의 힘을 끌어낼 가능성이 있지만 동시에 처음에는 가볍게 수행할 수 있고, 힘이 발달함에 따라 노력을 증가시킬 수 있는 무엇입니다. 그것은 그의 신경 원기보다는 육체적 원기를 사용하는 무엇이어야 합니다.

따라서 저는 그들을 아직 한국으로 돌려보내지 말고 위에 설명된 것과 같은 계획을 따르기 위하여 안식년을 1년 더 연장할 것을 권고하는 바입니다.

O. R. 에비슨

Oliver R. Avison (Smiths Falls, Ont.),
Re. Furlough of Rev. & Mrs. F. S. Miller (Sept. 1st, 1914)

Smith's Falls, Ont., Canada
Sept. 1/14

Re Furlough of Rev. & Mrs. F. S. Miller

I spent some days with Mr. & Mrs. Miller recently and during that time watched them closely hoping thus to inform myself as to their fitness for a return to Korea, the time for their return being already near.

As full examination of all their organs had been made at Battle Creek Sanatorium and I had access to the reports of these I did not myself make auch examinations but contented myself with noting the results of long & short walks, their response to various forms of excitement, their conversation and their attitude toward the work in Korea and their zest for it &c.

I did this the more particularly because when they left Korea they were suffering less from organic troubles than from an over-depleted nervous system and the question to be determined was not the exact condition of each organ – all the organs being in fact intact – but rather their capacity to stand up under severe strain, to work steadily without over-fatigue, and in general to bear the burnt of the kind and quantity of work which I knew was awaiting them in Korea.

My observations led me to feel that of the two Mrs. Miller was probably the nearer to complete recovery though not liked in my judgment to relapse under strain. As for Mr. Miller I was convinced that he was not ready to take up work with, a fair prospect of being able to continue at it.

My opinion is that he has had enough of vacation in the sense of avoiding all work, and being kept under treatment and that he rather need at his state to undertake some form of outdoor manual labor that will be both interesting to him and productive in its nature – something that he will not be doing simply as a form of exercise but that ill appeal to him as something real to be accomplished and so likely to draw on his powers but at the same time something that can be undertaken lightly at first and increasing effort put into it as he develops strength. It should be something that uses his physical powers rather than his nervous energies.

I therefore recommend that they be not yet sent back to Korea, but that their furlough be extended another year iwth a view to some such plan as is outlined above being followed.

O. R. Avison

올리버 R. 에비슨(온타리오 주 스미스폴즈)이 아서 J. 브라운 (미국 북장로교회 해외선교본부 총무)에게 보낸 편지 (1914년 9월 5일)

| 접 수 |
| 1914년 9월 8일 |
| 브라운 박사 |

스미스폴즈,
1914년 9월 5일

친애하는 브라운 박사님,

　1. 보스턴에서 세브란스 씨와의 회의에서 세브란스 씨가 가장 먼저 다룬 안건은 서울 여학교의 경상비 적자 문제이었으며, 그는 지난 2년 동안의 적자, 그리고 아마도 현 회계연도의 적자까지 포함하겠다고 말하였습니다. 저는 이 문제가 잊혀진 것은 아닌지 궁금했습니다. 루이스 양이 지금 미국에 있을 예정이니 정확한 적자 규모를 알 수 있을 것이고, 저는 이 문제가 해결되면 루이스 양에게 큰 위안이 될 것이라고 확신합니다.

　2. 저는 세브란스 씨가 서울 여학교 부지 및 건물 건축에 약속한 자금을 E. H. 밀러 씨가 필요로 하고 있다는 것을 알고 있습니다. 박사님은 예산이 배정되었는지, 아니면 아직 처리되지 않았다면 곧 처리될 수 있는지 알고 계십니까? 저는 이러한 사소하고 관련 없는 사항들이 주목받지 못할 수도 있다는 것을 알고 있기에 이 글을 쓰고 있습니다.

　물론 모든 것이 이미 처리되었을 수도 있습니다.

　안녕히 계세요.
　O. R. 에비슨

Oliver R. Avison (Smiths Falls, Ont.), Letter to Arthur J. Brown (Sec., BFM, PCUSA) (Sept. 5th, 1914)

> Received
> SEP 8 1914
> Dr. Brown

Smith's Falls,

Sept. 5/14.

Dear Dr. Brown: -

1. At the Conference with Mr. Severance in Boston the first matter dealt with by Mr. Severance was the matter of the deficits in the Current Expenses of the Girls School, Seoul, when he said he would assume those of the past two years and possibly that for the present fiscal year. I have been wondering whether that has been forgotten. As Miss Lewis will be now in America the exact amount of those deficits can be learned and I am sure it will be a great relief to her to have the matter straightened out.

2. I know Mr. E. H. Miller needs the money Mr. Severance promised for land & building connected with the Seoul Girls' school. Do you know whether the appropriation has been made & if not may it be attended to soon? I know these smaller & more disconnected items may escape attention and so am writing about them.

Of course all may have been already done.

Very sincerely,
O. R. Avison

19140905

올리버 R. 에비슨(온타리오 주 스미스폴즈)이 아서 J. 브라운(미국 북장로교회 해외선교본부 총무)에게 보낸 편지 (1914년 9월 5일a)

접 수
1914년 9월 8일
브라운 박사

스미스폴즈,
1914년 9월 5일

친애하는 브라운 박사님,

세브란스 씨가 한국 간호부의 숙소, 외국인 간호부의 사택, 저의 새 사택에 난방 시설을 설치한다는 사실을 생각해 보니, 허스트 박사의 사택은 우리 단지에서 난방 시설이 없는 유일한 사택입니다. 러들로 박사도 자신의 난방 시설인 온풍기를 설치하였습니다. 허스트 박사의 사택은 온풍기 하나로는 난방이 불가능합니다.

박사님은 어떻게 생각하십니까? 세브란스 씨에게 이 사실을 말해야 할까요? 허스트 박사의 사택을 제외한 모든 사택에는 전기 배선이 설치되었고, 허스트 박사와 러들로 박사의 사택을 제외한 모든 사택에는 위생 설비, 욕조 등이 설치되었습니다.

우리 중 어떤 사람들은 이 모든 것을 갖추고 어떤 사람들은 갖추지 못한 것이 다소 이기적인 것처럼 보이기 때문에 저는 이제 박사님의 의견을 듣고자 글을 쓰고 있습니다. 루이스 H. 세브란스 씨는 러들로 박사의 집에 전기 조명을 설치하였습니다.

(존 L.) 세브란스 씨와 이 문제에 관하여 이야기할지 여부를 결정할 때까지 이 서신은 박사님과 저 사이의 개인적인 사안으로 간주되어 선교본부의 기록에는 보관되지 않아야 하지 않겠습니까?

안녕히 계세요.
O. R. 에비슨

Oliver R. Avison (Smiths Falls, Ont.), Letter to Arthur J. Brown (Sec., BFM, PCUSA) (Sept. 5th, 1914a)

> Received
> SEP 8 1914
> Dr. Brown

Smith's Falls,
Sept. 5/14.

Dear Dr. Brown: -

I note on thinking over the fact that Mr. Severance is putting heating plant in the Korean Nurse's home, also in the foreign nurses' house, in my new home & in that for Dr. Mills that the home for Dr. Hirst is the only one that will be without a furnace on our compound. Ture Dr. Ludlow has put his own furnace in - a hot air plant. Dr. Hirst's house could not be heated with one hot air furnace.

What do you think? Ought we to mention this fact to Mr. Severance? All except Dr. Hirst's too will have been provided with electric wiring and all except Dr. Hirst's & Dr. Ludlow's with sanitary apparatus, bath &c.

I am writing now to get your opinion about this as it seems a little selfish for some of us to have all these and others not. Mr. L. H. Severance. had electric lighting put in Dr. Ludlow's house.

Until we arrive at a decision as to whether to speak to Mr. Severance about these matters may this correspondence not be regarded as personal between you and me & not for the Board's files?

Very sincerely,
O. R. Avison

19140910

아서 J. 브라운(미국 북장로교회 해외선교본부 총무)이
올리버 R. 에비슨(온타리오 주 스미스폴즈)에게 보낸 편지
(1914년 9월 10일)

B/M   1914년 9월 10일

O. R. 에비슨 박사,
　　캐나다 온타리오 주 스미스폴즈

친애하는 에비슨 박사님,

　　박사님의 9월 5일자 편지30)에 감사드립니다. 저는 박사님이 언급하신 허스트 박사와 러들로 박사의 사택에 필요한 사항들을 세브란스 씨에게 제안하신 것에 대하여 심각한 이의는 없다고 생각합니다. 하지만 저는 구체적인 요청은 하지 않고 분명한 질문만 하는 것이 좋을 것 같습니다. 저는 개선이 이루어지기를 진심으로 바랍니다. 그러나 당연히 이렇게 많은 일을 하는 분을 신중하게 대해야 합니다. 특히 이전 면담에서 언급되지 않았거나 선교부의 목록에 포함되지 않은 사항들을 다룰 때는 더욱 그렇습니다.

　　저는 청사진을 매우 흥미롭게 검토하였습니다. 저는 설계도에 대하여 귀중한 의견을 제시할 만큼 건축가나 시공자가 아니라고 생각합니다. 다만, 저는 보내주신 청사진에 매우 매료되었다고 말씀드릴 수 있습니다. 저는 그것들을 재무 대리인 카터 씨에게도 보여 주었는데, 그도 만족하였습니다. 박사님이 그것을 돌려받고 싶다고 하였기에, 저는 그것을 박사님께 별도로 보내드립니다. 하지만 그러한 계획서의 사본을 우리 재산 서류에 보관하는 것이 매우 중요합니다. 박사님이 가능한 한 그것들을 빨리 보내주시면 저는 대단히 고맙겠습니다.

　　올해 병원 재정 적자와 관련하여, 세브란스 씨는 8월 1일자로 다음과 같은 내용의 편지를 보내왔습니다.31)

---

30) Oliver R. Avison (Smith Falls, Ont.), Letter to Arthur J. Brown (Sec., BFM, PCUSA) (Sept. 5th, 1914)
31) John L. Severance (Camden, Me.), Letter to Arthur J. Brown (Sec., BFM, PCUSA) (Aug. 1st, 1914)

"또한 우리는 지난 1년보다 더 큰 적자를 발생시키지 않는 다음 연도의 예산을 후원하기로 승낙합니다. 다시 말해, 금화 3,600달러 상당의 적자를 충당하는 것입니다."

그는 8월 20일자로 다음과 같이 썼습니다.

"15번 항목은 6월 1일 이전에 서울에서 직접 우리에게 발행된 어음으로 이미 결제되었습니다. 보스턴에서 우리가 회의를 한 이후, 우리는 각각 1,000달러씩 두 건의 어음을 추가로 지불하였습니다."

여학교 건립에 필요한 자금과 관련하여, 저는 한국 선교부로 보낸 8월 22일자 선교본부 편지 제235호의 사본을 동봉합니다.[32]

박사님의 조언에 따라 선교본부는 밀러 씨의 안식년을 연장하였으며, 저는 그에게 보낸 편지 사본을 동봉합니다.

안녕히 계세요.
[아서 J. 브라운]

동봉물

---

[32] Arthur J. Brown (Sec., BFM, PCUSA), Board Letter to the Korea Mission, No. 235 (Aug. 22nd, 1914)

Arthur J. Brown (Sec., BFM, PCUSA), Letter to Oliver R. Avison (Smiths Falls, Ont.) (Sept. 10th, 1914)

B/M   Sept. 10th, 1914.

Dr. O. R. Avison,
　　Smith's Falls, Ontario, Canada.

My dear Dr. Avison: -

I thank you for your letters of Sept, 5th. I see no serious objection to your suggesting to Mr. Severance the needs in Dr. Hirst's and Dr. Ludlow's houses, which you mention. I think it would be well, however, simply to raise the question without making a very definite request. I wish most heartily that the improvements could be made, but of course we must handle rather carefully a man who is doing so much, especially when we are dealing with items which have not been mentioned in former interviews or placed on the Mission's lists.

I have examined the blue prints with keen interest. I do not profess to be enough of an architect and builder to be able to give a valuable opinion regarding plans. I can simply say that I am very much attracted by these that you have sent. I have showed them to our Acting Treasurer, Mr. Carter, who is also pleased with them. As you state that you desire to have them back, I am sending them to you under separate cover. It is, however, very important that copies of such plans should be in our property files. I wish very much that you would send them to us as soon as possible.

Regarding the Hospital deficit of the current year, Mr. Severance wrote me August 1st:

> "We also agree to stand behind a budget for the ensuing year which did not create more of a deficit than the one just past, in other words, to underwrite a possible deficit to the amount of $3600. gold."

August 20th he wrote:

"Item No. 15 has already been settled by drafts which have been made on us direct from Seoul prior to June 1st. Since our conference at Boston we have paid in addition two drafts for $1000. (One thousand dollars) each."

Regarding the money needed for the Girls' School, I enclose copy of Board Letter No. 235, August 22nd, to the Mission.

In accordance with your advice the Board has extended Mr. Miller's furlough, and I enclose a copy of my letter to him.

Cordially your,
[Arthur J. Brown]

Enc.

선교 협의회 연례 회의,
한국의 호주 장로교회 선교부 (1914년 9월 16일)

배정 위원회의 보고서
(중략)

40. 제4항. 커를 박사와 맥라렌 박사를 다음 해 서울 세브란스 의학교에서 각각 3개월 동안 강의하도록 배정한다. 이 안건은 승인되었다.

Annual Report of Mission Council,
Australian Presbyterian Mission in Korea (Sept. 16th, 1914)

Report of the Apportionment Committee
(Omitted)

40. Section 4. That Dr. Currell and Dr. McLaren be set apart for a term of three months each to teach in the Severance Medical College at Seoul during the ensuing year. The motion was approved.

19141009

제니 B. 에비슨(서울),
에비슨 부인의 1914년 보고서 (1914년 10월 9일 접수)

에비슨 부인의 1914년 보고서

한 해를 돌아보면 가족을 위하여 가정을 돌보는 것 외에는 내가 한 일이 거의 없는 것 같다.

우리는 볼거리, 감기와 심한 기침을 제외하고는 상당히 건강하였다. 우리는 많은 축복을 받았다.

올해의 일부 동안 나는 두 명의 전도 부인이 있었는데, 그들은 매일 가까운 마을 중 한 곳에서의 강습반, 병원과 진료소에서의 아침 예배, 가정 방문, 교회의 아픈 사람들, 교회 예배에 제대로 참석하지 않고 있는 사람들을 방문, 그리고 입원 환자들과의 대화, 기도, 간호부 등과의 대화 등으로 바쁜 시간을 보내는 등 작년과 같은 방식으로 업무를 수행하였으며, 핀더 양이 고용한 전도 부인 중 한 명이 사업을 중단하게 되어 목사의 아내가 그 일에 많은 도움을 주고 있다.

이 여자들을 조금 지도하는 것 외에는 할 수 있는 일이 별로 없어서 유감스럽다. 건강이 좋지 않아 공부를 할 수 없었기 때문에 일부 수업에서 여자들을 만나는 동안 가르치는 일이 거의 없었다.

하지만 나는 매주 집에서 하는 수업과 주일 오전 예배에 정기적으로 참석함으로써 교회 여자들과 긴밀한 접촉을 유지하고 그들을 격려하기 위하여 노력하였다.

나는 약 50명의 남자 성경반을 가르치던 우리 목사의 부인을 도왔을 때, 대규모 여자 성경반에 참석하는 즐거움을 누렸다.

삼가 제출합니다.
O. R. 에비슨 부인

Jennie B. Avison (Seoul),
Mrs. Avison's Report for 1914 (Rec'd Oct. 9th, 1914)

Mrs. Avison's Report for 1914

In looking over the year I seem to see little I have done except to look after the home for the family.

We have been fairly well except for a siege of mumps colds and coughs. Our blessings have been many.

For part of the year I have had two bible women who carried on their work in the same way as last year viz. a class every day in one of the near by villages and morning devotions in the Hospital and Dispensary, visiting in the homes and the sick of the church and of those who were not attending the church services as well as they ought to, talking with the inpatients, prayers, with the nurses and so forth, they have a busy time, one of the Bible women who was employed by Miss. Pinder was discontinued and so the Pastors wife has been helping a great deal.

I am sorry I have been unable to do much except guide these women a little. My health has prevented my studying so while I have met with the women at some of the classes I have done very little teaching.

I have tried however, through the weekly class at my home and by attending the Sunday morning service regularly to keep in close touch with the women of the church and to encourage them.

I had the pleasure of attending the large women's Bible Class of the days when I assisted the wife of our Pastor in teaching a class of about fifty men.

Respectfully submitted,
Mrs. O. R. Avison

19141011

의사 시험의 성적. 매일신보(서울) (1914년 10월 11일), 2쪽
Score of Doctoral Examination
[*The Daily News* (Seoul)] (Oct. 11th, 1914), p. 2

○ 의사 시험의 성적
　조선인 합격자 8명

9월 15일 이래 조선총독부 의원 내에서 시행 중이던 의사 시험은 본월 7일에 종료하고 그 수험자 28명 내에 중도 결석자 3명, 불합격자 12명, 합격자 13명인데, 합격자 중 조선인 씨명은 다음과 같다더라.

■ 도규계(刀圭界)의 광명
　김용빈(金容彬) 씨, 원적 평북 벽동군 25세, 금년 3월 남문외 제중원 의학교
　　4학년 졸업
　이토[伊藤 文治郞] 씨
　이원재(李元載) 씨, 원적 함남 원산부, 29세, 금년 3월 남문외 제중원 의학교
　　4학년 졸업

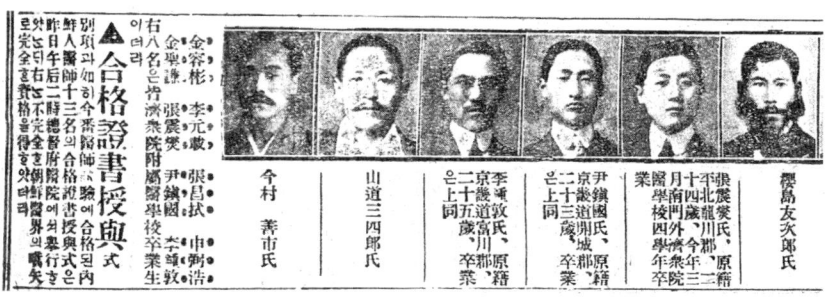

그림 6. ●그림제목

　장창식(張昌拭) 씨, 원적 평북 의주군 23세, 졸업은 상동
　신필호(申弼浩) 씨, 원적 충북 청주군, 22세, 졸업은 상동
　김성겸(金聖謙) 씨, 원적 평북 용천군, 27세, 졸업은 상동

테라다[寺田 綱義] 씨

사쿠라시마[櫻島 友次郞] 씨

장진섭(張震燮) 씨, 원적 평북 용천군, 24세, 금년 3월 남문회 제중원 의학교 4학년 졸업

윤진국(尹鎭國) 씨, 원적 경기도 개성군, 23세, 졸업은 상동

이종돈(李鐘敦) 씨, 원적 경기도 부천군, 25세, 졸업은 상동

야마미치[山道三四郞] 씨

이마무라[今村 善市] 씨

김용빈, 이원재, 장창식, 신필호, 김성겸, 장진섭, 윤진국, 이종돈 8명은 제중원 부속의학교 졸업생이다.

▲ 합격 증서 수여식

별항과 같이 금번 의사 시험에 합격된 내선인 의사 13명의 합격 증서 수여식은 어제 오후 2시 총독부 의원에서 거행하였는데, 이것은 불완전한 조선 의계의 효시로 완전한 자격을 득하였다.

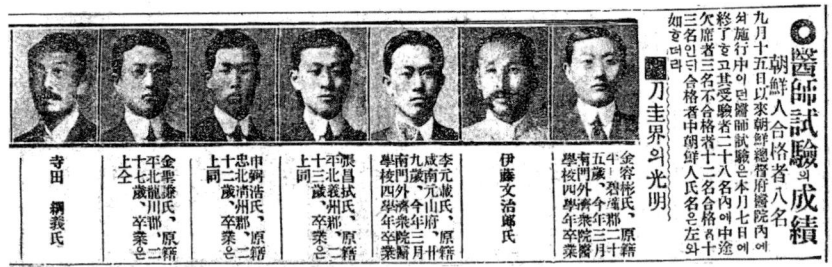

* 이들에게 수여된 의사 면허 번호

	면허 번호	면허 월일
장진섭(張震燮)	제55호	1914년 10월 27일
김성겸(金聖謙)	제58호	〃 11월 3일
윤진국(尹鎭國)	제59호	〃 〃 〃
장창식(張昌拭)	제60호	〃 〃 〃
이종돈(李鐘敦)	제61호	〃 〃 6일

이원재(李元載)	제63호	"	"	"
김용빈(金容彬)	제64호	"	"	7일
신필호(申弼浩)	제75호	1915년	3월	24일

19141012

의사 면허(조선총독부 관보, 제659호 (1914년 10월 12일)
Issuing of Medical Licenses, *Official Gazettes of Japanese Government-General in Korea*, No. 659 (Oct. 12th, 1914)

○ 의사면허   8월 중 의사면허증을 받은 사람은 다음과 같다.

등록버호   면허월일   이름
(......)
32   8월 15일   영국인 올리버 R. 에비슨
(......)

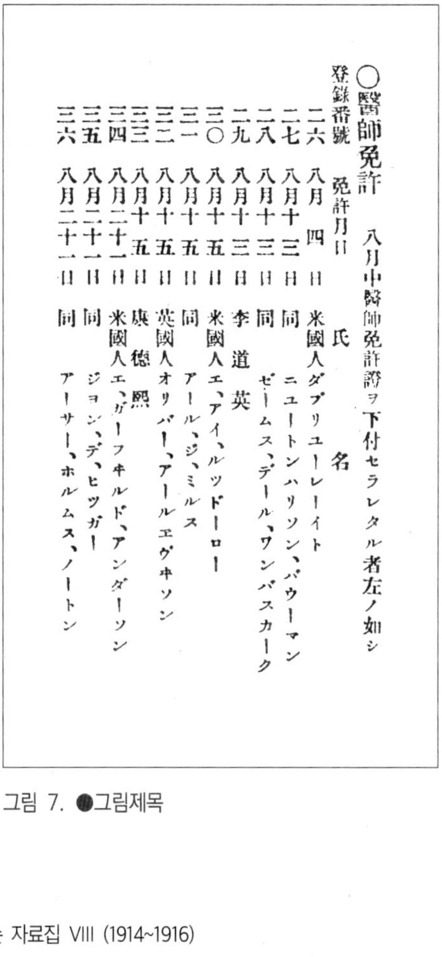

그림 7. ●그림제목

19141019

올리버 R. 에비슨(오하이오 주 클리블랜드)이 아서 J. 브라운(미국 북장로교회 해외선교본부 총무)에게 보낸 편지 (1914년 10월 19일a)

의료 활동에 대한 지원 확대를 주제로 한 첫 번째 편지.

오하이오 주 클리블랜드,
1914년 10월 19일

접 수
1914년 10월 20일
브라운 박사

신학박사 A. J. 브라운 목사,
뉴욕 시 5 애버뉴 156

친애하는 브라운 박사님,

  지난 금요일,[33] 우리 부부는 알렌 박사 부부의 손님으로 이곳에 왔으며, 두 분은 매우 유쾌하게 맞아주셨습니다.
  저는 세브란스 병원과 의학교의 문제에 대하여 알렌 박사와 여러 차례 회의를 가졌는데, 그 결과 가장 분명하게 드러난 것 중 하나는 세브란스 병원과 의학교의 문제에 대하여 우리는 재정적 지원뿐만 아니라 이해 관계와 영향력을 포함한 더욱 광범위한 지원을 확보하기 위하여 노력해야 한다는 의견이었습니다.
  알렌 박사는 특히 일본 정부와의 관계에서 영국의 이익과 어떤 식으로든 연계될 수 있다면 유리할 것이라고 생각하고 있습니다.
  분명히 이러한 것 중의 하나는 캐나다 장로교회의 선교본부를 통한 것입니다.
  저는 이 제안이 박사님의 승인을 받을 것이라고 확신하며, 저는 이미 토론토에 있는 그들의 총무인 매케이 목사에게 이 문제를 건의하였습니다. 저는 협조를 구할 수 있게 되기를 바라고 있습니다.
  영국과 관련하여 저는 토론토 대학교 의학부에서 [인력을] 파견하여 우리와 함께 연구 활동을 하거나, 우리 교직원의 지휘 아래 대학을 대표하여 과학 연구를 수행하고 우리와 제휴하는 방안을 제안하였습니다. 제가 이 제안을 생각하게 된 이유는 첫째, 제가 토론토 대학교 동창이기 때문이고, 둘째, 한국에 오기 전에 졸업 후 6년 동안 의과대학에서 교수로 재직하였기 때문입니다. 셋째, 지난 2주일 동안 토론토에 체류하는 동안 대학교의 많은 유능한 분들이 저와 제가 한국에서

---

[33] 10월 16일이다.

관련되었던 사업에 보여준 깊은 관심과 애정 때문입니다.

제가 받은 호의 중의 하나는 최근까지 대학교 의학부의 학장이었던 리브 박사가 마련해 준 만찬이었습니다. 이 만찬에는 대학교 총장인 팔코너 박사, 인문대학의 홉 교수, 녹스 대학의 교장인 갠디어 목사, 빅토리아 대학의 학장인 로버트슨 박사, 그리고 상당수의 교육자, 의사 및 종교 지도자들이 참석하였습니다.

만찬이 끝난 후 저는 그들에게 한국과 그곳에서의 활동에 대하여 이야기해 달라는 요청을 받았고, 그들은 한 시간 반 동안 매우 주의 깊게 경청하였습니다. 저는 또한 토론토 의학원의 개회 강연을 하였던 뉴욕의 콜 박사를 기리기 위하여 토론토 의학원의 신임 회장이 마련한 대규모 만찬에 초대를 받았으며, 지난주에는 오후 10시 10분부터 11시 10분까지 의학원의 의학부에서 강연을 하였는데 사람들의 관심을 끌기에는 꽤 늦은 시간이었지만, 이미 준비된 일정에 추가된 사람이라 어쩔 수 없었고, 사람들은 제 강연을 듣고 싶어 했고 큰 관심을 보인 것 같았습니다. 한 노교수는 한국에서 이룬 업적에 대하여 매우 감사해하며, 그 학교(토론토 대학교) 졸업생이 이룬 업적 중 가장 훌륭한 것이라고 생각한다고 말하였습니다. 물론 이는 과장된 칭찬이었고, 제가 이 말을 하는 것은 단지 우리 의료 활동에 대한 뜨거운 관심이 얼어나고 있음을 보여주기 위해서입니다.

이러한 점을 고려하여, 위에서 제안한 대로 토론토 대학교 동창과 교수진의 관심을 끌기 위하여 노력하는 것이 현명하다고 판단된다면, 저는 지금이 바로 그 시점이라고 생각합니다. 저는 즉시 토론토로 돌아가 두 가지, 즉 대학교의 관심 확보와 캐나다 장로교의 관심 확보를 동시에 추진할 것입니다.

알렌 박사는 가능하다면 앞서 언급된 방식으로 대학교의 관심을 확보하는 것이 현명하다고 생각하고 있으며, 제가 어떤 조치를 취하기 전에 이 문제를 박사님께 보고드립니다. 박사님께서 그렇게 하는 것이 현명하다고 생각하시는지, 아니면 그렇게 하지 않을 이유가 있는지 알고자 하기 때문입니다.

당연히 우리는 그들이 우리가 맡은 모든 일을 재정적으로 뒷받침하고, 우리와 박사님이 받아들일 수 있는 모든 방식으로 사람을 보내주기를 기대하고 있습니다.

저는 박사님이 이 주제에 대하여 가능한 한 빨리 연락을 주시면 기쁠 것입니다. 제가 이 문제를 논의하려면 늦어도 다음 주 월요일까지는 그곳에 다시 가야 하기 때문입니다. 물론 그들이 전혀 좋아하지 않을 수도 있지만, 그것은 노력을 통해서만 알 수 있습니다.

그런 사람이 반드시 선교부의 회원이 되는 것은 아니므로 선교사 상황에 큰 부담을 주지는 않을 것입니다. 하지만 나중에 선교부는 그가 선교부에 합류하는 것을 선호할지도 모릅니다.

안녕히 계세요.
O. R. 에비슨

Oliver R. Avison (Cleveland, O.), Letter to Arthur J. Brown (Sec., BFM, PCUSA) (Oct. 19th, 1914a)

First letter on subject of Broadening support for Medical Work.

Received
OCT 20 1914
Dr. Brown

Cleveland, Ohio,
Oct. 19/14

Rev. Dr. A. J. Brown,
 156 Fifth Ave., New York

Dear Dr. Brown: -

Mrs. Avison & I came here last Friday as the guests of Dr. and Mrs. Allen who are entertaining as most pleasantly.

I have had several conferences with Dr. Allen over the problems of the Severance Hospital and Medical College and one of the most manifest outcomes has been the feeling that we should endeavor to secure for the institution a more extended support, not only financial abut also of interest and influence.

Dr. Allen especially feels that it will be of advantage in our dealings with the Japanese Government if we can become linked up in some way with some British interests.

Manifestly one of these would be the Canadian Presbyterian Church through its Mission Board.

I am assured that this would meet with your approval and I have already broached the subject to their Secy. in Toronto, Rev. Dr. McKay and I hope I can secure their cooperation.

As to some other British interest I suggested the possibility of getting the Medical Department of Toronto University to send out to be associated with us in Research work or some one to do some of the Scientific work as the representative of the University under the of our staff and to be affiliated with us. I was led to think of this first because I myself am an alumnae of the University, second because I way on the teaching staff of the University Medical Faculty for 6 years after graduation previous to my going to Korea & third because of the marked interest which has been shown toward me and the work with which I am connected in Korea by many of the best men in the University within the last two weeks - while I was in Toronto.

Amongst other courtesies shown me was a dinner given by Dr. Reeve, until recently Dean of the Medical Faculty of the University, at which were present Dr. Falconer, President of the University, Prof. Hume of the Arts College, Rev. Dr. Gandier, Pres. of Knox College, Dr. Robertson, Dean of Victoria College, and a considerable number of others educators, physicians & religious leaders.

After dinner I was asked to tell them about Korea and our work there and they listened most intently for 1½hours. I was also a guest at a large dinner given by the newly elected President of the Academy of Medicine of Toronto in honor of Dr. Cole of New York who delivered the opening lecture of the Academy of Medicine and last week by invitation I spoke to the Medical Section of the Academy of Medicine from 10^{10} P. M to 11^{10} P. M. which was a pretty late hour at which to interest people but as I was an addition to an already prepared program it could not be helped and they seemed anxious to hear me and apparently listened with great interest. One of the old Professors spoke very appreciatively of what we had accomplished in Korea, saying he thought it the best piece of work that had been done by any graduate of their school. This of course was extravagant praise and I only mention it to show that a keen interest was aroused in our medical work.

In view of this I feel that if it is considered wise for me to endeavor to interest the alumni and faculty of Toronto University as suggested above, now would be the time to do it and I would return to Toronto almost immediately and push the two things at once, viz the securing of University interest and the clinching of the Canadian Presbyterian interest.

Dr. Allen feels that it would be wise to secure the interest of the University along the lines mentioned if it can be done, and I am bringing the matter to your attention before I begin doing anything so that I may know whether you would think it wise or whether you might see some reasons for not doing so.

Of course we would expect them to stand financially behind anything the undertook and to send a man in every way acceptable to us and you.

I will be glad to hear from you on the subject as soon as possible as I ought to get back there not later than next Monday if I am to take it up at all. Of course it may not appeal to them at all but that can only be known by making the effort.

Such a man would not necessarily become a member of the Mission and so would not embarrass the missionary situation, though later on the Mission might prefer to have him join its ranks.

Very sincerely,
O. R. Avison

19141019

올리버 R. 에비슨(오하이오 주 클리블랜드)이 아서 J. 브라운(미국 북장로교회 해외선교본부 총무)에게 보낸 편지 (1914년 10월 19일b)

의료 활동에 대한 지원 확대를 주제로 한 두 번째 편지.

오하이오 주 클리블랜드,
1914년 10월 19일

접 수
1914년 10월 20일
브라운 박사

신학박사 A. J. 브라운 목사,
뉴욕 시 5 애버뉴 156

친애하는 브라운 박사님,

세브란스 병원과 의학교의 연계 확대라는 주제를 다루면서, R. G. 밀즈 박사가 한국의 몇몇 특수 질병의 감염 경로 등에 대한 매우 유망한 연구를 진행하고 있다는 사실을 알려드리고자 합니다. 특히 한 사례에서는 성공이 매우 가까워 보이며, 이 특별한 사례의 성공은 한국에서 가장 만연하고 파괴적인 질병 중 하나를 근절하는 데 큰 도움이 될 것이며, 최근 설립된 록펠러 재단으로부터 이러한 연구 수행에 대한 지원을 확보할 기회가 있을 수 있습니다. 최근 일본에서 밴쿠버로 항해하는 동안, 우리는 록펠러 재단 의료위원회의 사무총장인 와이클리프 로즈 씨와 같은 배를 탔습니다. 로즈 씨는 이집트에서 막 돌아오는 중이었는데, 그곳에서 영국 정부와 맺은 협정에 따라 영국 정부는 록펠러 재단과 함께 이집트의 십이지장충 문제를 해결하기로 하였습니다.

저는 그에게 제가 가지고 있던 서울에 있는 우리 기지의 사진을 보여주며, 우리가 한국에서 십이지장충을 조사하고 박멸하기 위하여 하고 있는 일과 다른 방향으로 진행 중인 연구 활동에 대하여 설명하였습니다.

그는 매우 관심을 보이며 여러 가지를 적었습니다. 그리고 재단이 우리 선교 기관과 협력하지 말아야 할 본질적인 이유가 있느냐는 저의 질문에 협력하지 못할 이유가 없다고 답하였습니다. 중요한 것은 그러한 협력이 적절한 보상을 보장할 수 있느냐는 것입니다.

알렌 박사는 이러한 협력을 얻기 위한 노력을 강력히 지지하며, L. H. 세브란스 씨도 이전에 같은 호의적인 입장을 표명한 바 있습니다. 따라서 박사님께서도 동의하신다면 저는 워싱턴으로 가서 로즈 씨를 다시 만나고, 재단이 맡을 모든 사업을 총괄하는 시카고 대학교의 더튼 박사와 연락을 취하려고 노력할 것입니다.

연구부와 병리학과가 이처럼 강력한 위원회와 제휴하게 되면, 해당 사업에 필요한 재정 지원과 사업 추진에 필요한 충분한 과학적 지원, 그리고 총독부와의 접촉에 있어 매우 효과적인 영향력을 확보할 수 있을 것입니다.

당연히 이 모든 것은 우리 선교사의 의도에 부합하도록, 그리고 사람들에게 복음을 전하는 더 큰 목적에서 우리 기관이나 선교 단체를 방해하지 않도록 계획되어야 합니다.

이 편지의 목적은 제안된 진행에 대한 박사님의 승인을 확인하고, 적합한 사람들에게 접근할 수 있는 방법을 찾는 데 박사님의 도움을 확보하고자 하는 것입니다.

사실 알렌 박사는 박사님의 경험과 깊이 있는 지식을 바탕으로 우리 기관의 기반을 넓히고 강화하는 데 가장 큰 기여를 할 수 있는 분들의 호의적인 관심을 가장 빠르고 효과적으로 이끌어낼 수 있는 계획을 세울 수 있을 것이라고 생각하고 있으며, 저도 그의 견해에 전적으로 동의합니다.

저는 조만간 내슈빌을 방문하여 미국 남감리교회 및 남장로교회 선교본부의 임원들을 직접 만나고, 병원 및 대학의 활동에 대하여 더욱 자세히 설명하여 그들의 관심을 더욱 공고히 하고 확대하며 더욱 적극적으로 협조를 구할 것입니다.

이 부분에 대해서도 박사님의 관심과 도움을 부탁드립니다.

안녕히 계세요.
O. R. 에비슨

록펠러 재단의 목적을 수행하는 데 영향력 있는 사람들에게 접근할 수 있는 특별한 방법이 생각나시면, 그들과 호의적인 방식으로 접촉할 수 있도록 도와주시면 감사하겠습니다.

Oliver R. Avison (Cleveland, O.), Letter to Arthur J. Brown (Sec., BFM, PCUSA) (Oct. 19th, 1914)

Second letter re Broadening support for Medical Work.

Received
OCT 20 1914
Dr. Brown

Cleveland, Ohio,
Oct. 19/14

Rev. Dr. A. J. Brown, D. D.
156 Fifth Ave., New York

Dear Dr. Brown: -

Pursuing the subject of the broadening of the connections of the Severance Hospital and Medical College I want to tell you that Dr. R. G. Mills is carrying on a most promising research into the modes of infection &c of some of the special diseases of Korea and that success in one particular instance seems very near, and that success in this particular case will mean much toward the wiping out of one of the most prevalent and destructive of the diseases of Korea and that there may be a chance for us to secure the assistance in the carrying out of such work from the recently established Rockefeller Foundation. During our recent voyage from Japan to Vancouver we travelled on the same boat as Mr. Wycliffe Rose, Director General of the Medical Commission of the Foundation who was just returning from Egypt where he had entered into an arrangement with the British Government by which that government joined the Rockefeller Foundation in attacking the problem of Hookworm in Egypt.

I showed him the pictures I had with me of our plant in Seoul and told him of the work we are doing toward investigating and eradicating Hookworm in Korea and also the Research work that is being carried on in other directions.

He became much interested & made many notes and in reply to my question as to whether there was any inherent reason why the Foundation should not cooperate with our missionary institution said there was no reason why they could not do so - it would all be a question of whether such cooperation would promise adequate returns.

Dr. Allen strongly favors an effort to gain this cooperation and Mr. L. H. Severance formerly expressed himself in the same favorable terms and so I feel that if you also approve I will go to Washington & again see Mr. Rose and also try to get into touch with Dr. Durton[34] at Chicago University who is at the head of all the work to be taken up by the Foundation.

An affiliation of our Research & Pathological Depts. with such a strong commission would ensure us needed financial support for that work, sufficient scientific assistance in carrying it on, and a very effective influence in our contact with the government.

Of course all this would have to be arranged so as to be in line with our missionary and not to embarrass either our institution or mission in the greater end of giving the gospel to the people.

The object of this letter is to make sure that you approve of the course suggested and to secure your assistance in gaining method of approach to the right people.

Indeed Dr. Allen feels, and I quite agree with him, that your experience and intimate knowledge may make it possible for you to devise a plan by which we might in the most speedy and effective way get the favorable attention of those who can do most toward broadening and strengthening the foundations of our institution.

I propose at an early date to visit Nashville to meet with the members of the Board of the Southern medical & Southern Presbyterian Churches so as to get personally acquainted with them, and to inform them more fully concerning the work of the Hospital & College so as to solidify and enlarge their interest in it and make certain their fuller cooperation.

In this too I would appreciate your interest and assistance.

Yours very sincerely,
O. R. Avison

If you can think of any special Avenues approach to those influential in the working out of the aims of the Rockefeller Foundation I will be glad of your help in getting into contact with them in a favorable way.

---

[34] Edward D. Durton

19141019

올리버 R. 에비슨(오하이오 주 클리블랜드)이 아서 J. 브라운(미국 북장로교회 해외선교본부 총무)에게 보낸 편지 (1914년 10월 19일c)

의료 활동에 대한 지원 확대를 주제로 한 세 번째 편지.

오하이오 주 클리블랜드,
1914년 10월 19일

접 수
1914년 10월 20일
브라운 박사

신학박사 A. J. 브라운 목사,
뉴욕 시 5 애버뉴 156

친애하는 브라운 박사님,

　　한국에서 선교 활동을 통합하기 위한 추가적인 노력의 일환으로, 감리교회 여자 해외선교회가 서울에서 운영하는 간호부 양성소와 세브란스 병원에서 운영하는 간호부 양성소를 연합하는 문제를 검토 중이며, 저는 이 문제에 대하여 그들과 서신을 주고받았습니다.
　　한국에서 운영해 오던 여자 전문 병원 사업을 중단하고, 그것을 이른바 '모(母) 선교본부'의 관할 하에 있는 종합병원에서 운영하도록 하고, 이렇게 확보된 기금을 종합병원 간호부 공급에 사용하여 모선교본부와 협력하여 병원의 효율성을 높이자는 안건이 현재 그들의 선교본부에 제출되어 있습니다.
　　최근 한국을 방문한 총무가 제안한 계획에는, 제가 들은 바로는, 그들의 양성소를 우리 병원과 통합하는 계획이 포함되어 있으며, 그럴 경우 최소 한 명의 정규 외국인 간호부를 우리 병원에 파견하여 교육을 지원하게 될 것입니다.
　　저는 이 문제가 이달 말쯤 버펄로에서 열리는 여자 해외선교회의 실행 위원회 회의에서 검토되어 결정될 것으로 예상하고 있습니다.
　　박사님이 우리 선교본부가 이 계획을 전적으로 승인하였음을 숙녀들에게 확신시켜 주시고, 제가 그 회의에 참석하여 제안된 방향에 따라 통합을 이루도록 노력할 예정이라는 것을 그들에게 저를 정중하게 소개해 주시면 감사하겠습니다.

안녕히 계세요.

O. R. 에비슨

Oliver R. Avison (Cleveland, O.),
Letter to Arthur J. Brown (Sec., BFM, PCUSA) (Oct. 19th, 1914)

Third letter re Broadening support for Medical Work.

Received
OCT 20 1914
Dr. Brown

Cleveland, Ohio,
Oct. 19/14

Rev. Dr. A. J. Brown, D. D.
156 Fifth Ave., New York

Dear Dr. Brown: -

In further effort to unify the work of Missions in Korea the question of uniting the Nurses' Training School carried on in Seoul by the W. F. M. S. of the Methodist Church with that carried on by us in Severance Hospital is being considered and I have been in correspondence with them on the subject.

There is now a proposition before their Board in this country to close the special hospital work for women which they have carried on in Korea and leave it to be done in the general hospitals which are under the charge of what they call the "Parent Board" and to use the funds that would be thus set free in supplying nurses for those general hospitals thus cooperating with the Parent Board in making their hospitals more efficient.

The plan proposed by the Secretary who recently visited Korea includes, I have been informed, a scheme to unite their Training School with ours, in which case they would assign at least one trained foreign nurse to our hospital to assist in the teaching.

The whole question is to be considered and I presume decided upon at a meeting of the Exec. Com. of the W. F. M. S. at Buffalo about the end of this month.

I will be glad if you can assure the ladies of our Board's full approval of the idea and give me your cordial introduction to them as I propose to attend that meeting and try to conclude a union along the proposed line.

Believe me

Yours very sincerely,
O. R. Avison

19141024

교회에 가는 것을 습관으로 만들고 싶다.
The Plain Dealer (오하이오 주 클리블랜드) (1914년 10월 24일), 7쪽

교회에 가는 것을 습관으로 만들고 싶다
클리블랜드 목회자들이 운동이 종료된 후 복음주의 회의를 개최한다.
저명한 평신도 지도자들이 평일 모임에서 강연할 예정이다.

 클리블랜드의 모든 사람을 교회에 참석하게 하는 운동에 이어 이곳에서 개최된 역사상 가장 큰 규모의 전도 회의가 열릴 것이라고 연합 교회(Federated Churches) 총무인 E. R. 라이트 목사가 밝혔다. 이 회의의 목표는 교회 출석을 영구화하는 것이다.
 이 회의는 내일(11월 8일)부터 2주일 동안 유클리드 애버뉴와 100가(街) 이스트에 위치한 유클리드 애버뉴 기독교 교회에서 시작되며, 11월 12일 목요일까지 유클리드 애버뉴와 18가(街) 이스트에 위치한 유클리드 애비뉴 침례 교회에서 주중 회의가 진행된다.
 뉴욕의 J. 캠벨 화이트, 장로교회 선교본부 총무인 아서 J. 브라운 목사, 성공회 성앤드류 형제회 총무인 휴버트 칼튼, 어번 신학교 교장인 조지 B. 스튜어트 목사 등 복음 전도 분야의 저명한 지도자들이 이 모임에서 연설할 예정이다.
 구원 선교의 창시자인 멜빈 E. 트로터는 11월 8일 일요일 오후 3시에 연설함으로 이 모임의 시작을 알린다. 연사들은 이후 4일간 오전, 오후, 저녁에 모임을 진행할 예정이다. 11월 9일 모임의 사회는 댄 F. 브래들리 목사와 R. W. 우드루프 목사가 맡는다.
 J. 캠벨 화이트 목사는 11월 12일 오전 10시 유클리드 애비뉴 침례교회에서 강연을 한다. 그는 교회와 선교 주제에 대한 일반적인 토론을 진행한다. 펜실베이니아 주 주일학교 협회의 사무총장인 W. G. 랜디스 목사는 11월 11일 오전 10시에 강연을 할 예정이다.
 감리교회 목회자 협회는 월요일 오전 10시 110가(街) 이스트와 리 애버뉴 노스이스트에 위치한 파크우드 교회에서 모임을 갖는다. F. W. 루스 목사가 강연할 예정이다.
 1915년 감리교회 연합회 지원금 500만 달러를 모금하기 위한 전국 감리교회

운동이 다음 주 화요일, 수요일, 목요일에 워싱턴 메트로폴리탄 감리교회에서 시작된다. 미국 전역의 많은 감리교회 감독들과 저명한 평신도들이 이 모임에 참석할 예정이다. 윌리엄 F. 맥도웰 주교가 사회를 맡을 예정이다.

한국 서울 세브란스 연합 의학교의 교장인 O. R. 에비슨 박사는 내일 클리블랜드의 여러 교회에서 강연할 예정이다. 그는 오전에는 프로스펙트 사우스 이스트와 30가 이스트에 위치한 제2장로교회 주일학교에서, 그리고 91가 이스트 근처 마일스 파크 사우스 이스트에 위치한 마일스 파크 장로교회에서 오전 예배를 드릴 예정이다.

----- ○ -----

장로교회

마일스 파크 교회 – 신학박사 아서 C. 러들로 목사, 담임 목사; 오전 9시 15분, 주일학교; 오전 10시 30분, 한국 서울 세브란스 연합의학교의 O. R. 에비슨 박사가 강연을 할 것이다. (……)

Want Habit Made of Church Going.
The Plain Dealer (Cleveland, O.) (Oct. 24th, 1914), p. 7

Want Habit Made of Church Going
Cleveland Pastors to Conduct Evangelical Conference After Campaign.
Noted Laymen Leaders to Address Week Day Meetings.

Cleveland's everybody-at-church campaign will be followed by the greatest conference on evangelism that has ever been held here, according to Rev. E. R. Wright, secretary of the Federated Churches. The aim is to make the church-going habit permanent.

The conference opens two weeks from tomorrow, Nov. 8, in the Euclid Avenue Christian church, Euclid-av and E. 100th-st, and will continue through Thursday, Nov. 12, week day sessions being held in the Euclid Avenue Baptist church, Euclid-av and E. 18th-st.

Such noted leaders in evangelistic endeavor as J. Campbell White of New York, Rev. Arthur J. Brown, secretary of the board of missions of the Presbyterian church; Hubert Carlton, general secretary of the Brotherhood of St. Andrew (Episcopal), and Rev. George B. Stewart, president of Auburn Theological seminary, will address the gatherings.

Melvin E. Trotter, founder of rescue missions, will open the conference with an address at 3 p. m. Sunday, Nov. 8. Speakers will address meetings morning, afternoon and evening for the following four days. The presiding officers for Nov. 9 will be Rev. Dr. Dan F. Bradley and Rev. R. W. Woodroofe.

J. Campbell White will speak in the Euclid Avenue Baptist church at 10 a. m., Nov. 12. He will conduct a general discussion of church and mission topics. Rev. W. G. Landes, general secretary of the Pennsylvania State Sabbath School association, will deliver an address at 10 a. m., Nov. 11.

The Methodist Ministerial association will meet Monday morning at 10 o'clock in the Parkwood church, E. 110th-st and Lee-av N. E. Rev. Dr. F. W. Luce will speak.

The national Methodist campaign of 1915 for $5,000,000 for conference claimants will be inaugurated in the Metropolitan Methodist church, Washington next Tuesday, Wednesday and Thursday. Many Methodist bishops and prominent laymen from all parts of the United States will attend the gatherings. Bishop William F. McDowell will preside.

Dr. O. R. Avison, president of the Severance Union Medical College at Seoul, Korea, will speak in several Cleveland churches tomorrow. He will speak in the morning at the Second Presbyterian Sunday school, Prospect-av S. E. and E. 30th-st, and in the miles Park Presbyterian church, Miles Park-av S. E., near E. 91st-st, at the morning service.

Presbyterian.

Miles Park - Rev. Arthur C. Ludlow, D. D., pastor; 9:15 a. m., Sunday school; 10.30 a. m., Dr. O. R. Avison of Severance Union Medical College, Seoul, Korea, will speak; 6:30 p. m., C. E. rally; 7:30 p. m., service conducted by C. E. society, with address by Secretary Chandler of Y. M. C. A.

19141024
올리버 R. 에비슨의 개인 기록 (1914년 10월 24일)

THE BOARD OF FOREIGN MISSIONS
OF THE
PRESBYTERIAN CHURCH IN THE U.S.A.
156 FIFTH AVENUE

작성해서 보내세요.

올리버 R. 에비슨의 개인 기록

출생지 및 날짜: 영국 요크셔 허더스필드 근처
부모 전체 이름: 시미언 에비슨/ 엘리저베스 에비슨 (결혼 전의 성 브레이)
임명 당시 미국 내 집: 캐나다 토론토
부인 결혼 전 이름: 매거릿 제인 반즈 에비슨

   결혼일   : 1885년 7월 28일

  출생지 및 날짜 : 캐나다 온타리오 주 스미스폴스, 1862년 2월 23일

  임명 당시 미국 내 집: 캐나다 온타리오 주 토론토

  자녀   이름 및 출생일;

     로렌스 반즈 A. - 1887년 12월 22일

     레라 찰머스 A. - 1889년 10월 8일

     고든 윌버포스 A. - 1891년 9월 28일

     더글러스 브레이 A. - 1893년 7월 23일

     윌리엄 레이몬드 A. - 1897년 6월 25일

     올리버 마틴 언더우드 A. - 1898년 8월 6일

     에드워드 세브란스 에비슨 - 1905년 6월 28일

선교부: 한국
임명일: 1893년 2월 6일
캐나다 출발일: 1893년 5월, 밴쿠버에서 1893년 6월 5일 출항함
부인의 임명일: 같은 날
캐나다에서 부인의 출발일: 같은 날
학 력: 귀하가 공부를 한 기관의 이름과 졸업 날짜

     캐나다의 공립 학교

     캐나다 온타리오 주 알몬트의 고등학교, 1876년

     캐나다 온타리오 주 퍼드 사범학교, 1877년

     캐나다 온타리오 주 오타와 사범학교, 1879년

캐나다 토론토 온타리오 약학교(1884년 졸업)
토론토 의과대학, 1887년

이전 직업(있다면): 공립학교 교사, 약사, 약학교 교수, 개업 의사
토론토 대학교 의학부 교수

캐나다에서 관련 교회: 임명 당시 셔본 가(街) 감리교회의 회원,

임명 당시 장로교회와의 관계: 선교지로 떠나기 전에 토론토의 올드 세인트 장로교회와 연관을 가졌으며, 지금은 그 교회의 장로임

캐나다에 있는 가까운 친척의 이름과 주소

아버지, S. 에비슨 - 캐나다 브리티시 컬럼비아 주 밴쿠버 13 애버뉴 웨스트 325

누나, 존 스토리 부인 - 동일 주소

동생, T. E. 에비슨 - 캐나다 맨니토바 주 위니펙

장인, S. M. 반즈 - 캐나다 온타리오 주 메이벌리

처제, W. S. 벨 부인 - 캐나다 온타리오 주 스미스폴즈

아들, L. B. 에비슨 - 펜실베이니아 주 피츠버그 기독청년회 힐탑 지부

미국 내 친한 친구 2~3명의 이름과 주소

S. L. 세브란스. 오하이오 주 클리블랜드 유클리드 애버뉴 8821

더들리 P. 알렌 박사, 오하이오 주 클리블랜드 메이필드

제시 C. 루미스 부인, 오하이오 주 클리블랜드 55가(街)

W. S. 베인브리지 박사 - 뉴욕 시 그레머시 파크 36

J. T. 언더우드 - 언더우드 타자기 회사, 뉴욕 시

날짜 : 1914년 10월 24일
전체 서명: 올리버 R. 에비슨

Personal Record of Oliver R. Avison (Oct. 24th, 1911)

THE BOARD OF FOREIGN MISSIONS OF THE PRESBYTERIAN CHURCH IN THE U.S.A.

TO BE FILLED OUT AND RETURNED

Honorably Retired June 30, 1932

RECEIVED OCT 26 1914

Avison

PERSONAL RECORD OF Oliver R. Avison

Place and date of birth, June 30, 1860, near Huddersfield, Yorkshire, Eng. Parents' full names Simeon Avison, Elizabeth Avison (nee Barnes)

Dr. Brown. Home in the U.S. when appointed, Toronto, Canada

Wife:
- Maiden name, Margaret Jane Avison
- Date of marriage, July 28, 1885
- Place and date of birth, Smith's Falls Ont Canada, Feb 23, 1862
- Home in the U.S. when appointed, Toronto, Ont., Canada

Children—Names and dates of birth, Lawrence Barnes A. Dec 22, 1887, Lera Chalmers A. Oct 8th 1889, Gordon Wilberforce A. Sep 28, 1891, Douglas Bray A. Jul 23, 1893, William Raymond A. June 25, 1897, Oliver Martin Underwood A. Aug 6, 1898, Edward Severance Avison June 28th 1905.

Mission, Korea Feb. 6th

Date of Appointment, Jan, 1893

Date of Departure from U.S., Canada, May 1893 Sailed from Vancouver, June 5, 1893

Date of Appointment of wife, } Same date

Date of Departure of wife from U.S.,

Education—Name of Institutions where you have studied, and dates of graduation, Public Schools in Canada, High School, Almonte, Ont., Can. 1876, Model School, Perth, Ont. Can., 1877, Normal School, Ottawa Ont, Can, 1879, Ontario Coll Pharmacy, Toronto, Can, 1884, Toronto School of Medicine 1887

Former occupation (if any), Public School Teacher, Pharmacist, Teacher in Coll Pharmacy, Canada, Medical practitioner, Teacher in Medical Faculty of Toronto University

Church connection in Newton St. Methodist Church Toronto

Presbyterial connection when appointed, Apptd, united with Old St Andrews Presbyterian Church Toronto prior to leaving for field — Now also in that of

Names and addresses of nearest relatives in U.S. Father—S Avison, 375 13th Ave West Vancouver B.C., Can. Sister Mrs John Storr same address, Brother, J E Avison, Winnipeg, Man, Can., Wife's father, Sm E Moberly, Ont. Can. Wife's sister, Mrs J.O. Bell, Smiths Falls, Ont., Can. Son, L.B. Avison Hill Top Branch YMCA, Pittsburgh, Pa.

Names and addresses of two or three intimate friends in the U.S. Mr S.L. Severance 8821 Euclid Ave Cleveland, Ohio, Dr Dudley P Allen, May___, Cleveland Ohio, Mr Jesse C Loomis, 2354 E 55th St Cleveland Ohio, Dr W S Bainbridge, 66 Gramercy Park, New York, Mr J.T. Underwood, Underwood Typewriter Co, New York ___

Date, Oct 24th 1914

Signature, in full (Dr.) Oliver R Avison

Form 1750

19141024

아서 J. 브라운(미국 북장로교회 해외선교본부 총무)가 올리버 R. 에비슨(오하이오 주 클리블랜드)에게 보낸 편지 (1914년 10월 24일)

ABJ/K.					1914년 10월 24일

O. R. 에비슨 박사,
　　더들리 P. 알렌 박사 방,
　　오하이오 주 클리블랜드 디 아케이드 482

친애하는 에비슨 박사님,

　　저는 방금 몇몇 노회를 순회하고 돌아와서 박사님의 10월 19일자 편지 세 통을 받았습니다.35) 심한 감기 때문에 오늘 사무실에 나갈 수 없지만, 사무실 직원인 킬머36) 양이 즉각적인 답변이 필요하다고 생각하여 편지를 가져다주었습니다.
　　버펄로 감리교회 여자 해외선교회의 실행 위원회 회의에 참석하는 것에 대하여, 선교회 총무인 엘리자베스 R. 벤더 양에게 보내는 소개장을 동봉합니다. 저는 박사님의 논의 결과를 매우 기대하겠습니다.
　　박사님의 나머지 편지 두 통에 대하여 말씀드리자면, 한 통은 록펠러 재단과 내슈빌 및 토론토 선교본부, 그리고 토론토 대학교 의학부의 협력을 확보하기 위한 노력에 관한 것입니다. 물론, 남감리교회와 장로교회, 그리고 캐나다 장로교회 선교본부에 이 문제를 제기할 방법이 이미 마련되어 있다는 것을 알고 계실 것입니다. 제 기억이 맞다면, 보스턴 회의에서 이러한 노력에 대한 합의가 있었던 것으로 기억합니다.
　　토론토 대학교에 대하여, 저는 박사님의 목적에 맞추어 이 주제에 대하여 논의할 기회가 없기 때문에 선교본부와 상의 없이 말씀드릴 수밖에 없습니다. 하지만 개인적으로는 박사님이 그러한 노력을 기울이는 데 아무런 반대의 명분을 찾

---

35) Oliver R. Avison (Cleveland, O.), Letter to Arthur J. Brown (Sec., BFM, PCUSA) (Oct. 19th, 1914a); Oliver R. Avison (Cleveland, O.), Letter to Arthur J. Brown (Sec., BFM, PCUSA) (Oct. 19th, 1914b); Oliver R. Avison (Cleveland, O.), Letter to Arthur J. Brown (Sec., BFM, PCUSA) (Oct. 19th, 1914c)
36) Adah L. Kilmer

을 수 없습니다. 물론, 세브란스 씨와 알렌 박사의 승인과 같이 주의해야 할 몇 가지 사항이 있는데, 저는 박사님이 세브란스 씨와 알렌 박사의 승인을 이미 받은 것으로 생각합니다. 그리고 대학 관계자들과 함께, 그들이 기꺼이 수행하고자 하는 모든 활동에 대한 재정 지원 의무를 인지하고, 동시에 선교 사업의 최우선 이익을 인정하여 파견하는 모든 사람은 선교부의 회원 여부와 관계없이 선교 사업을 위한 자격을 승인받아야 합니다. 저는 우리가 선교지에서 그러한 공식적인 관계에 대하여 특별히 신경 쓸 필요는 없다고 생각하지만, 당연히 교직원과 관련된 사람이 행사하는 기독교적 영향력에 대해서는 특별히 주의해야 할 것입니다. 이 문제는 선교본부를 통하여 임명 신청서를 처리하는 방식으로 해결될 수 있을 것 같습니다. 저는 이러한 제안이 박사님의 판단과 일치할 것이라는 것을 잘 알고 있기 때문에 굳이 언급할 필요는 없다고 생각합니다. 저는 **의료** 선교사로서뿐만 아니라 의료 **선교사**로서 박사님을 절대적으로 신뢰하기 때문입니다.

록펠러 재단에 대한 신청과 관련하여. 저는 재단이 중국 선교 병원에 대한 관대한 지원을 고려하고 있다고 알고 있는 계획이 한국에도 확대되기를 매우 바라고 있습니다. 우리는 중국 조사 위원회가 출국하기 전에 재단의 이사회와 이 문제에 대하여 약간의 협상을 진행하였습니다. 그 위원회는 광범위한 연구를 진행해 왔으며 현재 미국으로 돌아가는 중인 것으로 알고 있습니다. 위원회가 도착하여 보고서를 제출하면 우리가 추가 회의를 가질 기회가 있을 것입니다. 위원회가 출국 전에 위원회는 독립적으로 운영되지 않고 이사회를 통하여 운영하기로 투표로 결정하였기 때문에 재단은 아마도 공식 경로를 통하여 신청서를 제출하도록 요구할 것입니다. 저는 박사님이 재단의 의료 위원회 사무총장인 와이클리프 로즈 씨와 연락을 취해 주셔서 기쁩니다. 제가 박사님의 편지를 통하여 알게 된 것에 따르면, 박사님이 일본에서 밴쿠버로 가는 동행 승객이었을 때 그와 그런 관계를 맺게 되었다면, 박사님이 그에게 보낼 서면 보고서를 준비하는 것이 좋을 것이며, 저에게 사본을 보내주시면 재단의 이사회가 이 문제를 제기할 때 우리가 현명하게 협력할 수 있을 것입니다. 당연히 시카고 대학교의 로즈 씨 및 버튼 박사와 개인적으로 면담하는 것도 큰 도움이 될 것입니다. 알렌 박사와 세브란스 씨가 박사님의 여행 경비를 부담해 주신다면, 저는 박사님이 그들을 만날 수 있는 곳이라면 어디서든 그들과 면담하는 것이 매우 바람직할 것이라 생각합니다.

앞서 말씀드렸듯이, 저는 이 편지를 개인적으로 쓴 것이며, 공식적인 조치를 위하여 문제가 제기될 때까지 이 문제에 대한 선교본부의 판단을 유보할 의무가 있습니다. 하지만 박사님이 당장 어떻게 해야 할지 알고 싶어 하시는 만큼, 저는 내슈빌 및 토론토의 선교본부, 토론토 대학교, 로즈 씨, 버튼 박사와 함께 제안된 방식으로 이 문제를 다루도록 기꺼이 권유하겠습니다. 그리고 공식적인 조치를 취할 만한 내용이 있어 저에게 보내주시면 선교본부에 보고하겠습니다. 만약 이의가 제기된다면 저는 정말 놀랄 것입니다.

당연히 선교부의 판단에 대한 문제들이 고려되어야 하지만, 더 명확한 결론이 나올 때까지 현재로서는 선교부에 이 문제를 제기하는 것은 시기상조인 것 같습니다. 최근 선교부 회의와 관련하여 병원에 대한 언급을 통해 판단하건대, 선교부는 보스턴 회의에서 합의된 병원 발전 계획을 승인하였으며, 당연히 그 승인은 우리가 가능한 한 자금을 확보할 수 있는 자유를 의미합니다.

저는 감기에 걸려 집에서 이 편지를 구술하고 있는데, 감기가 독감처럼 콧물과 눈물을 동반하는 것 같아 좀 힘들지만, 아마도 제가 진단을 잘하지 못한 것 같습니다. 다만 후자가 다소 두서없이 들릴 수 있는 이유를 설명하기 위해 언급하는 것 뿐입니다. 저는 하루 이틀이면 괜찮아질 것으로 예상하고 있습니다.

안녕히 계세요.
[아서 J. 브라운]

동봉물

Arthur J. Brown (Sec., BFM, PCUSA),
Letter to Oliver R. Avison (Cleveland, O.) (Oct. 24th, 1914)

ABJ/K.

October 24th, 1914.

Dr. O. R. Avison,
   c./o Dr. Dudley P. Allen,
   482, the Arcade, Cleveland, Ohio.

My dear Dr. Avison: -

   I have just returned from a tour among some of the Synods to find your three letter of October 19th. A severe cold prevents my going to the office to-day, but Miss Kilmer of the office staff has brought your letters to me as she felt that they called for some immediate reply.

   As for your visit to the meeting of the Executive Committee of the Woman's Foreign Missionary Society of the Methodist Church at Buffalo, I enclose a letter of introduction to Miss Elizabeth R. Bender the Secretary of the Society. I shall be very much interested in learning the result of your conference.

   Regarding your other two letters, one regarding the possible effort to secure the cooperation of the Rockefeller Foundation and also that of the Nashville and Toronto Boards and the Medical Department of Toronto University. You, of course, know that the way is already clear to press the matter upon the Boards of the Southern Methodists and Presbyterians and the Canadian Presbyterians as an effort of this kind was agreed upon, if I remember correctly, at the Boston conference.

   As to the Toronto University, I am obliged to speak without consultation with our Board as there will be no opportunity to confer on the subject in time for your purpose. Personally, however I see no objection at all to your making such an effort. There are, of course, some points which should be guarded, such as the approval of Mr. Severance and Dr. Allen which I assume that you already have, and with the University men the recognition of their obligation to finance any participation which they might be willing to undertake and at the same time to recognize the paramount interests of the missionary cause so that any man they might send should be of approved qualifications for missionary work whether he become a member of the Mission or not. I do not think we should be at all particular about any such official relationship on the field, but, of course, it would be necessary to be particular about the Christian influence which would be exerted by any man connected with the staff. This matter might be handled perhaps by having an application for appointment go through our Board. I know so well that these suggestion will accord with your own judgment that I think it hardly necessary to mention them for I have absolute confidence in you not only as a MEDICAL missionary but as a medical MISSIONARY.

In regard also to an application to the Rockefeller Foundation. Personally I am very desirous that the plans which I understand that the Foundation is considering for giving generous assistance to Mission hospitals in China should be extended to Korea. We had some negotiations on this subject with the Trustees of the Foundation before the departure of its investigating Commission for China. That Commission has been making extensive studies and is now understood to be on the way back to America. When it arrives and has made its report we shall probably have opportunity for further conference. The Foundation will probably require that applications come through official channels as the Trustees voted before the Commission went out that it would not work independently but through the Boards. I am glad that you got into touch with Mr. Wycliffe Rose, the Director General of the Medical Commission of the Foundation. If, as I understand from your letter, you got into such relations with him when you were fellow passengers from Japan to Vancouver, it might be well for you to prepare for him a written statement, sending me a copy so that if the Trustees of the Foundation take the matter up with us we shall be able to cooperate intelligently. Of course, personal conferences with Mr. Rose and Dr. Burton of Chicago University would be of great value. If Dr. Allen and Mr. Severance will meet the expenses of your journeys it seems to me that it would be highly desirable that you should have conferences with those men wherever you can reach them.

As I have stated I am obliged to write this letter personally and to reserve any judgement of the Board in the matter until such time as the question may come up in form for official action. As you state, however, that you need to know at once what to do I gladly take the responsibility of encouraging you to take up the matter in the way proposed with the Nashville and Toronto Boards, Toronto University and Mr.

Rose and Dr. Burton and if you get anything in shape for official action you can send it to me for presentation to the Board. I shall be very much surprised indeed if any objection should be made.

Of course there are questions of Mission judgment to be considered, but it seems rather premature to take the matter up with the Mission at present until we have something more definite. As far as I can judge from references to the Hospital in connection with the recent Mission Meeting, the Mission approved the plans for developing the Hospital which were agreed upon by the Boston conference and that approval of course carried with it our freedom at this end of the line to get the money wherever we can.

I am dictating this letter at home under some difficulties with a cold which impresses me of the influenza type as it involves running nose and eyes, but perhaps I am not good at diagnoses. I only mention it to explain why the latter may seem to be rather a rambling one. I expect to be all right in a day or two.

Cordially yours,
[Arthur J. Brown]

Enc.

19141105
단신. *The Continent* (시카고) 45(45) (1914년 11월 5일호), 1527쪽

단신 - (......) 한국 서울의 세브란스 연합의학교의 O. R. 에비슨 박사 부부는 클리블랜드 친구들과 며칠을 보냈다. 재령의 윌리엄 B. 헌트 목사는 11월 1일 볼튼 애비뉴 앤드 사우스 교회에서 강연을 하였다. (......)

Brief Mention. *The Continent* (Chicago) 45(45) (Nov. 5th, 1914), p. 1527

Brief Mention - (......) Dr. and Mrs. O. R. Avison of the Severance Union Medical College, Seoul, Korea, have been spending a few days with Cleveland friends; Rev. William B. Hunt of Chai Ryung spoke in the Bolton Avenue and South churches Nov. 1. (......)

찰스 E. 샤프(재령)가 아서 J. 브라운(미국 북장로교회 해외선교본부 총무)에게 보낸 편지 (1914년 11월 6일)

(중략)

포사이드 양의 사직.

의료 위원회 보고서 26쪽, 제11항을 참조할 것.

포사이드 양은 얼마 전 에비슨 박사와 실행 위원회 위원장에게 사직서를 제출하였지만, 그녀가 재고할 것이라는 기대가 있었기 때문에 처리되지 않았습니다. 하지만 그녀는 사직하기로 완전히 결심한 듯하며, 저는 그녀가 사직을 고집한다면 사직서를 박사님께 보내라고 편지를 썼습니다. 그녀가 사직할 경우(지금은 확실해 보임) 세브란스 병원에 간호부가 시급히 필요하지만, 틀림없이 에비슨 박사가 이 문제를 박사님과 논의하였을 것입니다. (……)

Charles E. Sharp (Chai Ryung), Letter to Arthur J. Brown (Sec., BFM, PCUSA) (Nov. 6th, 1914)

(Omitted)

Miss Forsythe's resignation.

See Page 26, Sec. 11, in Medical Committee's Report.

Miss Forsythe presented her resignation to Dr. Avison some time ago, and also to the Chairman of the Executive Committee, but it was not acted upon as it was hoped that she would reconsider it, but she seems to have fully made up her mind to resign and I have written her that if she insists on resigning she should send her resignation to you. In case of her withdrawal (which seems certain now) the need of Severance Hospital for a nurse at once is urgent, but doubtless Dr. Avison will have talked this matter over with you ere this. (……)

19141107

아서 J. 브라운(미국 북장로교회 해외선교본부 총무)이 존 L. 세브란스(오하이오 주 클리블랜드)에게 보낸 편지 (1914년 11월 7일)

AJB/B   1914년 11월 7일

존 L. 세브란스 씨,
  오하이오 주 클리블랜드 디 아케이드 480

친애하는 세브란스 씨,

　　귀하의 요청에 따라, 어제 6일 제 사무실에서 에비슨 박사와 제가 귀하와 알렌 박사 부부와 가진 회의에서 서울 세브란스 의료 기관에 관하여 합의한 핵심 사항들을 잠정적으로 기술한 내용을 첨부하여 보내드립니다. 우리는 7월 16일 보스턴 회의에서 미해결된 문제들을 논의하였는데, 이것이 제가 8월 22일자로 한국 선교부로 보낸 선교본부 편지 제236호에 명시되어 있으며, 당시 귀하께 사본을 보내드렸습니다.
　　어제 다음과 같은 결론에 도달하였습니다.

　　첫째, 현재 상황에서 15만 달러의 기금을 마련하여 병원 건물을 확장하고, 병리과 건물을 건립하며, 의학생 기숙사를 건축하는 것은 적절하지 않다. 이러한 문제들을 더 심도 있게 검토하기에 앞서 다음 주제에 대한 보다 구체적인 정보를 확보해야 한다는 의견이 제시되었다.

　　(A) 서울에 의학교 입학에 필요한 철저한 교육을 제공할 수 있는 연합대학을 확보하는 것이 실현 가능한가? 현재로서는 의학교 입학 조건으로 대학 졸업을 고집할 생각은 없지만, 가능한 한 많은 의학생들이 대학 교육을 받을 수 있도록 유도해야 하며, 대학의 시설과 교육은 대부분의 다른 과목의 일부 과정에만 제공되어야 한다. 현재 의학교가 한국에서 가장 우수한 의료 활동을 펼치고 있으며 상당수의 학생을 유지하고 있다는 것은 널리 알려진 사실이다. 이러한 기반 위에서 앞으로도 좋은 성과를 거둘 수 있다는 것은 의심의 여지가 없다. 그러나 의학교의

규모를 확장하기 전에 먼저 대학 문제가 해결되어야 한다.

(B) 한국 내 일본 총독부가 기독교 의학교, 특히 졸업생에 대한 면허 발급에 대하여 취할 것 같은 태도에 대한 추가 정보.

(C) 한국에서 활동하는 다른 교단의 선교본부로부터 어느 정도를 기대할 수 있는지에 대한 추가 문의. 의학교는 연합 기관이 되는 것이 바람직하지만, 장로교회에서 모든 시설과 장비를 제공하였기 때문에 재산 소유권은 현재처럼 장로교회 선교본부에 남아 있어야 한다. 고(故) L. H. 세브란스 씨와 그의 가족은 지금까지 거의 모든 비용을 부담하였다. 세브란스 씨 부부와 알렌 박사 부부는 이 기관들에 깊은 관심을 가지고 있으며, 앞으로도 계속해서 따뜻한 관심과 지원을 보내주기를 기대하고 있다. 하지만 이 기관들의 기반이 한 가족이 제공할 수 있는 것보다 더 넓어지는 것이 바람직하다고 생각하고 있다.

둘째, 한편, 현재 상황에서 기관들이 더욱 효과적으로 운영될 수 있도록 추가 장비와 시설이 시급히 필요하다는 점을 인지하고, 세브란스 부부와 알렌 박사 부부는 관련 부서 운영을 유지하고 지속하는 데 절대적으로 필요한 것으로 보이는 다음과 같은 필요한 것을 즉시 충당할 의향이 있다.

(A) 운영비의 연간 적자를 충당하되, 선교지에서 진료비 및 기타 방법으로 최대한의 실질적인 자원을 확보하기 위하여 성실히 노력할 것이며, 세브란스 씨 부부와 알렌 박사 부부는 적절한 공식 경로를 통하여 예상 수입 및 지출에 대한 신중하고 상세한 보고서를 선교본부에 제출하고, 선교본부의 행정 체계에 처리할 것을 강력히 주장한다.

(B) 운송 및 설치를 포함한 방사선 장비.	2,500.00달러
(C) 운송 및 설치를 포함한 세탁 기계	500.00
(D) 운송 및 설치를 포함한 제약 기계	625.00
(E) 고압 살균기를 포함한 기타 추가 장비	500.00
(F) 치과 교수 확보 시 치과 장비	1,000.00
(G) 전화 교환기	1,125.00
(H) 약학 및 광학과를 포함한 필요한 운영비	5,000.00

셋째, 이렇게 간주한다. - (A) 이 수치는 대략적인 것이며, 에비슨 박사가 필요한 자료를 확보하는 즉시, 보다 구체적으로 수정될 것이며, 여기에 명시된 모든 개선 사항의 총액 범위 내에서 재조정이 이루어질 수 있다.

(B) 에비슨 박사는 둘째 A항에 언급된 예상 수입 및 지출에 대한 구체적인

보고서를 제출할 것이다.

(C) 선교부와 에비슨 박사는 둘째, B, C, D, E, G, H항에 열거된 지출을 즉시 진행할 수 있는 권한을 부여받는다.

(D) 치과 장비 제공은 아직 치과의사가 확정되지 않은 상태에서 치과의사가 임명될 때까지 기다려야 한다.

(E) 운영 자금은 다음과 같이 처리되어야 한다. 선교본부는 선교부 재무 담당자에게 원장의 요청에 따라 수시로 필요한 운영 자금을 마련해 주도록 지시하고, 이러한 지불액을 선교본부 재무 담당자에게 보고하며, 재무 담당자는 세브란스 씨로부터 해당 금액을 인출한다.

이것은 다소 투박한 보고이며, 이것을 사용하기 전에, 적절하다고 판단되는 수정을 위하여 귀하와 알렌 박사 부부께 제출합니다. 저는 이 편지 사본을 알렌 박사 부부께도 보냅니다.

오늘 아침 회의에서 귀하와 알렌 박사 부부가 이 주제에 대하여 깊이 공감하고 인내심을 가지고 논의한 것이 떠올려집니다. 저는 논의의 모든 단계에서 보여준 아낌없는 친절에 그 어느 때보다 깊은 감명을 받았습니다. 이러한 기관들이 효율적인 운영 기반을 갖추어 현재의 기회를 지금보다 훨씬 더 효과적으로 활용할 수 있게 되는 것은 그리스도의 대의에 큰 도움이 될 것이며, 우리는 귀하께 진심으로 감사드립니다. 그리스도의 이름과 정신으로 인류를 돕기 위하여 기부할 수 있다는 것은 얼마나 큰 특권일까요? 분명히 천사라도 탐낼 만한 일입니다.

안녕히 계세요.
[아서 J. 브라운]

Arthur J. Brown (Sec., BFM, PCUSA),
Letter to John L. Severance (Cleveland, O.) (Nov. 7th, 1914)

AJB/B   November 7th, 1914.

Mr. John L. Severance,
 480 The Arcade, Cleveland, Ohio.

My dear Mr. Severance: -

In compliance with your request, I send you herewith a tentative statement of what I understood to be the essential points agreed upon by you and Dr. and Mrs. Allen in the conference with Dr. Avison and myself in my office yesterday, the 6th instant, regarding the Severance Medical Institutions in Seoul, Korea. We took up the questions which were left unfinished at the conference in Boston July 16th, as set forth in my letter, number 236 of August 22nd to the Korea Mission, a copy of which was sent you at the time.

The following conclusions were reached yesterday:

First: It is not expedient under present conditions to provide an endowment of 150,000., to enlarge the hospital building, erect a pathological building, and a dormitory for medical students. The opinion was expressed that before further consideration of these questions, more definite information should be secured on the following subjects:

(A) The practicability of securing a Union College in Seoul, which will be able to give the thorough education that should be required for entrance to a medical college course. It is not the thought to insist at present upon college graduation as a condition of entering the medical college, but there should be provision for college education of as many medical students as can be induced to take it, while the facilities and training of the college should be available for at least a partial course of most of the others. It is recognized that the medical college is now doing the best medical work in Korea and is getting a considerable number of students. There is no doubt that it can continue to do good work on this basis; but before any great enlargement is made, the college question should be settled.

(B) Further knowledge of the attitude which the Japanese Government in Korea is likely to take toward a Christian Medical College, particularly as to the licensing of its graduates.

(C) Further inquiry as to how much can be expected from other denominational Boards having work in Korea. It is desirable that the medical college should be a union institution, though the title to the property should be left as it is now with the Presbyterian Board, as Presbyterians have furnished all of the plant and equipment. The late Mr. L. H. Severance and his family have provided practically the whole cost thus far. Mr. and Mrs. Severance and Dr. and Mrs. Allen are deeply interested in these institutions and expect to continue their sympathy and support, but they feel that it would be desirable that the basis of the institutions should be broader than that which it is possible for any one family to give.

Second: Meantime, recognizing that some additional equipment and facilities are immediately required to enable the institutions to work more effectively under present conditions, Mr. and Mrs. Severance and Dr. and Mrs. Allen are willing to provide at once for the following needs, which appear to be absolutely necessary to maintain and continue the work of the Hospital and Medical College in their allied apartment:

(A) Provide for the annual deficit in operating expenses, with the understanding that earnest effort will be continued to secure the largest practicable support on the field by fees and otherwise, and that a careful detailed statement of estimated receipts and expenditures will be made through the proper official channels to the Board, Mr. and Mrs. Severance and Dr. and Mrs. Allen strongly insisting upon dealing though the Board and in accordance with its administrative system.

(B) An X-Ray apparatus, including freight and installation.	$2,500.00
(C) Laundry machinery, including freight and installation	500.00
(D) Pharmaceutical machinery, including freight and installation	625.00
(E) Miscellaneous additional equipment, including an auto-clave	500.00

(F) Dental equipment when a professor of dentistry is secured	1,000.00
(G) Inter-communicating telephone system	1,125.00
(H) Working capital, with special reference to the drug and optical departments, of so much as may be needed	5,000.00

Third: It is understood - (A) That these figures are approximate only, that they will be made more specific as soon as Dr. Avison can secure the necessary data, and that any re-adjustments may be made within the total amount of all the improvements herein indicated.

(B) That Dr. Avison will submit a definite statement of the estimated receipts and expenditures referred to under number second, A.

(C) That the Mission and Dr. Avison are to be authorised to proceed immediately with the expenditures enumerated under Second, B. C. D. E. G. and H.

(D) That the provision of dental equipment will await the appointment of a dentist, who has not yet been secured.

(E) That the working capital shall be handled in the following manner: The Board will instruct the Treasurer of the Mission to furbish for working capital such sums as may be required from time to time on the requisition of the Superintendent, reporting these payments to the Treasurer of the Board, who will draw upon Mr. Severance for the amounts.

This is rather a crude statement, and before making any use of it, I submit it to you and to Dr. and Mrs. Allen for any alterations that may be doomed advisable. I am sending a copy of this letter to Dr. and Mrs. Allen.

As I recall the sympathy and patience with which you and Dr. and Mrs. Allen discussed the whole subject at the conference this morning. I am more deeply impressed than ever with the generous kindness which was manifested at every stage of the discussion. It will be a great thing for the cause of Christ to have these institutions put on an efficient working basis, so that they can use their present opportunities to far better advantage then has heretofore been possible and we thank you most heartily. What a privilege it must be to be able to give money to help one's fellow-men in the name and spirit of Christ: Surely it is one that an angel might covet.

Sincerely yours,
[Arthur J. Brown]

19141111

올리버 R. 에비슨(뉴욕 시)이 아서 J. 브라운(미국 북장로교회 해외선교본부 총무)에게 보낸 편지 (1914년 11월 11일)

접 수
1914년 11월 11일
브라운 박사

뉴욕 시 랙싱턴 애버뉴,
1914년 11월 11일

신학박사 A. J. 브라운 목사,
　　해외선교본부 총무

친애하는 브라운 박사님,

　　서울에 사는 A. 어빙 러들로 박사가 의학교 건물 회계를 위하여 이사회에 제출한 500달러 환어음에 대하여 말씀드리자면, 제가 떠났을 때 몇몇 목수들이 아직 작업 중이어서 도서관과 다른 방들에 선반을 설치하고, 생리학 및 기타 실험실에 찬장 등을 설치하고 있었습니다. 그리고 기독교 청년회 산업부에는 아직 가구가 일부 제작 중이었고, 이 어음은 그러한 작업들을 처리하기 위한 것으로 보입니다. 저는 그들이 왜 이처럼 특이한 방식으로 선교본부에서 자금을 인출하였는지는 알 수 없습니다. 세브란스 씨가 앞으로 모든 지불을 선교본부를 통하여 하기를 원한다는 말을 듣고, 그렇게 하는 것이 맞다고 생각하였기 때문일 것입니다.
　　저는 지금 그들에게 건물 회계 보고서를 작성하는 방법과 마감하는 방법을 지시하고, 추가 승인 없이는 더 이상 어떤 것도 하지 말라는 편지를 쓰고 있습니다.
　　연합 계획의 성공적인 달성으로 많은 의사와 교수들이 실제로 업무에 참여하게 되면서, 추가적인 사무 가구 구입과 일부 병동을 진료실 및 검사실로 사용하기 위하여 재배치를 해야 했으며, 이것이 작업을 계속하게 된 이유입니다. 곧 전체 보고서가 올 것으로 믿고 있습니다.
　　이 건물 계정에 대한 연수표를 보고 다소 놀라실지도 모르니 세브란스 씨에게 설명해 주시겠습니까?

안녕히 계세요.
O. R. 에비슨

Oliver R. Avison (New York),
Letter to Arthur J. Brown (Sec., BFM, PCUSA) (Nov. 11th, 1914)

Received
NOV 11 1914
Dr. Brown

Lexington Ave., New York,
Nov. 11/14

Rev. Dr. A. J. Brown, D. D.,
　Secy B. F. M.

Dear Dr. Brown: -

　Referring to the draft for $500.00 made on the Board by Dr. A. I. Ludlow of Seoul, Korea, on Ap. of Building Ap. Medical College I may say that when I left a number of Carpenters were still at work, putting shelving in the library room, & in some other rooms, cupboard in physiological & other laboratories &c & that some furniture was still underway at the YMCA Industrial Department and I take it that this draft is to cover those things. I do not know why they drew on the Board in this unusual way unless it be that, having been informed that Mr. Severance desired to make all payments hereafter through the Board they supposed this was the way to proceed.

　I am now writing them instructing them how to do and also to close up the building a/c report on it & not do anything further unless after further authorization has been given.

　The actual coming in to the work of so many doctors & teachers resulting from the successful attainment of the Union project necessitated additional office furniture and the rearrangement of certain wards for their use as clinical rooms & laboratories and this was the reason for the continuance of the work. I trust a full statement will soon come to hand.

　Will you kindly make this explanation to Mr. Severance as he may be somewhat surprised to find this further draft on a/c. of building?

　　Yours very sincerely,
　　O. R. Avison

19141113

올리버 R. 에비슨(뉴욕 시)이 앨런 E. 암스트롱(캐나다 장로교회 해외선교위원회 총무)에게 보낸 편지 (1914년 11월 13일)

뉴욕 시,
(19)14년 11월 13일

A. E. 암스트롱 씨,
　캐나다 장로교회 해외선교 위원회 총무

친애하는 암스트롱 씨,

　　포그 박사37)가 총무님을 방문하였다는 쪽지를 받았는데, 그에 대하여 저에게 편지를 써주셔서 감사합니다. 지원서 양식은 우리 선교본부 사무실에서 그에게 발송하였으며, 제가 직접 그에게 편지를 썼습니다. 그가 지원서를 보냈는지 안 보냈는지 모르겠지만 다음 주에 뉴욕으로 돌아가면 알게 될 것입니다. 저는 내일 매사추세츠 주로 떠납니다.

　　저는 이곳 뉴욕에서 귀 선교부의 그리어슨 박사와 여러 차례 이야기를 나누는 즐거움을 누렸습니다. 그는 이곳 대학원 의과대학에서 특별 과정을 수강하고 있습니다. 저는 그리어슨 박사가 서울에 위치하여 그곳에서 선교 사업에 전념할 수 있도록 하고, 이곳 뉴욕에서 방사선 업무, 그리고 기계 요법, 수(水) 치료 및 관련 분야의 모든 방법을 포함하여 진단과 치료에서 의료 업무의 전반에 전기(電氣)의 적용에 대한 특별 과정을 수강하며, 아무도 조작할 수 없는 이 대단히 중요한 과의 책임자로서 우리 의료진으로 합류하도록 귀 선교본부에 제안하고 싶습니다. 우리는 방금 이 과의 장비를 갖추기 위하여 2,500.00달러의 교부금을 받았습니다. 그래서 총무님은 우리가 이 부서를 얼마나 중요하게 생각하는지 아실 것이며, 그리어슨 박사가 이 부서를 맡지 않으면 제가 그것에 대하여 특별한 강의를 듣고 제가 해야 할 것보다 더 많은 일을 하고 있지만 이 일을 스스로 해야 할 것입니다. 이미 제가 가져야 할 것보다 더 많은 것을 가지고 있습니다.

　　그리어슨 박사는 언어에 능숙하며, 이러한 전문성을 갖추면 이것이 우리가 원하는 만큼 우리의 인력에 추가될 가치가 있게 될 것이며, 귀 선교본부는 지금 지

---

37) 1908년 토론토 대학교 의학부를 졸업한 오스먼 A. 포그(Osman A. Pogue)로 추정된다.

체 없이, 그리고 많은 추가 비용 없이 [우리 기관에서] 책임을 분담할 수 있게 될 것입니다. 물론 그것은 총무님이 할 수 있게 되자마자 다른 사람을 그의 자리에 배치하는 것을 의미할 것이며, 우리는 귀 선교본부의 재정이 허락하는 한 빨리 후에 모든 선교본부가 합의하게 될 비율에 맞게 연합 사업에서의 재정적 부담의 일부를 맡게 되기를 바라고 있습니다. 저는 이것에 대하여 그리어슨 박사와 이야기하였고, 그는 여전히 그것을 고려하고 있으며 다음 주에 저에게 최종 판단을 알려줄 것인데 그의 현재 감정은 그러한 임명에 호의적인 것 같습니다.

이 문제에 대하여 호의적으로 생각해 보시고, 실행 위원회의 다른 위원들에게 말씀해 주시고, 혹시 다가오는 위원회 회의에서 그것을 채택해 주시겠습니까?

안녕히 계세요.
O. R. 에비슨

Oliver R. Avison (New York City), Letter to Allan E. Armstrong (Sec. FMC, PCC) (Nov. 13th, 1914)

New York,
Nov. 13/ 14

Mr. A. E. Armstrong,
　　Secy. Canadian Pres. Foreign Mission

Dear Mr. Armstrong: -

I received your note about Dr. Pogue[38] call on you and thank you for taking the trouble to write me about him. Application blanks were sent him form our Board Rooms and I have written him myself. I do not know whether he has sent in his application or not but I will learn when I return to New York next week. I leave tomorrow for Massachusetts.

---

38) Osman A. Pogue

I have had the pleasure of talking things over with your Dr. Grierson here in New York several times. He is taking special courses of study in the Postgraduate Medical School here and I would like to suggest to your Board that Dr. Grierson be located in Seoul to give whole time to the Mission work there and that he take a Special Course here in New York in X-Ray work and the Application of Electricity generally to medical work in diagnosis and treatment, including also all method of mechanotherapy, hydrotherapy & allied branches & that he join our force as Head of this very important department, which so far as no one in it capable of handling it. We have just received a grant of $2,500.00 with which to equip this department so you can see how important we consider it to be and unless Dr. Grierson does take it up I shall have to make a special study of it and do it myself although I already have more than I ought to have.

Dr. Grierson has the language well in hand and with such a specialty as this would be as valuable an addition to our force as we could desire and your Board would to enable to take up your share of responsibility without delay and without much additional expense for the present. Of course it would mean putting a man in his place as soon as you are able to do so and we would hope that as soon as your finances permitted your would take up some part of the financial burden of the Union Work in the proportion to be later on agreed to by all the Board. I have talked with Dr. Grierson about this and while he is still considering it & will give me his final judgement next week his present feeling seems to be favorable to such an appointment.

Will you kindly think over this, lay it before the other members of your Exec. Com. & perhaps take it up at the approaching meeting of that Com.?

Very sincerely
O. R. Avison

19141116

더들리 P. 알렌(오하이오 주 클리블랜드)이 아서 J. 브라운 (미국 북장로교회 해외선교본부 총무)에게 보낸 편지 (1914년 11월 16일)

접 수
1914년 11월 20일
브라운 박사

1914년 11월 16일

아서 J. 브라운 목사,
　　뉴욕 주 뉴욕 시

친애하는 브라운 박사님,

　　11월 7일자의 비망록이 담긴 박사님의 편지가 뉴욕의 저에게 도착하였습니다. 저는 클리블랜드에서 몇 시간을 보내고 있는데, 그들과 관련된 문제들에 관하여 세브란스 씨와 논의하였습니다. 박사님이 보낸 문건은 본질적으로 우리의 이해에 따른 것이지만, 우리는 정책의 문제에 있어서는 조금 다르게 표현하는 것을 선호하였으며, 따라서 우리의 바람을 표현하기 위하여 다음과 같은 내용을 박사님께 보냅니다.
　　어제 다음과 같은 결론을 내렸습니다.

　　　현재 상황에서는 현재의 병원과 의학교 시설을 더욱 발전시키는 것이 적절하지 않다. 그러한 개발은 다음 고려 사항에 따라 달라져야 한다.
　　(가) 한국에 연합 대학의 설립. 의학교에 입학하기 위한 조건으로 대학 학위를 즉각적으로 요구하는 것은 현재로서는 현명하지 못하고 점진적으로 시행되어야 하는 요구 사항이므로 학문과 전문 교육 모두에서 일본 정부의 존중을 받을 수 있는 수준에 도달해야 한다는 것이 절대적으로 중요하다. 최근 의사 시험에 응시한 15명 중 8명만이 총독부 면허를 취득하였다는 사실은 교육 수준의 향상이 필요함을 나타낸다.
　　의학교에서 이미 수행된 노력은 아낌없는 칭찬을 받을 만하다. 하지만 궁극적인 성공을 위해서는 장로교회 선교부뿐만 아니라 다른 교단과 다른 국적의 선교부의 전폭적인 지원이 필요한데, 한국에서 교육을 둘러싼 여건이 까다롭다는 사실을 무시하고, 온정주의 정부와 지식인의 권위 하에서 교육을 병행하려면 기독교 교회의 최대한의 노력이 필요하며 그 주도권은 장로교회 선교본부에 있다는 점을 무시하는 것은 선견지명이 부족하기 때문이다.

(B) 한국의 일본 총독부가 특히 졸업생들의 면허 취득과 관련하여 기독 의과대학에 대하여 취할 태도에 대한 추가 정보.

(C) 한국에서 활동하고 있는 다른 교단의 선교본부로부터 얼마를 기대할 수 있는지에 대한 추가 문의. 의학교가 연합기관이 되는 것, 서울에 지부가 있는 다른 교파의 의료진 추가로 철저하게 인력을 확보하여 그렇지 않았을 때보다 더 만족스러운 교육을 제공해야 하는 것, 서울의 의료 교육 및 병원 업무뿐만 아니라 한국의 외곽 지역의 지부를 가장 효과적으로 수행하기 위하여 재정 지원의 다른 자원을 동원해야 하는 것이 바람직하다.

둘째, 한편, 현재 상황에서 해당 기관이 보다 효과적으로 업무를 수행하려면 몇 가지 추가 장비와 시설이 시급히 필요하다는 점을 인식하고 세브란스 씨 부부와 알렌 박사 부부는 L. H. 세브란스 씨가 시작한 바와 같이 연합 부서에서 병원과 의학교의 업무를 유지하고 계속하는 데 절대적으로 필요한 것으로 보이는 다음과 같은 요구 사항을 즉시 제공할 용의가 있다.

(A) 현재로서는, 그리고 선교본부가 정책을 수립할 때까지 연간 운영비 적자를 충당하기 위하여, 수입 등을 통해 현장에서 실행 가능한 최대 규모의 지원을 확보하기 위하여 계속 진지한 노력을 기울일 것이며, 예상 수입 및 지출에 대한 주의 깊게 상세한 설명이 적절한 공식 통로를 통하여 선교본부에 전달될 것이라는 것을 전제로 세브란스 씨 부부와 알렌 박사 부부는 선교본부를 통해서 행정 체계에 따라 처리할 것을 강력히 주장한다.

(B) 방사선 장비(운송 및 설치 포함)　　　2,500.00달러
(C) 세탁기(운송 및 설치 포함)　　　　　　500.00
(D) 제약 기계((운송 및 설치 포함)　　　　625.00
(E) 소독용 고압기를 포함한 기타 추가 장비　500.00
(F) 치과 교수가 확보되었을 때 치과 장비　1,000.00
(G) 상호 통신 전화 계통　　　　　　　　1,125.00
(H) 약품 및 광학 부서와 특별히 관계된 필요 운영비 5,000.00

셋째: 다음의 사항을 전제로 한다.

(A) 이 수치는 대략적인 것일 뿐이고, 에비슨 박사가 필요한 자료를 확보하는 대로 더욱 구체적으로 될 것이며, 여기에 표시된 모든 개선 사항의 총량 내에서 재조정이 이루어질 수 있다.

(B) 에비슨 박사는 두 번째 A에 언급된 예상 수입 및 지출에 대한 명확한 명세서를 제출할 것이다.

(C) 선교부와 에비슨 박사는 두 번째 B, C, D, E, G 및 H에 열거된 지출을 즉시 진행할 권한을 부여받을 것이다.

(D) 치과 장비는 아직 확보되지 않은 치과의사의 임명을 기다릴 것이다.

(E) 운영비는 다음과 같은 방식으로 처리될 것이다. 선교본부는 선교부 재무에게 책임자의 요청에 따라 수시로 요구될 수 있는 금액을 운영비로 제공하도록 지시하며, 이러한 지불금을 선교본부 재무에게 보고하면 그는 해당 금액은 세브란스 씨에게서 인출한다.

안녕히 계세요.
(서명) 더들리 P. 알렌

Dudley P. Allen (Cleveland, O.), Letter to Arthur J. Brown (Sec., BFM, PCUSA) (Nov. 16th, 1914)

Received
NOV 20 1914
Dr. Brown

November 16, 1914.

Rev. Arthur J. Brown,
New York, N. Y.

My dear Dr. Brown: -

Your letter with the notes of November 7th reached me in New York. I am just spending a few hours in Cleveland and have taken up the questions relating to them with Mr. Severance. Whereas the statement sent by you is essentially according to our understanding we have preferred to express ourselves in matters of policy a little differently, and I consequently send you the following as an expression of our wishes.

The following conclusions were reached yesterday:

It is not expedient under present conditions to provide for further development of the present Hospital and Medical School plants. Any such development must depend upon the following considerations:

(A) The establishment of a Union College in Korea. While it is recognized that the immediate requirement of a college degree as a condition of admission to the Medical College is unwise at the present time, and is a requirement which must come in force gradually, it is absolutely essential that education both academic and professional must reach a standard such as to command the respect of the Japanese Government. The fact that out of fifteen who recently came up for examination in Medicine only eight received the Government license indicates the necessity for an advance in educational standards.

The work already done in the Medical School merits unstinted praise. For ultimate success, however, is required the untied support not alone of the Presbyterian Mission but of those of other denominations and other nationalities, for it is lacking in foresight to ignore the fact that the conditions surrounding education in Korea are exacting, and to parallel education under a paternal government and under the authority of an intellectual people demands the utmost effort of the Christian Church and that the initiative rests with the Board of the Presbyterian Church.

(B) Further knowledge of the attitude which the Japanese Government in Korea is likely to take toward the Christian Medical College particularly as to the licensing of its graduates.

(C) Further inquiry as to how much can be expected from other denominational boards having work in Korea. It is desirable that the Medical College should be a union institution; that it should be thoroughly manned by the addition of medical men from other denominations stationed in Seoul, thus making their instruction more satisfactory than it otherwise can be; that other sources of financial support be enlisted for carrying on most effectively not only medical teaching and hospital work in Seoul but also that of the outlying stations in Korea.

Second: Meantime, recognizing that some additional equipment and facilities are immediately required to enable the institutions to work more effectively under present conditions, Mr. and Mrs. Severance and Dr. and Mrs. Allen are willing to provide at once for the following needs which appear to be absolutely necessary to maintain and continue the work of the Hospital and Medical College in their allied departments; as inaugurated by Mr. L. H. Severance.

(A) For the present, and until the Board establishes its policy, to provide for the annual deficit in operating expenses, with the understanding that earnest effort will be continued to secure the largest practicable support on the field by fees and otherwise, and that a carefully detailed statement of estimated receipts and expenditures will be made through the proper official channels to the Board, Mr. and Mrs. Severance and Dr. and Mrs. Allen strongly insisting upon dealing through the Board and in accordance with its administrative system.

(B) An X-Ray apparatus, including freight and installation, $2,500.00

(C) Laundry machinery, including freight and installation, 500.00

(D) Pharmaceutical machinery, including freight and installation 625.00

(E) Miscellaneous additional equipment, including an auto-clave 500.00

(F) Dental equipment when a Professor of Dentistry is secured 1,000.00

(G) Inter-communicating telephone system, 1,125.00

(H) Working capital, with special reference to the drug and optical departments, of so much as may be needed, 5,000.00

Third: It is understood (A) That these figures are approximate only, that they will be made more specific as soon as Dr. Avison can secure the necessary data, and that any readjustments may be made within the total amount of all the improvements herein indicated.

(B) That Dr. Avison will submit a definite statement of the estimated receipts and expenditures referred to under number Second A.

(C) That the mission and Dr. Avison are to be authorized to proceed immediately with the expenditures enumerated under Second, B. C. D. E.

G. and H.

(D) That the provision of dental equipment will await the appointment of a dentist, who has not yet been secured.

(E) That the working capital shall be handled in the following manner; The Board will instruct the Treasurer of the Mission to furnish for working capital such sums as may be required from time to time on the requisition of the Superintendent reporting these payments to the Treasurer of the Board, who will draw upon Mr. Severance for the amounts.

Very sincerely yours,
(Signed) Dudley P. Allen.

19141117

올리버 R. 에비슨(매사추세츠 주 마운트 허몬)이 아서 J. 브라운(미국 북장로교회 해외선교본부 총무)에게 보낸 편지
(1914년 11월 17일)

접 수
1914년 11월 19일
브라운 박사

매사추세츠 주 마운트 허몬,
1914년 11월 17일

친애하는 브라운 박사님,

    우리 부부는 아이들의 학년을 맞추기 위하여 2~3일 정도 이곳에서 체류할 예정이며, 저는 금요일 저녁, 토요일, 또는 월요일쯤 뉴욕으로 돌아갈 생각입니다.

    제가 확보하였다고 생각하였던 약사가 한국에 가지 않기로 결정하였다는 안타까운 소식을 전해드립니다. 치과의사 문제는 아직 진행 중이기 때문에 한국에 대한 가능성은 여전히 열려 있습니다. 캐나다 장로교회 선교본부 소속의 의료 선교사이자 한국에서 16년 이상 근무하며 한국어에 능통한 그리어슨 박사가 현재 뉴욕 의학대학원에서 공부하고 있다는 소식을 들었습니다. 그래서 저는 그가 속한 선교부가 우리 교수진에 대표를 두는 것에 대하여 이야기를 나누었는데, 그의 선교부는 그를 이미 원산에 배정하여 우리 의학교에서 강의할 시간을 일부 할애하도록 제안하였기 때문에, 그들이 그에게 이 업무에 모든 시간을 할애하도록 하는 것이 어렵지 않을 것이라고 제안하였습니다. 그렇게 된다면 그가 방사선 업무와 전기 치료 분야를 준비해서 의학교와 병원에서 담당할 그의 업무의 일부로 삼을 수도 있을 것이라고 말하였습니다. 제가 토론토에 있는 그의 선교본부에 제안을 검토해 달라는 편지를 보내는 것에 우호적이며, 그가 제안을 호의적으로 받아들이는 듯 합니다. 이는 큰 도움이 될 것이기에 저는 그 선교부가 가능한 한 빨리 실질적인 협력 관계를 맺어 이 사업에 참여하는 모든 선교부가 진정한 연합을 이루었다고 느낄 수 있게 되기를 간절히 바라고 있습니다.

    저는 서울에서 한두 통의 편지를 받았는데, 각 편지에는 우리의 최근 졸업생들의 총독부 시험 결과가 부분적으로 포함되어 있었습니다. 아직 완전한 보고서는 받지 못하였지만, 8명이 완벽하게 합격하였고, 2명은 첫 번째 시험에 응시하지 않았고 이후에는 나타나지 않았으며, 5명은 일부 과목에는 합격하였지만 다른 과목에는 불합격하였습니다. 시험에 어려웠던 것은 예비[기초] 과목뿐 아니라 최근에 공부한 과목도 포함되었다는 점, 그리고 예비 과목이 몇 년 전에 통과된 연구 과목이었기 때문에 기억력이나 두뇌 능력이 좋지 않은 사람들은 문제에 답할 만큼 명확하게 주제를 떠올릴 수 없었다는 점이었습니다. 이는 별도로 주목할 만한 일이었고, 그러한 불리한 조건에도 불구하고 8명이 합격한 것은 오히려 축하할 만한 일입니다. 예비 과목을 통과한 사람들 중 최종 시험에 불합격한 사람은 없는 것으로 보아, 최근 이수한 과목이 적어도 기준에 부합하였음을 알 수 있으며, 아마도 첫 번째 시험에서 불합격하지 않았더라면 모두 최종 시험에 합격하였을 것입니다. 우리 학교에서 처음으로 졸업한 사람이 합격자 명단에서 1등을 차지한 것은 주목할 만한 사실이며,[39] 그는 세브란스 외의 다른 기관에서 교육을 받고 시험에 응시한 모든 사람을 포함하여 전체 명단의 선두에 있었고, 일본인들은 우리 교직원들에게 그가 높은 수준의 시험을 통과한 것처럼 훌륭한 사람들을 배출한 것을 축하해 주었습니다. 이는 고무적인 것이었습니다. 저는 모든 문제가 매우 공정하였고, 그 결과가 선생님들, 특히 과학 예비 학년을 담당하는 교수들을 더욱 고무시킬 것이라고 생각합니다.

    총독부의 인정을 받기 위하여 우리 학교를 조사한 감사관들의 보고서가 아직 모든 부서를 거쳐 총독에게 전달되지 않아 그 문제가 여전히 검토 중에 있으며, 이에 대한 어떠한 보고서도 발표되지 않은 것으로 알고 있습니다.

    그 결과가 어떻게 되든 우리가 해야 할 일은 단 하나, 즉 우리 학교의 모든 부서를 최대한 효율적으로 운영하여 우리 학생들이 어떤 과목에서든 불합격되는 일이 없도록 하는 것입니다. 그리고 모든 과목에서 시험을 치르려면 예비 과정을 마친 후 바로 시험을 치르도록 해야 합니다. 예비 과목의 세부 사항을 4년 동안 머릿속에 간직하면서 동시에 다른 과목으로 채우는 것은 매우 어렵기 때문입니다. 당국과 그러한 합의를 이루는 데는 아마도 어려움이 없을 것입니다.

    오랫동안 서울의 총독부 의원과 부속의학강습소의 책임자이었으며, 우리의 아주 친한 친구이었던 후지타 박사가 도쿄로 전근하여 황실의 의사로 임명되었으며, 새로운 사람이 서울에 임명되어 왔다고 들었습니다. 당연히 그는 우리가 발전할 때까지는 우리에게 관심을 두지 않을 것입니다. 허스트 박사와 밴버스커크 박사가 그를 방문하여 친목을 두텁게 하려고 노력하고 있습니다. 후지타 박사가 우

---

39) 김용빈으로 추정된다. 이 책의 245쪽을 참고하라.

리에게 빌려준 일본인 의사들을 계속 파견하는 데 약간의 어려움이 있었지만, 대부분 극복되었다고 저는 생각하고 있습니다. 이 세 사람은 각각 월 25.00엔의 보수를 받았고, 새로운 일본어 교사의 월급은 45.00엔으로, 급여 목록에서 즉시 120.00엔이 올랐습니다. 이것은 제가 떠난 이후로 충당해야 했던 추가 지출 중 하나입니다. 저는 지금 세브란스 씨가 요청한 예산을 준비하려고 하는데, 이것들과 다른 새로운 지출 때문에 예산이 아마도 불완전하게 될 것 같습니다. 저는 서울에 요청한 명세서가 곧 도착하면 도움이 될 것으로 기대하고 있습니다.

우리 선교부에 중대한 영향을 미치는 문제, 즉 세브란스 의료기지와 선교부의 관계가 표면화되고 있는 것 같습니다. 어떤 사람들은 세브란스가 너무 커지는 것에 염려하며 선교부에서 분리되어 선교본부의 직접적인 관리 하에 놓이는 것을 선호하는 것 같습니다. 세브란스를 선교본부 산하의 선교 기관으로 두되 선교부와는 아무런 책임 있는 관계를 맺지 않고, 선교부도 세브란스에 대한 책임을 지지 않는 구조로 만드는 것이 바람직한 것으로 보입니다. 저는 그렇게 되면 그 활동에 참여하는 우리들은 선교부의 구성원이 될 수 없게 될 것입니다. 이 문제를 고려해 주시고, 다음 회의에서 이 주제에 대한 의견을 제시해 주시면 박사님이 이 제안에 대하여 어떻게 생각하시는지 알게 되어 매우 기쁠 것입니다.

저는 의료 선교를 위한 별도 기금 및 총무 문제에 관한 질문에 대하여 워드로 톰슨 씨의 답변을 꼼꼼히 읽었습니다. 제 생각에는 의료 선교에 큰 성과를 거두고 전반적인 활동에 지장을 주지 않을 것이라는 긍정적인 기대를 가지고 그 계획을 시도해 볼 수 있을 것 같습니다. 한 가지 확실한 것은 계획이 제대로 시작되면 의료 활동에 지장을 주지 않을 것이라는 것입니다. 본국 사람들에게 계획을 제대로 알리려면 1~2년 정도 걸릴 것이며, 이 계획에 대한 믿음과 이를 실행할 지혜와 열정을 가진 특별 총무를 임명한다면 성공 가능성이 더 높아질 것입니다.

모든 선교본부가 한 명의 총무로 연합하여 모든 의료 사업을 위한 단일 기금을 운영한다면 어떨까요? 저는 아직 생각해 보지는 못하였지만, 각 선교본부가 이 사업을 위한 전담 총무를 두는 것은 비용이 너무 많이 들 것이라는 생각이 들었습니다. 박사님은 경험을 통하여 이 문제에 대하여 빠르게 공감대를 형성하실 수 있을 것입니다. 한국 의료선교사협회는 별도의 의료 기금 설립 계획에 대하여 만장일치로 찬성한다는 입장을 기록하였습니다. 이 문제가 방치되지 않기를 바라며, 계획을 추진하는 데 필요한 모든 조치가 신속하게 취해지기를 바랍니다.

곧 뵙기를 바랍니다.

안녕히 계세요.
O. R. 에비슨

Oliver R. Avison (Mt. Hermon, Mass.), Letter to Arthur J. Brown (Sec., BFM, PCUSA) (Nov. 17th, 1914)

Received
NOV 19 1914
Dr. Brown

Mt. Hermon, Mass.,
Nov. 17/ 14

Dear Dr. Brown: -

Mrs. Avison and I are spending 2 or 3 days here getting our boys fixed their School year, I think we shall return to New York either Friday evening, Saturday, or Monday.

I am sorry to say the Pharmacist whom I thought I had secured has decided not to go to Korea so we are still open in that direction as we still are in the matter of a dentist. I find that Dr. Grierson, a Medical Missionary of the Canadian Presbyterian Board, who has spent some 16 or more years in Korea and is proficient in the language is now studying at the Post Graduate Medical School in New York so I talked with him about his mission having a representative on our staff, suggesting that as his mission had already proposed locating him at Wonsan so that he could give part of his time to teaching in our Medical College it might not be difficult to get them to give him his whole time for this work and in that case he might now prepare himself along the line of X-ray work & Electrotherapy & let that be part of his work in the College & Hospital. As he seemed to receive the suggestion with favor I wrote to His Board in Toronto asking them to consider the proposition. I am anxious to get that Mission into actual cooperation as soon as possible so that we can feel there has been completed a real Union of all the Missions in this work as that will be a great help.

I have received a letter or two from Seoul each giving in part the result of the examination by the Government of our last lot of graduates. No complete report has yet come to me but I gather that 8 of the men were entirely successful, two made no attempt at the first paper & did not appear subsequently & five passed in some of the subject but failed in others. The difficult seems to have been that the examinations covered the preliminary subjects as well as those more recently studied and as those preliminary subjects were studies and passed on several years ago those with the poorer memories or poorer brain power were unable to call up subject matter with sufficient clearness to answer the questions. This was separately to be wondered at and it is rather a matter for congratulation that eight of the men succeeded in spite of that handicap. It seems that none of those who were able to get through the preliminary subjects failed on the finals which indicated that the work recently done was at any rate up to standard & presumably all of them could have passed on the final subjects had they not dropped out on the first papers. The man who graduated first with us stood first on their list of successful men which is a point to be noted and he stood at the head of the whole list including all who tried the examinations who were educated elsewhere than at Severance and the Japanese congratulated our staff on being able to turn out such a good man as he, his exam. having been of high order. This was encouraging. I understand that the questions asked were all very fair and the result will stir the teachers up to greater effort - especially those who have charge of the preliminary year in Science.

I understand the report of the Inspectors who examined our school with a view to its recognition by the government has not yet gone through all the offices & reached the Governor General so that the matter is still under consideration and so no statement has been given out on the subject.

Whatever may be the result of that there is only one thing for as to do and that is to bring every part of the institution to the very highest possible state of efficiency so that there will be no need for our men to fail in any subject & if examinations are to be given in all the branches we must try to have our men examined soon after their preliminary courses have been taken as it is very difficult indeed for men to hold details of preliminary subjects in their mind for four years while they are at the same time filling their mind with other subjects. Probably there will be no difficulty in making such an arrangement with the authorities.

I am told that Dr. Fujita, so long at the head of the Government Medical College and Hospital in Seoul and who was our very good friend has been moved to Tokyo and appointed as a physician to the Imperial Family there so that a new man has come to Seoul and of course his interest in our work will be nil until it is developed. Drs. Hirst & Van Buskirk have called on him & are trying to cultivate his friendship. There was some difficulty about continuing the sending over of the Japanese physicians whom Dr. Fujita had loaned us but I think this has been largely overcome. These three men have each had an honorarium of ¥25.00 per month and the new Japanese teacher has a salary of ¥45.00 per month making an immediate jump of ¥120.00 per month in the salary list that has had to be met and this is one of the extra-expenditures that has had to be met since I left. I am now trying to prepare the budget Mr. Severance asked for but on a/c of these & others new expenditures my budget will probably be incomplete. I hope the statement I called for from Seoul will soon come as that may be a help in this.

A question that affects us materially seems to be coming to the front in our Mission - viz. the relation of the Severance Medical plant to the Mission. Some seem to fear that it is growing to be too big an institution well would be glad to see it separated from the Mission and placed directly under Board control. The idea would seem to be that it should be a Missionary institution under the Board but having no responsible connection with the Mission and the Mission having no responsibility for it. I presume we who are engaged in its work would then not be members of the Mission. Kindly give this matter some consideration and if you will be so good as to express your opinion on the subject when we next meet I will be very glad to know how you regard the proposition.

I have read with much care the answer sent by Mr. Wardlaw Thompson to the enquiry concerning the question of separate fund & Secretary for Medical Missions. To me it seems fairly conclusive that we might try that plan with a good expectation that it would yield well for medical missions and be without detriment to the General work. I am certain of one thing and that is that it could not result in harm to the medical work after the plan get well started. It would require a year or two in which to get the plan well before the home people and would be more likely to be successful if a special Secretary could be appointed who had faith in the plan and the wisdom and energy to carry it into effect.

How would it be for all the Board to unite on one Secretary and have one fund for all medical work? I haven't thought this out but the idea occurred to me that it might be too large an expense for each Board to have a special Secretary for this work. Your experience would probably enable you to form an opinion pretty quickly on this point. The Medical Missionary Association of Korea has placed itself on record as unanimously favoring the plan of a separate Medical Fund and I trust the matter may not be allowed to drop but shall whatever steps are necessary to initiate the plan may be speedily taken.

Hoping to see you soon.

Very sincerely
O. R. Avison

19141121

앨런 E. 암스트롱(캐나다 장로교회 선교본부 총무)이
올리버 R. 에비슨(뉴욕 시)에게 보낸 편지 (1914년 11월 21일)

1914년 11월 21일

O. R. 에비슨 박사,
   5 애버뉴 156,
   뉴욕 주 뉴욕 시

친애하는 에비슨 박사님,

  어제 우리 실행 위원회에서는 박사님의 편지40)가 그리어슨 박사의 편지와 함께 낭독되었습니다. 그리어슨 박사는 의학교에서의 기회에 매력을 느낀다고 말하지만 성진(城津)에서의 업무를 그만두고 서울로 가는 것이 바람직하다고 생각하고 있지 않습니다. 그는 원산에 가서 의학교 업무에 시간을 할애하는 것도 현명하다고 생각하고 있지 않습니다.

  실행 위원회는 자신의 마음 속에 있고 자신이 그토록 훌륭한 도움을 주고 있는 400,000명의 사람들과 함께 남고자 하는 그리어슨 박사의 소망에 전적으로 동의합니다. 우리가 그렇게 할 수 있을 때, 의학교에 새로운 사람을 보낼 수 있을 것 같은 느낌이 듭니다. 당연히 이런 방향으로 어떤 명확한 것도 이루어지지 않았지만, 우리는 박사님이 이 도시[토론토]에 있을 때 박사님과 협의할 준비가 되어 있습니다. 우리는 박사님이 그 문제를 논의하고 싶을 때에 매케이 박사가 이곳에 있을 것이라고 믿습니다. 그는 12월 중순쯤 복귀할 예정입니다.

  박사님이 사업을 위하여 2,500달러를 받았다는 소식을 듣고 기쁩니다. 저는 박사님이 포그 박사를 데려갈 수 있기를 바라며, 만일 디프리스41) 박사가 박사님께 필요한 류(類)의 사람이라면 박사님이 그를 잡을 수 있다고 믿으세요. 그는 분명히 의학을 전공한 사람입니다만 그의 교수 자격에 대해서는 말씀드릴 수 없습니다.

---

40) Oliver R. Avison (New York City), Letter to Allan E. Armstrong (Sec. FMC, PCC) (Nov. 13th, 1914)
41) 1911년 토론토 대학교 의학부를 졸업한 로버트 D. 디프리스(Robert D. Defries)로 추정된다.

안부를 전합니다.

안녕히 계세요.

AEA
MC

Allan E. Armstrong (Sec. FMC, PCC), Letter to Oliver R. Avison (New York) (Nov. 21st, 1914)

Nov. 21, 1914

Dr. O. R. Avison,
  156 Fifth Ave.,
  New York, N. Y.

Dear Dr. Avison: -

At our Executive yesterday, your letter was read together with letter from Dr. Grierson. Dr. Grierson does not think it advisable to leave the work at Song Chin to go to Seoul, much as he says he is attracted by the opportunities in the College. Nor does he think it wise to go to Wonsan and give part time to the College work.

The Executive entirely concurs with Dr. Grierson's desire to remain with the 400,000 people who are in his heart and to whom he has gives such splendid service. The feeling is that when we are able to do so, to give a new man to the College. Nothing definite, of course, was done in this direction, but we are ready to confer with you when yon are in the City. We trust that Dr. Mackay will be here at such time as you would like to discuss the matter. He will be back by the middle of December.

Am glad to hear that you have received $2,500. for the work. I hope yon will be able to take Dr. Pogue, and if Dr. Defries is the kind of man you need, trust you can get him. He is certainly an graduate in medicine, though I cannot speak as to his qualifications for teaching.

With kind regards, I am,
Yours sincerely,

AEA
MC

19141124

스탠리 화이트(미국 북장로교회 해외선교본부 총무)가
윌리엄 H. 구테리어스 주니어(뉴욕)에게 보낸 편지 (1914년 11월 24일)

윌리엄 H. 구테리어스 2세 박사,
  이스트 23가(街) 44-60,
  뉴욕 시

친애하는 구테리어스 박사님,

에비슨 박사는 윌리엄 J. 샤이플리 박사의 지원 서류를 받았으며, 그것들을 검토하였습니다. 서울 병원은 현재 우리가 치과의사를 파송할 수 있는 유일한 곳이기 때문에 우리 선교본부 내에서는 기회가 그리 많지 않습니다. 나는 에비슨 박사가 샤이플리 박사 혹은 다른 사람 중에서 적임자를 선택하기를 희망하고 있습니다. 박사님으로부터 받은 모든 지원자들은 에비슨 박사에게 넘길 것입니다.
  안부를 전합니다.

  [스탠리 화이트]

Stanley White (Sec., BFM, PCUSA),
Letter to William H. Gutelius, Jr. (New York City), (Nov. 24th, 1914)

Dr. William H. Gutelius, Jr.,
  44-60 East 23rd Street,
  New York City.

My dear Dr. Gutelius: -

Dr. Avison has received the application papers of Dr. William J. Scheifley and looked them over. As Seoul Hospital is the only place where at the present we should send a dentist, the opportunities are not very large under our Board. I hope that Dr. Avison will find either in Dr. Scheifley or someone else, a suitable appointee. Any names I receive from you I will turn over to Dr. Avison.

With kindest regards, I remain,

Yours very sincerely,
[Stanley White]

W./ C.D.S.

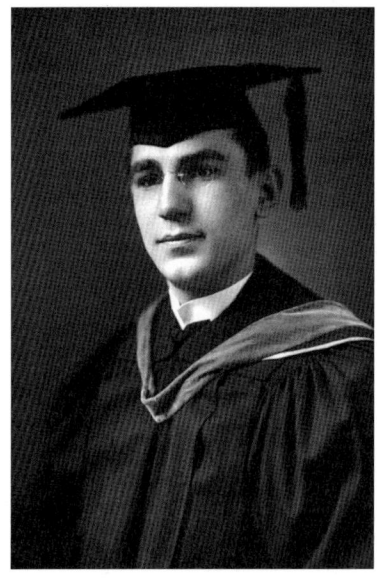

그림 8. 윌리엄 J. 샤이플리.

19141125

올리버 R. 에비슨(뉴욕)이 앨런 E. 암스트롱(캐나다 장로교회 선교본부 총무)에게 보낸 편지 (1914년 11월 25일)

뉴욕 시 5 애버뉴 156,
1914년 11월 25일

A. E. 암스트롱 씨,
    토론토

친애하는 암스트롱 씨,

    그리어슨 박사에 대한 저의 편지에 신속한 답장[42]에 감사드리며, 물론 그 방향에 대해서는 더 이상 제안할 것이 없습니다.
    저는 드프리 박사를 확보하고 싶으며, 그는 선교지로 가고 싶지만 아직 준비가 되지 않았다고 말하였습니다. 저는 그와 교신 중에 있습니다.
    우리의 지원자 총무는 어제 저녁 저에게 포그 박사의 지원서가 호의적인 평가를 받지 못하였기 때문에, 저는 아직 치과의사에 대하여 열려 있으며 박사님이 들을 수 있는 누구라도 저에게 소개해 주시면 기쁘겠습니다.
    저는 총무님이 조만간 우리 연합 기관에 재정적으로 참여할 수 있게 되기를 바라고 있습니다. 총무님은 토론토 휴론 가(街) 289의 의과대학 5학년 학생이자 기독교 청년회의 회장인 W. T. 케네디[43] 씨와 접촉해 주시겠습니까? 그는 훌륭한 학생이고, 올드 세인트 앤드류스 장로교회 회원으로 의료 선교 사업을 고대하고 있으며, 우리의 업무에 매력을 느끼고 있고 세인트 앤드류스에 부유한 친구가 있습니다. 그는 총무님의 사람이 될 수도 있고, 그의 교회 연줄 중 특별하게 자신의 급여를 해결할 수도 있습니다.
    저는 여러분 모두와 매케이 박사님을 다시 만나기를 고대하고 있습니다.
    (가능한 한 많은 사람이 참석하도록) 박사님의 다음 회의 날짜에 대하여 제가 생각해 볼 수 있도록 해주시면 감사하겠습니다. 그리고 아마도 그때 토론토로 갈 수 있도록 준비할 수 있을 것입니다.

---

42) Allan E. Armstrong (Sec. FMC, PCC), Letter to Oliver R. Avison (New York) (Nov. 21st, 1914)
43) 윌리엄 T. 케네디(William Thomson Kennedy, 1884~1965)

Oliver R. Avison (New York),
Letter to Allan E. Armstrong (Sec. FMC, PCC) (Nov. 25th, 1914)

156 Fifth Ave., New York,

Nov. 25/ 14

Mr. A. E. Armstrong,
Toronto

Dear Mr. Armstrong: -

I thank you for your prompt reply to my letter re Dr. Grierson and of course will suggest nothing further along that line.

I am very anxious to secure Dr. Defries and he tells me he hope to go into the Mission Field but is not quite ready yet. I am in correspondence with him.

Our candidate secretary informed me last evening that Dr. Pogue's application had not met with favorable consideration so I am still open for a dentist & will be glad to have you refer any to me of whom you may hear.

I certainly hope you will soon find yourselves financially able to take up your share of responsibility in our union institution. Will you please get into touch with Mr. Kennedy (W. T.) 289 Huron St., Toronto, 5th year student in Medicine and President of University YMCA? He is a fine fellow, a Presbyterian Member of Old St. Andrews, looks forward to Medical Mission Work, is attracted toward our work and has some wealth friend in St. Andrews. He might be your man, and be able to command his salary as a special - of his church connections.

I shall look forward to meeting you all again & also Dr. McKay.

I will be obliged if you will let me think about the date of your next meeting (to be attend by as large a number as possible) & perhaps I can arrange to go to Toronto at that time.

Very sincerely
O. R. Avison

개인 동정 및 소식.
The Canada Lancet (토론토) 48(4) (1914년 12월호), 232쪽

한국 서울의 O. R. 에비슨 박사는 얼마 전 토론토에 체류하였다. 그는 요크 클럽에서 R. A. 리브 박사의 접대를 받았다. 그는 토론토 의학원에서 한국에서의 자신의 활동에 대하여 강연하였다.

Personal and News Items.
The Canada Lancet (Toronto) 48(4) (Dec., 1914), p. 232

Dr. O. R. Avison, of Seoul, Corea, was in Toronto a short time ago. He was entertained by Dr. R. A. Reeve at the York Club. He addressed the Toronto Academy of Medicine on his work in Corea.

19141202

앨런 E. 암스트롱(캐나다 장로교회 선교회 총무)가 올리버 R. 에비슨(뉴욕)에게 보낸 편지 (1914년 12월 2일)

1914년 12월 2일

O. R. 에비슨 박사,
 5 애버뉴 156,
 뉴욕 주 뉴욕 시

친애하는 에비슨 박사님,

박사님의 11월 25일자 편지를 받았습니다.44) W. T. 케네디 씨의 이름에 저의 관심을 불러일으켜 주셔서 감사드립니다. 우리 목록에 그 사람이 있으며, 그 사람에게 연락하겠습니다.

우리 실행 위원회는 성탄절 전날인 12월 24일에 만날 예정입니다. 우리는 실행 위원들과 킹스턴에서 출발해야 하는 두 지원자의 여행비를 절약하기 위하여 그날 회의를 합니다. 그것은 박사님에게 적합하지 않을 수도 있지만, 만일 박사님에게 더 괜찮다면 1월에 다시 만날 것입니다.

안녕히 계세요.
[앨런 E. 암스트롱]

AEA
MC

---

44) Oliver R. Avison (New York), Letter to Allan E. Armstrong (Sec. FMC, PCC) (Nov. 25st, 1914)

Allan E. Armstrong (Sec. FMC, PCC),
Letter to Oliver R. Avison (New York) (Dec. 2nd, 1914)

December 2, 1914

Dr. O. R. Avison,
   156 Fifth Av.,
   New York, N. Y.

Dear Dr. Avison: -

I have your letter of November 25th. Thanks for calling my attention to the name of Mr. W. T. Kennedy. We have him on our list and shall get in touch with him.

Our Executive will meet the day before Christmas, Dec. 24th. We axe meeting that day in order to economize on travelling expenses for members of the Executive, end for two candidates who have to journey from Kingston. That may not suit you, but we shall be meeting again in January, if that would suit you better.

I am,
Yours sincerely,

AEA
MC

19141205

에드워드 H. 밀러(서울 지부 서기),
서울 지부, 1914~1915년도의 업무 배정 (1914년 12월 5일 정리함)

(중략)

O. R. 에비슨, 의학박사 – 1915년 3월 1일까지 안식년.
    돌아온 후 - 세브란스 병원의 책임자. 세브란스 연합의학교 교장으로 활동을 허가함. 문서 활동. 남대문교회에서 전도 활동. 병원 전도사에 대한 감독

O. R. 에비슨 부인 – 1915년 3월 1일까지 안식년.
    돌아온 후 – 세브란스 병원 및 남대문 교회와 관련된 전도 활동. 3명의 전도부인. 강습반.

(중략)

Edward H. Miller (Sec., Seoul Station),
Seoul Station Apportionment of Work 1914~1915 (Filed Dec. 5th, 1914)

(Omitted)

O. R. Avison, M. D. - On furlough till Mch. 1st, 1915
    After return, - Charge of Severance Hospital. Permission to act as President of the Severance Union Medical College. Literary Work. Evangelistic work in the South Gate Church. Oversight of the Hospital evangelist.

Mrs O. R. Avison - On furlough till Mch. 1st, 1915
    After return, - Evangelistic work in connection with the Severance Hospital and the South Gate Church. 3 Biblewomen. Training Classes

(Omitted)

올리버 R. 에비슨(뉴욕 시)이 아서 J. 브라운(미국 북장로교회 해외선교본부 총무)에게 보낸 편지 (1914년 12월 7일)

5 애버뉴 156
뉴욕 시

1914년 12월 7일

신학박사 A. J. 브라운 목사,
　해외선교본부 총무,
　뉴욕 시

친애하는 브라운 박사님,

　저는 우리가 일하고 있는 새로운 조건을 볼 수 있는 가장 근접한 추정치라고 생각하는 현재 기준의 추정 예산을 동봉합니다.45) 이것에는 우리의 교수진의 증원, 일본의 추가 인력 요구 및 크게 늘어난 환자 수로 인한 많은 새로운 지출 항목이 포함되어 있습니다. 반면에 수입이 증가된 항목이 많이 포함되어 있어 수정 자료를 기준으로 추정되는 적자액은 4,044.00달러입니다. 이 금액은 일본의 엔화가 아닌 금화 달러입니다.
　하지만 저는 전쟁으로 인하여 일부 항목에서 제가 상당히 잘못된 정보를 얻게 될 정도로 상황이 변경되었음을 인정해야 합니다. 예를 들어, 약값은 많은 경우 정상 가격의 3배까지 올랐고, 의료 및 수술 용품에 너무 적은 액수를 산정하였을 수도 있습니다.
　저의 예산은 정상 상태를 기준으로 작성되었으며, 우리는 그 범위 내에서 유지하기 위하여 최선을 다할 것이지만 이후의 상황 전개에 따라 수정할 수밖에 없을 수도 있습니다.
　우리는 첫째로 본국의 여러분 모두도 그것을 원한다는 것을 알고 철저한 효율성에 대한 우리 자신의 열망에 의하여, 둘째로 특정 방향으로 특별한 효율성을 요구하는 총독부의 압력에 의하여, 셋째로 우리가 통제할 수 없는 힘에 의하여

---

45) Severance Hospital and Medical College, Budget for 1915, Prepared by Dr. Oliver R. Avison (Dec. 7th, 1914).

발생하는 예상치 못한 상황에 의하여 압박을 받고 있는 우리 자신을 발견합니다.

하지만 행정의 경제적인 측면에서 우리의 과거 기록은 우리가 사용할 수 있는 자금이 무엇이든 최대한 활용하려는 우리의 의도에 대한 박사님의 신뢰를 대변해야 합니다.

박사님은 수입을 추정할 때 그것을 알 수 있습니다. 저는 다음과 같이 적었습니다.

북장로교회 선교부의 예산에서	722.00 달러	
북감리교회 " "	240.00	"
남감리교회 " "	600.00	"

이제 우리 계획에 따라 각 협력 선교부가 최소한 자신을 대표할 조수의 급여를 충당할 수 있는 금액을 제공할 것으로 기대되며, 이는 각 대표자에 대하여 연간 약 600.00달러에 달할 것으로 생각되었습니다.

이를 바탕으로 남감리교회 선교부는 이미 할당 액수를 제공하였으며, 여러 선교부에 대한 액수는 다음과 같습니다.

북장로교회	3,000.00달러
남 "	600.00
호주 "	600.00
캐나다 "	600.00
북감리교회	600.00
남 "	600.00
	6,000.00달러

이 액수 중에 현재 다음과 같이 마련되고 있습니다.

북장로교회	722.00달러
남 "	
호주 "	
캐나다 "	
북감리교회	240.00
남 "	600.00

이제 저는 가능한 한 많은 선교본부가 해당 액수를 분담하도록 강력한 노력을 기울일 것을 제안하며, 그러면 부채 재정 상황이 크게 완화될 것입니다. L. H. 세브란스 씨가 당직의사 급여로 지급해 왔던 480.00달러를 우리 선교부 교부금에 추가하면 우리 선교본부의 지출액은 최대 1,202.00달러가 되고 적자는 1,798.00달러가 될 것인데, 당연히 그것은 존 L. 세브란스 씨 부부와 더들리 P. 알렌 박사 부부가 현재의 적자를 뒷받침하겠다는 제안으로 만회된 것 이상입니다. 저는 제가 이곳이 있는 동안 이번 주에 이 문제에 대하여 북감리교회 선교본부의 관심을 끌 것이며, 다음 주에는 그 위원회의 서기와 협의하기로 합의한 대로 내슈빌의 남장로교회 선교본부 실행 이사회에 이 문제를 제출할 것입니다.

또한, 저는 현재 공식적으로 의학교 업무에만 국한되어 있는 협력을 서울 기관에서 진행되는 모든 형태의 의료 업무에 대하여 모든 선교본부로 확대하여 기관을 더욱 공고히 하고 전반적인 지원을 강화하도록 노력하겠습니다.

저는 지금 한국의 모든 형태의 의료 선교 활동을 포괄하고, 모든 의료 사업을 좋은 효율성으로 이끌며 활동 분야를 모든 선교본부와 더욱 확실하게 연결하는, 모든 선교부를 포괄하는 계획에 대한 문건을 준비하고 있습니다. 저는 박사님의 검토와 평가를 위하여 이를 제출하겠습니다.

안녕히 계세요.
O. R. 에비슨

Oliver R. Avison (New York City), Letter to Arthur J. Brown (Sec., BFM, PCUSA) (Dec. 7th, 1914)

156 Fifth Avenue,
New York City.

December 7th, 1914

Rev. A. J. Brown, D. D.,
  Secretary Board of Foreign Missions,
  New York City.

My dear Dr. Brown: -

I am enclosing the Estimated Budget on our present basis which I think is as close an estimate as I can make view of the new conditions under which we are working. It contains many new items of expenditure due to our enlarged Faculty, our new relation to the Japanese calling for added workers and our greatly enlarged number of patients. On the other hand it contains many enlarged items of receipts so that the estimated deficit on the revised basis is $4,044.00. This amount is in gold dollars not Japanese yen.

I must acknowledge, however, that conditions have been altered by the war to such an extent that I may be a good deal astray in some of the items. For instance, the cost of drugs has advanced in many cases to three times the normal price and I may have allowed much too small a sum for medical and surgical supplies.

My estimate has been prepared on the basis of normal conditions and while we will do our very best to remain within it, we may find ourselves compelled to revise thing according to later developments.

We find ourselves pushed on, first by our own desire for thorough efficiency coupled with the knowledge that you all at home want that too, second by the pressure of the Japanese Government demand for special efficiency along certain lines and third, by unexpected conditions brought about by forces beyond our control.

However our past record along the line of economy in administration must be speak for us your confidence in our intention to get most possible out of whatever funds are put at our disposal.

You will notice that in estimating receipts. I have put down as follows:

From Presbyterian Mission Appropriation	$722.00
" Northern M. E. " "	$240.00
" Southern M. E. " "	$600.00

Now according to our plan, it is hoped that each cooperating Mission will provide a sum to cover at least the salaries of Assistants for its own representatives and it was thought that this would amount to about $600.00 per year for each representative.

On this basis the Southern M. E. Mission has already provided its quota and the amount for the various Missions would be as follows:

Northern Presbyterian	$3,000.00
Southern "	$ 600.00
Australian "	$ 600.00
Canadian "	$ 600.00
Northern Methodist	$ 600.00
Southern "	$ 600.00
	$6,000.00

Of these amounts the following are now met:

Northern Presbyterian	$ 722.00
Southern "	
Australian "	
Canadian "	
Northern Methodist	$ 240.00
Southern "	$ 600.00

I now propose to make a strong effort to get as many of the Boards as possible to take up their share of those amounts and that will greatly ease up owe financial situation. If we, add to our Mission's grant the sum of $480.00 which Mr. L. H.

Severance has been supplying on account of salaries of internes, it will bring our Board's appropriation up to $1,202.00, leaving a deficit of $1,798.00, which of course has been more than made up by the offer of Mr. and Mrs. John L. Severance and Dr. and Mrs. Dudley P. Allen to stand behind our deficit for the present. I shall draw the attention of the Northern Methodist Board to the matter this week while I am hare and will lay it before the Executive Committee of the Southern Presbyterian Board in Nashville next week as I have arranged with the Secretary of that Committee to confer with them at that time.

I intend also to endeavor to extend the cooperation of all the Boards to all forms of medical service conducted in the Seoul Institution, instead of confining it officially as at present to Medical College work only and so consolidate the Institution and strengthen its support all around.

1 am now preparing a statement for a scheme covering all forms of Medical Missionary activity in Korea and including all the Missions which will bring all the medical work to a good state of efficiency and. link the field of effort more definitely to all the Boards and I will submit this for your consideration and criticism.

Very sincerely yours,
O. R. Avison

세브란스 병원 및 의학교, 1915년도 예산,
올리버 R. 에비슨 박사가 준비함 (1914년 12월 7일)

세브란스 병원 및 의학교, 1915년도 예산,
올리버 R. 에비슨 박사가 준비함

병원 건물

		임금(달러)	연봉(달러)
용인(傭人).			
소방수		5	60.00
제1세탁부		5	60.00
제2세탁부		4	48.00
인력거 꾼 2명	각각	6	144.00
문지기		5	60.00
잡역부 4명 - 2명은 주간, 2명은 야간	각각	5	240.00
일반 숙련공 - 조 씨 -		7	84.00
사환		4	46.00
서기		5	60.00
여자 재봉사		4	48.00
하녀		4	48.00
			900.00
연료, 등촉 및 전력			
석탄 - 120톤		5	600.00
가스			150.00
전기			300.00
			1050.00
물			100.00
세탁 및 가사 용품			150.00
음식			
1000일분의 외국 음식		0.75	750.00

1500 " 한국 " - 1등실		0.30	450.00
3000 " " " - 2 "		0.15	900.00
20000 " " " - 3 "		0.10	2000.00
연유 40통		5.50	220.00
특별식			125.00
얼음			40.00
			4485.00

간호과

20명의 학생 간호부의 음식	각각 매달	2.75	660.00
기숙사 연료 - 15톤		5.00	75.00
기숙사 사감		5.00	60.00
기숙사 하인		4.00	48.00
제복 등		10.00	200.00
침상 아마포 - 마모 – 21개 병상			100.00
기숙사 등촉			60.00
기숙사를 위한 물			36.00
			1239.00

기록지			100.00
당직 의사 – 6명	각각	10.00	720.00
가구 재생			63.00
침상 아마포 등			75.00
병원 환자복			63.00
인력거 수리			10.00
내과 및 외과 물품			
2000명의 환자가 각각 12일 동안 하루에 7½센트			1500.00

의학교 건물

업무.

지하:

주임 약사(한국인)		17.50	210.00
제1조수 2명	각각	6.00	144.00
제2조수 2명	각각	4.00	96.00

2명의 하인	각각	4.00	96.00
1명의 사무원		10.00	120.00
2명의 사무 조수	각각	5.00	120.00
1명의 소방수		5.00	60.00
			846.00

진료소 층

주임 등록원 1명		7.50	90.00
광학부 기계부의 기술자 2명			108.00
등록원 조수 1명		5.00	60.00
2명의 사환	각각	4.00	96.00
			264.00

사무실 층

2명의 사환	각각	4.00	96.00
주임		35.00	420.00
서무 제1조수		15.00	180.00
서무 제2조수		12.50	150.00
의학교 비서 및 통역		15.00	180.00
			1026.00

실습실 층

병리학 제1조수		10.00	120.00
〃 제2조수		7.50	90.00
〃 제3조수		4.00	48.00
사환 1명		4.00	48.00
			306.00

다락방 층

사환 1명		4.00	48.00

한국인 의사

홍(석후) 박사 – 안이비인후과 제1조수		50.00	600.00

박(서양) 박사 – 화학 및 외과 제1조수	37.50	450.00
강(문집) 박사 – 부인과 제1조수 등	25.00	300.00
김 박사 – 생리학 제1조수 등	20.00	240.00
장 박사 – 안이비인후과 제2조수	20.00	240.00
3명의 일본인 의사		350.00
1명의 일본어 교사		300.00
1명의 영어 교사 및 서기		750.00
1명의 체조 강사		250.00

도서관

잡지		35.00
서적		50.00
사서	5.00	60.00
		145.00
관리 물품		125.00
동물		50.00
문구, 인쇄, 우편 및 전보료		250.00
전화		120.00
내과 및 외과 물품		1750.00
전기 및 전력		300.00
연료: 120톤의 석탄 – 톤당 5달러	600.00	
가스	150.00	
		750.00
물		75.00
관리 건물		500.00
방사선 업무를 포함한 사진과.		200.00
교육 물품		75.00
병리학과 물품	300.00	
해부학과 물품	100.00	
화학과 물품	125.00	
생리학과 물품	50.00	
		575.00
전도사.		276.00

성탄절 선물. 50.00

총 지출 22,056.00

수 입

장로교회 선교부의 예산으로부터		722.00
미국 북감리교회　〃　　〃		240.00
〃　남감리교회.　〃　　〃		600.00
기부(전년도와 비교한 추정치)		500.00
추정 예산	외국인 진료	1250.00
	한국인　〃	500.00
	진료소　〃	1500.00
	광학부	500.00
	판매부	2500.00
	치과	500.00
	등록금	1000.00
		9812.00
추정 수입	외국인 병동	2300.00
〃　〃	한국인 병동 - 1등실	1500.00
〃　〃	한국인 병동 - 2등실	1500.00
〃　〃	한국인 병동 - 3등실	1250.00
		6550.00
		16362.00

지출　　22056.00달러
수입　　16362.00
추정 손실　5694.00

경비의 가능한 감소
　　영어 교사　　150.00달러
수입의 가능한 증가
　　치과　　　　500.00달러
　　진료소　　　500.00
　　외국인 진료　500.00
　　추정 적자의 감소　1650.00

추정 적자   5694.00
" 감소   1650.00
4044.00달러 감소된 추정치

Severance Hospital and Medical College, Budget for 1915, Prepared by Dr. Oliver R. Avison (Dec. 7th, 1914)

Severance Hospital and Medical College, Budget for 1915,
Prepared by Dr. Oliver R. Avison

Hospital Building

		Rate $	Yearly Total $
Service.			
Fireman		5	60.00
1st Laundry man		5	60.00
2nd " "		4	48.00
2 Riksha Men	Each	6	144.00
Gateman		5	60.00
4 Orderlies - 2 for day and 2 for night	Each	5	240.00
General Utility man - Cho -		7	84.00
Hall boy		4	46.00
Clerk		5	60.00
Seamstress		4	48.00
Maid		4	48.00
			900.00
Fuel Light and Power.			
Coal - 120 Tons		5	600.00
Gas			150.00
Electricity			300.00

			1050.00

Water.   100.00

Laundry and Housekeeping Supplies.   150.00

Food.

1000 Days Foreign Meals	0.75	750.00	
1500 " Korean " - 1st Class	0.30	450.00	
3000 " " " - 2nd "	0.15	900.00	
20000 " " " - 3rd "	0.10	2000.00	
40 Cases Condensed Milk	5.50	220.00	
Special Foods		125.00	
Ice		40.00	
			4485.00

Nursing Department.

20 Pupil Nurses' Food	Each 2.75 Per Month	660.00	
Fuel for Dormitory - 15 Tons	5.00	75.00	
Matron for Dormitory	5.00	60.00	
Servant for Dormitory	4.00	48.00	
Uniforms etcetera	10.00	200.00	
Bed Linen - wear and tear - 21 beds		100.00	
Light for Dormitory		60.00	
Water for Dormitory		36.00	
			1239.00

Record Sheets.   100.00

Internes - 6   Each 10.00   720.00

Furniture Renewals.   63.00

Bed Linen, et cetera.   75.00

Patients' Hospital Clothing.   63.00

Riksha Repairs.   10.00

Medical and Surgical Supplies -

2000 Patients 12 days each at 7½ ¢ per day   1500.00

Medical College Building

Service.

Basement:

Head Pharmacist (Korean)			17.50	210.00
2 1st Assistant		Ea	6.00	144.00
2 2nd "		Ea	4.00	96.00
2 Servants		Ea	4.00	96.00
1 Business Man			10.00	120.00
2 Assistant Business Men		Ea	5.00	120.00
1 Fireman			5.00	60.00
				846.00

Dispensary Floor:

1 Head Registrar			7.50	90.00
2 Workmen in Mech. Part of Optical Dept.				108.00
1 Assistant Registrar			5.00	60.00
2 Boys		Ea	4.00	96.00
				264.00

Office Floor:

2 Boys		Ea	4.00	96.00
Head Bookkeeper			35.00	420.00
1 Assistant "			15.00	180.00
2nd " "			12.50	150.00
College Secretary and Translator			15.00	180.00
				1026.00

Laboratory Floor:

1st Pathological Assistant			10.00	120.00
2nd " "			7.50	90.00
3rd " "			4.00	48.00
1 Boy			4.00	48.00
				306.00

Attic Floor:
1 boy	4.00	48.00

Korean physicians:
Dr. Hong - 1st Assistant Eye, Ear, Nose and Throat Department	50.00	600.00
Dr. Pak - 1st Assistant Chemistry and Surgery	37.50	450.00
Dr. Kang - 1st Assistant Gynecology, etcetera	25.00	300.00
Dr. Kim - 1st Assistant Physiology, etcetera	20.00	240.00
Dr. Chang 2nd Asst. in Eye, Ear, Nose & Throat Dept.	20.00	240.00
3 Japanese Doctors		350.00
1 Japanese Language Teacher		300.00
1 English Language Teacher and Secretary		750.00
1 Drill Instructor		250.00

Library:
Journals		35.00	
Books		50.00	
Librarian	5.00	60.00	
			145.00
Housekeeping Supplies.			125.00
Animals.			50.00
Stationary, Printing, Postage and Telegrams.			250.00
Telephones.			120.00
Medical and Surgical Supplies.			1750.00
Electric Light and Power.			300.00
Fuel: 120 Tons Coal at $5 per Ton		600.00	
Gas		150.00	
			750.00
Water.			75.00
Maintenance Buildings.			500.00
Photo Department including X-Ray work.			200.00

Teaching Supplies.		75.00
Pathological Department Supplies	300.00	
Anatomical Department Supplies	100.00	
Chemical Department Supplies	125.00	
Physiological Department Supplies	50.00	
		575.00
Evangelists.		276.00
Christmas Gifts.		50.00
Total Expense	22,056.00	

Receipts

From Presbyterian Mission Appropriations		722.00	
″ N. M. E. ″ ″		240.00	
″ S. M. E. ″ ″		600.00	
″ Donations (Estimated from comparison with former years)		500.00	
Estimated Receipts from	Foreign Practice	1250.00	
	Korean ″	500.00	
	Dispensary ″	1500.00	
	Optical Department	500.00	
	Sales Department	2500.00	
	Dental Department	500.00	
	Tuition	1000.00	
			9812.00
Est. Receipts from Foreign Ward		2300.00	
″ ″ ″	Korean Ward - 1st Class	1500.00	
″ ″ ″	Korean Ward - 2nd Class	1500.00	
″ ″ ″	Korean Ward - 3rd Class	1250.00	
		6550.00	
			16362.00

Expenses	$22056.00	
Receipts	16362.00	
Estimated Deficit	5694.00	

Possible Decrease in Expenses		
English Teacher	$ 150.00	
Possible Increase in Receipts		
Dentistry	$ 500.00	
Dispensary	$ 500.00	
Foreign Practice	$ 500.00	
Decrease in Est. Def.		$1650.00

Est. Def.	$5694.00	
″ decrease	1650.00	
	$4044.00	Reduced Estimates

19141210

올리버 R. 에비슨(뉴욕 시)이 아서 J. 브라운(미국 북장로교회 해외선교본부 총무)에게 보낸 편지 (1914년 12월 10일)

뉴욕, 1914년 12월 10일

신학박사 A. J. 브라운 목사,
　뉴욕 시 5 애버뉴 156

친애하는 브라운 박사님,

　저는 오늘 존 L. 세브란스 씨 및 더들리 P. 알렌 박사와 매우 즐거운 회의를 가졌습니다. 회의 후 그들은 제시된 예산을 약간의 수정과 함께 승인하였습니다.

　마지막 쪽 - '영어 교사 150.00달러'라는 문구 아래에
　체조 교사 100달러를 추가하여 두 곳에서 1,650달러가 1,750달러로 증액되었고, 감액된 예산 총액은 3,944달러로 줄였습니다.
　또한 알렌 박사님의 제안에 따라 정규 예산에서 두 항목을 철회하였습니다.

영어 교사 비용	750.00
일본어 "　　"	300.00
	1050.00달러

　이것들은 정기 의료 일정에 포함되지 않고 예산의 마지막에 '특별' 항목으로 배치되었기 때문입니다.

　(위의 두 항목은 정규 예산에서 앞에 표시하고 끝에 '특별' 조항을 표시함)

　정규 예산에서 철회함
영어 교사 비용	750.00달러
일본어 "　　"	300.00
	1050.00

3944.00달러 - 1050.00달러 = 2894.00달러
혹은 5694.00달러 - 1050.00달러 = 4644.00달러
그리고 다음을 추가함

서울의 대학이 언어 교육을 충분히 수행할 수 있을 때까지의 특별 예산
  영어 교사 비용   750.00달러
  일본어 "   "   300.00
                1050.00

총액을 이전과 동일하게
  3944.00달러와 5694.00달러로 복원함.

세브란스 씨의 요청에 따라 저는 예산을 의료 사업과 의과대학 사업으로 구분하여 각각에 사용된 금액을 보여 주고자 하였습니다. 하지만 이 추정치는 매우 임의적이며 다른 사업 없이 의료 사업만 운영한다면 결과는 매우 달랐을 것이라고 저는 확신합니다.

하지만 저는 그에게 다음과 같은 내용을 보냈습니다.

대학 건물
  그것에서 발생한 비용   11301.00달러
  그것에서 수행된 업무에 의한 수입   8590.00
      손실   2711.00
병원 건물
  그것에서 발생한 비용   10755.00
  그것에서 수행된 업무에 의한 수입   7772.00
      손실   2983.00

                    2711.00
                    2983.00
  총 손실   5694.00

예산에 대한 태도는 어제 박사님께 보낸 편지에 표현되어 있습니다.

안녕히 계세요.
O. R. 에비슨

Oliver R. Avison (New York City),
Letter to Arthur J. Brown (Sec., BFM, PCUSA), (Dec. 10th, 1914)

New York, Dec. 10/14

Rev. Dr. A. J. Brown,
　156 Fifth Ave., New York

Dear Dr. Brown: -

I had a very pleasant Conference with Mr. John L. Severance & Dr. Dudley P. Allen today after which they accepted the Budget as presented & slight amended as follows -

　Last page - Under words "English Teacher $150.00"
　I added Drill Instructor $100.00 & so increased the figures $1650.00 to $1750.00 in two places & reduced total of Reduced Estimates to $3944.00
　Also I at Dr. Allen's suggestion withdrew from the Regular Budget the two items -

Eng. Language Teacher Fee	750.00
Jap. " " "	300.00
	$1050.00

because they are not part of the regular medical schedule and placed them at the end of the Budget as a "Special" as follows -

(marks placed in front of the above two items in regular budget & to mark the "Special" clause at end)

```
withdraw from regular budget
Eng. Language Teacher Fee      750.00
Jap.   "        "      "       300.00
                             $1050.00
```

$3944.00 - $1050.00 = $2894.00
or $5694.00 - $1050.00 = $4644.00
and add -

Special Estimate until Seoul College is able to take up the teaching of the languages sufficiently -
```
Eng. Language Teacher Fee      750.00
Jap.   "        "      "       300.00
                             $1050.00
```

restoring totals as before to
$3944.00 and $5694.00

At Mr. Severance's request I made an attempt to divide the Budget between the Medical Work and the Medical College Work so as to show the amounts used in each but this estimate is very arbitrary and were we try to run the medical work without the other the results would I am sure be very different.

I have however sent to him the following -

```
College Building -
    Expenses incurred in it             $11301.00
    Receipts from work done in it         8590.00
        Deficit                           2711.00
Hospital Building -
    Expenses incurred in it              10755.00
```

Receipts from work done in it	7772.00
Deficit	2983.00

	2711.00
	2983.00
Total Deficit	5694.00

The attitude toward the Budget is expressed in a letter addressed to you yesterday.

Very sincerely,
O. R. Avison

19141210

더들리 P. 알렌(뉴욕 시)이 아서 J. 브라운(미국 북장로교회 해외선교본부)에게 보낸 편지 (1914년 12월 10일)

42가 건물
뉴욕 시

접 수
1914년 12월 11일
브라운 박사

1914년 12월 10일

신학박사 A. J. 브라운 목사,
  5 애버뉴 156,
    뉴욕 시

안녕하십니까,

  오늘 존 L. 세브란스 씨와 저는 한국에 있는 O. R. 에비슨 박사와 함께 한국의 병원과 의학교 예산에 관한 회의를 가졌습니다. 이 예산을 기준으로 내년도 적자는 4,694달러로 추산됩니다.* 이 추산은 작년의 경험을 바탕으로 한 것입니다. 에비슨 박사의 의견으로는 적자가 1,750달러 감소하여 순 적자가 2,944달러가 될 가능성이 있습니다. 세브란스 씨와 알렌 부인, 그리고 저에게는 언급된 두 수치 사이의 실제 적자액이 얼마이든 간에 이를 보장할 것이라고 말씀드리고 싶습니다. 현재로서는 의학교와 관련하여 영어와 일본어 교육을 위한 추가 조치를 마련하는 것이 필요해 보입니다. 당해 연도, 그리고 대학에서 이 언어 교육을 위한 조치가 마련될 때까지 우리는 1,050달러의 추가 금액을 보장합니다.* 전체 보장 금액은 당해 연도에 대한 것입니다. 예상치 못한 재난이 닥치지 않는 한, 우리는 향후 수년 동안 이 사업을 계속할 계획입니다. 하지만 우리는 앞으로 병원과 의학교의 필요, 그리고 각 선교본부가 이러한 기관 및 관련 기관의 발전을 위하여 취할 조치에 따라 사업을 운영할 수 있도록 자유롭게 결정할 것입니다.

  안녕히 계세요.
  더들리 P. 알렌

DPA/B

{* 에비슨 박사의 12월 10일자 편지보다 50달러가 적다. 그는 알렌 박사가 1,050달러 대신 1,000달러를 추가한 것은 실수이었다고 생각하고 있다.}46)

Dudley P. Allen (New York City),
Letter to Arthur J. Brown (Sec., BFM, PCUSA) (Dec. 10th, 1914)

42nd St. Building
New York

Received
DEC 11 1914
Dr. Brown

December
Tenth,
1914.

Dr. A. J. Brown, D. D.,
   156 Fifth Avenue,
   New York City.

My dear Sir: -

Today Mr. John L. Severance and myself have had with Dr. O. R. Avison, of Corea, a conference relating to the budget of the hospital and medical school in Corea. On the basis of this budget, there is an estimated deficit for the coming year of $4,694.* This estimate is based upon the experience of the last year. In the opinion of Dr. Avison, it is possible that the deficit may be de creased by $1,750., leaving a net deficit of $2,944. I wish to say for Mr. and Severance, Mrs. Allen and myself that we will guarantee the actual deficit, whatever it may be, between the two figures named. It seems necessary for the present to make an additional provision for the teaching of English and Japanese in connection with the medical school. For the current year and until provision can be made for the teaching of these languages in the College

---

46) 이 편지를 받은 브라운 총무가 편지에 적어 놓은 내용이다.

Department, we guarantee the additional sum of $1.050. The entire guarantee is for the current year. Unless overtaken by some unforeseen disaster, we propose to continue it for several years to come. We leave ourselves free, however, to base our action in the future upon the needs of the hospital and medical school, and upon the action which may be taken by the various Mission Boards in the development of these and allied institutions.

Yours very truly.
Dudley P. Allen

DPA/B

{* 50 short of Avison's letter of Dec. 10. He thinks was oversight as Allen added 1,000 instead of 1,050.}

19141211

교회에서. *Lewisburg Journal* (펜실베이니아 주 루이스버그)47)
(1914년 12월 11일), 4쪽

장로교회 - 담임 목사, 웰링 E. 토머스 목사. 주일학교는 오전 9시 30분, 기독청년면려회는 오후 6시 30분, 기도회는 매주 수요일 저녁 7시 30분에 있다. 주일 오전 11시에는 목사가 집전하며, 성찬과 함께 짧은 설교가 있다. 주일 저녁 7시 30분에 설교가 있다. 한국에 파송된 저명한 장로교회 선교사인 O. R. 에비슨 박사가 루이스버그에서 주일을 보낼 예정이며, 주일 저녁 장로교회에서 강연을 해 주기를 기대한다.

In the Churches. *Lewisburg Journal* (Lewisburg, Penn.)
(Dec. 11th, 1914), p. 4

Presbyterian Church - Rev. Welling E. Thomas, pastor. Sunday School at 9:30 a. m. Christian Endeavor at 6:30 p. m. Prayer meeting every Wednesday evening at 7:30 o'clock. Sunday morning at 11 by the pastor, Short sermon with Lord's Supper. Preaching Sunday evening at 7:30. Dr. O. R. Avison, a prominent Presbyterian missionary to Korea, will spend Sunday in Lewisburg, and it is hoped that he will consent to speak at the Presbyterian church Sunday evening.

---

47) 에스더 L. 쉴즈가 루이스버그 출신이다.

19141214

아서 J. 브라운(미국 북장로교회 해외선교본부 총무)가 한국 선교부로 보낸 선교본부 회람 편지, 제251호 (1914년 12월 14일)

```
                        THE BOARD OF FOREIGN MISSIONS
    CABLE ADDRESS:                    OF THE                    MADISON SQUARE BRANCH
  "DICULCATE," NEW YORK      PRESBYTERIAN CHURCH IN THE U.S.A.      P. O. BOX NO. 8
  FOREIGN MISSIONS CODE             156 FIFTH AVENUE
  A. B. C. CODE 4TH EDITION              NEW YORK
  OFFICE OF SECRETARY
```

제251호   1914년 12월 14일

세브란스 병원 및 의학교

한국 선교부 귀중

친애하는 동료들,

　　서울 세브란스 의료 기지를 위한 추가 기부와 관련하여 각각 8월 22일과 26일자 선교본부의 편지 제236호와 제237호에 대하여 보충할 수 있게 되어 매우 기쁩니다. 11월 6일, 존 L. 세브란스 씨, 더들리 P. 알렌 박사 부부, 올리버 R. 에비슨 박사와 나는 서울에 있는 세브란스 의료 기지에서 추가로 필요한 사항에 관하여 내 사무실에서 논의하였습니다. 다양한 주제가 논의되었습니다. 나는 도달한 결론을 세브란스 씨와 알렌 박사에게 보내 승인을 받기 위하여 편지를 쓰기로 하였습니다. 나는 다음 날 이 편지를 구술하였고, 11월 19일에 알렌 박사로부터 답장을 받았습니다. 선교지에 관련된 모든 사람들이 미래를 위하여 염두에 두어야 할 세브란스 씨 부부와 알렌 박사 부부가 수행할 준비가 되어 있는 정확한 일과 제한 사항에 대하여 충분히 조언을 받을 수 있게 하기 위하여 나는 알렌 박사의 편지 전문을 동봉합니다.

　　12월 7일의 선교본부 회의에서 이 편지가 제출되었고, 선교본부는 제안을 매우 정중하게 승인하였으며, 알렌 박사의 편지에 표시된 대로 필요한 지출이 이루어지도록 승인하였습니다.

　　선교본부 회의 이후에 나는 알렌 박사의 12월 10일자 편지를 받았습니다.[48]

---

48) Dudley P. Allen (New York City), Letter to Arthur J. Brown (Sec., BFM, PCUSA) (Dec. 10th, 1914)

(중략)49)

우리는 서울의 의료 사업에 대한 세브란스 부부와 알렌 박사 부부의 관대한 관심의 이러한 추가 증거에 대하여 여러분이 알게 될 깊고 동정적인 관심을 상상할 수 있습니다. 그 의료 기관들은 이미 한국에서 그리스도의 대의를 위하여 많은 의미를 갖고 있으며, 우리는 그 선한 영향력이 이제 증가하고 더욱 영구적이 될 것이라고 믿습니다.

안녕히 계세요.
아서 J. 브라운

Arthur J. Brown (Sec., BFM, PCUSA), Board Circular Letter to the Korea Mission, No. 251 (Dec. 14th, 1914)

THE BOARD OF FOREIGN MISSIONS
OF THE
PRESBYTERIAN CHURCH IN THE U. S. A.
156 FIFTH AVENUE
NEW YORK

No. 251　　　　　　　　　　　　　　　　　　December 14, 1914
The Severance Hospital and Medical College

To the Korea Mission

Dear Friends: -

It is a great pleasure to be able to supplement Board letters No. 236 and No. 237 of August 22nd and 26th, respectively, regarding additional gifts for a Severance Medical Plant at Seoul. November 6th, Mr. John L. Severance, Dr. and Mrs. Dudley

---

49) 생략한 편지는 이 책의 334쪽을 참고할 것.

P. Allen, Dr. O. R. Avison and myself conferred in my office regarding the further needs of the Severance Medical Plant in Seoul. A wide range of subjects was discussed. It was understood that I would embody the conclusions reached in a letter to be sent to Mr. Severance and Dr. Allen for their approval. I dictated this letter the following day, and November 19th received a letter from Dr. Allen in reply. In order that all concerned on the field may be fully advised as to the precise things which Mr. and Mrs. Severance and Dr. and Mrs. Allen are prepared to do and the limitations which they feel should be borne in mind for the future, I enclose herewith the full text of Dr. Allen's letter.

At the meeting of the Board, December 7th, this letter was presented and the Board very cordially approved the proposal and authorized the expenditures to be made as indicated in Dr. Allen's letter, the donors to be drawn upon for the sums named as they are needed.

Since the Board meeting I have received another letter from Dr. Allen, dated December 10th, as follows:

(Omitted)[50]

We can imagine the deep and sympathetic interest with which you will learn of these further tokens of the generous interest of Mr. and Mrs. Severance and Dr. and Mrs. Allen in the medical work in Seoul. That group of medical institutions has already meant much for the cause of Christ in Korea and we believe that its influence for good will now be increased and made more permanent.

Sincerely yours,
Arthur J. Brown

---

50) For the original letter, see p. 335 of this Book.

19141219

선교 의료인이 도시를 방문하다.
Nashville Banner (테네시 주 내슈빌) (1914년 12월 19일), 8쪽

선교 의료인이 도시를 방문하다.
한국 연합병원의 O. R. 에비슨 박사가 교인들과 논의를 가짐

이전에는 뉴욕에 본부를 두었지만, 현재는 한국 세브란스 연합병원 및 의학교의 교장인 O. R. 에비슨 박사가 오늘 이 도시에 체류하고 있다. 그는 미국 남감리교회와 남장로교회의 선교 위원회와 기관의 정책, 방법 및 사업 범위에 대하여 논의하기 위해 이곳에 있다.

연합병원 및 의학교는 뉴욕의 고(故) 세브란스 씨의 후원으로 설립되었으며, 그의 사후에는 그의 자녀인 존 세브란스 씨 부부와 더들리 P. 알렌 박사 부부에 의해 운영되어 왔다. 세브란스 씨와 그의 자녀들이 기부한 총액은 10만 달러가 넘으며, 연간 사업 운영을 위한 약정액은 1만 달러에서 1만 2천 달러에 달한다. 이 기관은 한국에서 선교 사업을 펼치고 있는 모든 교단의 감독을 받고 있다.

안이비인후과 진료와 광학과를 책임지고 있는 N. H. 바우먼 박사는 남감리교회 선교 위원회의 대표이다. 바우먼 박사의 부서는 작년에 15,000건의 환자를 치료하였다. 에비슨 박사에 따르면, 이 병원은 작년에 병동에서 1,200명, 진료소에서 32,500명의 환자를 치료하였다. 이 병원은 한국뿐만 아니라 중국과 일본에서도 후원을 받고 있다.

그는 이 병원 의학교에 81명의 학생이 있고, 간호부 수련을 받는 젊은 여자가 20명이 있다고 말하였다.

Medical Mission Man Visits City.
Nashville Banner (Nashville, Tenn.) (Dec. 19th, 1914), p. 8

Medical Mission Man Visits City
Dr. O. R. Avison of Korean Union Hospital Confers with Churchmen.

Dr. O. R. Avison, who formerly had headquarters in New York, but who is now the head of the Severance Union Hospital and Medical College in Korea, is in the city to-day. He is here to confer with the mission boards of the M. E. Church, South, and the Southern Presbyterian Church relative to the policy, methods and extent of work for the institution.

The Union Hospital and Medical College was established through the benevolence of the late Mr. Severance of New York, and since his death the institution has been maintained by his children, Mr. and Mrs. John Severance and Dr. and Mrs. Dudley P. Allen. The total gifts of Mr. Severance and his children have amounted to more than $100,000, and the, pledges for carrying on the yearly work is from $10,000 to $12,000. The institution is under the direction of all the denominations carrying mission work in Korea.

Dr. N. H. Bowman, who has charge of the department of nose, eyes and throat diseases, and also the department of optics, is the representative of the Mission Board of the Methodist Episcopal Church, South. Dr. Bowman's department last year treated 15,000 cases. The hospital, so Dr. Avison said, treated 1,200 patients in the wards and 32,500 in the dispensary last year. The institution gets patronage from China and Japan, as well as from Korea.

He said there were eighty-one students in the medical school of the institution and twenty young women training to be nurses.

19141223

올리버 R. 에비슨(펜실베이니아 주 피츠버그)이 스탠리 화이트 (미국 북장로교회 해외선교본부 총무)에게 보낸 편지
(1914년 12월 23일)

펜실베이니아 주 피츠버그 클레이턴 가(街) 1880,
1914년 12월 23일

신학박사 스탠리 화이트 목사,
　뉴욕 시 5 애버뉴 156

친애하는 화이트 박사님,

샤이플리 박사를 세브란스 연합의학교의 치과 교수로 임명하는 문제에 관하여

　이전에 기차역에서 잠깐 그를 면담한 것에 더하여, 우리 부부는 해리스버그에 있는 그의 사무실을 방문하였습니다.
　우리는 또한 그의 약혼녀 집을 방문해 그녀의 아버지와 어머니를 만났습니다. 이 면담의 결과 우리는 샤이플리 박사가 우리 학교의 직책에 충분히 충족하고, 선교의 측면에서 우리의 힘을 바람직하게 보강해 줄 것이며, 그리고 약혼녀인 래플리51) 양 역시 사역을 위해 매우 유망하고 호감이 가는 인물이라는 느낌을 갖게 되었습니다.
　그의 사무실은 장비가 잘 갖추어져 있고, 그가 면밀하게 업무를 하고 있다는 것을 보여 주고 있으며, 전문적인 관점에서 그는 업무를 잘하고 있다고 생각합니다. 그는 치과 교육에 관심을 갖고 있으며 자신의 일생을 계획하지만, 어떤 치과대학에서 교육에 종사하려는 목적으로 해외 선교지에 나가지는 않을 것입니다. 그는 자신이 다니는 교회의 기독청년면려회의 회장이며, 재선되었습니다.
　그는 외모는 밝게 보이며, 그의 마음은 그리스도의 이름으로 인간에 대한 봉사에 굳혀져 있는 것 같습니다.
　래플리 양은 우리가 볼 때 더할 나위 없이 좋으며, 사역을 희망하는 그에게 즉시 합류할 것이고 유치원 교사 과정을 거의 끝낸 상황이어서 한국의 어린이들

---

51) 루스 M. 래플리(Ruth M. Lappley, 1894~1983)

을 위하여 일을 함으로써 자신의 능력을 사용하고 싶어 합니다.

따라서 우리에게 있어 그들을 이런 업무에 임명하는 것이 대단히 바람직해 보입니다.

제가 이해하기로 샤이플리 박사는 임명을 받은 후에 준비가 가능한 대로 곧 나갈 의향이 있습니다. 그러나 당연히 개업 업무를 재정리하고 선교사로서의 실제적인 준비를 하는 데 충분한 시간이 필요하다는 것을 의미합니다. 물론 그는 [선교사 임명] 문제가 해결될 때까지 업무 관계의 변화를 고려하고 있는 것처럼 보이게 할 수 없는데, 임명되지 않으면 나중에 환자들에게 영향을 미치고 업무에 해를 끼칠 수 있기 때문입니다. 그는 저에게 방금 편지를 보내 어떤 치과 기구를 유리하게 구입할 기회가 있는데, 만일 그곳에 남게 되면 필요할 것이지만 한국으로 간다면 필요 없을 텐데, 자신과 래플리 양이 선교사로 임명 받을 가능성이 어떤지에 관해 제가 생각하고 있는 바를 이야기해 달라고 요청하였습니다. 저는 개인적으로 그들의 임명을 찬성하지만, 저는 당연히 그들에 대한 선교본부의 의견에 대하여 그에게 어느 것도 이야기할 수 있는 입장에 있지 않습니다. 그러나 만일 그들 및 선교사 임명 가능성에 관하여 박사님이 어떤 판단을 하였다면 그것을 아는 것이 나와 샤이플리 박사에게 큰 도움이 될 것으로 생각합니다. 나는 박사님이 월요일52) 이전에 사무실로 복귀하지 않을 것으로 예상되기에 성탄절 이전에 이 편지가 박사님께 전해질 수 있도록 서두르고 있습니다. 성탄절 이전에 박사님 및 그들의 서류를 볼 기회를 가졌던 동료들의 견해에 대한 어떠한 정보라도 제게 답장해 줄 수 있다면 대단히 고맙겠습니다.

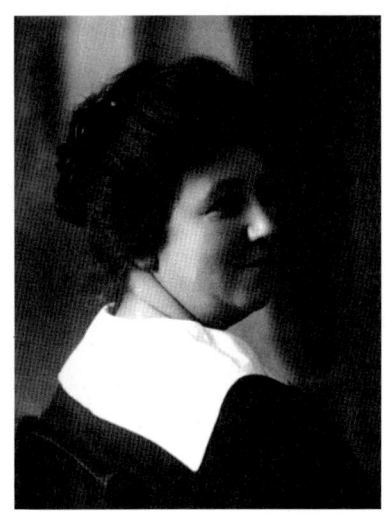

그림 9. 윌리엄 J. 샤이플리의 약혼녀인 루스 M. 래플리.

안녕히 계세요.
O. R. 에비슨

---

52) 1914년의 성탄절은 금요일이었으므로 월요일은 12월 28일이다.

Oliver R. Avison (Pittsburg, Pa.),
Letter to Stanley White (Sec., BFM, PCUSA) (Dec. 23rd, 1914)

1880 Clayton Ave., Pittsburg, Pa.,
Dec. 23, 1914

Rev. Dr. Stanley White,
　156 Fifth Ave,, New York City,

Dear Dr. White,

Re appointment of Dr. W. J. Scheifley as Professor
of Dentistry to Severance Union Medical College,

Mrs. Avison and I visited him at his office in Harrisburg in addition to having a brief interview with him at the R. R. Station on a previous occasion.

We also visited, his fiancee at her home and met her father and mother. The result of these interviews was to make us feel that Dr. Scheifley is likely to satisfactorily fill the position in the College and be a desirable addition to our force from the missionary standpoint and that his fiancee, Miss Lappley, is also a very promising and desirable person for the work.

His Office is well equipped and gives evidence of careful work and I think from the professional standpoint he is all right. He is interested in teaching and is planning hie life, should be not go to the foreign field, with a view to engaging in teaching in some dental schools. He is President of the Y. P. S. C. E. C, of his church, having just been re-elected for a second year.

He is bright looking and his heart seems set upon service for his fellowmen in the name of Christ.

Miss Lappley looks all right to us, is at one with him in the desire for a life of service, is just nearing the end of a course of training as a Kindergartner and would like to use her ability along that line in helping the Children of Korea.

To us therefore it would seem very desirable to appoint them appointment to this work.

Dr. Scheifley is willing, I understand, to go out as soon after his appointment as he can get ready but of course that will mean enough time to rearrange his business as well as make his actual preparations and he cannot of course let it even appear that he is considering any change in his business relations until the matter is settled as it would affect his clientele and work harm possibly afterwards were the appointment not made. He has just written me that he has an opportunity now to purchase certain things advantageously that be will need if he remains here but that he will not require if he goes to Korea and so would like me to tell him what I think are the probabilities of his appointment as well as of that also of Miss Lappley. While I am personally in favor of their appointment I of course am not in a position to say anything to him as to the Board's attitude towards them but if you have formed any judgment concerning them and the probability or otherwise of their appointment both he and I would be greatly helped to know it. I am hurrying to get this letter into your hands before Christmas as I presume you will not get back to the office before Monday and if you can reply before Christmas giving me whatever information you can as to the views of yourself and those of your colleagues who have had an opportunity of seeing their papers I will be very thankful to you.

Yours very sincerely
O. R. Avison

19141223

올리버 R. 에비슨(펜실베이니아 주 피츠버그)이
아서 J. 브라운(미국 북장로교회 해외선교본부 총무)에게 보낸 편지
(1914년 12월 23일)

접 수
1914년 12월 28일
브라운 박사

펜실베이니아 주 피츠버그 클레이턴 애버뉴 1880

1914년 12월 23일

신학박사 A. J. 브라운 목사,
   뉴욕 시 5 애버뉴 156

친애하는 브라운 박사님,

   저는 박사님이 제가 내슈빌에서 어떻게 지냈는지 궁금해하실 것이며, 미국 남감리교회 선교본부, 또한 실행 위원회의 임원진이 서울의 의학교와 병원을 더욱 효율적으로 발전시키고, 궁극적으로는 연합 기관으로 만들기로 하였다는 것을 아시면 기뻐하실 것이라고 확신합니다.
   저는 체스터 박사와 핀슨 박사 두 분 모두 자신들의 책임을 상당히 증가시키는 계획을 긍정적으로 검토할 준비가 되어 있는 것을 알게 되었으며, 비록 지금 당장은 그 증가분을 온전히 감당할 수 없겠지만, 두 분은 이를 자신들의 책임으로 받아들이고, 강력하고 지속적인 노력이 가능해지는 대로 이를 위하여 노력하며 달성하려 하고 있습니다.
   제가 그들에게 제시한 계획은 다음과 같습니다. -
   1. 서울의 모든 의료 시설, 즉 병원, 의학교, 간호부 양성소 등을 하나의 기관으로 간주하고 모든 활동에 협력한다.
   2. 다음과 같이 비례적인 책임을 수락한다. -

책임	달성됨	확보되지 않음
미국 북장로교회 선교부		
6명의 의사 또는 이와 유사한 자격의 사람	5명	1명
2명의 외국인 정규 간호부	2명의 간호부	-
경상비에 대한 연간 기여 ___ 달러	___ 달러	___ 달러

미국 북감리교회 선교부

4명의 의사	1명	3명
2명의 간호부	-	2명
기여 ___ 달러	240.00 달러	___ 달러

미국 남장로교회 선교부

2명의 의사	1명	1명
1명의 간호부	-	1명
___ 달러	___ 달러	___ 달러

미국 남감리교회 선교부

2명의 의사	1명	1명
1명의 간호부	-	1명
___ 달러	600.00 달러	___ 달러

호주 장로교회 선교부

1명의 의사	1~2명	1~2명
___ 달러	___ 달러	___ 달러

캐나다 장로교회 선교부

1명의 의사	-	1명
___ 달러	___ 달러	___ 달러

영국 성공회 선교부

1~2명의 의사	1~4명	1~4명
___ 달러	___ 달러	___ 달러

이것은 다음의 총 인력 및 기여를 제공할 것입니다.
　16명+1~2명의 의사　　　6명의 간호부　　___ 달러의 기여
그리고 현재 확보된 것은 다음과 같습니다.
　9명의 의사　　　　　　2명의 간호부　　___ 달러의 기여
아직 확보되지 않은 것은 다음과 같습니다.
　7명+1~2명의 의사　　　4명의 간호부　　___ 달러의 기여

각 선교부의 연간 기여금은 자세히 논의되지 않았으므로 위의 목록에 포함되지 않았습니다. 현재 배정된 의사 한 명당 600달러를 기여하는 것으로 되어 있으며, 간호부 한 명당 300달러면 충분할 것이라고 생각하였지만, 최근 선교지 조사 결과, 저의 추정이 너무 보수적이었던 것으로 나타났습니다. 각 선교부는 의사 한 명당 750달러, 간호부 한 명당 500달러를 기여하는 것을 목표로 하여, 위의 비율에 따라 각 선교부의 몫을 다음과 같이 정하는 것이 좋을 것 같습니다.

미국 북장로교회	5500.00달러
미국 북감리교회	4000.00
미국 남장로교회	2000.00
미국 남감리교회	2000.00
호주 장로교회	1250.00
캐나다 장로교회	250.00
영국 성공회	250.00
총 기여금	16,250.00달러

참고 - 마지막 세 선교부에는 간호부가 배정되지 않았지만, 저는 그들의 상대적인 역량으로 위와 같이 경상비에 기여할 수 있는 특권을 부여할 수 있다고 생각하였습니다.

우리 선교부는 이미 한 명을 제외하고 모든 할당량을 기여하고 있으며, 이 계획은 다른 모든 선교부의 더 큰 협력을 요구할 것입니다. 이는 세브란스 씨와 알렌 박사, 그리고 이 사업의 영속에 뜻을 두고 있는 모든 사람들이 강력히 바라고 있는 조건입니다. 두 번째로 주목할 점은 협력하는 모든 선교부가 각자의 책임에 부응하게 되면, 통합 기관의 확실한 기여가 크게 증가하여 최근 제안된 대로 시설 확장 이후에도 추가되는 모든 비용을 충당하기에 충분할 것이라는 점입니다. 이는 시설 운영에 대한 책임을 아직 지고 있지 않은 사람들에게 매년 추가적인 부담을 지우는 것이기 때문에 매우 중요한 사항입니다.

세 번째로 주목할 점은 간호부 양성소 직원의 증원입니다. 이를 통하여 이 중요한 분야에 대한 심도 있는 교육이 제공될 것이며, 병원의 영향력을 가정으로까지 매우 철저하게 확장할 수 있게 될 것입니다.

다른 선교부들이 추가 대표와 기금을 확보할 가능성에 대하여 말씀드리자면, 저는 그중 일부는 거의 즉시 확보될 수 있고, 일부는 몇 달 안에 확보될 수 있으며, 머지않아 거의 모든 기금이 확보될 것이라고 확신하고 있습니다.

저는 위의 계획을 두 남부 선교본부에 서면으로 제출하여 그들이 구체적인 조치를 취할 수 있도록 하겠다고 약속하였습니다.

저는 이 제안에 대하여 그것과 제가 설명한 비율에 호의적이며 미국 북감리교회 선교본부의 총무 중 한 명과 비공식적으로 논의하였으며, 다음 단계는 그들 선교본부의 모든 위원들과 구체적인 방식으로 논의하여 제가 그들의 의견을 보고할 수 있게 되는 것입니다.

다른 두 선교부는 제가 한국에 돌아온 후에야 이 문제를 제기할 수 있습니다.

저는 박사님이 큰 진전이 이루어지고 있으며, 우리는 한국에서 우리 선교의 문제 중 의료적인 측면의 해결을 향하여 우리는 큰 평정심을 가지고 나아갈 수 있을 것임을 저와 함께 느끼시리라 믿습니다.

위 계획의 채택에 대한 후속 조치로 여겨질 수 있는 사항에 대한 또 다른 편지를 거의 즉시 보낼 것입니다.

그동안 박사님과 박사님의 가족, 그리고 사무실 직원들에게 이 성탄절에 좋은 일들이 가득하기를 기원합니다.

안녕히 계세요.
O. R. 에비슨

Oliver R. Avison (Pittsburgh, Pa.),
Letter to Arthur J. Brown (Sec., BFM, PCUSA) (Dec. 23rd, 1914)

> Received
> DEC 28 1914
> Dr. Brown

1880 Clayton Ave., Pittsburgh, Pa.,
Dec. 23, 1914.

Rev. A. J. Brown, D. D.,
156 Fifth Ave. New York City,

Dear Dr. Brown: -

I am sure you will be interested to know how I got on at Nashville and will be glad to know that the officers of the S. Methodist Board and also those of the S. Presbyterian Exec. Committee for bringing the Medical College and Hospital in Seoul to a still higher state of efficiency and making it a Union Institution all the way through.

I found both Dr. Chester and Dr. Pinson ready to give favorable consideration to a plan to increase their responsibility considerably and while not perhaps able just at this time to take up their full measure of this increase they are willing to accept it as their proportion and will work towards it and accomplish it as soon as strong and proportion and will work towards it and accomplish it as soon as strong and persistent efforts enable them to do so.

The plan I laid before them is as follows: -

1. To consider all the medical plant in Seoul as one institution, - Hospital, Medical College, Nurses Training School &o., and to cooperate in all its activities.

2. To accept proportionate responsibility as follows, -

Responsibility	Attained	Yet to secure
Northern Presbyterian Mission		
6 Physicians or men of similar standing	5 Such	1 Such
2 Foreign Trained Nurses	2 Nurses	-
$ ____ Yearly contribution towards Current Expenses	$ ____	$ ____

Northern Methodist Mission

4 Physicians	1	3
2 Nurses	_____	2
$ _____ Contribution	$ 240?00	$ _____

Southern Presbyterian Mission

2 Physicians	1	1
1 Nurse	_____	1
$ _____	$ _____	$ _____

Southern Methodist Mission

2 Physicians	1	1
1 Nurse	_____	1
$ _____	$600.00	$ _____

Australian Pres. Mission

1 Physician	1~2	1~2
$ _____	$ _____	$ _____

Canadian Pres, Mission

1 Physician	_____	1
$ _____	$ _____	$ _____

English Episcopal Mission

1~2 Physician	1~4	1~4
$ _____	$ _____	$ _____

This would give a total strength of
    16 1~2 physicians   6 Nurses $ ___ Income
and a total now secured of
    9 Physicians   2 Nurses $ ___ Income
leaving yet to be obtained
    7 1~2 physicians   4 Nurses $ ___ Income

The amount of yearly Contribution for each Mission was not discussed in much detail and so has not been entered in the above list. The present arrangement is that the sum of $600.00 be granted for each physician supplied and I had thought that possibly a sum of $300.00 with each Nurse would be sufficient but recent returns from the field indicate that my estimate has been too conservative and I would suggest that each Mission should aim to supply With each physician $750.00 and with each Nurse $500.00 making the share of each Mission according to the above rating as follows, -

Northern Presbyterian	$5500.00
Northern Methodist	$4000.00
Southern Presbyterian	$2000.00
Southern Methodist	$2000.00
Australian Presby.	$1250.00
Canadian Presbyter.	$250.00
English Episcopal	$250.00
Total Income	$16250.00

Note - Although the three last Missions are not debited with a nurse I have thought their relative strength entitled them to the privilege of contributing to the Current Expenses as above.

You will doubtless observe that our own Mission is already contributing all of its quota except one man and that this plan will call out a greater proportion of cooperation from all the other missions, a condition strongly desired by Mr. Severance and Dr. Allen as well a as by all who have the welfare of the work at heart. A second point worthy of note is that when all the cooperating mission come up to the measure of their responsibility the assured income of the combined institutions will be greatly increased and will be probably sufficient to cover all the added Expenses of the plant even after it has been enlarged as recently proposed. This is a very important item as it throws the added yearly burden on those who have yet had no responsibility for providing the plant.

A third notable point is the increased is the increased strength of the Nursing School Staff. This will provide for a thorough course in this important branch and enable us to extend the influence of the hospital to the homes in a very thorough way.

Referring to the prospect for the other Missions to secure their additional representatives and funds I have good reason to believe some of it can be obtained almost at once and some with in a few months and that it will not be very long before it is practically all secured.

I have promised to present the above scheme in writing to the two Southern Boards so that they can have something definite before them on which to act.

I have discussed the proposition informally with one of the Secretaries of the Northern Methodist Board who is personally favorable to it and to some such proportion as I have outlined and my next step will be to discuss it with all the members of their Secretarial Board in a definite way that I may be able to report on their attitude.

I cannot present the matter to the other two missions until after my return to Korea.

I trust you will feel with me that a large forward step is being taken and that we may well look forward with much equanimity towards the settlement of the medical part of our missionary problem in Korea.

Another letter dealing with what might be regarded as sequelae to the adoption of the above plan will follow this almost immediately.

In the meantime allow me to wish for yourself, your family and your Office Staff all the good things of the Season.

Very sincerely,
O. R. Avison

19141224

스탠리 화이트(미국 북장로교회 해외선교본부 총무)가
윌리엄 J. 샤이플리(펜실베이니아 주 해리스버그)에게 보낸 편지
(1914년 12월 24일)

윌리엄 J. 샤이플리 박사,
　　3가(街) 노스 1624,
　　펜실베이니아 주 해리스버그

친애하는 샤이플리 박사님,

　나는 방금 박사님이 서울 병원의 직책을 기꺼이 고려하겠다는 내용이 담긴 편지를 에비슨 박사로부터 받았습니다. 그는 또한 박사님이 래플리 양과 약혼을 하였다는 사실도 언급하였습니다. 만일 그렇다면 우리가 갖고 있는 박사님의 서류에 대하여 어떤 결정을 내리기 전에, 에비슨 박사가 서두르고 있으며 우리가 지체해서는 안 되므로 가능한 한 조속히 작성할 수 있도록 그녀에게 빈 양식을 보냅니다. 나는 박사님과 래플리 양이 모두 임명될 수 있기를 진심으로 바랍니다.

(중략)

Stanley White (Sec., BFM, PCUSA),
Letter to William J. Scheifley (Harrisburg, Pa.) (Dec. 24th, 1914)

Dr. William J. Scheifley,
   1624 N. 3rd Street,
   Harrisburg, Pa.

My dear Dr. Scheifley: -

I have just had a letter from Dr. Avison telling me of your willingness to consider the position in the Seoul Hospital. He also mentions the fact that you are engaged to Miss Lappley. If that is the case, before we can act upon your papers we should have here, and I send you a set of blanks to put into her hands to fill out as quickly as possible as Dr. Avison is in a hurry and we must not delay. I sincerely hope that both you and Miss Lappley can be appointed.

                        (Omitted)

올리버 R. 에비슨(펜실베이니아 주 피츠버그)이 스탠리 화이트(미국 북장로교회 해외선교본부 총무)에게 보낸 편지 (1914년 12월 26일)

펜실베이니아 주 피츠버그, 클레이턴 애버뉴 1880,
1914년 12월 26일

친애하는 화이트 박사님,

샤이플리 박사와 관련한 저의 요청에 즉시 답장해 주신 것에 감사드리며, 그것은 대단히 만족스럽습니다.

그의 나이에 관한 것은 좋아질 것이며, 만일 그가 자신의 경험과 한두 살 더 성숙해질 때까지 동료의 판단에 어느 정도 의존한다면 그는 잘할 것입니다. 그의 부채는 모두 그의 진료실 장비 구입 때문에 초래된 것인데, 모두 새것이고 실제적으로 우리가 치과 설비를 위하여 구입하기를 원하는 것들이기 때문에 우리의 장비 기금으로 그것들을 감당할 수 있습니다.

그의 급여는 세브란스와 선교본부 사이의 협의로 모두 해결되었습니다. 따라서 우리는 그가 임명될 것이라는 기대로 일을 진행할 것이며, 그것은 그가 준비할 수 있는 유일한 길입니다.

에스텝 양의 공식적인 임명에 대한 소식을 받아 기쁩니다.

안녕히 계세요.
O. R. 에비슨

Oliver R. Avison (Pittsburgh, Pa.), Letter to Stanley White (Sec., BFM, PCUSA) (Dec. 26th, 1914)

1880 Clayton Ave., Pittsburgh, Pa.,
Dec. 26/ 14

Dear Dr. White: -

I thank you for your prompt reply to my enquiry concerning Dr. Scheifley which is quite satisfactory to me.

As to his age that will improve and if he will rely somewhat on the judgement of his colleague until his own experience and a year or two more of age mature him some he will do well. As to his debt it is all for his office outfit and as this is new and is practically nearly all what we would want to purchase for the equipment of the dental department out there we can take care of that from our equipment fund.

As to the finances for his going salary that is all taken care of in the arrangement between the Severance's and the Board. We will therefore go on in the expectation that his appointment will follow as that is the only way in which the he can go on with his preparations.

I am glad to receive word of the official appointment of Miss Esteb.

Very sincerely,
O. R. Avison

19141226

윌리엄 J. 샤이플리(펜실베이니아 주 해리스버그)가 스탠리 화이트(미국 북장로교회 해외선교본부 총무)에게 보낸 편지 (1914년 12월 26일)

펜실베이니아 주 해리스버그,
1914년 12월 26일

신학박사 스탠리 화이트 목사,
  뉴욕 시 5가 156,

안녕하십니까,

  저는 12월 24일자 박사님의 편지53)를 받았으며, 모든 지원서 양식이 모두 하웰 부인에게 전달되었음을 알려드리고 싶습니다. 저는 래플리 양이 선교 사역에 대한 그녀의 주요 관계는 요구하지 않을 일부 질문에 대한 답을 하였을 것으로 믿고 있습니다.

  제가 에비슨 박사께 알린 것처럼 저는 결혼하기 전에 해리스버그를 떠날 것을 고려하고 있지 않을 것이며, 그녀가 갈 이유는 그녀의 행복이 주로 제 삶의 가장 중요한 곳에 달려 있기 때문입니다. 그녀는 내가 인생에서 가장 중요하게 여기는 그런 곳에만 갈 것입니다. 당연히 그녀는 기회가 되는 대로 자신의 인생을 기획하겠지만, 그녀의 지원은 개인적인 것이 아니라 저의 지원과 관계가 있습니다.

  우리는 최근 사진이 없어 보내지 못하였으며, 만일 그리 긴급하지 않다면 에비슨 박사 부부가 우리 둘을 모두 보았기 때문에 우리는 좀 나중에 찍으려 합니다.

  에비슨 박사께 보낸 편지에서 저는 부모의 반대를 언급하였습니다. 오늘 그녀의 부모는 마침내 하나님이 우리를 더 넓은 봉사지로 인도하신다면 우리가 가기를 원한다고 결정하였습니다. 그들은 그녀가 6월 이전에는 유치원 교사 과정을 끝낼 수 없고, 여름의 더운 기후는 새 환경에 적응하기에 분명히 최상이 아니기에 9월 이전에는 허락하지 않을 것입니다. 그들은 제가 봄철에 파송되어 한 번도 혼자 여행을 해보지 못한 딸을 낯선 사람과 함께 가게 하는 것에 반대할 것이며, 만일 딸이 저와 결혼하고 그런 여행을 하게 된다면 어떨까 하고 생각할 수밖에

---

53) Stanley White (Sec., BFM, PCUSA), Letter to William J. Scheifley (Harrisburg, Pa.) (Dec. 24th, 1914)

없습니다.

저는 에비슨 박사께 제가 그 일에 최상의 사람이 아니라면 선교본부가 저를 고려하지 말기를 원하지만, 제가 최상의 적임자라면 제 인생과 개업의 세세한 것까지 포괄하는 명예로운 합의에 도달해야 한다고 생각합니다. 박사님은 그 사역을 고려하고 있는 사람들 중 가장 적임자일지 모르는 사람을 파송하기 위하여 더 기다리시는 것이 더 나을 수 있습니다.

(중략)

William J. Scheifley (Harrisburg, Pa.), Letter to Stanley White (Sec., BFM, PCUSA) (Dec. 26th, 1914)

Harrisburg, Pa,
Dec. 26, 1914

Rev. Stanley White, D. D.,
   156 Fifth Ave.,
   New York City.

Dear Sir: -

I received your letter of Dec. 24th and wish to inform you that both application blanks have been forwarded to Mrs. Howell. I believe Miss Lappley has even answered some of the questions which her primary relation to the mission work would not demand.

As I informed Dr. Avison, I would not consider leaving Harrisburg before I am married and she would go only because her happiness depends largely on where my life counts for the most. She will, of course, try and make her life count as opportunities demand but her application is not individual but relative to mine.

We could not have photos of any recent date forwarded for some time and, if that is not urgent, since Dr. and Mrs. Avison have both seen us, we will have them taken a little latter.

In my letter to Dr. Avison I spoke of parental objection. To-day her parents finally decided that they want us to go if God leads us into a broader filed of service. They would not consent before Sept. because she will not be able to complete her kindergarten work before June and the summer months of that climate would not be conclusive to the best acclimatization. They would object to my going in spring and have her come with strangers because the girl has done practically no traveling alone and parents can only appreciate how they would feel about such a matter if their daughter were going to go on such a trip to marry me.

I told Dr. Avison that if I were not the best man for the work, I want the board not to even consider me but if I am I feel that honorable agreements must be reached covering every detail of my life and practice. You can better afford to wait for the best rather than send the one who may be best of those now willing to consider the work.

(Omitted)

19141228

올리버 R. 에비슨(펜실베이니아 주 피츠버그)이 아서 J. 브라운(미국 북장로교회 해외선교본부 총무)에게 보낸 편지 (1914년 12월 28일)

접 수
1914년 12월 30일
브라운 박사

펜실베이니아 주 피츠버그 클레이턴 애버뉴,
1914년 12월 28일

신학박사 A. J. 브라운 목사,
　뉴욕 시 5 애버뉴 156

친애하는 브라운 박사님,

　제가 최근 체스터 박사 및 핀슨 박사와 세브란스 병원 및 의학교 업무에서 협력 확대에 대한 협의를 위하여 내슈빌을 방문하였다는 보고에 따라, 해당 보고서에 명시된 바와 같이 인력 증원 및 협력 사업을 통한 확실한 수입 확보가 가능하다면, 저는 병원 확장에 대한 구체적인 내용을 박사님께 전달해 드리고자 합니다.
　이러한 확장 사업의 대부분은 세브란스 씨 및 알렌 박사와의 회의에서 이미 논의되었지만, 당시 논의된 건물들을 더 이상 건축할 의향이 없었던 그들이 더 이상 건물을 건축할 필요가 없다고 판단하여 일부 논의는 진행되지 않았습니다.
　회의에서 논의된 내용은 다음과 같습니다.
　1. 병원 확장
　2. 위 확장을 위하여 철거해야 하는 현재 격리 건물을 대체할 새로운 격리 건물
　3. 해부학, 병리학 및 조직학 건물
　4. 의학생 기숙사
　회의에서 아직 논의되지 않은 사항
　1. 건물의 거리 정면에 제약 및 안경부와, 제조 및 도소매를 결합하여 배치함. 이러한 건물이 건축되면 별도의 공간에서도 충분히 처리할 수 있는 많은 업무를 의학교 건물에서 이전시키며, 현재 과밀화되어 있는 진료소를 위한 공간을 더 확보할 수 있습니다. 동시에 우리에게 의약품 및 약제, 그리고 안경, 안경 및 광학 관련 잡화 소매 사업을 설립하고 운영할 수 있습니다. 이는 현재 사업을 확장하여 수익성을 높이고 많은 사람들에게 편의를 제공할 것입니다. 같은 매장에 서적 및

전도지 구역을 마련하면 아마도 추가 비용 없이 그것들의 가치 있는 배포 수단이 될 수 있을 것입니다.

약사의 임명은 이러한 사업 부서의 추가를 가능하게 하고, 기관의 또 다른 수입원이 될 뿐만 아니라, 대중에게 편의를 제공하고 젊은이들이 더 나은 진료를 할 수 있도록 교육할 수 있는 공간도 마련해 줄 것입니다.

지금 아버지를 대신하여 이 시설에 대한 모든 책임을 이행하고 있는 세브란스 씨 부부와 알렌 박사 부부는 아마도 선교본부가 대학 문제에 대하여 확고한 입장을 취하여 의학생들을 위한 훌륭한 예비 교육의 길을 열어준 것을 보았으며, 또한 광범위한 교단 사이의 기반에서 기관의 지원을 확보하고 각 선교본부가 더 공정한 비율로 책임을 수용하는 데 있어 큰 진전을 이루고 있음을 확인하였으므로, 위에 언급된 건물 중 하나 이상을 제공함으로써 이 사업에 대한 관심을 표명하고자 할 것입니다.

다른 선교본부의 책임 증가에 대하여 말씀드리며, 저는 다음 수치에 주의를 기울이고자 합니다.

우리 선교본부 외의 다른 선교본부들은 현재 다음과 같이 책임을 맡을 계획에 있습니다.

  의사 16½명 중 10½명
  간호부 5명 중 4명
  연간 기여금 16,250달러 중 10,750달러

우리 교단의 범위 안에 있는 모든 건물에 대한 기금을 확보할 수 있다면 현재나 미래에 발생할 수 있는 모든 재산 관련 문제를 피할 수 있을 것입니다. 일부 건물은 협력 선교부에서 건립해야 하며, 그렇게 된다면 우리 선교 단체 외부의 지원으로 건물을 확보하는 것을 거부할 필요는 없을 것입니다.

우리가 이 모든 건물을 한꺼번에 지을 수는 없으며, 아마도 수년에 걸쳐 공사를 진행해야 할 것임은 분명하지만, 우리 기관을 우리가 정한 기준에 도달하도록 너무 오래 지연시키지 않기 위하여 지금 당장 시작하는 것이 더욱 시급합니다.

따라서 저는 제가 미국을 떠나기 전에라도 필요한 건물들을 전부는 아니더라도 일부라도 확보할 수 있게 될 것이라고 믿고 있습니다.

지금까지 이 기관의 발전을 위하여 하나님께서는 우리에게 매우 선하셨으며, 우리는 이 모든 문제를 그분께 맡기고 도움이 필요한 사람들을 섬김으로써 그분의 나라를 확장하는 데 활용할 수 있는 것들을 공급해 달라고 간구하는 것이 마땅하다고 생각합니다. 지금까지 우리의 좁은 시야와 약한 믿음이 불러일으킨 것보다 훨씬 더 풍성하게 공급해 주셨고, 이제는 그분께서 주시거나 보류해 주시기를 구하는 것 외에는 할 수 있는 일이 없습니다. 그분의 가치관이 무엇이 최선인지 알려주시기 때문입니다.

저는 이 사업을 위하여 필요한 첫 10,000달러를 마련하는 데, 지금 이 모든 건물을 마련하는 것보다 더 큰 믿음이 필요했었다고 생각하고 있습니다.

우리는 박사님의 따뜻한 공감과 한국 복음화에 있어 이 기관의 가치와 앞으로의 약속에 대한 신뢰에 감사드립니다. 이 사업과 관련된 우리 중 누구도 한국에서 진정한 기독교 신앙과 실천을 증진시키지 않는 방향으로 사업을 운영하거나 발전시키고자 하는 열망은 없습니다.

안녕히 계세요.
O. R. 에비슨

Oliver R. Avison (Pittsburgh, Pa.), Letter to Arthur J. Brown (Sec., BFM, PCUSA) (Dec. 28th, 1914)

> Received
> DEC 30 1914
> Dr. Brown

Clayton Ave., Pittsburgh, Pa.,

Dec. 28/ 14

Rev. Dr. A. J. Brown, D. D.,

156 Fifth Ave., New York City

Dear Dr. Brown: -

Following the report of my recent visit to Nashville to Confer with Dr. Chester and Dr. Pinson concerning enlarged cooperation in the work of Severance Hospital and Medical College I wish to bring before you in more definite from the enlargement of the plant which it seems to me we will be justified in looking forward to if we are able to make anything like the advance in men and assured income from the cooperating missions which is outlined in that report.

Most of this enlargement has been already discussed in the conferences with Mr. Severance and Dr. Allen but some of it was not then considered because it seemed unnecessary to introduce into the discussion more buildings when they were not willing then to grant those we did discuss.

Those considered in the conferences were -

1. Enlargement of the Hospital -

2. New Isolation Building to replace the present one which must be torn down to make way for the above enlargement

3. Building for Anatomy, Pathology and Histology

4. Dormitory for Medical Students.

Not yet considered in a conference: -

1. A building on the Street front in which to combine the Pharmaceutical and Optical Departments, Manufacturing, Wholesale and Retail. Such a building would enable us to remove from the Medical College Building a great deal of work that can be done just as well in a separate place and to give more room for the daily clinics which are now greatly overcrowded. At the same time it would enable us to establish

and carry on a retail business in drugs & pharmaceuticals and in spectacle and optical sundries - an extension of our present business that would be profitable and at the same time would be of service to many people. Probably a book and track section in the same store would a means of distribution which would be of value at no additional cost.

The appointment of a Pharmacist will make the addition of such a business department feasible and be another source of revenue for the institution while at the same time it served the public and affords a place for training some of our young men for better service.

Possibly Mr. & Mrs. Severance & Dr. & Mrs. Allen, having now discharged all the obligations to this plant which they felt rested upon them on their father's account, having seen the Board take such a definite stand on the College Question & so open the way for a good preparatory education for medical students, and having noted the great advance, we are making in getting the support of the institution on a broad inter-denominational basis and responsibility accepted by the various Board according to a fairer proportion, may now desire to manifest their own interest in that work by providing one or more of the above mentioned buildings.

In speaking of the increased responsibility of the other Board I would draw attention to the following figures: -

Other Boards than our own are now planning to accept responsibility as follows:

10½ physicians out of 16½

4 nurses out of 5

$10750.00 out of $16250.00 annual grant

If we can secure funds for all the buildings within the bound of our own denomination it will avoid all property complications in the present or in the future but I presume ways can be devised for avoiding such even tho some of the buildings should be erected by the cooperating missions and so there will b e no need to decline any help toward securing the building from sources outside of our own missionary constituency.

It is evident we cannot undertake all these buildings at once and that in all probability the work of erection must be spread over several years but that makes it all the more urgent that we get started on them right away so as not to delay too long in bringing our institution up to the standard we have set before us.

I trust therefore I may be able to get some if not all of the needed buildings provided even before I leave America.

God has been very good to us so far in providing for the development of the institution and we have found it well just to lay these matters all before Him and ask Him to provide those things that we can utilize in extending His Kingdom through service to those in need. So far such provision has been made even more liberally than our narrow vision and weak faith have evoked for and now we can do no better than ask Him to give or withhold as His Knowledge of values indicates what is best.

I think it took more faith to look for the first $10000,00 we wanted for this work than it does now to look for all these buildings.

We are thankful for your cordial sympathy and for your confidence in the value the institution is and promises to be in the evangelization of Korea and none of us who are connected with the work have any desire to conduct it or develop it along lines that will not increasing promote real christian faith and practice in Korea.

Yours very sincerely,
O. R. Avison

19141228

올리버 R. 에비슨(펜실베이니아 주 피츠버그)이 아서 J. 브라운 (미국 북장로교회 해외선교본부 총무)에게 보낸 편지 (1914년 12월 28일a)

펜실베이니아 주 피츠버그 클레이턴 애버뉴,
1914년 12월 28일

신학박사 A. J. 브라운 목사,
　뉴욕 시 5 애버뉴 156

친애하는 브라운 박사님,

　　체스터 및 핀슨 박사와의 회의에 대한 저의 보고서에서 박사님은 제가 우리 선교본부의 인력을 6명으로 정하였는데 이미 5명을 확보하였으며, 아직 확보하지 못한 한 명이 남았다는 점에 유의하셨을 것입니다.

　　이미 확보된 5명은 에비슨, 허스트, 러들로, 밀즈, 그리고 치과의사입니다. 치과의사는 아마도 펜실베이니아 주 해리스버그의 W. J. 샤이플리 박사일 것입니다.

　　그에 대해서는 화이트 박사께 문의해 주시기 바랍니다. 저는 이제 약사가 우리 선교부에 속한 막대한 자금을 책임져야 한다는 점을 고려하면, 가능하다면 약사가 우리 선교부의 회원이 되어 선교부나 선교본부의 통제를 더욱 확실하게 받는 것이 바람직하다고 생각합니다.

　　세브란스 씨와 알렌 박사가 연간 2,000달러의 기부금을 기혼 치과의사나 기혼 약사에게 사용하거나, 두 명의 미혼 남자, 즉 한 명의 치과의사와 한 명의 약사에게 사용해야 한다고 말하였을 때, 저는 두 명의 미혼 남자를 확보할 수 있기를 바랐습니다.

　　이제 두 명의 미혼 남자를 확보하더라도, 그들이 조만간 혹은 더 후에 언젠가 결혼을 원할 수 있으며, 그럴 경우 그들을 위한 추가 급여를 확보해야 한다는 것이 분명해졌습니다. 이런 경우 선교본부는 일반적으로 아내의 급여를 다른 사람(예를 들어 여자 선교본부 구성원)에게 맡도록 할 수 있고, 따라서 처음부터 이를 마련할 방법을 고려할 필요가 없다고 가정하는 것이 맞습니까?

　　샤이플리 박사는 독신이라 결혼하지 않고 떠날 가능성이 높지만, 유치원 업무를 배우고 있는 젊은 여자와 약혼한 후 내년 가을에 떠날 수도 있습니다.

세브란스 씨가 세이플리 박사를 위하여 기부한 2,000달러 중에서 1,000달러를 사용하고, 곧 확보할 예정인 약사를 위하여 1,000달러를 남겨 두고, 그 약사를 우리 선교부가 파송하도록 한다면 문제는 만족스럽게 해결될 것입니다. 저는 이 문제를 홀시 씨, 우드 부인에게도 회부하였습니다. 박사님이 함께 상의해 주시면 좋겠으며, 우드 부인이 문제를 처리하는 방식이 언급된 이점을 확보하는 실용적이고 공정한 방법이고, 우드 부인이 미래의 샤이플리 씨의 급여를 확보할 수 있다고 판단하신다면 저는 안도감을 느낄 것입니다.

박사님이 가능한 한 빨리 이 주제에 관하여 연락해 주시면 제가 샤이플리 박사께 그의 미래 동반자를 위한 만족스러운 계획이 수립되고 있다는 것을 확신시켜 줄 수 있을 것입니다.

안녕히 계십시오.
O. R. 에비슨

Oliver R. Avison (Pittsburgh, Pa.), Letter to Arthur J. Brown (Sec., BFM, PCUSA) (Dec. 28th, 1914a)

Clayton Ave., Pittsburgh, Pa.,
Dec. 28/14

Rev. Dr. A. J. Brown, D. D.,
  156 Fifth Ave., New York City

Dear Dr. Brown: -

In my report on conference with Drs. Chester & Pinson you will have noted that I make our proportion of men - 6 and that we have already provided 5, leaving one yet to be secured.

These 5 already secured are - Avison, Hirst, Ludlow, Mills, and the Dentist, who will probably be Dr. W. J. Scheifley of Harrisburg, Pa.

Kindly enquire concerning him from Dr. White. Now it seems to me that in view of the fact that the pharmacist will have to be responsible for so much money that belongs to our Mission. It is desirable that he should if possible be a member of our Mission and so more definitely controlled by our Mission or Board.

When Mr. Severance & Dr. Allen said they were willing that their contribu- tion of $2,000.00 per year should be used either for a married dentist or a married pharmacist or in the these place for two single men, one a dentist and the other a Pharmacist, I at one hoped we might secure two single men for these places.

Now it is evident that even tho we should secure two single men they may want to marry at some time either near or remote and in that case additional salary must be secured for them. Am I right in supposing that in such cases the Board is generally able to get the wife's salary undertaken by some one else - say one of the Women's Board - and so it is not necessary at the outset to consider ways of accomplishing this?

It so happens that Dr. Scheifley is a single man and will likely go out unmarried but he is engaged to a young lady who is studying kindergarten work and may be ready to go out next Fall.

If we can use $1000.00 out of the $2000.00 given by the Severance's for Dr. Scheifley and keep $1000.00 for the pharmacist whom we hope soon to get and to make sure of having the pharmacist go from our Mission, the problem will be satisfactorily settled. I have referred the question to Mr. Halsey, Wood also and hope that you can confer together and if it looks to you that his mode of handling the question will be a practical and fair way of securing the advantage referred to and Mrs. Wood can see her way to securing the salary of the future Mrs. Scheifley I shall feel relieved.

I shall hope to hear from you on the subject at your earliest convenience so that I may be able to assure Dr. Scheifley that satisfactory plans are being made for his future companion.

Believe me

Yours very sincerely,
O. R. Avison

새뮤얼 H. 체스터(미국 남감리교회 해외선교 실행위원회 총무)가 아서 J. 브라운(미국 북장로교회 해외선교본부 총무)에게 보낸 편지 (1914년 12월 28일)

접 수
1914년 12월 30일
브라운 박사

1914년 12월 28일

친애하는 브라운 박사님,

저는 방금 에비슨 박사의 편지를 받았는데, 그는 자신이 박사님께 보낸 12월 23일자 편지54)의 사본을 동봉하였습니다.

저는 이 편지에 대한 의견으로 서울의 의학교와 관련하여 우리가 책임을 맡아야 한다는 그의 제안이 타당하다고 생각하고 있다고 말씀드립니다. 그리고 우리는 연합 기관의 계획을 승인하고 모든 면에서 호의적인 입장을 가지고 있을 것으로 예상되지만, 현재로서는 우리가 가까운 미래에 어떤 일을 할 것인지, 또는 할 수 있는지에 대하여 구체적인 약속을 하는 것은 잘못된 일일 것입니다. 어떤 종류의 재정적 책임이든 증가하는 부담과 관련해서는 지난 몇 년 동안 우리 총회가 시작한 재정 계획의 변화는 불가피하게 외국 선교 기금을 모으는 것을 더욱 어렵게 만들었습니다. 따라서 수입을 늘리기 위하여 우리가 이룩해 온 진전이 당분간 어느 정도 제한되었습니다. 이에 더하여 유럽의 전쟁으로 인하여 촉발된 상황을 고려하면 가까운 미래에 우리가 어떤 식으로든 활동을 확대할 가능성은 그다지 밝지 않습니다.

안녕히 계십시오.
S. H. 체스터
　　총무

신학박사 A. J. 브라운 목사, 총무, 뉴욕 주 뉴욕 시

---

54) Oliver R. Avison (Pittsburgh, Pa.), Letter to Arthur J. Brown (Sec., BFM, PCUSA) (Dec. 23rd, 1914)

Samuel H. Chester (Sec., ECFM, PCUS), Letter to Arthur J. Brown (Sec., BFM, PCUSA) (Dec. 28th, 1914)

EXECUTIVE COMMITTEE OF FOREIGN MISSIONS
PRESBYTERIAN OFFICE OF SECRETARY OF FOREIGN CORRESPONDENCE **UNITED STATES**
154 Fifth Avenue North
Nashville, Tenn.

Received
DEC 30 1914
Dr. Brown

December 28th, 1914

Dear Dr. Brown: -

I am just in receipt of Dr. Avison's letter, in which he encloses a copy of his letter to you of December 23rd.

Perhaps I should say by way of comment on this letter that we do recognize his suggestion of our proposed responsibility in connection with the Seoul Medical College as a reasonable one, and while we approve the plan of the union institution and may be counted on as sympathetically disposed towards it in every way, it would be wrong for us at this time to make any definite promise as to what we will do or can do at any time in the near future, so far as assuming any increased financial responsibility of any kind whatsoever is concerned. the inevitable effect of the change of financial plans inaugurated by our Assembly in the past few years has been to make it harder for us to raise our Foreign Missionary money, and so the progress we were making in building up our income has been to some extent altered for the time being. Add to this the conditions growing out of the European war and the prospect of our enlarging our work in any way in the near future is not very bright.

Cordially yours,
S. H. Chester
Secretary

Rev. A. J. Brown, D. D., Secretary, New York City, N. Y.

19141229

아서 J. 브라운(미국 북장로교회 해외선교본부 총무)이 올리버 R. 에비슨(펜실베이니아 주 피츠버그)에게 보낸 편지 (1914년 12월 29일)

AJB/K.   1914년 12월 29일

O. R. 에비슨 박사,
   클레이턴 애버뉴, N. S., 1880,
   펜실베이니아 주 피츠버그

친애하는 에비슨 박사님,

오늘 아침 우편물에는 박사님의 23일자 편지55)와 체스터 박사의 편지가 들어 있었습니다. 편지에는 박사님의 방문에 대한 다음과 같은 언급이 있습니다.

> "며칠 전 에비슨 박사를 매우 기쁜 마음으로 만났습니다. 저는 박사께 그가 책임을 맡고 있는 의학교의 연합적인 면모에 대한 우리 위원회의 전적인 지지와 우리가 할 수 있는 모든 방법으로 돕고 싶다는 바람을 전하였습니다. 재정적으로 어려운 상황에 처해 있는 우리는 물론 지금 당장 재정적인 도움을 확실히 약속드릴 수는 없습니다. 우리 교회에도 그런 계획에 관심이 있고 도움을 주실 수 있는 분들이 몇 분 계십니다. 에비슨 박사님께서 이곳에서 그분들 중 한 분을 만나러 갔고, 저는 박사께 우리가 그분으로부터 어떤 도움이든 기꺼이 받겠다고 말하였습니다. 만약 박사가 2월에 열리는 평신도 대회에 참석할 수 있다면, 대회에서 조성될 분위기에 어떤 변화가 생길 가능성은 있습니다."

체스터 박사가 보낸 다른 편지는 다음과 같습니다.56)

---

55) Oliver R. Avison (Pittsburgh, Pa.), Letter to Arthur J. Brown (Sec., BFM, PCUSA) (Dec. 23rd, 1914)
56) S. H. Chester (Sec., ECFM, PCUS), Letter to Arthur J. Brown (Sec., BFM, PCUSA) (Dec. 28th, 1914)

(중략)57)

우리가 추가 정보를 기다리고 있는 것에 박사님의 뜨거운 관심을 부탁드립니다.

우리 부부는 박사님이 아름다운 성탄절 엽서를 보내주신 것에 진심으로 감사드립니다.

박사님과 박사님의 사랑하는 가족들에게 따뜻한 성탄절 인사를 전합니다.

안녕히 계세요.
[아서 J. 브라운]

Arthur J. Brown (Sec., BFM, PCUSA),
Letter to Oliver R. Avison (Pittsburgh, Pa.) (Dec. 29th, 1914)

AJB/K. December 29th, 1914

Dr. O. R. Avison,
   1880 Clayton Avenue, N. S.,
   Pittsburgh, Penn.

My dear Dr. Avison:

This morning's mail brings your letter of the 23rd instant and also one from Dr. Chester which makes the following reference to your visit:

> "We had a very pleasant visit the other day from Dr. Avison. I assured him of the entire sympathy of our Committee, with the cooperative features of his medical school, and our desire to help it along in any way we can.

---

57) 이곳에서 생략된 편지 원문은 이 책의 71쪽을 보라.

In our financially stranded condition, we cannot, of course, make any definite promises of financial help just now. There are a few individuals in our Church who might be interested in such a project and who would be able to help it. Dr. Avison went to see one of them from here, and I told him we would not begrudge any help he might get from this individual. If he could attend one of our Laymen's Conventions to be held in February it is barely possible that something might develop in the atmosphere which the conventions would create."

Another letter from Dr. Chester is as follows:

(Omitted)[58]

You will appreciate the keen interest with which we shall await further information.

Mrs. Brown and I thank you heartily for the beautiful Christmas card.

With hearty Christmas greetings to you and your loved ones, I remain,

Sincerely yours,
[Arthur J. Brown]

---

58) For the original letter omitted here, please see p. 72 of this book.

19141230

오빌 리드(미국 북장로교회 해외선교본부)가 윌리엄 J. 샤이플리 (펜실베이니아 주 해리스버그)에게 보낸 편지 (1914년 12월 30일)

1914년 12월 30일

윌리엄 J. 샤이플리 박사,
   3가(街) 노스 1624,
   펜실베이니아 주 해리스버그

친애하는 샤이플리 박사님,

   화이트 박사가 박사님의 12월 26일자 편지[59]를 내게 전해 주었는데, 나는 지금 한 가지 사항, 즉, 박사님과 박사님이 다니는 교회와의 관계 및 교회에 대한 박사님의 책임에 관하여 쓰고 있습니다. 박사님이 알고 있듯이 서로 다른 교단 교회의 선교본부 사이에는 예의에 대한 미묘한 문제가 있으며, 박사님의 경우 박사님의 선교본부가 박사님을 우리 선교부가 임명하도록 자유롭게 놔둔다는 것을 확신하지 않는 한 우리는 더 이상 박사님의 일을 진행시키지 않을 것입니다. 이 문제에 관하여 박사님이 속해 있는 선교본부의 임원으로부터 우리가 편지를 받을 수 있을까요?
   나는 박사님이 오는 9월까지는 선교지로 나가지 못한다고 말한 것으로 알고 있습니다. 나는 에비슨 박사가 이 문제를 상당히 시급하게 해결되어야 할 사안으로 생각하고 있기 때문에, 이것이 에비슨 박사에게는 실망스러울 것이라고 판단합니다. 그럼에도 불구하고 우리는 상황을 있는 그대로 받아들이고 가능한 한 최선을 다하여 일을 추진할 것입니다.
   안부를 전합니다.

안녕히 계세요.
오빌 리드

---

[59] William J. Scheifley (Harrisburg, Pa.), Letter to Stanley White (Sec., BFM, PCUSA) (Dec. 26th, 1914)

Orville Reed (BFM, PCUSA),
Letter to William J. Scheifley (Harrisburg, Pa.) (Dec. 30th, 1914)

December 30, 1914

Dr. William J. Scheifley,
   1624 N. 3rd St.,
   Harrisburg, Pa.

My dear Dr. Scheifley: -

Dr. White has given me your letter of December 26th and I am writing just now upon one point; namely, your relation to your own church and your responsibility to it. As you know there is a delicate question of courtesy between the Board of the different churches and it will not do for us to go forward in your case unless we are absolutely sure that your own Board freely released you for appointment under ours. Will you obtain a letter to this effect from the officials of your Board for us?

I notice that you say that you will not be able to go out until next September. I judge that this will be a disappointment to Dr. Avison as I understand that he was rather urgent in the matter. Still we must take things as they are and make the best arrangements possible.

With kind regards,

Cordially yours,

19141230

샤이플리 박사에 관하여.
에비슨 박사의 1914년 12월 30일자 편지에서 발췌함.

"저는 그(샤이플리)로부터 래플리 양의 부모가 그녀가 9월 1일경 출발하는 것을 승낙하였다는 소식을 들었습니다. 그 이전에는 날씨가 좋지 않았다고 우리가 말하는 것으로 이해하였기 때문에 동의하지 않았습니다. 저는 그들이 9월 1일에 떠나면 너무 늦게 도착하기에, 8월 말 혹은 9월 1일에 한국에 도착해야 한다고 편지를 쓸 것입니다. 가능하면 8월 1일에 떠나야 합니다. 샤이플리 박사는 가능한 한 빨리 자신의 임명에 관해 명확하게 알 필요가 있으며, 그래야 자신의 개업과 관계된 일들을 조정할 수 있습니다."

In Re. Dr. William J. Scheifley. Extract from Letter of Dr. O. R. Avison - dated Dec. 30, 1914.

"I have received word from him that Miss Lappley's parents have consented to her going about Sept. 1st, but not before because they understood us to say the weather was not good before that time. I am just about to write him that they should plan to reach Korea late in August or by Sept. 1st, not to sail Sept. 1st, as that would make them very late in getting there. They should sail by August 1st if possible. It is necessary that Dr. Scheifley know definitely as to his appointment as soon as possible, so that he can arrange his business accordingly."

19140000

세브란스 연합의학교의 연합의 기본 (1914년경)[60]

세브란스 연합의학교의 연합의 기본

우리는 다음과 같은 잠정적인 '세브란스 의학교에서 연합의 원칙'을 권고한다.

전문.
조선에서 기독교 정신을 가장 잘 표현하기 위해서는 최고의 기독 및 전문적 이상을 대표할 의료 전문직을 양성하는 것이 현명하다고 믿으며, 이하에서 언급한 선교부는 의료 교육 사업에 기초하여 연합하기로 동의한다, 즉
　선교부
　　미국 북장로교회
　　　"　남　"
　　캐나다　"
　　호주 장로교회
　　북감리교회
　　남　　"
　　영국 성공회

제1조　　기관의 업무는 주로 교육 목적이지만, 대학에서의 교육, 병원 및 진료소, 간호부 양성소 및 모든 관련 활동으로 구성되며, 모두 교육 목적에 필요하다.
　　　　　이 업무는 미국 북장로교회 선교부가 소유하고 있는 서울 세브란스 병원 부지에 해당 목적으로 건립된 건물에서 진행될 것이다.
제2조　　기관의 명칭은 ＿＿＿＿이 될 것이다.
제3조　　해당 부지의 소유권은 위에 명시된 바와 같이 현재와 동일하게 유지된다. 그러나 이 계약이 유효한 동안 건물은 다음에 명시된 기관의 이사

---

[60] 이 문건이 정확히 언제 작성되었는지는 분명하지 않으나 1914년 8월 남감리교회의 한국 선교부 연례 회의에서 이 문건을 심의하였기에 그 이전에 작성된 것으로 판단된다.

회에 무료로 임대되어야 하고, 그렇게 사용된 재산에 대한 통제권은 이사회에 귀속된다는 점에 미국 북장로교회 해외 선교본부는 동의하며, 이사회는 본 계약이 해제될 때마다 자산을 수리하고 소유자에게 양호한 상태로 반환할 책임이 있다.

제4조 연합 조건.
제I항. 기관의 통제는 협력하는 선교부를 대표할 이사회의 손에 있다.
제II항. 각 선교부가 받을 수 있는 대표의 비율은 다음과 같이 결정된다. 한 단위 - (a) 기관에 전임으로 근무하는 교수진의 각 구성원과 그에 대한 사택 및 연간 금화 750.00달러의 경상비 기여; 또는 (b) 기관의 기본금에 금화 50,000.00달러를 기여하는 경우; 또는 (c) 간호부 1명과 연간 600.00달러는 ½ 단위를 구성한다. 그러나 어떤 경우에도 어느 선교부가 이 위원회에서 다수의 대표를 가질 수 없다.

대표 한 단위는 한 명의 이사회 구성원으로 구성되며, 선교부의 기여가 한 단위에 부여되는 것보다 적은 경우, 처음에는 최소한 한 명의 구성원이 대표할 수 있으며, 이후 이사회는 각 선교부에 부여된 정확한 대표권을 선교부에 권고한다.
제III항. 교장은 이사회의 당연직 구성원이 된다.

제5조 이사의 선출.
이사회의 여러 협력 선교부의 대표는 해당 선교부에 의해 선출되지만, 그 수의 최소 ⅓은 현역에서 자격을 갖춘 의사이어야 한다. 그들은 3년 동안 봉사한다. 단, 첫 번째 선출 직후 이사회는 3개 부분으로 나누어, 그 중 하나는 3년, 하나는 2년, 다른 하나는 1년 임기로 구성되며, 그 이후에는 3년 임기의 일반적인 규칙을 적용한다. 선출은 본국 선교본부의 비준을 받아야 한다.

제6조 이사회의 임무
이사회의 임무는
1. 기관의 임원을 선출한다.
2. 교수진을 임명함. 이것은 두 가지 방법으로 수행될 수 있다. (a) 다양한 선교부의 구성원 중에서 지명하며, 관심 있는 선교부에 이 업무에 할당하도록 요청하거나 (b) 선교부 임명 대상이 아닌 적절한 사람을 직접 임명하는 경우 그들의 급여 등은 이사회에서 결정한다.
기독교인이 아닌 사람은 누구도 교수진에 임용될 자격이 없다.
3. 업무에 적합하지 않은 교수진을 해임함.

4. 교수진 이외의 교직원을 임면하고 그 급여를 결정함.

5. 기관과 그 부서의 일반적인 정책을 결정함.

6. 병원 및 진료소 직원의 구성을 결정하고, 상황에 따라 임명 및 해임함.

7. 본 정관에 따라 특별히 다른 기관에 위임되지 않은 모든 부서의 기관 업무에 대한 통제권을 행사하며, 특히 자산과 재정을 관리함.

제7조　임원

제1항. 임원은 교수진에서 다음과 같이 선발한다.

　교장

　부교장

　서기

　재무

제2항. 이들 임원의 임무는 해당 기관 직책에 수반되는 일반적인 임무이다. 교장은 이사회 산하에 특별히 들어있지 않은 모든 일반 하인과 직원을 임명하고, 예산의 범위 내에서 급여를 결정할 권한을 갖는다.

제8조　교수진

기관의 교수진은 제6조 제2항 (a) 및 (b)에 따라 이사회가 특별히 임명한 교수진으로 구성된다.

교수진의 임무는 학습 과정, 입학 및 졸업 요건, 이사회가 승인한 일반 규정에 따라 학교의 모든 규율을 결정하는 것이다.

(희망하는 다른 조항은 조직에 관심이 있는 사람들의 요청으로 편성한다.)

이 정관은 관련 선교부와 본국 선교본부의 ⅔ 투표에 의해서만 변경될 수 있다.

(통과됨)

Severance Union Medical College, Basis of Union (ca. 1914)

Severance Union Medical College, Basis of Union.

We recommend the following tentative Basis of Union in Severance Medical College.

Preamble.

Believing that, in order to the beet expression of Christianity in Chosen, it is wise to train a medical profession which will be an exponent of the highest Christian and professional ideals, the following named Missions agree to unite in Medico-Educational work on the basis hereinafter stated, viz.

    The Missions of the
        Presbyterian Church in the U. S. A.
            "   " in U. S.
            "   " in Canada
        Australian Presbyterian Church
        Methodist Episcopal Church, North
            "   "   " , South
    The S. P. G. of the Church of England

Art. 1   The work of the institution, while primarily for teaching purposes shall consist of the teaching college, the hospital and dispensary, the nurses' training school and all their allied activities, all being necessary to the purpose of instruction.

        It shall be carried on in the buildings erected for the purpose on the compound of the severance Hospital in Seoul and owned by the Mission of the Presbyterian Church in the U. S. A.

Art. 2.   The name of the institution shall be _____

Art. 3.   The ownership of the property shall remain as it is now. as stated above, but it is agreed by the Foreign Mission Board of the Presbyterian Church in the U. S. A. that so long as this agreement remains in force the buildings shall be loaned free of rent to the Board of Managers of the Institution constituted as hereinafter stated and that the control of the property so used shall be vested in the Board of Managers. who shall be responsible for keeping it in repair, and returning it in good condition to its owners whenever this agreement shall be dissolved.

Art. 4. Terms of Union.

Section 1. The control of the Institution shall be in the hands of a Board of Managers which shall represent the cooperating Missions.

Section II. The proportion of representation each Mission shall be entitled to shall be determined as follows: -

One Unit - (a) For each member of the Faculty giving full time to the Institution. together with a residence for the same, and a contribution for current expenses of $750.00 gold per annum; or (b) For a contribution of the sum of $50,000.00 gold to the endowment funds of the Institution; or (c) one nurse and $600.00 per annum shall constitute one half unit; but in no case shall any one Mission obtain a majority representation on this Board.

A representative Unit shall consist of one member of the Board of Managers and where any Mission contributes less than would entitle it to a full unit, it shall be entitled at first to be represented by at least one member and afterwards the Board of Managers shall recommend to the Mission the exact representation to which each Mission is entitled.

Section III. The President shall be ex-officio a member of the Board of Managers.

Art. 5. Election of the Board of Managers.

The representatives of the various Cooperating Missions on the Board of Managers shall be elected by their Missions but at least one third of the number shall be qualified physicians in active service. They shall serve three years, excepting that immediately after the first election the Board of Managers shall be divided into three sections one of which shall serve three years, one two years, and one for one year, the regular rule as to the three year terms of service applying thereafter. Elections shall be subject to ratifications by the Home Boards.

Art. 6. The Duties of the Board of Managers.

The duties of the Board of Managers shall be: -

1. To elect the officers of the Institution.
2. To appoint the members of the Faculty. This may be done two ways. (a) nominating members from among the members of the various Missions, and asking the interested Missions to assign them to this work or (b) Directly appointing suitable persons who may not be under Mission appointment, in which case there salaries etc. shall be determined by the Board of Managers.

   No one shall be eligible to the Faculties who is not a Christian.
3. To remove members of the faculties who are not suitable for the work.
4. To appoint and remove teachers and others than members of the faculties and determine their salaries.
5. To determine the general policy of the Institution and its parts.
6. To determine the constitution of the Hospital and Dispensary staffs and make appointments thereto and removals therefrom as circumstances shall indicate.
7. To exercise control over every department of the Institution's work not specifically on trusted to some other body by this constitution, and especially to care for the property and finances.

Art. 7. Officers.

Section 1. The officers of the Institution shall be chosen from the faculties as follows: -

President

Vice-President

Secretary

Treasurer

Section 2. The duties of these officers shall be the usual duties that accompany such institutional positions. The President shall have power to appoint all ordinary servants and workers not specifically placed under the Board of Managers and to determine their salaries within the limits of the budget.

Art. 8. Faculties.

The faculties of the Institution shall consist of those specially appointed by the Board of Managers in accordance with Art. 6. Section 2 (a) and (b). The duties of the faculties shall be to determine courses of study, requirements for entrance and graduation, also all discipline of the schools subject to the general regulations that may be authorized by the Board of Management.

(Other articles as desirable are requested from those interested in the organization.)

This Constitution can be changed only by a two thirds vote of the Missions concerned and of the Horne Boards.

(Passed)

제2장 1915년
Chapter 2. 1915

19150100

클래런스 N. 윔스, 한국 선교부의 연례 회의. *The Missionary Voice* (테네시 주 내슈빌) 5(1) (1915년 1월호), 21, 22쪽

한국 선교부 제18차 연례 회의가 1914년 8월 19일 한국의 원산에서 앳킨스 감독의 주재로 열렸다.

(중략)

서울의 연합의학교의 정관 초안이 심의되었고, 몇 가지 개정안이 제안되었다.

Clarence N. Weems, Annual Meeting of the Korea Mission.
The Missionary Voice (Nashville, Tenn.) 5(1) (Jan., 1915), pp. 21, 22

The eighteenth annual session of the Korea Mission met August 19, 1914, in Wonsan, Korea, Bishop Atkins presiding.

(Omitted)

The proposed constitution of the Union Medical College in Seoul was considered and certain amendments proposed

종교 및 자선. *The Pittsburgh Press*
(펜실베이니아 주 피츠버그) (1915년 1월 5일), 6쪽

종교 및 자선

(......) 서울에 있는 선교 학교 및 병원의 책임자인 O. R. 에비슨 박사 역시 강연을 하였다.

Religious and Charitable.
The Pittsburgh Press (Pittsburgh, Penn.) (Jan. 5th, 1915), p. 6

Religious and Charitable

A farewell service was held by the Epworth league in the lecture room of the Central Y. M. C. A. last night in honor of Miss Norma Keck, daughter of M. L. Keck of Pitcairn, who goes as a teacher of English to the Methodist Episcopal mission school at Singapore, Malaysia, and Miss Menedith Allen of the Westend, who goes to Vikarabad, India, to become the wife of Walter Morgan, a young Pittsburgh missionary. The young women will sail from New York next Saturday. Bishop W. F. Oldham of New York said the Pittsburgh Epworth league is entirely supporting the Java mission. Rev. Dr. O. R. Avison, head of the mission school and hospital at Soel, Korea, also spoke.

올리버 R. 에비슨(펜실베이니아 주 피츠버그)이 아서 J. 브라운 (미국 북장로교회 해외선교본부 총무)에게 보낸 편지
(1915년 1월 5일)

1880 클레이턴 애비뉴, 피츠버그,
1915년 1월 5일

친애하는 브라운 박사님,

에그버트 양의 급여에 대한 박사님의 전보가 어젯밤에 왔습니다. 저는 오늘 아침 클리블랜드를 며칠 동안 방문할 채비를 하고 있으므로 지금 당장 최선을 다해 서둘러 답장을 쓰고 있습니다.

저는 쉴즈 양의 급여에 대한 박사님의 설명을 통하여 유티카 노회의 여자들이 그 돈으로 에그버트 양의 급여 지불을 원하지 않고 쉴즈 양에게 급여 지급를 유지하고 싶어 한다고 판단하고 있습니다. 저는 그들이 에그버트 양의 급여 지급으로 변경을 허락해 주기를 바랐고, 쉴즈 양의 복귀가 최종 결정되면 그녀의 급여를 마련할 시간이 있을 것이라고 생각하였지만, 그들이 그렇게 하기를 원하지 않는다면 우리는 문제를 해결할 다른 방법을 찾아야 합니다.

다른 선교본부로부터 그녀의 지원을 확보할 가능성에 대하여 저는 현재로서는 북감리교회가 제안된 협동에 호의적인 듯하고 간호부 두 명을 보낼 가능성이 매우 높지만, 노스 박사가 돌아올 때까지 확실한 조치를 취할 수 없다고 생각한다는 것만 말씀드릴 수 있습니다. 저는 어젯밤에 올덤 박사와 꽤 오랫동안 이야기를 나누었고, 그는 위의 견해를 표명한 다음 그들은 노스 박사가 3월에 돌아올 것으로 기대한다고 말하였습니다. 어쨌든 우리는 늦어도 이번 봄에 이 문제를 해결할 수 있기를 바랄 수 있습니다.

남감리교회와 간호부에 대한 논의를 말씀드리자면, 그들의 여자 업무를 담당하는 총무인 헤드 양은 저에게 자신이 속한 교회에서 두 명의 여자를 염두에 두고 있는데, 자신은 그중 한 명이 가장 예외적인 여자로서 적합할 것이라고 말하였습니다. 그래서 저는 문제가 해결되는 대로 한 명을 보낼 것이라고 생각합니다. 하지만 저는 즉시 그녀에게 편지를 써서 확실히 알아낼 것입니다. 화이트 박사가 그녀에 대해 한 설명을 보면 그녀가 그 자리에 적합한 여성일 가능성이 높다고 판단하기 때문에 그동안 에그버트 양을 붙잡아 두시기를 부탁드립니다.

저는 지난 12일 동안 박사님께 여러 통의 편지를 썼지만 아직 답장을 받지 못하였으며, 편지에 언급된 주제에 대하여 박사님이 답장을 쓸 수 있는 입장이 되면 좋겠습니다.

특히, 저는 제가 이 나라에 더 오래 머물면서 제안된 협력을 제대로 진행하려고 노력하는 것에 대하여 박사님이 어떻게 생각하시는지 알고 싶습니다.

또한 1월 13일과 14일에 열리는 가든 시티의 회의에서 세브란스 기관에 관심이 있는 선교본부의 모든 총무들과 연석 회의를 가질 수 있도록 제가 준비할 수 있다고 생각하십니까? 어젯밤 올덤 박사와 대화하면서 제가 이것을 제안하였고, 그는 그것이 실행 가능하고 유익할 것이라고 생각하였습니다. 우리는 그런 식으로 서로의 의견들을 더 철저하게 이해할 수 있었습니다. 저는 정규 회의 전, 도중 또는 후에 여러분들 모두에게 가장 편리한 대로 그곳에 있을 수 있습니다. 아니면 미리 가서 논의 기회가 생길 때마다 대비할 수도 있습니다.

저에게 다음 주소로 연락해 주세요.

오하이오 주 클리블랜드 53가(街) 2354 이스트

안녕히 계십시오.
O. R. 에비슨

Oliver R. Avison (Pittsburgh, Pa.), Letter to Arthur J. Brown (Sec., BFM, PCUSA) (Jan. 5th, 1915)

1880 Clayton Ave., Pittsburgh, Pa.
Jan. 5/15

Dear Dr. Brown: -

Your telegram concerning salary for Miss Egbert came last night. I am just getting ready this morning to go to Cleveland for a few days & so hasten to reply as best I can at this time.

I judge from your statement concerning Miss Shields' salary that the Utica ladies do not wish to transfer it to Miss Egbert but wish to hold it for Miss Shield. I had hoped they would allow it to go for Miss Egbert now and then there would be time to arrange for a salary for Miss Shields if it finally decided she should return, but if they do not wish to do that we must look for some other way of solving the problem.

Speaking of the possibility of securing her support from another Board I can only say at this time that the Meth. Board North while apparently favorable to the cooperation proposed and very likely to send two nurses feel they cannot take any definite steps till Dr. North returns. I had quite a long talk with Dr. Oldham last evening and he expressed the above view and then said they expected Dr. North back in March. We can at any rate hope to solve the problem this spring if not earlier.

Speaking of the S. Methodists & a nurse I may say that Miss Head, the Secretary in charge of their Woman's work, told me she had two women of their Church in mind either one of which would be suitable - most unusual women she felt, - so I suppose they will send one of them as soon as the matter is put in shape. I will however write to her at once and find this out definitely. In the meantime please hold on to Miss Egbert as I judge from Dr. White's statement concerning her that she is likely to be a good woman for the position.

I wrote you several letters within the last twelve days but have not heart from you & will be glad to do so when you are in a position to write me on the subjects referred to in them.

In particular I would like to know what you think about my remaining in this country longer and trying to get the proposed cooperation into working order.

Also do you think I can be arranged so that I can have a joint conference with the all Secretaries of the Board interested in the Severance institution who may be at the Conference at Garden City Jan 13 & 14th. In talking with Dr. Oldham last evening I suggested this and he thought it would be feasible and might be profitable. We could get a more through understanding in that way of one another's news. I can be there before the regular Conference, durin git, or after it as may be most convenient for you all. Or I can go in advance & be ready for any hour at which an opportunity for conference may offer.

Kindly address me at

    2354 E. 53th St.,
    Cleveland, Ohio

Very sincerely
O. R. Avison

19150105

아서 J. 브라운(미국 북장로교회 해외선교본부 총무)이 올리버 R. 에비슨(펜실베이니아 주 피츠버그)에게 보낸 편지 (1915년 1월 5일)

1915년 1월 5일

O. R. 에비슨 박사,
1880 클레이턴 애버뉴, N. S.,
펜실베이니아 주 피츠버그

친애하는 에비슨 박사님,

우리는 박사님의 12월 26일자[61]와 12월 28일자[62] 두 통의 편지를 받았습니다. 저는 어제 열린 선교본부 회의까지 박사님의 안식년 연장 문제를 보류해야 했습니다. 선교본부는 서울의 의료 시설과 장비에 대한 추가 호소를 장로교인들에게 하는 것이 적절하지 않다고 생각하고 있는데, 부분적으로는 세브란스 씨와 [더들리 P.] 알렌 박사의 기부금과 약정이 다른 기관들이 받을 수 있는 것보다 서울 기관에 훨씬 더 관대하기 때문이고, 부분적으로는 재정 상황이 너무 절박해서 선교본부가 더 이상의 호소를 허가할 수 없다고 느끼고 전 세계 선교사들에게 연합하여 적자를 메우고 올해의 큰 책임을 이행하는 데 필요한 막대한 금액을 확보하도록 촉구해야 하기 때문입니다. 선교본부가 다른 선교부와 안식년 중인 그들의 대표자로부터 특별 호소 허가를 위한 긴급 호소를 거부하지 않는 주(週)는 한 주도 없습니다. 하지만 그러한 호소 중 많은 호소가 선교본부에 강한 인상을 남깁니다. 그러나 박사님이 이 나라에 몇 주 동안 더 머물면 한국에서 사역을 하고 있는 다른 선교본부로부터 더 큰 재정적 협력을 확보할 수 있다고 믿을 만한 이유가 있다면, 선교본부는 그렇게 하는 것이 현명할 것이라고 강하게 생각하고 있습니다. 서울의 의료 기관은 사실상 한국에 있는 모든 선교부의 이익을 위한 연합 기관이 되었고 다른 교단도 도움을 주어야 합니다.

선교본부는 박사님이 이런 식으로 추가 시간을 보낼 것이라는 이해 하에 진심

---

[61] Oliver R. Avison (Pittsburgh, Pa.), Letter to Stanley White (Sec., BFM, PCUSA) (Dec. 26th, 1914)
[62] Oliver R. Avison (Pittsburgh, Pa.), Letter to Arthur J. Brown (Sec., BFM, PCUSA) (Dec. 28th, 1914)

으로 박사님의 안식년과 본국 수당을 3월 31일까지 연장하였습니다. 우리는 박사님이 그보다 일찍 출항하기를 원하실 것이라는 점을 이해하지만, 박사님의 업무가 허락하는 한 최대한 일찍 출항하셔도 됩니다.

오늘 에스텝63) 양은 사무실을 방문하였습니다. 박사님도 아시다시피 그녀는 박사님과 함께 출항할 것으로 기대하고 있습니다. 저는 박사님이 예상하였던 대로 2월에 출항하지 못할 수도 있고, 박사님이 그녀와 연락을 유지하고 가능한 한 빨리 그녀가 출항해야 할 정확한 날짜를 알려줄 것이라고 확신한다고 그녀에게 말하였습니다.

우리는 약사와 치과의사를 지원(支援)하는 것에 대한 박사님의 지적에 감사드립니다. 하지만 우리는 세브란스 씨와 알렌 부인의 약속이 있지만 그 외의 다른 장로교회 자금은 보이지 않아 그것을 어떻게 마련할 수 있는지 알지 못하고 있습니다. 선교본부의 판단에 따르면 두 사람의 아내를 여자 선교본부에 배정하는 것은 실행 가능하지 않을 것인데, 그렇게 하면 선교본부가 다른 업무에 사용할 수 있는 기금으로 비용을 지불하게 되기 때문입니다. 여자 선교본부는 현재 사업에서 우리가 의존하는 주요 단체 중 하나입니다. 선교본부는 서울 의료 사업의 지출 증가는 세브란스 씨와 알렌 부인 또는 다른 교단의 선교본부나 기부자의 특별 약정으로 충당해야 한다고 생각하고 있습니다.

박사님은 다음 주에 가든 시티에서 열리는 북미 해외 선교회의 연례 회의에 참석하는 것이 박사님께 이점이 될지 묻고 있습니다. 그것은 안식년 중인 선교사들에게 매우 흥미로운 행사이며, 그들은 언제나 환영을 받습니다. 하지만 나는 박사님이 염두에 두고 있는 목적을 위하여 어떤 이점을 얻을 수 있을지 모르겠습니다. 그 회의 동안 총무들은 시간에 대한 압박이 엄청나며, 사이의 시간은 심지어 늦은 밤까지도 특별 위원회 회의와 논의로 가득 차 있어 선교사와 함께 논의를 하거나 회의 업무에 참석하는 것 외에는 다른 일을 하는 것이 불가능합니다. 따라서 박사님이 온다면, 그것은 박사님이 개인적으로 회의를 즐기기 위한 것이지, 박사님의 일에 진전을 이룰 수 있기를 기대하기 위한 것이 아니라고 생각합니다. 이렇게 말씀드리게 되어 유감스럽지만, 저는 이 회의에 대한 오랜 경험에서 말씀드리는 것입니다. 나는 회의와 내가 해야 할 위원회 업무 때문에 다른 것을 시도하는 것이 전혀 불가능합니다.

나는 개인적으로, 박사님이 출항하기 전에 박사님을 더 많이 볼 수 있기를 진심으로 바랍니다. 사랑하는 형제여, 나는 당신을 훨씬 더 많이 생각하고 있으며,

---

63) 캐스린 M. 에스텝(Kathlyn M. Esteb, 1876~1960)

박사님이 뉴욕에 왔을 때 내가 할 일이 너무 많아서 시간을 내기가 힘든 상황에서, 나는 박사님의 훌륭한 사업에 훨씬 더 깊은 관심을 가지고 있습니다.

에비슨 부인께도 따뜻한 안부를 전합니다.

안녕히 계십시오.
[아서 J. 브라운]

Arthur J. Brown (Sec., BFM, PCUSA), Letter to Oliver R. Avison (Pittsburgh, Pa.) (Jan. 5th, 1915)

AJB/K/   January 5th, 1915

Dr. O. R. Avison,
   1880 Clayton Ave., N. S.,
   Pittsburgh, Penn.

My dear Dr. Avison: -

We have your letter of December 26th and your two letters of December 28th. I had to hold the question of furlough extension until the Board meeting, which was held yesterday. The Board feels that it is not expedient that further appeals for the medical plant and equipment in Seoul should be made to Presbyterians, partly because the gifts and pledges of Mr. Severance and Dr. Allen represent a far more generous provision for the Seoul institutions than other institutions can get and, partly because the financial situation is so desperate that the Board feels unable to authorize further appeals and is obliged to call upon missionaries everywhere to unite with it in securing the heavy amount necessary to cancel the deficit and carry the great obligations of the year. Not a week passes tat the Board is not declining urgent appeals from other Missions and their furloughed representatives for permission to make special appeals, although many of those appeals make a strong impression upon the Board. If, however, you have reason to believe that by prolonging your stay in this country a few weeks you could secure larger financial cooperation from other Boards having work in Korea, the Board strongly feels that it would be wise for you to do so. The Seoul medical institutions have virtually become union institutions for the benefit of all Missions in Korea and the other denominations ought to help.

With the understanding that you will spend any additional time in this way the Board very cordially extended your furlough and home allowance to March 31st. We understand that you will wish to sail earlier than that, but you can go as much earlier as your work will permit.

Miss Esteb was in the office to-day. She is expecting as you know to sail with you. I told her that you might not be able to start in February as you had expected and that I was sure that you would keep in touch with her and let her know as soon as possible the exact date on which she should come.

We appreciate the point you make about the support of both the pharmacist and dentist. We do not see, however, how that could be arranged under the pledges of Mr. Severance and Mrs. Allen and no other Presbyterian money is insight. It would not be practicable in the judgment of the Board to assign the wife of either to a Woman's Board as that would be having the Board pay for it out of its funds that are available for other work; the Woman's Boards being among our chief dependence for the current work. The Board feels that any increase in expenditure in the Seoul medical work should be covered by the special pledges either of Mr. Severance and Mrs. Allen or of other denominational Boards or givers.

You ask whether it would be an advantage to you to come to the Annual Meeting of the Foreign Missions Conference of North America next week in Garden City. That is a very interesting occasion for furloughed missionaries and they are always welcome. I do not see, however, that there would be any advantage to be gained for the purpose that you have in mind. The pressure upon the time of the Secretaries during that Conference is so tremendous and the intervening hours, even to late at night, are so filled with special committee meetings and conferences that it is simply impossible to have any conferences with missionaries or to do anything else than attend to the conference business. If you come, therefore, I think it would be with a view to your personal enjoyment of the Conference and not with the expectation of being able to make any headway with your work. I am sorry to be obliged to say this, but I speak out of a long experience with these Conferences. For myself, the sessions of the

Conference and the committee work that I have to do make it utterly impossible for me to attempt anything else.

Personally, I wish most heartily that I could see more of you before you sail. I think a whole lot more of you, my dear brother, and am far more deeply interested in your splendid work than it may be easy for you to realize when you come to New York where I an beset behind and before with so many things that demand my time.

With warm regards to Mrs. Avison, I remain,

Affectionately yours,
[Arthur J. Brown]

19150108

존 F. 겐소(한국 선교부 재무)가 러셀 카터(미국 북장로교회 해외선교본부 부재무)에게 보낸 편지 (1915년 1월 8일)

(중략)

포사이드 양이 작년 봄에 떠났다고 가정하면 누가 양성소를 맡았을까요? 졸업할 학급이 있었고, 이 일을 맡을 사람이 전혀 없었습니다. 그녀는 훌륭한 업적을 쌓았고, 학교의 수준을 높였으며, 에비슨 박사로부터 아직 그녀를 대신할 사람을 찾지 못하였다는 편지를 받고, 그녀는 봄까지 남기로 결정하였습니다. 그녀가 사직한 이유는 모르겠지만, 그녀에게 이 문제에 대하여 직접 편지를 써 달라고 요청하였습니다. 그녀가 다음 달에 떠나기로 결정하였다 하더라도 그것은 양성소는 문을 닫고 병원 감독도 없게 된다는 것을 의미할 것입니다. (……)

John F. Genso (Treas., Kor. Mis.), Letter to Russell Carter (Assist. Treas., BFM, PCUSA) (Jan. 8th, 1915)

(Omitted)

Suppose that Miss Forsyth had left last Spring, who would have taken charge of the training school? There was a class about ready to graduate and there was absolutely no one to take up this work. She has built up a fine work, raised the standard of the school and having just received a letter from Dr. Avison stating that as yet he has found no one to take her place she has decided to remain until Spring. What her reasons are for resigning I do not know but I have requested her to write to you direct on this subject. Even had she decided to leave next month it would have meant the closing of the training school and no superintendent for the hospital. (……)

19150113

아서 J. 브라운(미국 북장로교회 해외선교본부 총무)이 한국 선교부로 보낸 선교본부 회람 편지 제258호 (1915년 1월 13일)

(중략)

O. R. 에비슨 박사 부부

에비슨 박사는 존 L. 세브란스 씨와 더들리 P. 알렌 박사 부부의 승인을 받아 한국에서 사역을 하는 다른 선교본부가 서울에서 의료 업무에 관심을 갖고 유지 관리 비용에 더 큰 부분을 차지하기를 바라고 있습니다. 그는 이 선교본부들의 사무실을 방문하고 있습니다. 이 업무는 조금 더 오랜 시간이 필요할 수 있고 그가 항해하기 전에 가능한 한 빨리 끝내는 것이 현명해 보이므로 그의 안식년은 3월 31일까지 연장되었습니다. 그는 이달 초에 항해할 수 있게 되기를 바라고 있으며, 훈련된 간호부인 에스텝 양이 그들과 동행할 것입니다. (……)

Arthur J. Brown (Sec., BFM, PCUSA), Board Circular Letter to the Korea Mission, No. 258 (Jan. 13th, 1915)

(Omitted)

Dr. and Mrs. O. R. Avison.

Dr. Avison, with the approval of Mr. John L. Severance and Dr. and Mrs. Dudley P. Allen, is trying to interest other Boards having work in Korea in the medical work at Seoul in the hope that they will take a larger part in the cost of maintenance. He has been visiting the offices of these Boards. As this work may require a little longer time and it seems wise to have him finish it as far as possible before he sails his furlough has been extended to March 31st. He hopes to be able to sail earlier in the month and Miss Esteb, the trained nurse, will accompany them. (……)

A. 어빙 러들로(서울)가 아서 J. 브라운(미국 북장로교회 해외선교본부 총무)에게 보낸 편지 (1915년 2월 1일)

(중략)

한국에 오기 전에 저의 아내는 건강하였고 병도 거의 앓지 않았습니다. 서울에 도착한 직후(1912년 1월) 우리는 재령으로 파견되었습니다. 그곳에서 우리는 심각한 수술을 많이 하였습니다. 저의 아내는 여러 수술을 보조하였는데, 그것은 당시 우리가 인식한 것보다 더 많은 신경성 긴장을 유발하였습니다. (여름의 가장 더운 날 중 하나이었던) 7월 29일에 그녀는 맹장염으로 깨어났습니다. 우리는 그녀를 가마에 태워 5시간 30분 동안 철로로 이동하였고, 그런 다음 5시간 더 기차로 이동하여 세브란스 병원으로 가서 에비슨 박사와 제가 그날 저녁 늦게 수술을 하였습니다. 우리가 장마철 한가운데 있었기에 그녀의 회복은 조금 더디었습니다. (......)

Alfred Irving Ludlow (Seoul), Letter to Arthur J. Brown (Sec., BFM, PCUSA) (Feb. 1st, 1915)

(Omitted)

Before coming to Korea my wife was in good health and had experienced very little sickness. Shortly after our arrival in Seoul (Jan 1912.) we were sent to Chai Ryung. At that place we had many serious surgical operations. My wife assisted in several of these which caused more nervous strain than we realized at the time. On the 29th. of July (one of the hottest days of the summer) she awoke with a severe attack of appendicitis. We had to have her carried by chair for a five and a half hour's trip to the railroad and then five hours more by train to Severance hospital where Dr. Avison and I operated late that same evening. Her recovery a little slow as we were in the midst of the rainy season. (......)

올리버 R. 에비슨(오하이오 주 클리블랜드)이 로버트 P. 매케이(캐나다 장로교회 해외선교위원회 총무)에게 보낸 심야 편지 (1915년 2월 3일)

심야 편지
캐나다 그레이트 노스 전보회사

6 bu a 80 NL
오하이오 주 클리블랜드 1915년 2월 3일

신학박사 매케이 목사,
　　콘페더레이션 생명 보험 건물 439,
　　온타리오 주 토론토

　　실행 위원회에서 서울의 의료 업무 협력 원칙을 채택하고 가능한 한 조속히 시작하기를 간절히 바랍니다. 저는 새로 임명된 의사를 서울에 배정할 것을 촉구합니다. 합당한 기대가 없다면 이번 여름에 케네디나 다른 훌륭한 사람을 파견할 수 있을 것입니다. 의학교와의 관계는 현재 가장 중요한 의료적 책임이 아닙니다. 한국의 새로운 의사가 방사선을 이해하고 있으며 방금 장비를 구입하였기 때문에 즉시 업무를 시작할 수 있을 것입니다.

　　O R 에비슨

오전 1시 53분

Oliver R. Avison (Cleveland, O.), Night Letter to Robert P. Mackay (Sec. FMC, PCC) (Feb. 3rd, 1915)

Night Letter
The Great North Western Telegraph Company of Canada

6 bu a 80 NL
EA Cleveland Ohio Feby 3 1915

Rev. Dr. McKay,
   439 Confederation Life Bldg.,
   Toronto, Ont.

Earnestly desire executive committee adopt principle of cooperation medical work seoul and in some degree begin soon as possible I would urge assignment newly appointed doctor to seoul unless you have reasonable expectation you can send Kennedy or other good man this summer is not your connection with medical college your most important medical responsibility at this moment I understand new Doctor for Korea understands the X-ray and as I have just purchased plant he could be of immediate service.

   O R Avison

153 a. m.

19150218

아서 J. 브라운(미국 북장로교회 해외선교본부 총무)이 한국 선교부로 보낸 선교본부 편지, 제262호 (1915년 2월 18일)

THE BOARD OF FOREIGN MISSIONS
OF THE
PRESBYTERIAN CHURCH IN THE U. S. A.
156 FIFTH AVENUE
NEW YORK

AJB/K

제262호   1915년 2월 18일

윌리엄 J. 샤이플리 박사와 루스 M. 래플리 양의 임명

한국 선교부 귀중

친애하는 동료들,

    샤이플리 박사와 래플리 양이 한국에 임명되고 배정되었다는 소식을 전하게 되어 기쁩니다. 샤이플리 박사는 필라델피아 치과대학에서 교육을 받은 치과의사입니다. 그는 O. R. 에비슨 박사에 의하여 서울의 세브란스 의학전문학교의 치과학 교수로 선발되었고, 존 L. 세브란스 씨와 더들리 P. 알렌 부인이 그를 지원하고 있습니다. 우리는 아직 정확한 출항 시기를 통보받지 못하였지만 여름 중 어느 때쯤 될 것입니다. 우리는 한국의 선교사로 유능한 치과의사가 합류하게 되어 여러분께도 큰 만족을 드릴 것으로 확신하고 있습니다.

    안녕히 계세요.
    아서 J. 브라운

브라운 박사는 이 편지에 서명하기 전에 떠나야 했습니다.

Arthur J. Brown (Sec., BFM, PCUSA), Board Letter to the Korea Mission, No. 262 (Feb. 18th, 1915)

THE BOARD OF FOREIGN MISSIONS
OF THE
PRESBYTERIAN CHURCH IN THE U. S. A.
156 FIFTH AVENUE
NEW YORK

OFFICE OF SECRETARY

AJB/K
No. 262   February 18th, 1915

Appointment of Dr. Wm. J. Scheifley and Miss Ruth M. Lappley

To the Korea Mission

Dear Friends: -

We have pleasure in announcing the appointment and assignment to Korea of Dr. Scheifly and Miss Lappley. Dr. Scheifly is a dentist who was educated at the Philadelphia Dental College. He was selected by Dr. O. R. Avison for the Chair of Denistry in the Severance Medical College in Seoul and his support has been undertaken by Mr. John L. Severance and Mrs. Dudley P. Allen. We have not yet been advised of the exact time of sailing, but it will be some time during the summer. It is a great satisfaction to us as we are sure that it will be to you to have a competent dentist added to the missionary staff in Korea.

Sincerely yours,
Arthur J. Brown per K

Dr. Brown was obliged to leave before signing this letter.

19150219

에비슨 박사가 금요일 밤 이곳에서 강연을 한다.
The Columbia Record (사우스캐롤라이나 주 컬럼비아), 11쪽

에비슨 박사가 금요일 밤 이곳에서 강연을 한다.

뉴욕의 O. R. 에비슨 박사가 사우스캐롤라이나 주 학생자원 운동의 후원으로 금요일 저녁 8시 제일 침례교회 주일학교 강당에서 강연을 한다. 에비슨 박사는 이 운동의 초청으로 이곳에 와서 강연을 하는 것이다. 샬럿에서 막 폐회한 평신도 대회에서 강연자 중 한 명으로 참석하였던 그는 평신도 대회에 참석하기 위하여 텍사스 주 댈러스로 향하는 길이다.

에비슨 박사의 주제는 '서울, 한국'이 될 것이다. 그는 23년간 의료 선교사로 활동하였으며, 스탠더드 오일의 사장이자 경영자이었던 고(故) 루이스 세브란스가 한국에 설립한 병원 및 의학교인 세브란스 연합 의학교 및 간호부 양성소의 교장으로 활동해 왔다. 세브란스 연합 의학교는 극동 지역을 대표하는 의료 기관으로, 일본 정부를 위하여 젊은 의사와 간호부를 양성하는 데 중요한 역할을 해왔다.

Dr. Avison Speaks Here Friday Night.
The Columbia Record (Columbia, S. C.), p. 11

Dr. Avison Speaks Here Friday Night

Dr. O. R. Avison of New York will speak Friday night at 8 o'clock in the auditorium of the First Baptist Sunday schools, under the auspices of the Students' Volunteer Movement of South Carolina. Dr. Avison comes here to speak at the invitation of the movement. He is en route to Dallas, Texas, to attend a laymen's convention, having been one of the speakers at the laymen's convention just adjourned in Charlotte.

Dr. Avison's subject will be "Seoul, Korea." For 23 years he was a medical missionary and president of the Severance Union Medical College and Training School for Nurses in Korea, a hospital and school founded by Louis Severance, late director and manager of the Standard Oil Co. It is a leading medical institute in the Far East and has been instrumental in training young men physicians and nurses for the Japanese government.

올리버 R. 에비슨(사우스캐롤라이나 주 컬럼비아)이 로버트 P. 매케이(캐나다 장로교회 해외선교위원회 총무)에게 보낸 편지 (1915년 2월 20일)

사우스캐롤라이나 주 컬럼비아,
1915년 2월 20일

친애하는 매케이 박사님,

저는 업무차 남쪽으로 와 있습니다. 이번 주 노스캐롤라이나 주 샬럿에서 열린 남장로교회 평신도 선교 대회에 참석하였는데, 3,300명의 대의원이 참석하였습니다. 두 명의 의사가 지원하였고, 체스터 박사는 그중 한 명을 보낼 수 있을 것이라고 확신한다고 말하였습니다. 그는 이미 의대 교수로 활동하였던 훌륭한 사람입니다. 그는 [남장로교회의] 두 번째 대표가 될 것입니다. 저는 2~3일 전에 사우스캐롤라이나의 학생 자원봉사자 대회에 참석하였고, 일요일 자정에 텍사스 주 댈러스로 출발할 예정인데, 그곳에서는 2월 23일에서 25일까지 남부 평신도 선교사 대회의 나머지 절반이 열립니다. 저는 서울에 있는 우리 의료 기관에 대한 이 선교부의 책임 분담에서 나머지 부분을 얻게 될 수 있게 되기를 바랍니다.

박사님은 텍사스 주 댈러스로 전보를 보내, 늦어도 2월 25일 저녁까지 평신도 선교 대회로 귀 선교본부의 회의 날짜가 저에게 전달되도록 해 주시겠습니까? 박사님은 아마 4월 초라고 하셨는데, 날짜를 알면 (한국으로 돌아가는) 항해 계획을 어떻게 세워야 할지 결정하는 데 도움이 될 것입니다. 저는 실행 위원회 회의 날짜에 토론토에 가는 것과 동시에 남쪽으로 가는 것이 어려웠기 때문에, 제가 여러분께 드리고 싶은 말씀을 담을 수 있을 것 같은 야간 편지를 보냈습니다. 여러분 중 많은 분들이 이미 제 생각을 알고 계시고 제가 바라는 목적에 공감해 주셔서, 제가 그곳에 가는 것보다 남쪽으로 가는 것이 더 시급하다고 생각하였습니다. 제가 말씀드렸듯이, 저는 우선 귀 선교본부가 서울에서의 우리 사업과 공식적으로 관계를 맺고, 그런 조치에 이어 상황이 허락하는 대로 빠른 시일 내에 임명을 해 주시기를 간절히 바랍니다. 즉, 공식적인 연결 자체가 우리에게 큰 도움이 될 것이라고 생각합니다. 실제 대표가 곧바로 이어질 수는 없겠지만, 실제 대표 (임명)도 당연히 매우 바람직할 것입니다.

저는 머지않아 토론토에 도착할 수 있기를 바랍니다. 다음 실행 위원회 회의의 예상 날짜를 전보로 알려주시겠습니까?

안녕히 계세요.
O. R. 에비슨

Oliver R. Avison (Columbia, S. C.),
Letter to Robert P. MacKay (Sec. FMC, PCC) (Feb. 20th, 1915)

Columbia, S. C.,
Feb. 20/15

Dear Dr. McKay: -

Here I am away down south in the interest of the work. I attended the Convention of S. Pres. Laymen in Charlotte, N. C. this week this had 3300 delegates. Two doctors offered and Dr. Chester said he felt sure they could send one of them – a fine fellow who has had experience already as a medical teacher. He will be their second representative. I have been here 2 or 3 day since at the S. Carolina Student Volunteer Convention and will start Sunday night at midnight for Dallas, Texas, where the other half of the S. res. Laymen's Convention will be held Feb. 23~25. I am hoping I may get the balance of this Mission's share of its responsibility for our Medical Institution in Seoul.

Will you kindly telegraph me to Dallas, Texas, so that it may reach me thre not later than Feb. 25th. evening, c/o Laymen's Missionary Convention, the date of the meeting of your Board? You spoke of its being probably in early April. Knowledge of a date will help me to decide as to what arrangements I should make for sailing. I found it difficult to go to Toronto at the date of your Exec. Com. meeting and also take this trip south so I sent you a night lettergram which I felt would say about what I wished to say to you and I felt a good many of you already knew my mind and sympathized with the object I have in view so that the need for me to go there was less urgent than that I should come south. As I said I am very desirous that your Board should as a first step re officially connected with our work in Seoul and that such action should in the second place be followed by an appointment as soon as circumstance will permit. That is I feel that official connection in itself will greatly help us even though it cannot be immediately followed by actual representation, though the latter will of course be very desirable too.

I shall hope to be in Toronto before long. Will you kindly say in your telegram also probable date of next meeting of your Exec. Com.?

Very sincerely,
O. R. Avison

19150222

올리버 R. 에비슨(댈러스로 가는 기차안에서)이 아서 J. 브라운 (미국 북장로교회 해외선교본부 총무)에게 보낸 편지 (1915년 2월 22일)

뉴올리언스를 경유하여 텍사스 주 댈러스로 가는 기차 안에서
1915년 2월 22일

신학박사 A. J. 브라운 목사,
　　해외선교본부 총무, 뉴욕

친애하는 브라운 박사님,

　　저는 지난 주에 노스캐롤라이나 주의 샬럿에서 열린 남장로교회 평신도대회에 참석하였습니다. 3,300명 이상의 대의원들이 참석한 훌륭한 모임이었고, 참석자들의 관심도 매우 뜨거웠습니다.
　　저는 그들 앞에서 10분 동안 발언할 수 있었습니다. 제 입장에서는 그리 긴 시간이 아니었지만, 그들에게 세브란스 의료 기지의 설립 경위, 운영 계획, 그리고 우리가 하려는 점과 바라는 점 등 세브란스 의료 기지의 존재를 알리려 노력하였습니다. 그 순간부터 모두가 저를 알아보고 제가 왜 그곳에 있는 이유를 아는 것 같았습니다.
　　의사 두 명이 선교본부, 아니 실행 위원회(그들이 그곳을 그렇게 불렀던 것 같습니다)의 파송을 받으면 가겠다고 신청하였습니다. 그중에서 한 명은 의과대학에서 가르친 경험이 있고, 매우 크게 존경을 받고 있으며 체스터 박사는 저에게 그런 사람을 보낼 방법을 그들이 찾을 수 있을 것이라고 확신한다고 말하였습니다. 제가 그곳을 떠나는 날 체스터 박사와 이 지원자 사이의 회의 시간이 정해져 있어서 그 일이 성사될 것이라는 소식만 기다리고 있습니다.
　　이렇게 되면 그가 그들의 두 번째 의사가 될 것입니다. 지금 저는 댈러스에서 열리는 다른 회의에 참석하기 위해 가고 있는데, 제가 그곳에서 친분을 쌓을 수 있는지, 그리고 그들의 몫이 될 간호부와 경상비의 분담금을 확보할 수 있는지를 알아보려고 합니다. 만일 그렇게 된다면 저는 정말 감사해할 것이고, 그 때문에 우리가 한국으로 돌아가는 것이 지연되더라도 제가 이런 식으로 후속 조치를 취

한 것이 현명하였다는 확신을 가질 수 있게 될 것입니다.

저는 내일 뉴올리언스에서 우리 교수진의 남감리교회 대표인 안이비인후과 과장인 바우만 박사를 만나기를 기대하고 있으며, 그가 그들의 두 번째 의사와 경상비의 분담금을 확보하는데 나서게 하도록 노력할 것입니다. 저는 그들에게 파송할 수 있는 간호부 한 명이 있는 것으로 생각하고 있습니다. 저는 바우만 박사와 5시간 가량 함께 있을 것으로 예상합니다.

저는 존 세브란스 씨에게 치과의사와 약사를 파송하는 데 어려움을 겪고 있다는 내용의 편지를 썼고, 방금 그로부터 아주 반가운 답장을 받았습니다. 저는 편지에서 그에게 두 명의 미혼 남자를 채용할 수 있기를 바랐지만, 지원한 사람들은 모두 기혼이거나 결혼을 앞둔 사람이었으며, 또한 이전에 박사님께 보낸 편지에서 가능하다면 약사를 우리 선교본부의 관할에 두는 것이 현명할 것이라고 느낀다고 썼다고 그에게 말하였지만, 치과의사 임명을 위하여 너무 많은 노력을 기울였기 때문에 철회하는 것은 매우 곤란할 것이며, 더 나아가 제가 현재 치과의사를 잃고 싶지 않은 두 가지 이유를 설명하였습니다. 첫째, 그가 그 자리에 적합한 사람일 가능성이 높아 보이기 때문입니다. 둘째, 현재 한국에 나와 있는 치과의사가 호감을 얻지 못하고 있어 새로운 사람이 오면 모두에게 환영받게 될 것이기에 지금이 바로 우리가 치과 진료를 시작하기에 특히 좋은 시기이기 때문입니다. 이런 상황을 고려하여 저는 그들이 두 사람의 후원을 감당하겠다는 생각을 하게 되기를 바랐다고 말하였습니다. 그러나 지난번에 뉴욕에서 만났을 때 그가 그 문제에 대하여 언급하지 않았기 때문에, 저는 그들이 다른 결정을 내린 것으로 생각하였지만, 우리가 어떻게 진행하면 더 나을지 그로부터 어떠한 제안이라도 받게 되면 기쁠 것이라고 말하였습니다.

저는 이제 이 문제를 언급한 그의 편지 중 일부를 인용하겠습니다. 이 편지는 푸에르토리코의 산후안에서 2월 9일 작성되었습니다.

"저는 박사님의 편지를 꼼꼼하게 읽었고, 알렌 박사가 마지막 투병 중일 때 박사님이 보낸 편지도 다시 읽었습니다.[64] 그래서 제가 상황을 이해하고 있다고 생각합니다. 지난번 알렌 박사님과의 면담에서 박사님께 제안을 드렸을 당시, 우리는 현재로서는 할 수 있는 일을 하고 있다고 생각하였고, 그렇게 느꼈습니다. 하지만 저는 박사님이 직면한 어려움을 알고 있습니다. 제가 알기로는 박사님에게는 기혼 약사와 결혼

---

64) 더들리 P. 알렌 박사는 1915년 1월 6일 사망하였다.

예정인 치과의사가 있는 것으로 알고 있습니다.

박사님은 편지들 중 하나에서 약사는 우리 선교본부의 관리 하에 있어야 하며, 따라서 우리의 직접적인 통제 하에 있어야 한다는 의견을 표명하셨는데, 저는 이 점에 동의합니다. 따라서 알렌 부인과 저는 기꺼이 그를 후원할 책임을 지겠습니다. 이제 치과의사에 대해서 저는 여전히 박사님이 다른 곳에서 지원을 확보하시는 것이 좋다고 생각하고 있습니다. 그러나 박사님이 한국으로 떠나기 전까지 그렇게 할 수 없다면, 제가 1년이 지나면 이 일에서 벗어난다는 양해 아래, 1년 동안 그를 책임지겠습니다. 이렇게 하면 박사님이 그의 후원을 찾을 기회가 더 많아질 것입니다. 또한 박사님의 계획을 진행하는 데 도움이 될 것입니다."

저는 다음과 같이 답장하였습니다.

우선 저는 우리가 직면한 문제에 대하여 귀하께서 보내주신 따뜻한 배려에 감사드립니다. 덕분에 다시 한번 우리를 도와주실 수 있었습니다. 이제 저는 귀하의 배려를 현재의 상황에 맞추어 조정하려 합니다. 우선, 저는 선교본부에서 샤이플리 박사와 그의 약혼녀를 우리 선교본부의 선교사로 임명한다는 공식 발표를 간절히 기다리고 있습니다. 귀하께서 아시다시피, 그는 치과의사입니다. 브라운 박사가 그와 선교본부와의 관계를 어떻게 재조정할지는 제가 그로부터 듣기 전에는 말할 수 없습니다. 저는 곧바로 귀하의 편지를 그에게 보여주고, 그에게 우리가 떠나기 전에 다른 지원을 찾을 수 없을 경우 귀하께서 바라는 것을 만족시키려면 어떻게 해야 할지 그리고 귀하의 선한 도움을 받아들이고 활용할 수 있도록 어떻게 해야 할지 물어 볼 것입니다.

친애하는 브라운 박사님, 이제 저는 박사님의 제안을 매우 진지하게 기다리겠습니다. 저는 어려움이 있을 것이고, 분명 이러한 어려움 중 몇 가지는 박사님의 마음에도 있을 것이라는 것을 알 수 있습니다. 그러나 제가 말씀드리는 내용이 박사님께 명확하게 전달되지 않을 수도 있기 때문에 박사님이 충분하게 생각해 보시기 전까지 아무 말씀도 드리지 않겠습니다. 저는 이번 주 금요일까지 텍사스 주의 댈러스에 체류할 예정입니다. 제가 그곳에서 어떤 경로를 선택할지 결정되면 박사님이 편지를 보내실 수 있는 곳을 전보로 알려드리겠습니다.

이 문제에 하나님의 인도하심을 간구하며,

안녕히 계십시오.
O. R. 에비슨

Oliver R. Avison (On Train en route to Dallas, Texas via New Orleans), Letter to Arthur J. Brown (Sec., BFM, PCUSA) (Feb. 22nd, 1915)

On train en route to Dallas, Texas via New Orleans,
Feb. 22, 1915.

Rev. Dr. A. J. Brown,
　Sec., Board Foreign Missions, New York

Dear Dr. Brown: -

I attended the S. Presbyt. Laymem's Convention at Charlotte, N. C., last week. It was a great gathering, the delegates numbering over 3300, and the interest was very marked.

I was allowed ten minutes to stand before them, not a long time from my standpoint, but I managed to acquaint them with the existence of the Severance Medical Plant, how it was obtained, what it is doing, what is planned for it and what we want them to do in it and for it and I found from that time everybody seemed to know me and what I was there for.

Two doctors offered to go if the Board would send them or rather the Exec. Committee I think they call it. One of them is a man who has had experience as a teacher in a medical school and is very highly regarded and Dr. Chester told me he was sure they could find away of sending such a man as that and as a time had been fixed for a conference between Dr. Chester and this candidate on the day I left there I am just waiting for news that it will go through.

This will make their second doctor and now I am on my way to their other Conference at Dallas to see if I can get acquainted there and get their nurse and the money for Current Expenses which would constitute their share. If this can be done

I shall feel very grateful and be assured that I have done wisely in following things up in this way even though it has delayed our return to Korea.

At New Orleans tomorrow I hope to meet Dr. Bowman, the S. Methodist representative on our staff, head of the Eye, Ear, Nose and Throat Dept., and try to get him at work securing their second doctor and their quota of Current Expense. I think they have a nurse whom they can send out. I expect to have about 5 hours with Dr. Bowman.

I wrote Mr. John Severance concerning our difficulty in the sending out of both a dentist and a pharmacist and have just received a very nice letter from him in reply. In my letter I laid before him the hope that I had had that we could get two unmarried men to fill these positions but that all who had applied were either married or just about to be and also told him what I had previously written you that I felt it would be wise to have the pharmacist under our Board if possible but that we had gone so far towards the appointment of the Dentist that it would be very awkward to withdraw and that moreover I was very 10th to lose the present dentist for two reasons, - First because he seems likely to prove a good man for the place, Second because this is a specially good time for us to inaugurate the dental work in view of the fact that the dentist who is now out there is in disfavor and a new man will be welcomed by all. In view of the situation I said I had hoped they might feel like undertaking both men but as he had not referred to it when I met him last in New York I presumed they had decided otherwise but that I would be glad of any suggestion from him as to how we had better proceed.

I will now quote that part of his letter which refers to this subject. It was written from San Juan, porto Rico on Feb. 9th.

> "I have read your letter over carefully and reread those you wrote to Dr. Allen during his last illness so I think I understand the situation. In making our proposition to you when last in conference with Dr. Allen we thought and felt we were doing we could at the present time. I realize, however, the difficulties which confront you. As I understand it you have available a pharmacist who is married; also a dentist who is to be married.
>
> In one of your letters you express the judgment that the pharmacist should be under our own Board and therefore more directly under our own

control and in this I agree with you. Therefore I think Mrs. Allen and I would prefer to be responsible for his support. Now as to the Dentist, I still think you should secure his support from some other source. But if you are unable to do so before you leave for Korea I will be responsible for him for one year with the understanding I shall be relieved of this at the end of that time. This will give you further opportunity of finding his support. It will also permit you to proceed with your plans."

I have replied as follows, -

"In the first place I want to thank you for the very kind consideration you have given to the problem which has been facing us which has led you to again come to our relief. I am now trying to adjust your kind off to the circumstances of the moment. The first consideration is that I am just awaiting a letter from the Board which will I anticipate announce the actual appointment of Dr. Scheifley and his fiancee as missionaries of our Board. As you may remember he is the dentist. Just how Dr. Brown will plan to readjust his relationship to the Board I cannot tell till I hear from him. I shall lay your letter before him right away and ask him what can be done to meet your desire and enable us to accept and use your good help if it turns out that no other support can be found before we go."

And now my dear Dr. Brown I will await some suggestions from you with very great interest. I can see difficulties and doubtless some of these may occur to your own mind but I prefer not to say anything until you have thought it over lest I make matters less clear than they may appear to you. I shall be in Dallas, Texas, till Friday of this week and when I decide what my course will be from there I will telegraph where you can catch me with a letter.

Praying for God's guidance in this matter

Yours very sincerely
O. R. Avison

19150224

사우스캐롤라이나 주, 교회 소식. *Presbyterian Standard*
(노스캐롤라이나 주 샬럿) 56(8) (1915년 2월 24일자)

사우스캐롤라이나

컬럼비아 - 사우스캐롤라이나 학생 자원봉사단이 2월 19, 20, 21일 컬럼비아에서 회의를 개최하였다. 한국에서 귀국한 선교사인 R. T. 코이트 목사와 에비슨 박사가 강력한 메시지를 전하였다. 에비슨 박사는 북장로교회 선교본부 소속의 의료 선교사로서, 22년 동안 서울에서 병원 운영, 의사 및 간호부 교육 외에도 매우 성공적인 사역을 펼쳐 왔다.

South Carolina, Church News.
Presbyterian Standard (Charlotte, N. C.) 56(8) (Feb. 24th, 1915)

South Carolina

Columbia - The Student Volunteers of South Carolina are holding a meeting in Columbia, covering February 19, 20 and 21. Strong addresses have been made by Rev. R. T. Coit and by Dr. Avison, both missionaries from Korea. Dr. Avison is a medical missionary under the Northern Presbyterian Board, and has for twenty-two years been doing most successful work in Seoul, besides running a hospital, educating doctors and nurses.

19150301

아서 J. 브라운(미국 북장로교회 해외선교본부 총무)이
올리버 R. 에비슨(오하이오 주 클리블랜드)에게 보낸 편지
(1915년 3월 1일)

AJB/B   1915년 3월 1일

O. R. 에비슨 박사,
    55가(街) 2354 이스트,
    오하이오 주 클리블랜드

친애하는 에비슨 박사님,

    인디애나폴리스에서 선교를 주제로 몇 차례 강연을 하고 돌아와서 박사님의 2월 22일자 편지65)를 발견하였습니다. 나는 박사님이 샬럿과 댈러스에서 그렇게 즐거운 시간을 보냈다니 기쁩니다.
    세브란스 씨와 [더들리 P.] 알렌 박사는 그들이 치과의사 혹은 약사 중 한 사람을 지원하겠지만, 다른 사람은 다른 교회에서 지원해야 한다고 생각한다는 확신을 대단히 강하게 표현하였습니다. 나는 그가 박사님께 보낸 2월 9일자 편지에서 박사님이 발췌한 내용에 주목하고 있지만, 그가 떠나기 전에 나에게 하였던 말과 연관시켜서 그와 알렌 부인에게 두 사람 모두를 후원하라고 압박을 가하는 것은 현명하지 않을 것이라고 생각하고 있습니다. 어느 선교본부가 그의 급여를 지불하더라도 그는 박사님이 교장인 기관의 교수가 될 것이기 때문에 나는 통제 문제가 중요하다고 생각하지 않습니다.
    나는 샤이플리 박사가 나에게 보낸 2월 20일자 및 25일자 편지에 대한 답장으로 내가 방금 그에게 쓴 편지의 사본을 동봉합니다. 나는 우리가 그의 빚을 갚고 그의 사무실 장비 대금을 지급해야 한다고 그가 기대하는 것을 이해하지 못하겠습니다. 박사님은 그 문제에 대하여 그 및 세브란스 씨와 어떻게 양해하였습니까?

---

65) Oliver R. Avison (On Train en route to Dallas, Texas via New Orleans), Letter to Arthur J. Brown (Sec., BFM, PCUSA) (Feb. 22nd, 1915).

안녕히 계세요.
[아서 J. 브라운]

동봉물

Arthur J. Brown (Sec., BFM, PCUSA), Letter to Oliver R. Avison (Cleveland, O.) (Mar. 1st, 1915)

AJB/B   March 1. 1915.

Dr. O. R. Avison,
   2354 East 55th St.,
   Cleveland, Ohio.

My dear Dr. Avison: -

On returning from Indianapolis, where I was delivering some missionary lectures, I find your letter of February 22nd. I am glad that you had such a happy time in Charlotte and Dallas.

Mr. Severance and Dr. Allen very strongly expressed to me their conviction that, while they would support either the dentist or the pharmacist, they felt that the other man should come from another communion. I note your extract from his letter to you of February 9th, but taking it in connection with what he said to me before he left, I think it would be unwise to press him and Mrs. Allen to support both men. I do not see that the question of control is important, for no matter what Board pays the man's salary he is to be on the staff of the Institution of which you are president.

I enclose copy of a letter that I have just written to Dr. Scheifly in response to his letters to me of February 20th and 25th. I do not understand about his expectation that we should pay his debt and pay for his office equipment. What understanding did you have with him and with Mr. Severance on that subject?

Cordially yours,
[Arthur J. Brown]

Enc.

19150303

올리버 R. 에비슨(온타리오 주 토론토)이 아서 J. 브라운(미국 북장로교회 해외선교본부 총무)에게 보낸 편지 (1915년 3월 3일)

캐나다 토론토 찰스 스트리트 웨스트 79,
1915년 3월 3일

신학박사 A. J. 브라운 박사,
   뉴욕 시 5 애버뉴 156 해외선교본부 총무

친애하는 브라운 박사님,

   저는 남부에서 노스캐롤라이나 주 샬럿과 텍사스 주 댈러스에서 열린 남장로교회 평신도대회에 참석하고 돌아와 방금 이곳에 도착하였습니다. 박사님이 보내주신 여러 통의 편지를 받게 되어 매우 기쁩니다.
   첫 번째 것은 한국 선교부로 보낸 선교본부 편지 제260호[66])이며, 포사이드 양이 11월 1일 또는 한국의 실행위원회와 포사이스 양이 상호 합의하는 날짜까지 사역을 지속할 수 있도록 하는 내용이 담겨 있습니다. 선교본부의 결정에 깊이 감사드립니다. 덕분에 우리에게 절실히 필요하였던, 그리고 우리가 기도해 온 구원을 얻을 수 있었습니다. 또한 포사이드 양이 기꺼이 남아서 도와준 것에도 깊이 감사드립니다. 저는 그녀가 분명 그렇게 할 것이라고 확신하였습니다. 이로써 우리는 기도 목록에서 한 가지를 더 지울 수 있게 되었습니다. 하나님은 기도에 매우 신실하게 응답하십니다.
   두 번째 것은 선교본부 편지 제261호[67])로서, 샤이플리 박사와 래플리 양을 선교사로 임명해서 세브란스병원과 의학교에서 일을 하도록 선교사로 임명하였다는 공지로서, 이는 상당한 기간 동안 우리의 마음에 자리 잡고 있던 또 다른 문제를 해결해 주고 있습니다. 저는 우리가 그 자리에 적합한 사람을 찾도록 인도되었다고 확신하고 있습니다.
   세 번째 것은 박사님이 샤이플리 박사와 래플리 양에게 그들의 선교사 임명 사실을 알리는 편지의 사본입니다. 두 사람 모두 박사님의 편지에 담긴 따뜻한

---

66) Arthur J. Brown (Sec., BFM, PCUSA), Board Letter to the Korea Mission, No. 260 (Feb. 16th, 1915)
67) Arthur J. Brown (Sec., BFM, PCUSA), Board Letter to the Korea Mission, No. 261 (Feb. 16th, 1915)

마음을 높이 평가하였을 것이라고 저는 확신합니다.

저는 (파송 전의) 기간을 보내는 가장 좋은 방법과 이어지는 학습 과정에 관하여 그와 서신을 주고 받았으며, 이것은 만족스럽게 진행될 것입니다.

네 번째 것은 저의 편지에 대한 짧은 답장으로, 치과의사보다 약사를 후원하겠다는 세브란스 씨의 설명, 그리고 샤이플리 박사에게 보낸 편지의 사본이 동봉되어 있었습니다.

저는 박사님이 약사에 대하여 언급한 내용에 주목하고 있습니다. 지원을 한 약사 2명은 모두 남부 출신인데, 한 사람은 남감리교인이고, 다른 사람은 남장로교인입니다. 저는 이 문제를 곧바로 그들의 선교본부들에 제기하여 어떻게 무엇을 할 수 있는지를 알아보겠습니다.

저는 샤이플리 박사가 박사님께 어떤 질문을 하였는지 잘 모르겠습니다. 그래서 제가 드린 답변보다 더 자세히 답변드리기 어려울 수도 있습니다. 제게 그의 편지가 있었다면 좋았겠지만, 치과 장비 문제가 관련되어 있다는 점은 말씀드릴 수 있습니다. 그는 진료실에 필요한 장비를 방금 구입하였는데, 그 비용의 일부만 지불되었고, 그 장비에 대한 부채가 그가 선교지로 나가는데 걸림돌의 하나가 되었습니다. 그래서 저는 그의 장비를 살펴보았고, 실질적으로 우리에게 필요한 수준이라고 판단하여 세브란스 씨의 약속에 따라 구매할 장비의 일부로 우리가 인수하여 그의 어려움을 덜어주겠다고 말하였습니다. 그가 가지고 있는 것 외에도 우리는 몇 가지 추가 장비를 사야 할 것 같은데, 그와 저는 이미 함께 장비를 선택하였습니다. 제가 부재 중이어서 연락이 쉽지 않았고, 정확한 상황 정보를 원해서 그가 박사님께 편지를 썼을 것이라고 생각합니다. 그동안 저는 그에게 이 문제에 대하여 자세히 편지를 쓰고 이곳으로 답장을 보내달라고 부탁하였습니다. 그래서 저는 이곳에서 곧 편지를 받을 것으로 예상하고 있습니다.

저는 그의 임명에 대한 공식 통지를 받기 전까지는 이 문제에 대하여 확실한 조치를 취할 수 없었습니다. 저는 그의 장비가 우리의 필요에 딱 맞고, 사실상 새 것이었으며, 그가 신속하게 선교지로 나갈 수 있도록 길을 열어주었기 때문에 제가 그의 장비를 구매한 것은 정당하다고 박사님이 느끼실 것이라고 생각합니다.

안녕히 계십시오.
O. R. 에비슨

Oliver R. Avison (Toronto, Ont.),
Letter to Arthur J. Brown (Sec., BFM, PCUSA) (Mar. 3rd, 1915)

79 Charles St. West, Toronto, Canada
Mar. 3, 1915.

Rev. Dr. A. J. Brown,
   Sec., Board For. Miss., 156 Fifth Ave., New York,

Dear Dr. Brown: -

I have just arrived here on my return from the South where I attended the S. presbyterian Laymen's Conventions at Charlotte, N. C., and Dallas, Tex., and find several letters from you which I am very glad to get.

The first one is a copy of your letter to the Mission No. 260 dealing with the continuance of Miss Forsyth until Nov. 1 or such time as may be mutually agreed upon by the Exec. Com. in Korea and Miss Forsyth. I greatly appreciate the action of the Board which will just give us the relief we so much need and for which we have been praying. I also greatly appreciate Miss Forsyth's willingness to stay and help out. I felt sure she would do this. This enables us to cross one more item from our prayer list. God is very faithful in answering prayers.

The second No. 261 announced to the Mission the appointment of Dr. Scheifley and Miss Lappley as missionaries to work in connection with the Severance Hospital and Medical College and solves another problem which has been on our hearts and list for a considerable period. I have confidence that we have been directed to a man who will fill the position well.

The third was a copy of your letter to Dr. Scheifley and Miss Lappley announcing their appointment. I am sure they would both appreciate the loving spirit of your letter.

I have been in correspondence with him as to the best way in which to spend the intervening time and the course of study to be followed and that is in a fair way to be satisfactorily arranged.

The fourth letter is a brief reply to my letter enclosing a statement from Mr. Severance as to the support of a pharmacist rather than the dentist, and also a copy of one written to Dr. Scheifley.

I note what you say as to the pharmacist. The two pharmacists who have applied are both Southern men, one a S. Methodist and the other a Southern Presbyterian. I shall take up the question with those Boards immediately and see what can be done.

I do not know just what questions Dr. Scheifley asked you and so I may not answer as fully as I might had I his letter before me but I may say that the matter of equipment of the Dental Department is involved. He had just purchased an outfit for his office which was only partly paid for and his indebtedness for the same was one of the obstacles to his going to the field. I therefore examined his outfit and found it practically what we need as far as it went and said we would take it over as part of the outfit we were to purchase under Mr. Severance's pledge and so relieve him of that difficulty. In addition to what he has we shall have to buy some additional equipment and he and I together have already selected it. I presume he wrote you about it as I was away at the time and he could not easily reach me and he wanted information as to the exact status of the matter. In the meantime I had written him in detail on the subject and asked him to reply to me here so I expect I shall get a letter from him here very soon.

I had been unable to do anything definite in the matter until I received official notification of his appointment. I think you will feel that I was justified in purchasing his outfit as it fitted our need, was practically new and opened the way for him to go the field speedily.

Very sincerely,
O. R. Avison

19150304

J. 프랭크 스미스, 댈러스의 남부 남자들이 선교 정신을 전파한다.
The Continent (시카고) 46(9) (1915년 3월 4일), 264, 287쪽

댈러스의 남부 남자들이 선교 정신을 전파한다.

4년 전, 남서부의 몇몇 평신도들이 채터누가에 가서 덤불이 불타는 것을 보았다. 그들은 고향에 있는 동료들에게 그 꿈이 실현되기를 간절히 바랐고, 미시시피 강 서쪽으로 그것을 옮겨심기로 결심하였다. (1915년) 2월 23일에서 25일에 그들의 꿈이 실현되었다.

그 꿈은 남부 교회 평신도 선교 운동 대회의 일부이었다. 텍사스의 장로교인들은 많은 것을 기대하였다. 버밍엄에는 1,200명이 넘는 대의원이 있었고, 채터누가에는 1,500명이 넘었으며, 멤피스는 채터누가보다 조금 더 많았다. 이제 샬럿-댈러스 대회가 열렸다. 남부 교회의 천재들은 넓은 영토 때문에 재정적으로 어려운 해에 한 번에 모임에 참석하는 것이 불가능하다고 판단하여, 모임을 나누어 교회들과 더 가까워지도록 하였고, 4,353명의 대의원이 등록하였다.

댈러스 지역에서는 1,006명이 등록하였는데, 한국에서 1명, 중국에서 온 사람보다 우리의 성실하고 기도하는 예배가 더 필요하였던 사람이 3명, 이웃 주에서 온 사람이 131명, 도시 외곽 텍사스에서 온 사람이 540명, 지역 교회에서 온 사람이 331명이었다.

(중략)

더욱 흥미로운 사실은 한국 서울에 있는 미국 장로교회 선교부 소속 O. R. 에비슨 박사의 연설에서 찾아볼 수 있다. 그는 1893년 우리 선교본부의 위임으로 토론토 대학교에서 교수직을 사직하고 파송되었다. 그는 정부 관리 하에 있는 오래된 병원을 발견하였는데, 그 병원은 형언할 수 없을 정도로 비참하고 빈약하였다. 그곳에서 그는 일하였다. 몇 년 후 안식년을 맞이하여 이 나라로 돌아온 그는 주님께 병원을 지을 수 있도록 1만 달러를 주실 것을 기도드렸다. 그는 건축가에게 설계도를 그려 달라고 부탁하였다. 설계도를 선교사에게 선물하였다. 그는 뉴욕에서 열린 세계선교협의회에서 연설하며 자신이 필요한 것을 말하였다. 연설을 마치자, 그가 한 번도 만난 적이 없는 한 남자가 무대 입구로 다가와 그에게 여러 가지 질문을 하였다. 다음 달, 그 의사는 세인트루이스에서 열린 총회에 참석하였는데, 그에게 질문하였던 세브란스라는 사람이 뉴욕에서 열린 대회에 참석했었다는 것을 알고 매우 기뻤다. 의사가 자신이 필요한 것을 설명하자, 옆에 앉은 친구를 쿡 찌르며 "나는 그에게 병원을 지어 줄 것입니다."라고 말하였다. L. H. 세브란스는 돈을 기부하였다.

그들에게 필요한 사항을 알려주면, 관대함이 뒤따랐고, 왕국을 위한 행복한 결과가 나타났다. 샬럿-댈러스 대회도 예외는 아니었다.

(중략)

J. Frank Smith, Southern Men at Dallas Spread Mission Spirit. *The Continent* (Chicago) 46(9) (Mar. 4th, 1915), pp. 264, 287

Southern Men at Dallas Spread Mission Spirit.

Certain Christian laymen of the southwest went to Chattanooga four years ago and saw a burning bush. They coveted a vision of it for their comrades at home and resolved to transplant it west of the Mississippi. They realized their dream February 23~25.

That dream was a section of the convention of the Laymen's Missionary Movement of the Southern Church. The Presbyterian men of Texas expected much. Birmingham had over 1,200 delegates; Chattanooga over 1,500; Memphis a few more than Chattanooga. Now comes the Charlotte-Dallas convention - for the genius of the Southern Church decided that the vast extent of territory made impracticable attendance at one meet, in a financially difficult year, and so divided the body, thus bringing it nearer the churches – and it enrolled 4,353 delegates.

The Dallas end of it registered 1,006 - one from Korea, three never needed our conscientious and prayerful service more than from China, 131 from neighboring states, 540 from Texas outside the city, and 331 from the local churches.

(Omitted)

A more interesting fact was given in the address of Dr. O. R. Avison of the U. S. A. Presbyterian force in Seoul, Korea. He had gone from a professorship in Toronto University under the commission of our board in 1893. He found an old hospital under government control, miserable and poor beyond description. There he wrought. Coming back to this country on a vacation years later, he prayed that the Lord would give him $10,000 with which to build a hospital. He asked an architect to prepare his plans. The plans were presented to the missioner. He addressed the Ecumenical Missionary Council in New York, and told his need. Finishing the address, a man he had never met came around by the stage entrance and plied him with questions. The next month the doctor attended the General Assembly in St. Louis and was overjoyed to find that his questioner, a man named Severance, had been present in the great convention in New York, and as the doctor described his needs, had nudged his friend sitting near him, saying, "I believe I'll build him a hospital." L. H. Severance had given the money.

Give the men the facts about a need, the generosity follows with happy results for the kingdom. The Charlotte-Dallas convention was no exception.

(Omitted)

로버트 P. 매케이(캐나다 장로교회 해외선교본부 총무)가 올리버 R. 에비슨(온타리오 주 토론토)에게 보낸 편지 (1915년 3월 12일)

1915년 3월 12일

O. R. 에비슨 박사,
   F. C. 스티븐슨 목사 댁내,
   시내 찰스 가(街) 웨스트 79

친애하는 에비슨 박사님,

   동봉한 편지가 이곳으로 반송되었고, 어제 그것을 보냈는데 오늘 다시 반송되었습니다. 내가 댈러스에 있을 때 박사님께 보낸 편지인 듯하지만, 그것은 박사님께 도착하지 않았습니다.
   4월에 모임을 갖는 선교본부에 어제 박사님이 설명한 계획을 내가 충분하게 제시할 수 있도록, 16명의 교수진이 필요한 이러한 특정 과(科)들에 대한 개요를 박사님으로부터 받고 싶습니다. 내 기억으로 박사님이 말씀한 전체 내용을 논리적으로 설명할 수 있을까 걱정이 됩니다. 박사님이 이미 이곳에 제출한 보고서는 요구 사항에 대한 것이었고, 당연히 이러한 세부 사항은 다루고 있지 않습니다.
   나는 우리가 박사님께 다소의 도움이 될 수 있게 되기를 바랍니다.

   안녕히 계세요.
   [로버트 P. 매케이]

RPM - JS

Robert P. Mackay (Sec., FMC, PCC), Letter to Oliver R. Avison (Toronto, Ont.) (Mar. 12th, 1915)

March 12th, 1915

Dr. O. R. Avison,
   c/o Rev. F. C. Stephenson,
   79 Charles Street W.,
   City.

Dear Dr. Avison: -

   The enclosed letter came back here, and I posted it yesterday and it came back again today. I suppose it is one sent by me to you when in Dallas, but it did not reach you.

   In order that I may be able to present fully the scheme you outlined yesterday to the Board which meets in April I would like to get from you an outline of these definite departments specified, requiring a staff of sixteen. I am afraid my memory would not enable me intelligently to give a full statement, as you put it. The statement you already have given here has to the requirements, does not of course go into these detailed matters.

   My hope is that we shall be able to be of some service to you.

   I am,

Yours sincerely,
[Robert P. Mackay]

RPM - JS

19150316

[올리버 R. 에비슨,] 의료 선교 사업에서 협력에 관한 각서 (1915년 3월 16일)

의료 선교 사업에서 협력에 관한 각서

1915년 3월 16일 뉴욕에서 열리는 의사, 선교사 및 기타 관계자 회의를 위한 심의안.

1. 한국의 어떤 의료 기관도 부적절한 건물과 장비, 인력 부족, 그리고 경상비 부족으로 인하여 마땅히 그래야 할 만큼, 아니 어쩌면 더 효과적일 수 있는 만큼 효과적이지 못하다.

2. 최근 몇 년간 위의 몇 가지 측면에서 상당한 개선을 보인 기관들도 있지만, 모든 면에서 여전히 매우 열악한 기관들이 있다.

3. 의료 시설들의 선교적 효율성은 그 자체의 고유한 사명을 잘 수행할 때에만 가능한 최고 수준에 도달할 수 있다. 따라서 이러한 기관들이 치유의 도구이자 복음 전파 기관으로서 최고의 성공을 거두려면, 우리가 결점을 개선하고 의료 기관을 최고 수준의 효율성으로 끌어올려야 한다.

4. 지금까지 우리의 진료소와 병원은 많은 사람에게 복음을 전하는 데 유익한 역할을 하였고 앞으로도 한동안 그럴 수 있겠지만, 더 나은 형태의 총독부 의료 기관이 설립되고 우리의 열악한 기관들이 상대적으로 눈에 띄게 되면서 우리의 기관은 영향력을 잃게 될 것이고 새로운 상황에 맞게 개선되어야 한다는 것은 분명하다. 그리고 단순한 병원 진료가 많은 것을 성취한 반면, 현대적 방법을 훈련받은 현지 기독 의료진을 양성함으로써 더 크고 영구적인 진료를 할 수 있다는 것은 분명하다. 이들은 진료를 더욱 광범위하게 확장하고 그들이 사는 모든 지역 사회에서 영향력 있는 사람이 될 것이며, 강한 기독교 신앙과 철저한 과학적 지식, 그리고 자신의 직업을 통하여 가장 유용한 방식으로 동료 인간들을 섬길 수 있는 능력과 그리스도의 사랑의 정신을 나타낼 것이다. 따라서 선교 활동의 일부로서 철저히 과학적이고 현대적인 의학 교육이 필요하다는 것이 분명하다.

5. 단일 선교본부가 특정 선교지에서 하나 이상의 병원에 장비, 인력 및 지원을 할 수는 있지만, 각 선교본부가 오늘날의 이상에 따라 각 선교지에 의학 교육

기관을 만들고 운영할 수 없다는 것은 분명하다. 그러나 이것은 모든 선교본부가 힘을 합쳐 각 선교지에 하나의 교육 기관을 설립하고 운영함으로써 가능하다.

6. 하지만 현재까지 각 선교본부가 개별적으로 운영해 왔기 때문에 간이 병원과 진료소조차 효과적으로 설립하고 운영할 수 없었다는 점에 유의해야 한다.

7. 더 나아가, 일본 정부가 한국에서 (우리가) 이 사업을 계속할 수 있도록 허용하려면 모든 의료 기관에서 큰 진전이 이루어야 하며, 이러한 상황에 대처하여 모든 의료 기관의 위상을 정부가 요구하는 고효율 수준에 도달할 수 있도록 계획과 운영 방식을 개편하는 것 외에는 다른 대안이 없다. 의사, 선교본부 총무 등의 제안을 상당 부분 반영하여 의료 사업을 재편하는 계획을 검토 중에 있다. 이 계획에는 다음 사항이 포함된다.

1) 특정 지역(한국의 경우 전국)의 모든 의료 사업에 대한 모든 선교본부의 협력, 그리고 의료 사업 자금과 일반 사업 자금을 분리하는 것.

2) 다음의 임명

a. 본부에 총무를 임명하여 이 특별한 선교 활동 분야를 위한 의료 사업과 기금 모금을 총괄적으로 감독하게 한다.

b. 선교지 감독 위원회를 임명하여 사업을 지휘하고 기금을 세분하며 모든 기관이 필요에 따라 지원받도록 한다.

c. 의료 전문가들로 구성된 본부 자문 위원회는 전문적인 지위와 높은 기독교적 품성을 바탕으로 전문적 기준과 복음 전파 분야에서 최고의 사역을 보장하고, 동시에 자신들의 관심에 분명히 합당한 사역에 헌신할 능력과 의지를 가진 사람들의 신뢰를 확보할 것이다.

이렇게 계획되고 지원되는 의료 선교 사업은 선교 사업에 관심이 없는 많은 사람들의 기부금을 유치할 수 있을 것이며, 다른 형태의 선교 사업 기금을 잠식하지 않고 모든 기금에 새로운 기부자를 확보하면서 훨씬 더 높은 수준으로 사업을 수행할 수 있을 것이라고 쉽게 추측할 수 있다. 이러한 의견은 의료 사업을 위한 별도의 기금 조성 계획에 공정한 시범을 보인 영국의 여러 선교본부의 경험을 통하여 확인된다. (A. J. 브라운 목사가 톰슨 씨를 통해 보낸 질문에 대한 여러 선교본부의 답변을 참조하라).

한국에 대한 전체 계획(예시로 제시됨)은 다음과 같은 사항을 요구한다.

A. 아마 현재 설립 중인 대학교의 한 부서로 운영될 가능성이 높은 강력한 중앙 의료 기관을 서울에 설립하고, 치료와 교육을 병행하며 모

든 내과 및 외과 분야의 학과로 구성된다.

  B. 이러한 기관은 미국 북장로교회 선교본부가 고(故) L. H. 세브란스 씨의 아낌없는 기부를 통하여 이미 순조롭게 시작되었으며, 그의 사후에는 그의 자녀인 J. L. 세브란스 씨와 D. P. 알런 박사 부인이 함께 힘을 모아 이를 지지하고 있다. 모든 선교 단체는 인력과 지원을 위하여 연합하여 이를 진심으로 지지해 왔다.

  C. 한국의 선교부들이 위원회 및 선교본부와 협의하여 결정한 후, 선교지에 일련의 병원과 진료소를 설립한다. 이러한 병원과 진료소는 해당 지역의 필요에 따라 최대한 많이 설립되어야 하며, 기금은 이를 충분히 공급하고 유지할 수 있어야 한다.

의료 및 교육 사업뿐만 아니라, 동시에 진행되어야 할 복음 전파 사업에도 높은 수준을 계획해야 한다는 것은 말할 필요도 없을 것이다.

위에서 언급하였듯이 사실상 모든 선교 단체는 "A"를 진심으로 지지하였지만, "B"는 아직 체계적인 방식으로 검토 대상이 되지 않았다.

선교본부의 허가를 받은 다양한 선교 단체의 활동을 통하여 서울 세브란스 연합의학교에서 성공적인 협력 형태(아직 완료되지는 않았지만 공식적으로 승인된 형태)가 조직되었으며, 선교 단체의 따뜻한 지지와 협력 교수진의 지원으로 선교본부들은 이제 조직을 공식적으로 승인하고 여기에 제안된 방향에 따라 조직을 확장해 줄 것을 요청받고 있다. 즉,

  1. 서울에 있는 모든 의료 시설(병원, 진료소, 의학교, 간호부 양성소 등)을 하나의 기관으로 간주하고 모든 활동에 협력한다.
  2. 각 선교본부의 총무가 한국에서의 각자의 강점을 바탕으로 마련하는 계획에 따라 부서 인력을 배치하고 경상비를 충당하는 데 있어 비례적인 책임을 진다.
  3. 동일한 총무들이 마련할 계획에 따라 건물, 장비 및 기부금을 제공한다. 현재 모든 건물과 장비는 미국 장로교회의 소유이며, 미국 장로교회는 연합 활동의 목적으로 사용하도록 아낌없이 허가하였다. 의사와 간호부의 숙소를 포함한 이 시설의 비용은 15만 달러에 달하며, 그중 10만 달러 이상은 세브란스 씨 가족이 기부하였다.

이 선교본부는 이 사업을 위하여 의사 4명, 간호부 2명, 그리고 연간 1,200달러를 기여해 왔다. 지난 1년 반 동안 다른 선교본부는 다음과 같이 기여하였다.

미국 북감리교회 선교부	의사 1명
미국 남감리교회 선교부	" 1명
미국 남장로교회 선교부	" 1명
호주 장로교회 선교부	의사 2명, 각각 연중 3개월
영국 성공회	강의를 위하여 1명의 의사를 시간제로

나는 선교본부들이 다음과 같은 비례적 책임 기준에 따라 협조해 주기를 제안한다.

선교부	의사 및 다른 인원	간호부	매년 기여
미국 북장로교회	6	2	5,000.00달러
미국 북감리교회	4	2	4,000.00
미국 남장로교회	2	1	2,000.00
미국 남감리교회	2	1	2,000.00
호주 장로교회	1	0	1,250.00
캐나다 장로교회	1	1	1,250.00
영국 성공회	1 (시간제).	0	250.00
			16,250.00

어느 선교본부든 모든 것을 즉시 감당할 수 없다고 판단될 경우, 가능한 한 최대한 많은 금액을 즉시 분담하고, 가능한 한 빨리 분담금을 납부하기 위하여 모든 노력을 다하기로 합의한다.

상기 비율이 불균등하거나 추가 비교 후 실행 불가능하다고 판단될 경우, 해당 비율은 변경된다.

협력 선교본부는 정관을 제정해야 한다. 아마도 최근 설립된 난징 대학의 정관과 유사할 것이다.

미국 북장로교회가 소유한 부동산을 재단 이사회에 소액의 임대료로 임대하는 방안을 마련할 수 있다. 임대료는 수리를 위하여 보유하며, 연합이 해체될 경우 원래 소유 선교본부에 양호한 상태로 반환해야 한다는 조건이 있다.

위의 모든 내용은 논의를 위한 참고 자료일 뿐, 어려움을 완전히 해결하기 위한 것은 아니다.

모든 사업과 인력은 선교본부와 긴밀히 협력하여 그들의 지시에 따라 계속 운영되는 것이 매우 바람직하다고 생각한다.

[Oliver R. Avison,] Memorandum Concerning Cooperation in Medical Mission Work (Mar. 16th, 1915)

Memorandum Concerning Cooperation in Medical Mission Work.

For the consideration of the meeting of doctors and Missionaries, and others in New York, March 16/15.

1. None of our medical institutions in Korea are as effective as they should be or as they might be because of inadequate buildings, inadequate equipment, fewness of workers and insufficiency of fund for current expenses.

2. While some of them have been considerably improved in recent years in some of the above respects, any of them are still very inferior in all points.

3. The missionary efficiency of a medical plant can reach the highest possible level only by doing its own distinctive work well, and therefore the highest success of these institutions, both as instruments of healing and as evangelistic agencies can only be attained if we remedy the defects and bring our medical institutions up to a hgih standard of efficiency.

4. While our dispensaries and hospitals as they have existed have served a useful purpose in introducing the gospel to large numbers and may continue to do this service for some time to come, it is evident that as government institutions of a better type are established and our poorer ones are seen in comparison, ours will lose in influence and must be improved to meet the new conditions; and while the simple hospital service has accomplished much, it is manifest that a greater and more permanent service can be done by producing a body of Christian native practitioners, trained in modern methods who will still more widely extend the service and be men of influence in all the communities in which they may live, combining in themselves strong Christian faith, a thoroughly scientific knowledge and an ability to serve their

fellowmen __ through their profession in a most useful way and in manifestations of the loving spirit of Christ - and so is seen the need for thoroughly scientific and modern medical teaching as a part of our missionary activity.

5. While any single Board may equip, man and support one or more hospitals in any given field, it is evident that each Board cannot provide and carry on in each field a medical teaching institution such as present day ideals call for, but this can be done by all the Boards uniting in establishing and conducting one such institution in each field.

6. It must be noted, however, that up to the present time the Boards working separately have not been able to establish and conduct even the simple hospitals and dispensaries in an effective way.

7. Furthermore, if we are to be allowed by the Government of Japan in Korea to continue in this branch of work, great advances must be made in all our medical plants, and we have no alternative but to face this situation and remodel our plans and methodist in such a way as will enable us to bring the stand of all our medical institutions up the the point of high efficiency that is required by the Government. A plan for reorganizing our medical work which is to a considerable extent the outcome of suggestions made by doctors, Board secretaries and others is up for consideration. This plan would call for:

1) Cooperation of all the Boards in all the medical work of a gives region - in Korea it could be the whole country - with separation of funds for medical work from those of the general work.

2) The appointment of
- a. A secretary at the Home Base to have general oversight of the medical work and the raising of funds for this special phase of missionary activity.
- b. A field committee of Supervision to direct the work, subdivide the funds and see that all the institutions were provided for according to their needs.
- c. A Home Base Advisory Committee made up largely of medical men whose professional standing and high Christian character would insure the highest ideals for the work both in professional standards and evangelistic lines and at the same time enlist and hold the confidences of those able and willing to give to a work plainly worthy of their interest.

It might be readily supposed that a medical mission work thus planned and supported would attract the gifts of many not otherwise interested in mission work, and that the work could be carried on at a much higher grade without encroaching upon the funds for other forms of missionary enterprise but rather winning new contributors to all the funds and this opinion is confirmed by the experiences of those Boards in Great Britain which have given the plan of separate funds for medical work a fair trial. (See replies of various Boards to inquiry sent out by Rev. Dr. A. J. Brown through Mr. Wardlaw Thompson).

The plan in its entirety for Korea (which is given as an example) would call for

A. A strong central institutions in Seoul, probably carried on as a department of the University now being established, which would combine heeling with teaching and would consist of departments in all branches of medical and surgical work.

B. Such an institution has already been well begun by the Board of Presbyterian Church in the U. S. A. through the generous contributions of the late Mr. L. H. Severance, and since his death, by his children, Mr. J. L. Severance and Mrs. Dr. D. P. Allen, and all the missions have shown themselves heartily in favor this by uniting in its manning and support.

C. A series of hospitals and dispensaries located at such mission stations as should be decided upon by the Missions in Korea in conference with the committees and Boards. These should be as numerous as the needs of the field might indicate and the funds would adequately provide and maintain.

It is perhaps needless to say that a high standard should be planned for not only in the medical and teaching work, but also in the evangelistic work that should be carried on coincidentally.

As noted above practically all the missions have shown themselves heartily in favor of "A" but "B" has not yet been before them for consideration in any systematic way.

Through the actions of various missions which have been permitted by the Boards a successful thoughts not yet completed officially authorized form of cooperation has been organized in the Severance Union Medical College at Seoul, and with the cordial backing of the missions and the support of the cooperating faculty the Boards are now being asked to officially confirm the organization and enlarge it along the lines herein suggested: viz -

1. To consider all the medical plant in Seoul as one institution-hospital, dispensary, medical college, nurses' training school, etc. and to cooperate in all its activities.

2. To accept proportionate responsibility in manning its departments and providing for its current expenses according to a scheme which the several Board secretaries shall prepare, based upon their respective strengths in Korea.

3. To provide for buildings and equipment and endowment according to a scheme which shall be devised by the same secretaries. At the present time all the building and equipment is the property of the Presbyterian Church in the U. S. A. which has freely permitted its use for the purposes of the union work. The cost of this plant including residences of doctors and nurses is well up to $150,000, more than $100,000 of which has been contributed by the Severance family.

This same Board has been giving up to the work four physicians, two nurses and the sum of $1200.00 per year. During the last year and a half other Boards have been giving as follows: -

M. E. Mission, North	1 Physician.
M. E. " , South.	1 "
Pres. " , South.	1 "
Pres. " , Austral.	2 Physicians, 3 mos each per year.
Eng. Episcopalian.	Part time of one physician for a course of lectures.

I would suggest that the Boards cooperate now of the following basis of proportionate responsibility.

Missions	Physicians & Other Hands.	Nurses	Annual Contributions.
Amer. Presb. North.	6	2	$ 5,000.00
Amer. Meth. North.	4	2	$ 4,000.00

Amer. Presb. South.	2	1	$ 2,000.00
Amer. Meth. South.	2	1	$ 2,000.00
Aust. Presby.	1	0	$ 1,250.00
Canadian Presby.	1	1	$ 1,250.00
Eng. Episcopalian.	1 pt. time.	0	$ 250.00
			$16,250.00

If any Boards find themselves unable to assume all immediately each Board shall contribute at once just as much as it may find to be possible and agree to use every effort to provide its share at the earliest possible date.

If the above proportions are found to be not equable or not practicable on further comparison they shall be changed.

A constitution should be prescribed by the cooperating Boards - probably similar to that of the recently established Nanking College.

Arrangement could be devised for leasing the property which is owned by the Presbyterian Church in the U. S. A. to the Board of Trustees at a nominal rental, stipulating that it be kept in repair and in case of dissolution of the Union it be returned to the original Board in good condition.

All the above is offered as a contribution toward the discussion and not as a full settlement of the difficulties.

It is felt to be very desirable that all the work and workers should continue in full connection with the Boards and under their direction.

로버트 P. 매케이(캐나다 장로교회 해외선교본부 총무)가 아서 J. 브라운(미국 북장로교회 해외선교본부 총무)에게 보낸 편지 (1915년 3월 16일)

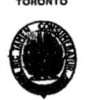

CONVENER
REV. ALFRED GANDIER, D.D.
TORONTO

Presbyterian Church in Canada
Board of Foreign Missions
(WESTERN DIVISION)
CABLE ADDRESS: BUTEROS

REV. R. P. MACKAY, D.D.
SECRETARY
REV. A. E. ARMSTRONG, M.A.
ASS'T SECRETARY
439 CONFEDERATION LIFE CHAMBERS
TORONTO
PHONE MAIN 3783

Toronto, 1915년 3월 16일

5 애버뉴 156,
　　뉴욕 주 뉴욕 시

친애하는 브라운 박사님,

　　미국뿐만 아니라 캐나다에서도 의학교 설립 제안을 성공적으로 추진하고 있는 에비슨 박사가 우리를 방문하였습니다. 우리는 4월 19일 선교본부 회의에서 이 안건을 논의할 예정이며, 서울의 대학교 설립 제안과 이 기관이 어떤 관련이 있는지에 대한 질문이 제기되었습니다. 교육 본부에서 이 안건을 심의하였습니까? 만약 그렇다면 협력 기반이나 정관이 채택되었습니까? 당연히 우리 선교본부는 구체적인 조치를 취하기 전에 행정적 관계 및 정책에 대하여 알고 싶습니다.
　　저는 에비슨 박사가 매우 호의적인 인상을 주었고, 그의 계획은 훌륭하며 한국 내 모든 선교본부의 의료적 요구를 충족할 만큼 충분히 포괄적이라고 말씀드릴 수 있습니다.
　　현 상황을 알려줄 만한 정보가 있으시면 알려주시면 감사하겠습니다.

안녕히 계세요.
R. P. 매케이

RPM-JS.

Robert P. Mackay (Sec., BFM, PCC),
Letter to Arthur J. Brown (Sec., BFM, PCUSA) (Mar. 16th, 1915)

CONVENER
REV. ALFRED GANDIER, D.D.
TORONTO

Presbyterian Church in Canada
Board of Foreign Missions
(WESTERN DIVISION)
CABLE ADDRESS: BUTEROS

REV. R. P. MACKAY, D.D.
SECRETARY
REV. A. E. ARMSTRONG, M.A.
ASS'T SECRETARY
439 CONFEDERATION LIFE CHAMBERS
TORONTO
PHONE MAIN 3783

Toronto, March 16th, 1915

156 Fifth Ave.,
New York, N. Y.

Dear Dr. Brown: -

We have had a visit from Dr. Avison, who is pressing successfully his medical college proposals not only in the United States but in Canada. We shall have the matter before Board which meets on the 19th April, and the question was raised as to how this Institution would be related to the University proposal in Seoul. Has that been considered by the Board of Education, and if so, has any basis of co-operation or constitution been adopted? Our Board naturally wishes to know something about the relationship and the policy of the administration before committing itself to definite action

I may say that Dr. Avison made a very favourable impression, and that his scheme seems admirable, and sufficiently comprehensive to meet the medical needs of all the Boards in Korea.

If you have anything that will throw light on the situation, I shall be grateful.

Yours sincerely,
R. P. MacKay

RPM-JS.

19150318

앨런 E. 암스트롱(캐나다 장로교회 해외선교위원회 총무)가 올리버 R. 에비슨(뉴욕 시)에게 보낸 편지 (1915년 3월 18일)

1915년 3월 18일

O. R. 에비슨 박사,
　장로교회 선교 사무실,
　5 애버뉴 156,
　뉴욕 주 뉴욕 시

친애하는 에비슨 박사님,

　　스코필드 박사는 올해 출발하거나 내년까지 머무를 것인지에 대하여 매케이 박사와 나에게 이야기하였습니다. 선교본부가 다음 달에 그를 임명하기로 동의한다면, 그가 올해 출발해야 하는 박사님의 이유는 무엇입니까? 그가 [당분간 캐나다에] 머물러야 한다고 생각하는 몇 가지 이유는 다음과 같습니다. 우리는 그의 견해에 동의하고 있습니다.

　　　1. 그는 성경 공부 훈련을 받고 싶어 합니다. 우리는 그가 이런 면에서 부족하기 때문에 이것이 가장 권할 만하다고 생각하고 있습니다.
　　　2. 그는 결혼하였고 재정적으로 문제가 깨끗하지 않지만 내년에는 해소될 것입니다.
　　　3. 그는 호숫가에서 분견대(分遣隊)의 건강 상태와 관련하여 매우 유용한 목적의 연구를 수행하고 있습니다.

　　우리는 머물러야 하는 그의 이유와 그가 출발해야 하는 박사님의 이유를 비교하고 싶습니다. 출발하는 것이 옳은 일인 것 같으면 그는 출발할 의향이 있으며, 만일 내년까지 기다려도 그를 잃을 가능성은 없습니다. 그는 지금의 직책에 남을 것인지에 대한 문제를 바로 해결해야 하며, 선교본부가 회의를 열어서 결정할 때까지 기다릴 수 없기 때문에 즉시 답변을 주시면 감사하겠습니다. 만일 그가 임명되어 가을에 출발하기로 결정된다면, 선교본부가 우리의 판단에 따라 어떤 결정을 내릴지 예상하며 우리 실행위원회의 몇몇이 문제를 결정할 필요가 있게 됩니다.

안녕히 계세요.
[앨런 E. 암스트롱]

AEA - JS.

Allan E. Armstrong (Sec., FMC, PCC), Letter to Oliver R. Avison (New York City) (Mar. 18th, 1915)

March 18th, 1915

Dr. O. R. Avison,
　Presbyterian Mission Rooms,
　156 Fifth Ave.,
　New York, N. Y.

Dear Dr. Avison: -

Dr. Schofield has been talking to Dr. Mackay and me about going this year or remaining until next year. Supposing the Board next month agrees to appoint him, what are your reasons for his going this year? The following are some of the reasons why he thinks he should remain. We are inclined to agree with him:

　1. He wishes to take some training in Bible Study. This we think to be most advisable, as he is lacking in this respect.
　2. He is married and has not a clean sheet financially, but would have next year.
　3. He is serving a very useful purpose in connection with the health conditions of the Contingents for the Front.

We would like to know your reasons for his going in order to balance them against his reasons for remaining. He is willing to go if that seems to be the right thing to do, and there is no question of losing him if he waits until next year. I shall appreciate an immediate reply as he has to settle the question right away as to remaining in his present position, and can not even wait until our Board meets to determine that. If it is decided that he should go fall if appointed, it will be necessary for a few of our Executive to decide the matter, anticipating what the Board would in our judgement decide to do.

Sincerely yours,
[Allan E. Armstrong]

AEA - JS.

아서 J. 브라운(미국 북장로교회 해외선교본부 총무)이 한국 선교부로 보낸 선교본부 편지, 제266호 (1915년 3월 18일)

(중략)

O. R. 에비슨 박사 부부의 안식년은 그가 귀국하여 수행한 특별 업무를 완료하도록 3월 31일에서 5월 1일까지 연장되었으며, 존 L. 세브란스 씨와 더들리 P. 알렌 부인이 그의 비용을 지불합니다.

(중략)

Arthur J. Brown (Sec., BFM, PCUSA), Board Letter to the Korea Mission, No. 266 (Mar. 18th, 1915)

(Omitted)

The furlough of Dr. and Mrs. O. R. Avison has been extended from March 31st to May 1st in order that he may complete the special work for which he came home and for which Mr. John L. Severance and Mrs. Dudley P. Allen are paying his expenses.

(Omitted)

19150320

아서 J. 브라운(미국 북장로교회 해외선교본부 총무)이 로버트 P. 매케이(캐나다 장로교회 해외선교본부 총무)에게 보낸 편지 (1915년 3월 20일)

AJB/B   1915년 3월 20일

신학박사 로버트 P. 매케이 목사,
  캐나다 토론토 컨페더레이션 생명 보험 건물 439

친애하는 매케이 박사님,

 잠시 자리를 비운 후 제가 오늘 아침에 돌아와 책상 위에 올려져 있는 박사님의 이번 달 16일자 편지[68]를 보았고, 서둘러 답장을 드립니다. 저는 에비슨 박사가 박사님과 동료들에게 그토록 좋은 인상을 주었다는 소식을 알고 기쁩니다. 그는 세계에서 가장 유능한 의료 선교사 중 한 분입니다. 우리는 캐나다에서 그를 데려왔으니, 박사님도 우리와 함께 그에 대한 자부심을 나눌 권리가 있습니다. 그는 아마도 캐나다 감리교 신자이었을 텐데, 그가 파송될 준비가 되었을 때 선교본부가 그를 파견할 수 없었던 것 같습니다.
 의학교와 새로 설립을 추진하고 있는 연합대학의 관계는 아직 정해지지 않았는데, 아마도 대학이 아직 실제로 설립되지 않았기 때문일 것입니다. 덧붙여 말씀드리자면, 우리는 귀 선교본부가 4월 19일 회의에서 이 문제에 대한 공식적인 조치를 취하기를 바라고 있습니다. 지금까지 공식적인 조치를 취한 선교본부가 우리 이사회뿐이라는 것은 다소 난처한 상황입니다. 우리는 다른 선교본부의 총무들로부터 가장 강력한 유력한 확답을 받았지만, 우리는 공식적인 조치를 취해야 할 때가 왔다고 느끼고 있습니다.
 에비슨 박사는 의학교가 한국 내 모든 선교본부를 대표하는 연합 기관으로 인정받기를 매우 원하고 있으며, 저도 이 주제에 대한 그의 바람에 공감하고 있습니다. 우리는 이 문제를 정중히 논의하고 세부적으로 해결할 준비가 되어 있습니다.
 한편, 비록 우리 선교본부가 현재 매우 값이 비싼 모든 재산을 제공하였지만,

---

68) Robert P. Mackay (Sec., BFM, PCC), Letter to Arthur J. Brown (Sec., BFM, PCUSA) (Mar. 16th, 1915)

다른 선교부의 대표들이 의학교와 병원의 교수진으로 활동하고 있어, 의학교는 교수진과 업무 측면에서 사실상 연합 기관입니다.

    에비슨 박사는 현재 이 도시에 있습니다. 박사님의 편지를 보여드리고 박사님의 질문에 대한 추가 답변을 써 달라고 요청하고 있습니다.

안녕히 계세요.
[아서 J. 브라운]

Arthur J. Brown (Sec., BFM, PCUSA), Letter to Robert P. Mackay (Sec., PCC) (Mar. 20th, 1915)

AJB/B   March 20. 1915.

The Rev. Robert P. Mackay, D. D.,
    439 Confederation Life Bldg., Toronto, Canada.

My dear Dr. Mackay: -

    I hasten to reply to your letter of the 16th instant which is on my desk as I return this morning after a brief absence. I am glad to know that Dr. Avison made such a favorable impression upon you and your associates. He is one of the ablest medical missionaries in the world. We got him from Canada, so that you have a right to share our pride in him. He was, I think, a Canadian Methodist whose Board could not send him out when he was ready to go.
    The relationship of the Medical College to the new Union Arts College has not yet been worked out, largely I suppose because the Arts College has not yet been really established. We hope, by the way, that Board will take some official action on that subject at your meeting, April 19th. It puts us in rather an awkward position to have our Board the only one thus far which has taken formal action. We have the strongest influential assurances from the secretaries of the other boards, but we feel that the time

has come when official action should be taken.

Dr. Avison is very desirous of having the Medical College regarded as a union institution representing all the boards in Korea and I share his desire on this subject. We are cordially ready to take up the question and work it out in detail.

Meantime, representatives of other missions are actually on the staff of the College and Hospital, so that the Medical College is in fact a union institution now as far as its staff and work are concerned, although our Board has provided all of the property which is now very valuable.

Dr. Avison is now in the city. I am showing him your letter and asking him to write in further answer to your question.

Cordially yours,
[Arthur J. Brown]

19150320

올리버 R. 에비슨(뉴욕 시)이 앨런 E. 암스트롱(캐나다 장로교회 해외선교위원회 총무)에게 보낸 편지 (1915년 3월 20일)

뉴욕 시,
1915년 3월 20일.

A. E. 암스트롱 씨,
    해외선교본부 총무,
    온타리오 주 토론토

친애하는 암스트롱 씨,

오늘 정오에 총무님의 18일자 편지[69]가 제게 배달되었고, 저는 어떤 의미에서 편견이 없는 것은 아니지만, 중재자 역할을 하는 것처럼 보이는 것만으로도 책임감이 크기에 서둘러 답장을 드리고자 합니다. 저는 총무님께서 출발 지연을 선호하는 세 가지 요점을 충분한 인식하고 있다고 생각하지만, 그가 즉시 또는 가능한 한 빨리 출발하는 경우 얻어질 결정적인 이점을 상쇄하기에 충분히 강력하지 않다고 생각하고 있습니다.

하지만 토론토에 있는 동안 그가 저와 같은 점에 대하여 이야기를 나누었고 그래서 제가 생각해 볼 시간이 있었기 때문에, 그렇지 않았다면 할 수 없었을 답장을 망설임 없이 할 수 있습니다.

교수진을 즉시 강화해야 하는 매우 강력한 이유가 두 가지 있습니다.

1. 그것은 총독부에 대한 우리의 입장을 훨씬 강화시킬 것입니다.

저는 우리가 졸업생들에게 추가 시험 없이 진료할 수 있는 면허를 부여하는 총독부로부터 지정을 받기를 간절히 원하고 있다는 것을 설명 드렸다고 생각합니다. 우리는 아직 이것을 받지 못하였고, 우리는 그들이 우리의 교수진이 모든 과목을 효과적으로 운영할 만큼 충분하지 않다고 생각한다는 것을 알게 되었습니다.

---

69) Allan E. Armstrong (Sec., FMC, PCC), Letter to Oliver R. Avison (New York) (Mar. 12th, 1915)

스코필드 박사를 교수진으로 영입하는 것은 a. 교수진을 확충할 것이며, b. 특히 일본인 관리들이 마음에 들어 할 실용적 위생을 확충하는 것이기 때문에 가치가 있을 것입니다.

그러나 그것은 또 다른 매우 중요한 영향을 미칠 것인데, 우리 단체의 마지막 선교부인 또 다른 선교부가 협력하게 할 것이고, 총독부의 전면적인 지정을 호소하는 데 있어 총독부에 통일된 대오를 보여줄 수 있을 것입니다.

물론 우리 졸업생들은 이 나라에서 의학교 졸업생들이 해야 하는 것처럼 면허를 위한 총독부 시험에 스스로 응시할 수 있기 때문에 우리는 이것[지정] 없이도 매우 성공적으로 업무를 할 수 있습니다. 하지만 지정이 확보되면 우리의 영향력은 크게 강화되고 이 나라에서 존경받는 자리를 차지할 수 있게 될 것입니다.

물론 우리는 총독부에 모든 선교부가 이 연합에 참여하기를 제안하고 있다고 말하였고, 그것을 다시 말할 수 있습니다. 그러나 이것은 연합이 실제 성취할 수 있는 것보다 훨씬 덜 강력하며, 우리가 총독부에 허가를 확보하기 위하여 우리가 할 수 있는 모든 힘을 다해야 한다는 것을 알고 있습니다. 그 허가는 본질적으로 그들이 허락하기 어려운 것이지만 우리가 얻을 수 있다면 확실히 우리에게 많은 가치가 있습니다.

2. 스코필드 박사가 적합한 그 직책을 채울 사람을 찾는 현재의 요청은 매우 시급합니다.

밀즈 박사는 매우 중요한 과목인 병리학과 세균학 전체를 다루는 데 매우 어려움을 겪고 있으며, 게다가 위생학 과목에 관심을 기울일 사람이 없습니다.

학생들의 관심사는 스코필드 박사의 도움을 가장 강하게 요청하고 있으며, 바로 지금 필요합니다.

위의 내용을 요약하자면

총독부에 대한 우리의 접근 방식과 전체 움직임에 전력을 기울이기 위해서는 지금 귀 선교본부의 협조가 필요합니다.

지금 우리는 가장 중요한 두 가지 분야, 즉 기본적인 세균학 과목과 의료 효율성의 정점에 있는 최고의 위생학 과목에서 스코필드 박사가 줄 준비가 되어 있는 바로 그 도움이 필요합니다.

이제 편지에서 1년의 지연이 바람직하다는 세 가지 점을 고려하며 저는 다음과 같은 의견을 제시하고자 합니다.

1. 성경 공부

성경 지식은 선교사에게 당연히 필수적이지만, 이런 종류의 많은 기술적 지식은 대부분의 시간을 다른 종류의 지식을 전수하는 데 사용할 선교사에게는 필수적이지 않습니다.

그가 성경에서 가르칠 내용은 전문적인 의미에서 신학적인 것이 아니라 자신의 영적 발전과 올바른 생활에 대한 일상적인 강화에 필요한 실제적인 종교적 진리일 것입니다. 그리고 제 경험에 따르면 제가 매일 스스로 읽는 것이 매일 접하였던 사람들을 가르치는 데 가장 도움이 되었습니다.

다음으로 그가 이 나라(캐나다)에 1년 더 머물게 되어 얻게 될 것으로 예상되는 체계적인 성경 지식에 대해 말씀드리자면, - 그가 다른 업무를 포기하고 몇 달 동안 성경 학원이나 다른 유사한 기관에서 정규로 공부한다면 상당히 광범위한 지식을 얻을 수 있겠지만, 그렇게 하기로 제안된 것이 아니라 현재 직책을 계속 유지해야 한다는 점을 알고 있으며, 저는 아미요 박사가 떠나면서 늘어날 이 업무들로 인하여 그가 제안된 1년 동안 그를 멀리 이끌어 줄 체계적인 성경 공부를 할 시간이 없을 것이라는 것을 알고 있습니다.

반면에 그는 한국에서 매일 자신의 시간의 일부를 그런 일을 위해 따로 떼어 놓을 수 있고, 토론토에서 찾을 수 있는 시간만큼 다른 사람들로부터 도움을 받을 수 있습니다.

2. 그의 재정 상황

그는 저에게 이것들을 말하였고, 저는 모든 재정적 곤란을 완전히 없애는 것이 이점이 될 것이라는 것을 인정할 준비가 되어 있지만 그가 나에게 말한 것과 같은 재정 상황이 그를 1년 더 본국에 머물게 하는 결정적인 요소가 되어야 한다는 것은 인정할 준비가 되어 있지 않습니다. 논의를 조금 더 확장하면 그의 재정적 이점이 훨씬 더 오래 머물게 하는 데 관련이 있음을 보여줄 것이고 다른 사람들에게도 마찬가지라고 말할 수 있습니다.

제가 1893년에 한국으로 가는 것을 고려하였을 때, 저는 매우 유사한 문제에 직면해야 했고 재정적 이점에 반하는 결정을 내렸으며 저는 여전히 제가 현명하게 결정하였다고 생각하고 있습니다.

하지만 저는 그가 재산에 투자한 것을 잃지 않고 오히려 소액을 지불할 기회를 갖고 적어도 손실 없이 처분될 때까지 소유할 수 있도록 문제를 재조정하려고 노력할 것을 제안하고 싶습니다.

저는 총무님의 사무실이나 실행 위원회와 관련된 누군가가 (총무님이 그것에 재무관을 갖고 있다고 믿고 있습니다) 그의 현재 계약을 조정하여 그의 어려움을 제거해 줄 수 있을 것이라고 의심하지 않습니다.

3. 정부에 대한 봉사

이것 역시 중요한 의무이며 누군가가 이를 수행해야 합니다. 그러나 그것은 선교 현장으로 가려고 하는 모든 사람에게 오는 요구와 사실상 비슷하며, 내년에도 지금처럼 강력할 것입니다. 저에게는 1893년으로 거슬러 올라갑니다. 하지만 지금 당장은 스코필드 박사에게 매우 시급할 수 있습니다. 그럼에도 불구하고 검토해 봐야 합니다.

그가 가는 것이 정부가 해야 할 일을 멈추게 하지 않을 것입니다. 다른 누군가가 그것을 할 수 있고 후임자는 내년처럼 쉽게 올해에 확보할 수 있습니다. 실제로 우리에게는 그가 지금보다 그때 적합한 후임자를 얻는 것이 더 어려울 것이라는 보장이 없습니다.

저는 하나님께서 특별한 사람을 특별한 일을 위하여 부르실 뿐만 아니라 특별한 시간을 위하여 부르시고, 그가 부르심을 받은 일은 다른 어떤 때보다 그때가 더 잘 이루어질 수 있다고 믿고 있습니다. 스코필드 박사가 지금 그를 부르는 특별한 일을 위하여 매우 확실한 준비를 하고 있는 듯하며, 하나님께서 그의 마음을 열어 매우 놀라운 방식으로 그 부르심을 들으셨고, 저에게 그 징조는 바로 지금입니다.

제가 떠날 준비를 하고 있을 때 온갖 장애물이 나타났고 많은 사람들이 그것을 하나님께서 저를 부르지 않는다는 증거로 여기라고 재촉하였지만 저는 오히려 그것들을 제가 정말 진지한지 보여주기 위해 제 앞에 놓인 시험으로 여겼고, 제가 하나하나 단호하게 맞섰을 때 모든 장애물이 녹아내렸기 때문에 그렇게 생각하였습니다.

스코필드 박사는 토론토를 떠나기 전에 지금 그가 마주하고 있는 것보다 더 큰 장애물에 부딪힐 수도 있지만, 저는 그가 두려움 없이 맞서고 한국에 있는 박사를 하나님께서 찾으신다면 그것들을 제거하실 것이라고 제안하고 싶습니다.

저는 우리 모두가 최선의 판단을 내린 후 하나님의 인도하심을 구한다면 올바른 일이 이루어질 것이라고 확신하며, 그래서 저는 이 문제에서 하나님의 인도를 따르려고 노력할 것으로 알고 있는 귀 위원회에 이 문제를 맡깁니다.

저는 이제 제가 소속된 선교본부가 또 다른 점에 노력하여 올해 약사를 파견할 것이라는 합리적인 희망을 갖게 되었습니다. 세브란스 씨는 첫해의 지원을 제공하겠다고 제안하였고, 브라운 박사와 화이트 박사는 시급한 필요성과 세브란스 씨의 관대함을 고려하여 1년의 지원만 제공하는 사람을 임명하는 데 따른 재정적 위험을 감수하기로 하였습니다.

이렇게 되면 미국 북장로교회 선교본부의 여섯 번째 인력이 되므로 이 선교본부가 이 기관의 업무를 얼마나 중요하게 생각하는지 판단할 수 있으며, 지체 없이 교수진을 양성하는 것이 얼마나 중요한지 깨닫게 될 것입니다.

매케이 박사께 안부를 전합니다.

안녕히 계세요.
O. R. 에비슨

Oliver R. Avison (New York City), Letter to Allan E. Armstrong (Sec., FMC, PCC) (Mar. 20th, 1915)

New York,
Mar. 20th, 1915.

Mr. A. E. Armstrong,
    Secretary Board of Foreign Missions,
    Toronto, Ontario,

Dear Mr. Armstrong: -

Yours of the 18th reached me at noon today and I hasten to reply, though I feel a keen sense of responsibility in even appearing to act as an arbiter in a matter in which I am in a sense not unprejudiced. I think I realize the full force of the three points you set forth in favor of delay but I feel that they are not sufficiently strong to offset the decided advantages that would accrue should he go at once or as soon as might be possible.

However as he talked these same points over with me while I was in Toronto and I have therefore had time to think them over I can reply with less hesitation than I could otherwise have done.

There are two very strong reasons for strengthening the faculty immediately.

1. It will give us a much stronger position before the government.

I think I explained to you that we are anxious to get that recognition from the government which will entitle our graduates to receive license to practise without further examination. This has not been granted us yet and we have been made to understand that they do not consider our teaching staff large enough to handle all the subjects effectively.

The addition of Dr. Schofield to the staff will be valuable a. because it will enlarge it b. because it will enlarge it at a point which will specially appeal to the mind of Japanese officials - practical Hygiene.

But it will have another very important bearing; it will bring another Mission, the last one of our group, into cooperation and enable us to present a united front to the government in pressing our plea for full recognition by the government.

Of course we can get on very successfully without this because our graduates can submit themselves to the government examination for license as graduates of medical colleges have to do in this country but the securing of recognition would greatly strengthen our influence and give us a place of esteem in the country.

Of course we have said to the government and can say it again that all the Missions propose to enter into this cooperation but this has much less force than the actual accomplishment of the Union would have and I have reason to know that we shall need every ounce of weight which we can bring to bear on the government to secure a concession which is in its nature a difficult one for them to grant but which is certainly worth much to us if we can gain it.

2. The present call for a man to fill the position for which Dr. Schofield is fitted is very urgent.

Dr. Mills finds it very hard for him to cover the whole of the very important subjects of Pathology and Bacteriology and besides these the subject of Hygiene has no one to give it attention.

The interests of the students calls for Dr. Schofield's services most loudly and the need is now.

To summarise the above

We need the present cooperation of your Board in our approach to the Government and to give our whole movement its full force.

We need now the very help which Dr. Schofield is prepared to give in two of the most important branches, one the fundamental subject of Bacteriology and the other the crowning subject of Hygiene which is of course the capstone of medical efficiency.

Now, considering the three statements in your letter which might point to a year's delay as being desirable, I would offer the following comments, -

1. Bible Study,

Biblical knowledge is of course indispensable for a missionary but a large amount of technical knowledge of this kind is not essential for a missionary the larger part of whose time will be taken up with imparting other kinds of knowledge.

What he will teach from the Bible will not be anything theological in the technical sense but the practical religious truths that he needs for his own spiritual development and his own daily strengthening in right living and my own experience has been that what I read daily for myself served me best for instructing those to whom I had access from day to day.

Then as to the systematic knowledge of the Bible which I presume it would be expected that he would get should he remain a year longer in this country, - Were he going to give up his other work and devote some months to regular study in the Bible College or other similar institution he would be able to gain a fairly extensive knowledge but I note that it is not proposed to do this but that he shall continue to hold his present positions and I am aware that the duties of these, which will be increased by the departure of Dr. Amyot, will not allow time for any systematic Bible study that will carry him very far in the proposed year.

On the other hand he can lay aside some part of his time daily in Korea for such work if he chooses to do so and can get at least as much help from others as he could find time for in Toronto.

2. His Financial conditions.

He told me of these and I am ready to admit that the absolute eradication of every financial embarrassment would be an advantage but I am not prepared to admit that a financial condition such as he told me of should be a determining factor in keeping him at home for another year. A little extension of the argument would show it to tie to his financial advantage to stay even much longer and the same could be said of others.

In 1893 when I was considering going to Korea I had to face a very similar question and I decided it against my financial advantage and I am still of the opinion that I decided wisely.

I would suggest however that he endeavor to rearrange the matter so that he shall not lose what he has put into the property but rather have the opportunity of making small payments on it and so holding it till it can be disposed of at least without loss.

I do not doubt that your office or some one connected, with your Executive (I believe you have some financiers on it) could work out with him an adjustment of his present contract that will remove his difficulty.

3. Service to the Government

This too is an important duty and some one must perform it. But then it is in effect a similar appeal to that which comes to every one who proposes to go to the Mission Field and will be just as strong next year as now. It was made to me as far back as 1893. Just at this moment however it can be made to Dr. Schofield in a very urgent way. Nevertheless it must be analyzed.

His going will not stop the work that the government must have done. Some one else can do it and a successor can be secured this year as easily as next. Indeed we have no assurance that it will not be more difficult for him to get a suitable successor then than now.

I believe not only that God calls a special man for a special work but that he calls him for a special time and that the thing he is called to do can be better done at that time than at any other and it looks as though Dr. Schofield has a very definite preparation for the special work that now calls him and that God has opened his mind to hear the call in a very remarkable way and to me the indication is NOW.

When I was preparing to go all sorts of obstacles presented themselves and many urged me to regard them as evidence that God was not calling me but I looked upon them rather as tests put before me to show whether I were really in earnest and I think that was so as they all melted away as I resolutely met them one by one.

Dr. Schofield may meet obstacles even greater than those now facing him before he gets away from Toronto but I suggest that he confront them fearlessly and God will remove them if He wants the doctor in Korea.

I am sure that if we all, having used our best judgment, look for God's guidance the right thing will be brought to pass and so I leave it in the hands of your Committee who will I know try to follow God's lead in the matter.

I have now a reasonable hope that my own Board will strain another point and send a pharmacist out this year. Mr. Severance has offered, to provide his support for the first year and Drs. Brown and White, in view of the urgent need and of Mr. Severance's generosity are inclined to take the financial risk involved in appointing a man with only one year's support provided.

As this will make the sixth man under the American Presbyterian Board North you can judge as to how important this Board considers the work of this institution to be and you can realize how important it is in my judgment that we build up our faculty without delay.

With kind regards to Dr. McKay

Very sincerely,
O. R. Avison

19150329

러들로 박사가 이곳을 방문한다.
The Plain Dealer (오하이오 주 클리블랜드) (1915년 3월 29일), 3쪽

러들로 박사가 이곳을 방문한다.

클리블랜드 사람들은 1898년 에이들버트 대학과 1901년 의과대학을 졸업한 A. 어빙 러들로 박사와 클리블랜드 출신인 러들로 부인이 몇 달간의 안식년으로 곧 한국 서울에서 미국으로 돌아올 것이라는 소식을 접하였다. 두 사람은 5월 3일 샌프란시스코에 도착하여 한국으로 향하는 서울 의료 업무의 책임자인 O. R. 에비슨 박사와 며칠간 회동할 예정이다.

Dr. Ludlow to Visit Here.
The Plain Dealer (Cleveland, O.) (Mar. 29th, 1915), p. 3

Dr. Ludlow to Visit Here.

Cleveland people have learned that Dr. A. Irving Ludlow, Adelbert college, 1898, and School of Medicine, 1901, and Mrs. Ludlow, both formerly of Cleveland will return from Seoul, Korea, to America soon upon a furlough of several months. They will arrive in San Francisco May 3, and will remain there a number of days to confer with Dr. O. R. Avison, head of the medical work at Seoul, who is on his way to Korea.

19150400

단신 및 인물 동정.
The Korean Mission Field (서울) 11(4) (1915년 4월호), 121쪽

지금쯤 서울로 돌아올 예정이었던 에비슨 박사는 한국의 의료 선교를 강화하기 위하여 미국에 몇 달 더 머물 예정이다.

Notes and Personals.
The Korean Mission Field (Seoul) 11(4) (Apr., 1915), p. 121

Dr. Avison, who was expected to return to Seoul about this time, will tarry several months longer in the United States in an effort to consolidate the medical mission work in Korea.

19150415

한국의 의학교는 효과적으로 운영된다.
The Continent (시카고) 46(15) (1915년 4월 15일자), 474쪽

한국의 의학교는 효과적으로 운영된다.

한국 서울의 O. R. 에비슨 박사는 5월 중순에 한국 수도 서울의 세브란스 병원과 연합의학교에서 업무를 재개하기 위하여 출국할 것이다. 그는 미국에서 1년 동안 안식년을 보냈다. 에비슨 박사는 이번 방문 기간 동안에도 평소처럼 자신이 관장하는 위대한 선교 기관의 교수진과 실무진에 합류할 유능한 젊은 인재들을 찾고 있었다.

이번에 가장 만족스럽게 찾은 것은 토론토 출신의 스코필드 박사이다. 그는 온타리오 주 보건국 실험실의 수석 세균학자이다. 스코필드 박사는 젊은 나이임에도 토론토 의료계에서 매우 좋은 평판을 가지고 있으며, 만약 그가 토론토에 남는다면 그의 전문적인 전망은 최고 수준일 것이다. 그는 선교 사업에 매우 열정적으로 자원하였으며, 캐나다 장로교 해외 선교 위원회의 임명은 다음 정기 회의에서 이루어질 것으로 예상된다. 그는 아마도 올가을에 출국할 것이다. 한국에 도착하는 즉시 그는 세브란스 의학교에서 세균학 및 위생학 교수로 부임할 예정이다.

에비슨 박사는 또한 치과의사와 약사가 병원 업무를 강화하기 위하여 곧 파송될 것으로 예상하고 있다. 이 분야에서 높은 자격을 갖춘 유망한 두 젊은이가 자원하여 임명을 기다리고 있다.

클리블랜드 출신의 고(故) 루이스 H. 세브란스 씨가 에비슨 박사에게 이 병원과 학교 설립을 위한 첫 1만 달러를 기부하였을 때, 에비슨 박사 자신도 오래 전 하버드 의과대학에서 의자가 아니라 소파에 앉았다고 선언하였던 올리버 웬델 홈즈 박사의 유명한 기지 넘치는 발언을 적절하게 반복할 수 있었을 것이다. 에비슨 박사 역시 서울에서 초창기에 의학과 관련된 모든 과목을 조수 없이 가르쳤다. 그러나 이번 가을, 이 대학의 운영은 미국 장로교회의 지원을 받는 6명과 한국에서 활동하는 미국 감리교회, 남장로교회, 캐나다 장로교회, 호주 장로교회 등 다른 교단에서 임명하고 보수를 받는 11명을 포함하여 총 17명의 교수진이 공동으로 담당하게 될 것이다.

원래 투자 금액인 1만 달러는 세브란스 씨가 죽기 전에 10배 이상 늘어났고, 전체 기지는 동양에서 가장 적절하게 갖춰진 의학교로 여겨진다. 랠프 G. 밀즈 박사는 병리학 교수이고, J. D. 밴버스커크 박사는 생리학 및 치료학 교수이며, A. I. 러들로 박사는 외과 교수이다.

이 대학에는 기독교 신자가 아닌 학생이 한 명도 없었다. 한국 현지 교회 출신의 지원자는 항상 학교 수용 인원을 초과하였다. 현재 졸업생 명단에는 한국인 졸업생 33명이 있으며, 모두 의료 활동뿐 아니라 이교도 사회에 기독교적 영향을 미치는 데에도 큰 성과를 거두고 있다. 에비슨 박사가 홀로 교수로 재직 중이던 시절에 과정을 마친 초창기 졸업생 중 한 명은 현재 세브란스 병원에서 수련을 받은 한 간호부의 도움으로 남만주에서 병원을 운영하고 있다. 그는 최고의 미국 외과 의사들의 기술을 요구하는 대규모 수술을 성공적으로 수행하고 있다.

올해 의학교에는 81명의 학생이 재학 중이다. 내년 가을에는 등록 학생 수가 다소 증가할 것으로 예상된다. 더 이상 늘어날 수는 없을 것이다. 이 숫자는 실험실 시설을 거의 고갈시킬 정도이기 때문이다. 에비슨 박사는 실험실 실험 외의 다른 것에 기반한 의학 교육을 용납하지 않을 것이다. 그는 과학적으로도 종교적으로도 철저함을 유지하려고 노력한다. 학생들이 의료 봉사 활동에 나설 때 적극적인 선교 정신으로 충만해지도록 모든 노력을 기울인다.

이 분야의 교육을 위하여 매일 6명의 학생이 두 명 이상의 교수와 함께 병원 병동이나 진료소의 환자들에게 그리스도에 대해 전하도록 배정된다. '세브란스 의료' 계획에서는 사회 봉사 또한 두드러지게 뛰어나다. 최근 이 나라에서 도입된 '연구' 일정은 이 의학교에 만연한 인간애 정신과 구성원들의 과학적 업적에 대한 묵묵한 찬사를 담고 있다. 이 연구부의 목적은 한국인의 가정생활과 관련된 위생, 보건, 그리고 식량 문제를 조사하고, 주민들의 효율적인 업무 수행에 필요한 토종 음식의 양을 확인하기 위한 실험을 수행하는 것이다. 수백 년 동안 사용되어 온 토종 약재의 효능은 과학적 연구를 통하여 규명되어야 한다. 이 연구의 목적은 한국인의 일상생활에 영향을 미칠 수 있는 모든 문제에 주의를 기울이는 것이며, 한국인의 가정생활을 개선하기 위한 모든 노력은 현지 교회의 활력을 강화하는 데 필수적인 선교 활동이 될 것이라는 확신을 가지고 연구하고 있다.

Medical College in Korea Does Effective Work.

Dr. O. R. Avison of Seoul, Korea, will sail the middle of May to renew his work in Severance hospital and Union Medical College in the Korean capital. He has enjoyed a furlough visit of a year in the United States. Dr. Avison as usual during this visit at home has had his eye out for capable young men to add to the faculty and practicing staff of the great missionary Institution over which he presides.

A most satisfactory find this time has been Dr. Schofield of Toronto, who is the chief working bacteriologist in the laboratories of the Ontario provincial board of health. Dr. Schofield has, for a young man, a remarkably fine standing in the medical profession in Toronto, and his professional prospects, should he remain at home, would be equal to the very best. He has quite enthusiastically volunteered, however, for missionary service, and his appointment by the Foreign Board of the Presbyterian Church in Canada is expected at the next stated meeting. He will probably sail this autumn. Immediately on landing in Korea he will go to work as professor of bacteriology and hygiene in Severance Medical College.

Dr. Avison is expecting also that a dentist and pharmacist will soon go out to strengthen the hospital work. Two promising young men of high qualifications in these professions have volunteered, and their appointment is pending.

When the late Louis H. Severance of Cleveland gave Dr. Avison the first $10,000 for this hospital and school, Dr. Avison himself could appropriately have repeated the famous bon mot of Dr. Oliver Wendell Holmes, who long ago declared that in the Harvard medical school he occupied not a chair but a settee. Dr. Avison likewise in the beginning days at Seoul taught the whole list of medical studies unassisted. But this coming autumn the work of the college will be the joint concern of seventeen members in the faculty, six supported by the Presbyterian Church in the U. S. A., and eleven appointed and paid by the other denominations laboring in Korea, including American Methodist, Southern Presbyterian, Canadian Presbyterian and Australian Presbyterian.

The original investment of $10,000 was multiplied more than ten times by Mr. Severance before his death, and the whole plant constitutes probably the most adequately equipped medical college in the orient. Dr. Ralph G. Mills is professor of pathology, Dr. J. D. Van Buskirk professor of physiology and therapeutics, and Dr. A. I. Ludlow professor of surgery.

The college has never had a non-Christian student. Applications of available men from the native churches of Korea have always exceeded the accommodations of the school. There are now on its alumni list thirty-three Korean graduates, and all are doing handsomely not only in medical work but also in their Christian influence on heathen surroundings. One of the earliest graduates, whose course was finished while Dr. Avison was still sole professor, is now running a hospital in southern Manchuria with the aid only of a graduate nurse also trained in Severance. And he is successfully doing major operations of the sort that tax the skill of the best American surgeons.

This year there are in attendance at the medical college eighty-one students. Next autumn's enrollment will be somewhat larger. It cannot be much larger, for this number practically exhausts the facilities of the laboratories, and Dr. Avison will not tolerate medical instruction based on anything but laboratory work. And he is just as careful to be thorough religiously as scientifically. Every care is taken to insure that the students shall be imbued with an active missionary spirit when they go out to practice medicine.

For training in that line six students are assigned every day to go with two or more professors to speak of Christ to patients in Hospital wards or dispensary. Social service also stands out prominently in the program of "Severance Medical." A "research" schedule lately received in this country bears silent tribute both to the spirit of human helpfulness pervading this medical faculty and also to the scientific attainments of its members. It is the aim of this research department to investigate problems of sanitation, hygiene and food pertaining to the home life of the Korean people and to conduct experiments to ascertain the amounts of native food necessary for the working efficiency of the population. The value of native drugs which have been used for many hundreds of years is to be determined by scientific inquiry. It is the aim in this work to give attention to every question which can bear on the normal everyday existence of the people, with the assurance that whatever is done to improve

Korean home life will be vital missionary service in strengthening the vigor of the native church.

한국 교회의 많은 선행.
Manitoba Free Press (매니토바 주 위니펙) (1915년 4월 19일), 5쪽

한국 교회의 많은 선행
토론토의 에비슨 박사가 어제 아침 그레이스 교회에서 강연을 하였다.

23년 전 한국에서는 어떤 종류의 살생도 금지되었고, 빈대의 수명을 단축시킨 사람도 지위를 잃고 배척당하였다. 이는 토론토의 O. R. 에비슨 박사가 어제 아침 그레이스 교회에서 설교하면서 한 말 중 하나이었다. 그의 설교 주제는 '한국 교회는 실패했는가?'이었다.

에비슨 박사는 23년 전 한국에 갔으며, 그의 첫 번째 사역은 한국에 선교사를 파송하였던 여러 교회들의 노력을 하나로 모으는 것이었다고 말하며 강연을 시작하였다. 그의 노력은 대체로 성공적이었으며, 지금은 함께 일하는 여러 교회들이 병원, 대학, 그리고 선교 단체에서 연합하여 활동하고 있다.

인간성 만들기
가장 중요한 업적 중 하나는 인간성 만들기이었다. 빈대를 죽이는 것조차 대죄이었다. (박사는 이 말을 하며 미소를 지었다.) 그는 영향력을 행사하여 복음의 가르침을 통하여 마침내 백정들에게 내려진 금지령을 해제하는 데 성공하였다. 이제 그들은 인간성의 자유를 얻었다.

연자는 백정의 아들이 대학을 졸업하고 의사가 되어 이토 공(公)에게서 학위를 받은 사례를 인용하였다. 같은 백정의 딸도 대학교를 졸업하였고, 그 백정 자신도 교회의 장로이자 저명한 시민이 되었다. 이것은 인용할 수 있는 수천 가지 사례 중 하나에 불과하였다.

현재 한국에는 약 25만 명의 교인이 있다.

박사가 처음 한국에 도착하였을 당시에는 세 가지 주요 종교가 있었다. 유교는 장점이 있었지만 신도들이 과거를 돌아보게 하였다. 불교는 인간의 사고를 금지하여 삶의 편협함을 조장하였다. 신토는 장점이 있었지만 악령에 대한 두려움을 조장하였다. 기독교 선교사들은 이 세 종교의 장점을 모두 취합하였지만, 개종자들에게는 얼굴을 앞으로 향하게 하라고 가르쳤다.

기독교를 진지하게 받아들이다.

한국인들은 기독교에 진지하게 귀의하였으며, 심지어 큰 교회의 수요일 저녁 기도회에도 1,800명이나 되는 신도가 모이는 경우가 많다. 한국은 선교사들이 진출한 가장 유망한 지역 중 하나이다. 에비슨 박사는 교회와 기독교가 결코 실패하지 않았으며, 이 작은 나라에 많은 좋은 변화를 가져왔다고 말하며 마무리하였다.

Much Good Work by the Church in Corea. *Manitoba Free Press* (Winnipeg, Manitoba) (Apr. 19th, 1915), p. 5

Much Good Work by the Church in Corea
Dr. Avison, of Toronto, Speaker at Grace Church Yesterday Morning.

Killing of any kind was under the ban in Corea 23 years ago, and any one guilty of even shortening the life of a bed-bug lost caste and was shunned. This was one of the statements made by Dr. O. R. Avison, of Toronto, during his sermon in Grace church yesterday morning. His subject was, "Has the Church Failed in Corea."

Dr. Avison opened his sermon by saying that he went to Corea 23 years ago, and that his first work was to try and unite the efforts of the different churches which had sent missionaries to that country. His efforts had been largely successful, and now there is a union of a number of the churches, who are working together in hospitals, universities and missions.

Making of Manhood.

One of the most important works was the making of manhood. It was a mortal sin to kill even a beg-bug. (The doctor smiled as he made this statement.) He exerted his influence, and through the teachings of the Gospel finally succeeded in having the ban removed from butchers. They are now given the freedom of manhood.

The speaker cited one instance of a butcher's son graduating from the university, becoming a doctor, and receiving his diploma from the hands of Prince Ito. The daughter of this same butcher graduated from the university also, and the man himself because an elder in the church and a prominent citizen. This was only one example of thousands that might be cited.

There are now some 250,000 church members in Corea.

When the doctor first arrived in the country there were three principal religions - Confucianism, which had its good points, but caused its followers to look backward; Buddhism, which forbids men to think, thereby narrowing their whole life: and Shintoism, which had good points, but promoted a fear of evil spirits. The Christian missionaries picked the good points from each of these religions, but teaching their converts to keep their faces forward.

Taking Christianity Seriously.

The Coreans have taken to Christianity sincerely, and even at the Wednesday evening prayer meetings there are oftentimes as many as 1,800 in the congregation in the larger churches. Corea is one of the most promising fields in which the missionaries have ever entered. Dr. Avison wound up by saying that the church and Christianity had certainly not failed, but had brought about many good changes in this little country.

아서 J. 브라운(미국 북장로교회 해외선교본부 총무)이 한국 선교부로
보낸 선교본부 편지, 제272호 (1915년 4월 26일)

THE BOARD OF FOREIGN MISSIONS
OF THE
PRESBYTERIAN CHURCH IN THE U.S.A.
156 FIFTH AVENUE
NEW YORK

AJB/B
제272호   1915년 4월 26일

재정 위원회에 의한 특별 예산
(중략)

한국 선교부 귀중

친애하는 동료들,

　재무 위원회는 19일 선교본부 회의에서 회계연도의 재무제표를 마감하면서 다음과 같은 목적에 대한 미지정 특별 기부금이 포함되어 있다고 보고하였습니다.

(……)
서울,　　세브란스 병원, J. L. 세브란스 씨와 더들리 P. 알렌 부인의 약정
　　　　계정
　　　　세탁 장비　　　금화 199.80 달러
　　　　치과 장비　　　　　　737.61　″
　　　　　　합계　　금화 937.41 달러　1,874.82엔
서울,　　의학교 건물, 존 L. 세브란스 씨
　　　　(금화 500 달러),　　　　　　　1,000.00엔
(……)

세브란스 의학교의 신임 치과의사와 그가 담당할 과의 치과 장비를 위한

1,475.22엔의 공동 기부금은 에비슨 박사와 신임 치과의사인 샤이플리 박사가 지출하였습니다. 당연히 필요한 장비는 이 나라에서만 구할 수 있기 때문입니다.

(중략)

Arthur J. Brown (Sec., BFM, PCUSA), Board Letter to the Korea Mission, No. 272 (Apr. 26th, 1915)

THE BOARD OF FOREIGN MISSIONS
OF THE
PRESBYTERIAN CHURCH IN THE U. S. A.
156 FIFTH AVENUE
NEW YORK

OFFICE OF SECRETARY

AJB/B
No. 272
April 26th, 1915

    Special Appropriations by Finance Committee.
    Gift on acct. deficit Hospital at Chai Ryung.
    Gift for Cornelius Baker Mem'l Hospital, Andong.
    In re Miss Olivette Swallen.
    In re Miss Ethel McGee.
    In re Pledge for Bible Institute and Class Work

To the Korea Mission

Dear Friends: -

At the meeting of the Board, the 19th instant, the Finance Committee reported that in closing the Treasurer's accounts for the fiscal year, the following unappropriated special gifts have been entered for the objects specified as follows:

(......)

Seoul,	Severance Hospital, account of pledge, from Mr. J. L. Severance and Mrs. Dudley P. Allen, for:		
	Laundry equipment	$199.80 Gold	
	Dental equipment	737.61 "	
	Total	$937.41 gold	1,874.82 Yen
Seoul,	For Medical College Buildings, from Mr. John L. Severance, ($500. gold),		1,000.00 Yen

(……)

The joint gift of Yen 1,475.22 for dental equipment of the newly appointed dentist and his department for the Severance Medical College is being expended here by Dr. Avison and Dr. Scheifly, the new dentist, as, of course, the apparatus required is available only in this country.

(Omitted)

19150500

회관 주변 소식. *Westminster Hall Magazine and Farthest West Review* (브리티시 컬럼비아 주 밴쿠버) 7(4) (1915년 5월호), 18쪽

우리는 때때로 기독교 사역에서 뛰어난 인물들이 방문하는 혜택을 누리고 있다. 그래서 우리는 영감을 얻고, 세계 복음화를 위하여 얼마나 많은 일이 이루어지고 있는지 깨닫게 되면서 우리의 시야가 넓어진다. 얼마 전 한국 왕실의 의사인 에비슨 박사가 우리와 함께하였다. 그는 비공식적인 방식으로 우리에게 많은 흥미로운 정보를 주었고, 우리가 질문할 수 있도록 도와주었다. 질문은 한국의 언어에서 기후에 이르기까지 광범위하고 다양하였다.

앤더슨 부인과 키칠라노 장로교회의 여자들의 친절 덕분에 한국으로 돌아가는 에비슨 박사 부부를 기리기 위하여 열린 작별 파티에 학생들이 초대되었다. 학생들은 친절한 초대를 수락하였고 매우 즐거운 시간을 보냈다. 그들은 즐거운 시간을 제공해 준 것에 대하여 앤더슨 부인, 다른 여자들, 그리고 맥키넌 박사에게 감사를 표하였다.

Around the Hall. *Westminster Hall Magazine and Farthest West Review* (Vancouver, B. C.) 7(4) (May, 1915), p. 18

We have now and then the advantage of a visit from certain outstanding men in Christian work. Thus we gain inspiration, and have our vision enlarged as we realise how much is being done for the evangelisation of the world. Recently we had Dr. Avison, Physician to the Royal Family of Korea, with us. He gave us much interesting information in an informal way, and put himself at our disposal for questions. These took a wide sweep and ranged from the language of Korea to its climate.

Through the kindness of Mrs. Anderson and the ladies of Kitsilano Presbyterian Church, the Students were invited to a farewell social given in honour of Dr. and Mrs. Avison who were returning to Korea. The students accepted the kind invitation and enjoyed themselves thoroughly. They thank Mrs. Anderson, the other ladies and Dr. McKinnon for the pleasant time they gave them.

19150500

한국 선교부. 1915년 5월 총회에 제출된 미국 북장로교회 해외선교본부 제78차 연례 보고서 (1915년 5월)

서울 지부

270~271쪽

의료 - 세브란스 연합의학교 - 모든 의료 시설은 세브란스 기지에 있다. 남대문 밖에 위치한 병원, 의학교, 간호부 양성소. 이 보고서는 외국인 및 한국인 의료진을 포함한 의사와 간호부 및 전체 직원의 활동을 보여준다. 작년 한 해 동안 지난 몇 년간의 약속이 실현되었고, 꽃이 피었다. 이제 한국에서 활동하는 6개 선교부가 연합하여 의료 활동을 하고 있다.

4월부터는 교수진의 충원이 있었다. 교사 자격증을 소지한 우키티 씨가 교수진에 합류하여 모든 학년에게 일본어를 가르치고 있다. 또한, 관립 학교 교수진 중에서 의학강습소의 소장인 사토 박사는 주 2회 4학년 학생들에게 법의학 강의를 하고 있다. 이나모토 박사는 자신이 소장한 표본을 활용하여 주 3시간씩 병리학 총론을 강의를 하고 있으며, 오카 박사는 1학년 학생들에게 주 4시간씩 해부학 강의를 하고 있다. 이 업무는 현재 일본어로 진행되고 있으며 통역이 필요하지만 모든 학생이 빠르게 해당 언어에 대하여 능숙해지고 있으므로 머지않아 필요하지 않을 것이다. 올해 등록 학생 수는 4학년 15명, 3학년 10명, 2학년 14명, 1학년 16명, 예비반 16명으로 총 71명이다. 15명이 졸업하였고 그 자리에 25명의 예비반이 새로 등록하여 현재 학생 수는 81명이 되었다. 모든 부서의 장비가 많이 추가되었으며 현재 직원으로 곧 총독부의 인정 요건을 충족할 수 있을 것으로 기대하고 있다. 총독부의원 및 의학강습소의 학장인 후지타 박사는 우리 기관에 큰 친절을 베풀었고, 우리는 그에게 큰 감사를 표한다. 15명의 졸업생은 모두 기독교인이고, 이중 7명은 영변에서 신의주까지 다른 선교 병원으로 가고, 5명은 당직의사로 모교에 남으며, 3명은 개업을 한다. 양성소 등록 학생 수는 총 17명이다. 1학년 8명, 2학년 5명, 3학년 4명.

통계 – 병원과 진료소

연도 초 병동: 30명; 입원: 한국인 1,024명, 외국인 30명; 총 1,084명; 증가율 38%.

수술 - 주 수술실: 357명; 진료소: 2,000명 이상; 왕진: 1,100명.

환자: 일반 진료실 - 신환: 14,111명; 재진 환자: 14,912명; 박 박사 진료: 2,204명; 개인 진료실: 1,000명; 연도 총 환자: 34,411명.

The Korea Mission. *The Seventy-Eighth Annual Report of the Board of Foreign Missions of the Presbyterian Church in the United States of America. Presented to the General Assembly, May, 1915* (May, 1915)

Seoul Station

pp. 270~271

Medical. - Severance Union Medical College. - All the medical work centres about the Severance Plant: Hospital, Medical College and Nurses' Training School, situated outside the South Gate. This report represents the work of the entire staff of doctors and nurses with their associates, foreign and native. During the last year the promise of former years has come to pass, the flower has come to fmition. We now have union in medical work conducted by six of the Missions working in Korea.

Since April also there have been added to the faculty: Mr. Ukiti who holds a normal certificate, teaching the Japanese language to all grades. Also from the staff of the Government School, Dr. Sato, the Dean of that Medical College, lectures twice a week to Seniors in Medical Jurisprudence; Dr. Inamoto three hours a week on General Pathology, illustrated by specimens from his own museum; Dr. Oka, four hours a week to the first class, in Anatomy. This work is being taught in Japanese, at present requiring interpretation, but before long that will not be necessary as all the students are rapidly acquiring proficiency in that language. The enrollment this year has been fourth year, 15; third year, ten; second year, 14; first year, 16; Preparatory class, 16; total, 71. Fifteen were graduated and in their place a new preparatory class of 25 was enrolled, bringing the number now to 81. Many additions have been made to the equipment in all departments, and with the present staff we expect soon to meet the Government requirements for recognition. Great kindness has been shown our institution by Dr. Fujita, head of the Government Hospital and Medical School, and we owe to him a great debt of gratitude. The 15 graduates are all Christians, seven have gone to other Mission Hospitals from Yengbyen to Shinju; five remain as internes; three go into private practice. The enrollment in the Training School totals 17; eight Juniors, five Middlers, and four Seniors.

Statistics - Hospital and Dispensary

In wards at beginning of year, 30; Admitted: Koreans, 1,024, Foreigners, 30; Total, 1,084; Increase, 38 per cent.

Operations - In main operation room, 357; In Dispensary, more than 2,000; Visits to home, 1,100.

Patients Public Dispensary - New Patients, 14,111; Repeat Patients, 14,912; Dr. Pak's work, 2,204; Private office cases, 1,000; Total cases for year, 34,411.

19150501

1914년 6월 1일부터 1915년 5월 1일까지 세브란스 기지의 보고서
(1915년 5월 1일)

연구부는 올해 바빴는데, 첫 번째 논문은 '전도 여행 및 가정용으로 사용할 수 있는 간단한 정수 방법'이라는 제목으로 발표되었다.

이는 다른 방식으로 사용되는 방법을 채택한 것으로, 물 공급원에 질병이 도사리고 있는 나라의 선교사와 다른 여행자들이 특별하게 사용하기 위한 것이다. 물을 끓이는 불편함을 겪어야 하는 사람들에게 도움이 되고, 그러한 물을 취급하고 관리하는 데 있어 잘못된 기술로 인한 위험을 피하는 데 도움이 되기를 바란다. 논문의 마지막 쪽에는 부서의 목표와 특수 목적이 나와 있다.

다양한 협력자들의 지원으로 몇 가지 연구 주제가 진행 중이며, 다음 연례 보고서에서 이 중 몇 가지가 발표되기를 기대한다.

선교부는 연구부가 선교부 재무를 통하여 들어오는 특별 지정 기부금을 연간 500달러까지 사용하도록 승인하였다. 이는 관심있는 분들이 승인된 범위 내에서 전액 기부하더라도 매우 작은 시작일 뿐이며, 아직 정기적인 수입이 보장되지는 않았다. 하지만 이 업무가 지금까지 발전해 온 것에 대하여 우리는 세브란스 병원 경영진과 언더우드 부인에게 큰 신세를 지고 있다.

소래 해변에 여름 실험실을 설립함으로써 연구부의 업무가 상당히 확대될 것이다. 소래 해변 회사는 H. G. 언더우드 박사를 통하여 여름 실험실 설립을 위하여 그곳에 부지를 제공해 주었다. 우리의 가장 시급하고 중요한 문제 중 상당수는 의동물학 분야의 문제이며, 이러한 관점에서만 보아도 이러한 연구 시설 설립은 충분히 정당화될 수 있다. 하지만 앞으로 이 나라와 인접 국가의 대학에서 생물학 과정의 연계는 더욱 중요해질 것이다. 이 부지는 만(灣)과 작은 담수천을 분리하는 반도이다. 바다에서 산까지 다양한 채집지, 신선한 어류, 굴, 게 등을 쉽게 찾을 수 있으며, 이는 풍부한 해양 생물을 보여주고 있다.

이러한 목적을 위한 예산이 확보되지 않은 상황에서, 여름철 업무는 부서장 별장에 딸린 작은 방에서 가능한 한 제한적으로 진행될 것이다. 이 건물에 필요한 자재와 일부 실험실 장비는 이미 운송되었으며, 건물과 실험실 업무는 최대한 빨리 진행될 것이다. 필요한 건물 건축으로 문제가 상당한 정도로 발전하는 데 지장을 주지 않기를 바란다. 우리는 수년 내에 이 지역에서 과학적 문제를 연구하고자 하는 모든 외국인과 내국인이 이용할 수 있는 잘 갖춰진 여름 실험실을 설립할 길이 열릴 것이라고 확신한다.

올해는 우리 직원들이 거주하는 허름하고 낡은 건물을 완전히 정리하고, 알렌 부인의 아낌없는 지원으로 위생 관리인 숙소를 짓기 위한 작업을 시작하기 위하여 인접한 여러 부지를 확보하였다.

이러한 여러 부서의 유지 및 운영에 드는 재정적 비용은 첨부된 재무제표에 모두 명시되어 있다.

Report of the "Severance Plant" from June 1st. 1914 to May 1st. 1915 (May 1st, 1915)

The research department has been busy during the year - its first article has appeared entitled - A simple method of water purification for itineration & Household use.

This is an adoptation of a method employed in other ways, for the particular use of missionaries and other travellers in countries where disease lurks in the water supplies. It is hoped that it will prove a help to those who must suffer the inconvenience of boiling water and help them to avoid the dangers of faulty technic in the handling and care of such water - The last page of the folder outlines the aims and special purposes of the department.

With the keep of various Culaborator several research problems are being developed and it is the hope that the next annual report will tell of several of these having been published.

The mission has given its sanction to the research department in allowing the use of specially designated gifts coming thru the Mission Treasurer to the extent of $500.00 annually. This is a very modest beginning even if interested parties should contribute to the full authorised extend, but there is as yet no assurance of any regular income. However thus far, we are under great obligations to the management of Severance Hospital and to Mrs. Underwood for the development of this work up to the present time.

The work of the research department will be considerably extended thru the establishment of the summer Laboratory at Sorai Beach. The Sorai Beach company, thru Dr. H. G. Underwood, has very kindly offered to us a plot of ground at that place for the purpose of building a Summer laboratory. Many of our most pressing and important problems are those of Medical Zoology and from this standpoint alone such an institution would be fully justified. In the future however its connection with the biological courses in the colleges of this and adjacent countries will be even more important - The site is a peninsula that separates the bay from a small fresh water stream. Within easy reach are to be found all kinds of collecting grounds from sea to mountain, fresh fished, oysters, crabs, etc. all indicate the wealth of the marine life.

In the absence of any appropriation for these purposes, the work for the Summer must be limited to that possible in a small room attached to the cottage of the head of the department - materials for this building and some laboratory equipments have already been shipped and work on the house and laboratory room will be pushed as fast as possible. It is hoped that the necessary building operations will not interfere with the development of the problems to a serious degree. We are confidently expecting that the way will open before many years for a well equipped Summer laboratory that will be available for all foreigners or natives who care to investigate scientific problems in this part of the orient:

During the year several small pieces of contiguous property have been secured looking towards the ultimate clearing out of the poor delapidated building in which some of our people are housed any making a beginning on the sanitary servants quarters made possible by Mrs. Allen's generous offer for that purpose.

The financial cost of the upkeep and prosecution of these various department is all made evident in the appended financial statement.

19150506

교회 공지. *San Francisco Bulletin* (캘리포니아 주 샌프란시스코)
(1915년 5월 6일), 8쪽

서울 세브란스 병원의 O. R. 에비슨 박사가 내일 오전 11시 밴 네스가(街)와 새크라멘토 가(街)에 위치한 제일장로교회에서 '한국에서 인간을 만드는 법'을 주제로 강연을 한다. (......)

Church Notices. *San Francisco Bulletin* (San Francisco, Ca.)
(May 6th, 1915), p. 8

Dr. O. R. Avison, of the Severance Hospital, Seoul, Korea, will talk on "The Making of Men in Korea" tomorrow morning at 11 o'clock at the First Presbyterian Church, Van Ness and Sacramento. In the evening at 7:30 o'clock the pastor, Rev. Dr. William Kirk Guthrie, will preach on "The Kingdom of God"

19150508

로버트 P. 매케이(캐나다 장로교회 해외선교위원회 총무)가
올리버 R. 에비슨(세브란스 연합의학교 교장)에게 보낸 편지
(1915년 5월 8일)

1915년 5월 8일

O. R. 에비슨 박사,
　　한국, 일본, 서울

친애하는 에비슨 박사님,

　　저는 박사님이 스코필드 박사와 연락을 주고받으시면서 선교본부의 결정을 이미 알고 계시리라 생각합니다. 우리는 의사 한 명과 간호부 한 명으로 연합 의료 사업에 참여하기로 합의하였습니다. 저는 아마도 이것이 가장 중요한 단계일 것이라고 생각합니다. 저는 심각한 지연이 없기를 바라고 있습니다. 선교본부의 결정만 있다면 본인도 떠날 준비가 되어 있었지만 선교본부는 스코필드 박사가 올해 떠나야만 한다고 생각하지 않았습니다. 저는 더 이상 지연이 없기를 바라고 있습니다. 간호부를 찾는 것은 훨씬 더 어렵지만, 저는 적절한 사람이 제때 나타나기를 바라고 있습니다. 저는 만일 간호부가 나타나고 조건이 적합하다면, 그녀는 다음 가을에 떠날 수 있을 것입니다. 박사님은 그녀를 활용할 준비가 되어 있을 것입니다.

　　저는 W. 헨리 그랜트 씨로부터 별도의 의료 조직의 설립을 지지하는 인쇄된 회람문을 받았습니다. 중국 문제에 관해서는 록펠러 재단 산하의 중국 의료재단이 의료 사업에 필요한 모든 지원을 제공할 것이라고 생각하지 않으십니까? 우리는 의료 사업이 복음주의 사업 등에 비하여 지나치게 성장하는 것을 원하지 않고 있습니다. 하지만 우리 캐나다 선교본부에 관해서는, 이는 학술적인 논의에 불과합니다. 우리의 추세는 전적으로 통합을 지향하고 있습니다. 박사님의 제안은 현재 논의의 중심에 있는 예산안을 뒤집는 것입니다.

　　저는 박사님의 여정이 순조롭고 박사님의 훌륭한 이력 중 가장 성공적인 임기를 보내시기를 바랍니다. 전쟁의 먹구름이 걷히고 세계 평화의 시대가 밝아오기를 기원합니다. 만일 박사님이 장수한다면, 아마도 우리가 지금까지 본 것보다 더 위대한 일들을 보게 될 것이며, 그것이 전 세계의 군기가 휘날리는 모습에서 나타나기를 바랍니다. 하지만 어쩌면 우리 사역이 평화의 사역일지도 모릅니다. 주님의 기도는 "악으로부터 보호해 주시기를"이었습니다. 곧, 세상이 당신께서 저를 보내셨다는 것을 인격의 힘으로 믿도록 해 주시기를 기도하셨습니다. 이것이 바로 우리가 승리하는 삶을 얻기 위하여 갖춰야 할 무기입니다.

다시 한번, 부인과 박사님께 가장 풍성한 축복이 있기를 기원합니다.

안녕히 계세요.
[로버트 P. 매케이]

RPM
MC

Robert P. Mackay (Sec., FMC, PCC), Oliver R. Avison (Pres., SUMC) (May 8th, 1915)

May 8, 1915

Dr. O. R. Avison,
　　Seoul,
　　Korea, Japan.

Dear Dr. Avison: -

I suppose you are in correspondence with Dr. Schofield and already know the action of our Board. We have agreed to enter the Union Medical work yon have been promoting to the extent of one doctor and one nurse. That is, I suppose, the principal step. I hope there will not be serious delay. The Board did not think Dr. Schofield should go this year although he himself was quite ready to go if the Board said so. I hope there will be no further delay. Finding a nurse is even more difficult, but I hope some suitable person will turn up in due time. I suppose, that if one should appear and conditions were suitable, she could go next fall. You would be ready to use her.

I received from Mr. W. Henry Grant, the printed circular advocating separate Medical organization. Do you not think that so far as China is concerned, the China Medical Board of the Rockefeller Foundation will give the Medical side of the work all the boosting it requires? We do not want the Medical to grow out of proportion to the Evangelistic, etc. However, so far as our Canadian Boards are concerned, it is an academic discussion. The tendency with us is altogether in the direction of unification. Your proposal is a reversal of the Budget scheme that at present has the center of the stage.

I hope you will have a pleasant journey and the most prosperous term of your goodly record. May the war clouds scatter and an era of universal peace dawn. If you live to be an old man you will probably see greater things than we have yet seen, and may it be in the furling of the battle flags of the world. However, it may be that our ministry is a ministry of peace. The Master's prayer was 'That Thous mayest keep then from the evil' - that by the force of character the world may believe that Thou hast sent me. That is the weapon with which we must win a victorious life.

Again wishing Mrs. Avison and yourself the richest in store, I am,

Yours faithfully,
[Robert P. Mackay]

RPM
MC

호러스 G. 언더우드(서울)가 아서 J. 브라운(미국 북장로교회 해외선교본부 총무)에게 보낸 편지 (1915년 5월 10일)

1915년 5월 10일

A. J. 브라운 박사,
    뉴욕 시

친 전

친애하는 브라운 박사님,

    대학을 위한 업무의 일부와 관련하여 비밀 편지를 쓰고자 합니다. 그것은 그린필드 씨에 관한 것입니다. 그는 훌륭하고 성실한 기독교인이며 우리 모두 그를 사랑합니다. 동시에 그의 성격에는 스코틀랜드인의 강한 특징이 있습니다. 그는 어떤 주제를 공부하고 나면 '그린필드가 옳고 다른 사람들은 틀렸다'고 생각합니다. 이는 그린필드 씨가 우리와 함께하는 어떤 사업과 관련하여 우리가 겪게 될 심각한 어려움입니다. 저는 그린필드 씨가 혼자 공부하고 스스로 발전시킬 수 있는 학교가 더 낫다고 생각합니다. 그는 훌륭한 업적을 이룰 것이라고 생각합니다. 실행 위원회 회의에서 그를 가장 잘 영입할 수 있는 곳을 논의할 때, 저는 그를 대구로 보내는 것이 좋다고 제안하였습니다.

(중략)

    이제 위원회가 이 문제에 대하여 만장일치로 의견을 모았고, 에비슨 박사님도 같은 생각을 하실 것이라 생각해서 편지를 써야겠다고 생각하였습니다.

(중략)

Horace G. Underwood (Seoul), Letter to Arthur J. Brown (Sec., BFM, PCUSA) (May 10th, 1915)

May 10th 1915.

Rev. A. J. Brown,
New York.

Confidential.

My dear Dr. Brown: -

I want to write you a confidential letter in connection with part of the work for the College. It is in regard to Mr Greenfield. He is a dear good, earnest Christian man and we all love him. At the same time there is a strong trait of the Scotchman in his character, an when he has studied a subject it is anxious with him that Greenfield is right and everybody else is wrong. This is a serious difficulty we would have in connection with any work in which Mr. Greenfield should be united with us. I think that Mr Greenfield had better have a school where he would be alone, where he would be left to develope it himself and I think he would do excellent work and at the Executive Committee meeting when we were discussing the place where he could be best brought in I proposed that he should be at Taiku.

(Omitted)

Now I thought I ought to write you as the Committee were unanimous in this and I know that Dr Avison would think the same too.

(Omitted)

19150512

올리버 R. 에비슨(캘리포니아 주 샌프란시스코)이 아서 J. 브라운(미국 북장로교회 해외선교본부 총무)에게 보낸 편지 (1915년 5월 12일)

샌프란시스코,
1915년 5월 12일

친애하는 브라운 박사님,

저는 박사님이 이곳으로 보내주신 작별 인사를 방금 받았습니다.

저는 박사님이 우리를 기억해 주셔서 감사드리며, 특히 제가 미국에 머무는 동안 도움이 될 만한 일을 해낼 수 있었다는 박사님의 확신을 표현해 주셔서 더욱 기쁩니다.

저는 세브란스 기관의 확장 및 그 합동을 위한 운동을 진행하는 동안 선교본부를 어떤 식으로든 난처하게 하지 않으려고 노력하였으며, 박사님의 따뜻한 말씀으로 미루어 보아 제가 한 일이 선교본부의 전반적인 업무에 어떤 식으로든 방해가 되었다고 생각하지 않으시는 것으로 판단됩니다.

우리 기관의 모든 교수진은 해당 기관 자체를 위한 개별 기관으로서 발전시키기 위해서가 아니라, 그곳에 하나님 나라를 안정적으로 건설함으로써 전국의 전반적인 발전을 이루는 데 기여하려 합니다.

제가 설교에서 가장 좋아하는 두 구절은 요한복음 13장 8절 '빌립이 가로되 주여 아버지를 우리에게 보여 주옵소서 그리하면 족하겠나이다'와 로마서 1장 16절 '나는 그리스도의 복음을 부끄러워하지 아니하노니 이 복음은 믿는 모든 자에게 구원을 주시는 하나님의 능력이 됨이라'입니다. 우리 모두는 세브란스에서 우리의 사역이 그리스도를 통하여 참 하나님 아버지에 대한 지식을 사람들에게 철저히 심어주는 데 기여할 뿐임을 알고 있습니다.

러들로 박사 부부를 이곳에서 만나 며칠 동안 함께 세부적인 사항에 대하여 이야기를 나누며, 아직 완료되지 않은 사업에 대하여 논의하고, 사업이 완료될 수 있도록 추진할 수 있어 기뻤습니다. 저는 이번 항해가 러들로 부인에게 많은 도움이 된 것 같아 기쁘며, 가을에 대학이 다시 문을 열면, 그들이 제때 서울로 돌아와 업무를 시작할 수 있게 되기를 바랍니다. 그들 모두 매우 도움이 되며, 그는 뛰어난 연설가이시기에 미국에 체류하는 동안 많은 사람들이 우리 사업에 대하여 더 잘 이해하도록 도울 것이라고 확신합니다. 그는 우리 선교본부에서 파송한, 모든 관점에서 가장 훌륭한 선교사 중 한 명입니다.

저는 선교지 연합 교육 기관의 관리 위원회에서 발송한 자료를 방금 받았습니다.

저는 이 주제에 큰 관심이 있지만 6월 8일에 열리는 회의에 참석할 수 없어 유감입니다. 저는 이제 이 문제를 직접 다룰 때가 되었다고 생각하며, 박사님이 상황에 맞는 계획을 세우실 수 있게 되기를 바랍니다.

저는 러들로 박사가 한국의 상황을 잘 알고 있고 매우 도움이 될 것이기에 그 회의에 초대되었으면 좋겠습니다.

박사님은 교육 측면에서 우리 중 일부가 의료 선교 사업과 관련하여 뉴욕에서 열린 의료 회의에서 다루기 시작하였던 것과 같은 문제로 실제로 씨름하고 있으며, 저는 박사님이 그랜트 씨가 서기로 있던 위원회를 통하여 선교본부에 제출한 보고서에도 매우 공감하며 고려해 주실 것으로 확신합니다.

시간이 빠르게 흐르고 15일 출발 전에 처리해야 할 편지가 많아 저는 이제 이 편지를 마무리하겠습니다.

하지만 아직 약사 채용 소식을 듣지 못하였는데, 제 생각에는 적합한 유형의 그런 사람을 보내주시면 다른 어떤 것보다도 우리에게 큰 도움이 될 것입니다.

저는 텍사스 주 비빌 출신의 시모어라는 지원자에 대하여 지원자 등록 부서에서 무엇을 알아냈는지 궁금합니다.

저는 그 문제에 대하여 화이트 박사께 쪽지를 보내야 할 것이라고 생각합니다. 당연히 그 약사가 능력이 떨어지는 사람이라면 차라리 보내지 않는 편이 나을 것입니다.

세브란스 씨가 약사에 대한 1년 치 급여를 약속하였으니, 예외적인 경우로 약사를 파견할 의향이 있다는 화이트 박사와 박사님의 말씀을 듣고 저는 매우 기뻤습니다. 저는 이 약속에 깊이 감사드리며, 곧 적합한 사람이 나타나기를 바라고 있습니다.

교회 신문에 이 분을 광고하는 것도 나쁘지 않겠죠? 저는 *The Continent*를 추천합니다.

아내도 저와 함께 박사님 부부께 따뜻한 안부를 전합니다. 저는 머지않아 박사님이 한국을 다시 방문해야 할 것 같다고 생각하기에 머지않아 서울에 있는 우리 집에서 두 분을 모실 수 있게 되기를 바랍니다.

안녕히 계세요.

O. R. 에비슨

Oliver R. Avison (San Francisco, Ca.),
Letter to Arthur J. Brown (Sec., BFM, PCUSA) (May 12th, 1915)

San Francisco,
May 12th, 1915

Dear Dr. Brown: -

I have just received your note of goodbye addressed to us here.

I thank you for remembering us and an especially glad to have you express your belief that I many have been able to accomplish something during my stay in America that will be helpful.

I tried to keep from embarrassing the Board in any way while I was conducting my campaign in behalf of the expansion of our Severance Institution and its consolidation and I judge from your cordial note that you do not feel that what I did interfered in any way with the general work of the Board.

The whole faculty of our Institution desires to work not for the upbuilding of that Plant as an individual entity for its own sake but as a factor in the general uplift of the whole country through the stable establishment of the Kingdom of God there.

My two favorite texts in my addresses have been John 13, 8, "And Philip said to, Him, Lord show us the Father and it sufficeth us" and Romans 1, 16 "For I am not shamed of the gospel of Christ, for it is the power of God unto salvation unto all them that believe" and we all know in Severance that our work is only contributory to the thorough inculcating into the people of the knowledge of the real God, the Father, through Christ.

I was delighted to meet the Ludlow's here and to have a few days in which to talk over with them the details of the work which still remain to be accomplished so tha they may push them to completion. I am glad that the voyage seems to have done

Mrs. Ludlow a lot of good and I am hopeful that they can get back to Seoul in time to begin the College work when it reopens in the Fall. They are both most helpful people and he is an exceptionally fine speaker as well and I am sure will help a lot of people to a better appreciation of our work while he is in America. He is one of the best missionaries form every standpoint that our Board has sent out.

I have just received the literature sent out by The Committee on the Administration of Union Educational Institutions in Mission Fields.

I regret that I cannot be at the meetings to be held June 8th. for I am greatly interested in the subject. I think the time has fully come for taking the matter in hand and hope you will be able to plan a scheme that will meet the situation.

I would suggest that Dr. Ludlow be invited to attend the meetings as he knows the situation in Korea and can be very helpful.

You are really grappling with the same problem from the standpoint of Education that some of us began to tackle in the meetings of Medical people in New York as concerning medical missionary work and I am sure you will give very sympathetic consideration to the report which we adopted to the Boards through the Committee of which Mr. Grant was the Secretary.

But I must now close as time is passing rapidly and I have many letttrt to get off before the boat sails on the 15tn inst.

I want however to say that so far I have not heard of the appointments of a Pharmacist and that in my judgment the sending of such a man if he is the right type will help us out more than anything else could do.

I have been wondering what the candidate department has found out about that man Seymour of Beeville Texas who applied for the position.

I presume I ought to address a note to Dr. White on that matter. Of course we would rather one should not be sent than that he should be an inferior man.

I was greatly pleased to hear both you and Dr. White say that you would be willing, as an exceptional case, to send the pharmacist out on a one year's pledge of salary in view of that pledge having been given by Mr. Severance. I greatly appreciate this and can but hope that the right man will soon turn up.

Would it not be worth while to advertise for this man in some of the Church papers? I would suggest the *Continent*.

Mrs. Avison joins me in the most cordial messages to you and Mrs. Brown and we hope it will not be too long before we shall have the pleasure of entertaining you in our home in Seoul for I think you ought to visit Korea again before very long.

Yours very sincerely,
O. R. Avison

19150518

올리버 R. 에비슨(증기선 맨추리어 호 선상에서)이 로버트 P. 매케이(캐나다 장로교회 해외선교위원회 총무)에게 보낸 편지 (1915년 5월 18일)

증기선 맨추리어 호

1915년 5월 18일

신학박사 R. P. 매케이 목사,
   캐나다 장로교회 해외선교본부 총무,
   온타리오 주 토론토

친애하는 매케이 박사님,

   우리는 마침내 캐나다뿐만 아니라 미국에서도 떠나게 되었으며, 제가 이전처럼 여러분을 쫓을 수 없다는 것을 깨달으시고 안도하셨을 것이라고 생각합니다. 제가 서울에서 연합 의료 활동을 수행하는 다른 선교부들과 귀 선교부의 협력을 매우 중요하게 생각하기 때문에 박사님께 너무 끈질기게 요구하였다면 용서해 주십시오.
   제가 떠나기 전에 귀 실행 위원회와 선교본부가 이 문제에 대하여 어떤 조치를 취하였는지, 특히 스코필드 박사의 임명과 관련하여 어떤 조치를 취하였는지 박사님으로부터 듣고 싶었지만, 박사님의 사무실에서 아무런 소식도 받지 못하였습니다. 스코필드 박사는 자신이 이해하기로 선교본부가 한국의 상황에 대하여 어떤 불확실성을 느끼고 있어 임명이 연기되었다고 간략하게 저에게 편지를 보냈습니다. 이 배와 함께 저를 따라올 편지를 저에게 아직 보내지 않으셨다면, 박사님의 입장을 이해할 수 있도록 박사님의 언급을 보내 주시면 저는 감사해할 것인데, 박사님께 불확실해 보이는 한국의 상황을 면밀히 살펴볼 수 있을 것이기 때문입니다. 저는 방금 스틸 씨에게 간호부 문제에 대하여 편지를 썼는데, 남감리교회에서 간호부 연합 양성소에 근무할 간호부 한 명의 급여, 채비, 교통비를 지원해 주었고, 연간 경상비 500달러, 그리고 간호부를 선발해 주어 기쁩니다. 그녀는 필라델피아나 존스홉킨스에서 몇 달간 특별 교육을 받은 후 올가을 파송될 예정입니다.

그리어슨 씨 가족과 맥키넌 양이 우리와 함께 배에 승선해 있어 정말 즐거운 시간을 보내고 있습니다.

우리 선교본부의 브라운 박사가 지난 회계연도에 3만 달러 이상의 흑자를 기록하였고, 이전 적자를 거의 20만 달러를 갚아 약 10만 달러로 줄였다는 소식을 전해 주어 정말 기뻤습니다.

힘든 한 해이었지만 정말 훌륭한 성과입니다.

우리는 지금까지 멀미가 거의 없이 아주 순조롭게 항해를 하고 있으며, 이제 호놀룰루까지 절반 이상을 왔습니다.

저의 한국 주소는 한국 서울입니다.

이번에 임명을 하실 수 없으셨다면, 저는 앞으로 몇 달 안에 이 문제가 유리한 방향으로 결정되기를 바랍니다. 위원회는 스코필드 박사에 대하여 불만족스러운 점을 발견하였습니까? 그렇다면 케네디 박사는 어떠합니까?

암스트롱 씨, 갠디어 박사님, 그리고 다른 분들께 따뜻한 안부를 전합니다.

안녕히 계세요.
O. R. 에비슨

Oliver R. Avison (On the S. S. Manchuria), Letter to Robert P. Mackay (Sec., FMC, PCC) (May 18th, 1915)

S. S. Manchuria

May 18/ 15

Rev. Dr. R. P. McKay,
   Sery., B. of F. M. Can. Pres. Church,
   Toronto, Ont.

Dear Dr. McKay: -

We are at last away not only from Canada, but from America and I can imagine you have a feeling of relief as you realise that I cannot be after you as much as I have been. You must forgive me if I have been too persisted because that persistence has been due to the great importance that I attach to a working cooperation of your mission with the other missions carrying on Union medical work in Seoul.

I had hoped to hear from you before I left just what action your Exec. Com. and then your Board took concerning the matter in principle and Dr. Schofield's appointment in particular but I did not receive any word form your office. Dr. Schofield wrote me very briefly that the matter of his appointment had been deferred owing as he understood it to some uncertainty felt by the Board concerning conditions in Korea. If you have not already written me a letter which will follow me to Korea I shall greatly appreciate a statement from you which will give me an understanding of your view point so that I may look carefully into the conditions in Korea which seem uncertain to you. I have just written Mr. Steele on the subject of the nurse and am glad to be able to say that the S. Methodists have appropriated salary, outfit and travel for a nurse for the Union Training School for Nurses & $500 per year Curr. Exp., & selected their nurse. She is to be given some months of special training in Philadelphia or Johns Hopkins and will be sent out this Fall.

The Grierson's and Miss McKinnon are on the boat with us and we are enjoying them greatly.

We were greatly cheered by a report from Dr. Brown of our Board that they had a surplus of over $30,000.00 last financial year and had reduced the former deficit to about $100,000.00 that is had paid off nearly $200,000.00.

That is a great showing for such a hard year.

We are having a very good voyage with very little sea sickness up to this date and, are now more than half way to Honolulu.

My address in Korea is just Seoul Korea.

If it is so that you could not see your way clear to making an appointment this time I hope the matter can be brought to a favorable decision within the next few months. Did the Committee find something not quite satisfactory about Dr. Schofield? If so what about Kennedy?

Kind regard to Mr. Armstrong, Dr. Gandier & others.

Very sincerely,
O. R. Avison

19150524

A. 어빙 러들로(오하이오 주 클리블랜드)가 아서 J. 브라운(미국 북장로교회 해외선교본부)에게 보낸 편지 (1915년 5월 24일)

접 수
1915년 5월 26일
브라운 박사

오하이오 주 클리블랜드 헐 애버뉴 10906,
1915년 5월 24일

아서 J. 브라운 박사

친애하는 브라운 박사님,

우리는 폭풍우가 몰아치는 항해 끝에 5월 3일 샌프란시스코에 도착하였습니다. 우리는 에비슨 박사 가족을 만났고 4일 동안 그들과 함께 보냈는데, 에비슨 박사와 저는 업무와 관련된 다양한 문제에 대하여 이야기하였습니다. 에비슨 박사가 한국으로 돌아가기 전에 만날 수 있어 큰 만족이었습니다. (……)

Arthur Irving Ludlow (Cleveland, O.),
Letter to Arthur J. Brown (Sec., BFM, PCUSA) (May 24th, 1915)

Received
MAY 26 1915
Dr. Brown

10906 Hull Av., Cleveland, Ohio,
May 24, 1915

Dr. Arthur J. Brown

Dear Dr. Brown: -

We arrived in San Francisco on May 3rd after a stormy voyage. We met the Avisons and spent four days with them during which time Dr. Avison and I talked over the various problems in connection with the work. It was a source of great satisfaction to be able to see Dr. Avison before his return to Korea. (……)

19150600

전형적인 병원들. II. 한국 서울의 세브란스 병원.
The Assembly Herald (뉴욕 시) 21(6) (1915년 6월호), 412~414쪽

II. 한국 서울의 세브란스 병원

이 병원은 1905년에 건립되었으며, 오하이오주 클리블랜드 출신의 고(故) L. H. 세브란스 씨가 부인을 기리기 위하여 기증하였다. 병원에는 의학교와 진료소, 그리고 간호부 양성소가 있다. 이 병원의 이상은 다음과 같다.

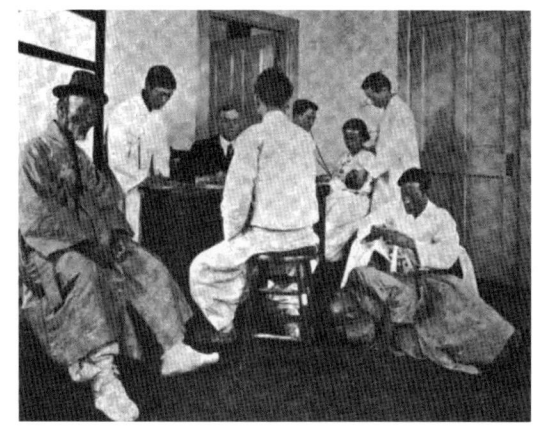

그림 10. 한국 서울 세브란스 병원의 내과 진료실.

1. 미국의 유사 기관들과 마찬가지로, 사람의 고통을 덜어주고 생명을 구할 수 있는 설비와 미국인 의료진으로 구성된 병원.

2. 한국인을 의사로 교육하여 미국인과 협력하고, 적절한 시기에 의료 시설의 효율성 저하 없이 미국인을 대체할 수 있게 한다.

3. 한국인 여자를 의사와 동일한 기준으로 간호부로 교육하고 훈련시킨다.

4. 전국적으로 효과적인 의료 및 간호 활동을 수많은 이들에게 가르치는 것이 가능하도록, 특별히 유능한 의사와 간호부를 전문가이자 교사로 양성한다.

5. 궁극적으로 이렇게 훈련된 한국인들이 근무하는 학교를 발전시킨다.

6. 현지인 과학자 양성 및 한국 내 질병의 원인과 치료법 연구, 규명을 위한 의학 연구부의 추가

7. 치료 및 교육을 위한 치과의 설립

8. 유사한 목적을 가지고, 의약품 및 의료 기기를 제조하여 다른 기관에 제공하는 것을 추가 목표로 하는 제약 부서의 설립

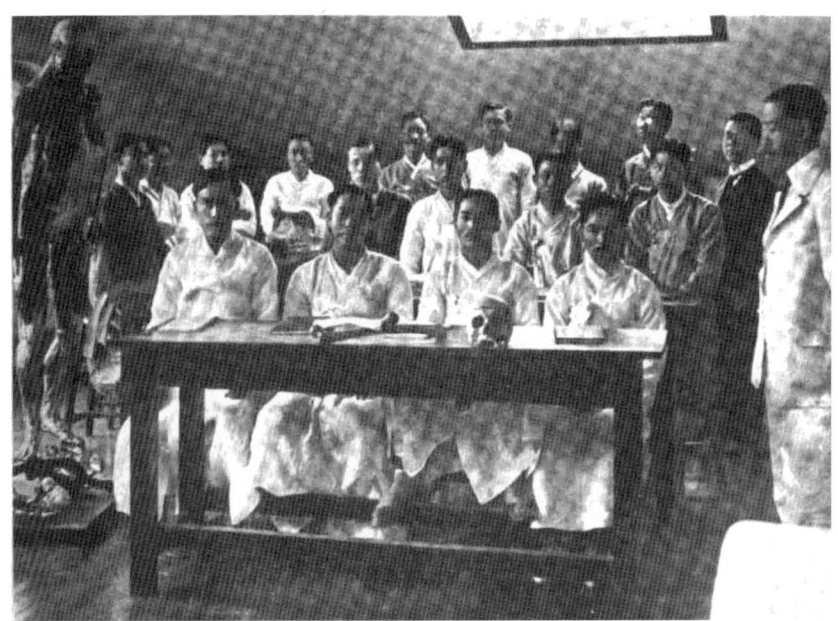
그림 11. 한국 서울 세브란스 연합의학교의 해부학 실습.

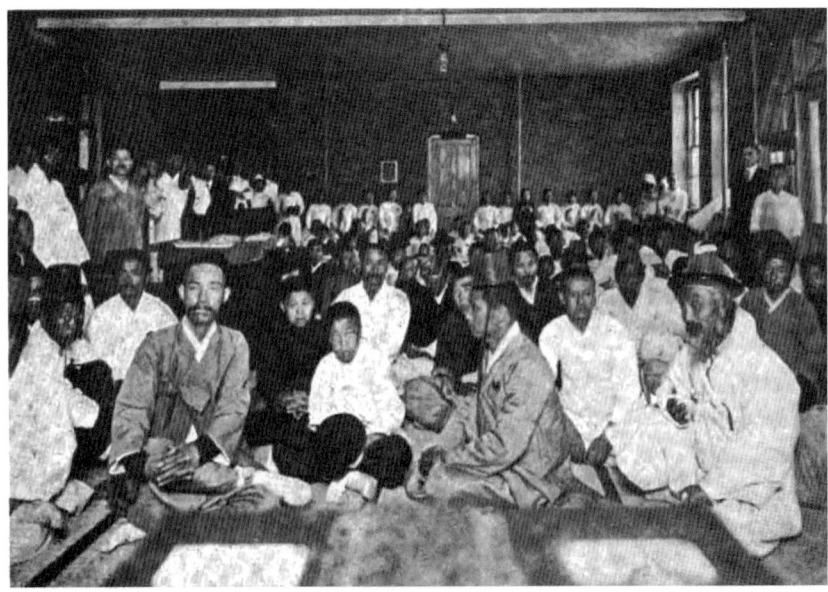
그림 12. 한국 서울 세브란스 연합의학교의 진료소 대기실.

9. 질병 치료, 굴절 검사 및 안경 제조를 위한 안경부의 설립

10. 의약품 제조 및 도매, 안경 제조 및 판매 부서 등 의료 관련 사업 부문을 신중하게 운영하여 상당한 수입을 확보함

The Continent 최근 호70)에 실린 매우 흥미로운 기사에는 이 병원에 대한 다음과 같은 내용이 담겨 있다.71)

(중략)

지난 한 해 동안 치료받은 환자의 총수는 입원 환자 1,084명, 외래 환자 15,111명, 외래 방문 32,227명이었다. 진료비와 기부금 수입은 거의 금화 11,000달러에 달하였다.

Typical Hospitals. II. Severance Hospital, Seoul, Korea. *The Assembly Herald* (New York City) 21(6) (June, 1915), pp. 412~414

II. Severance Hospital, Seoul, Korea

This hospital was built in 1905, and was given by the late Mr. L. H. Severance, of Cleveland, Ohio, in memory of his wife. There is a Medical College and Dispensary connected with the Hospital and a Nurses' Training Home. The ideal of the Institution is

1. A hospital equipped and manned with such American workers as will make it capable of giving relief from suffering, and saving life, as are similar institutions in America.

2. The instruction of Koreans as physicians to be associated with and in due time to replace Americans without loss of efficiency to the plant.

3. The instruction and training of Korean women as nurses on the same basis as the doctors.

---

70) Medical College in Korea Does Effective Work. *The Continent* 46(15) (Apr. 15th, 1915), p. 474
71) 이 책의 xxx 쪽을 참고할 것.

4. The training of specially capable doctors and nurses as specialists and teachers so as to make possible the teaching of numbers to do effective medical and nursing work throughout the whole country.

5. The development of a school manned ultimately by these trained Koreans.

6. The addition of a department of medical research both for training native scientists enlists and investigating and determining the cause and cure of diseases existing in Korea.

7. A dental department for treatment and teaching.

8. A pharmaceutical department with similar aim and with the additional one of providing the rest of our institutions with whom prepared drugs and appliances.

9. An optical department for the relief of diseases, refraction and the manufacture of lenses.

10. To provide for a considerable supporting revenue by the careful conduct of those lines of business which are closely allied to medical work, such as manufacturing and wholesale pharmacy, optical manufacturing and sales department, etc.

A most interesting article in "The Continent", of recent date, contains the following items regarding this hospital:

(Omitted)

The total number of patients treated during the past year were- - 1,084 in-patients, 15,111 individual out-patients, and 32,227 out-patient visits. The receipts in fees and gifts amounted to nearly $11,000. gold.

19150623

올리버 R. 에비슨(세브란스 연합의학교 교장)이 로버트 P. 매케이(캐나다 장로교회 해외선교위원회 총무)에게 보낸 편지 (1915년 6월 23일)

세브란스 병원 및 간호부 양성소

전화번호 제870번
한국 서울, 1915년 6월 23일

신학박사 R. P. 매케이 목사,
　컨페더레이션 생명 회관 439호,
　온타리오 주 토론토, 캐나다

친애하는 매케이 박사님,

　　박사님의 5월 8일자 편지가 며칠 전 이곳으로 배달되었습니다. 제가 오는 길에 박사님께 편지를 썼으며, 스코필드 박사는 짧은 편지를 보냈는데, 박사님이 올해 그를 파송하지 않기로 결정하였다고 언급하였지만, 그는 박사님의 조치에 대한 정확한 이유를 저에게 말해 줄 수 없었습니다. 저는 선교본부의 결정에 대한 보고를 받아 정확히 어떤 결정인지 알게 되어 매우 기쁩니다.
　　현재 우리가 업무를 제대로 수행하기가 매우 어렵기 때문에 저는 스틸 부인이 곧 적합한 간호부를 찾을 수 있을 것으로 믿고 있습니다. 이번 가을에 그녀를 파송하실 수 있으면 저는 정말 기쁠 것입니다.
　　간호부의 시험 문제는 순조롭게 진행되고 있습니다. 그리어슨 박사와 함께 파송해 주신 맥키넌 양은 지난 봄 뉴욕에서 우리 병원으로 파송한 에스텝 양과 함께 지금 서울에서 시험을 치르고 있습니다. 귀 선교부의 커크 양 또한 이곳에서 시험을 치르고 있습니다. 이 시험들은 오늘 종료될 예정입니다. 그들은 당연히 영어로 치르고 있습니다. 의사들을 위한 시험이 영어로 진행되는 데 약간의 어려움이 있었던 것 같지만, 저는 곧 극복될 것으로 생각하고 있습니다. 시험은 영어로 진행될 것이라는 단 하나의 결과만 있을 것이라고 생각합니다. 모든 것이 순조롭게 진행될 것이라는 믿음을 가지고 사역을 계속해야 합니다.
　　저는 이곳에서 진행 중인 업무에 대하여 더 자세하게 다시 편지를 쓰고 싶으며, 앞으로는 우리 기관과 관련된 모든 것에 관심을 가져주실 것이라고 생각합니다.

저는 박사님이 편지 마지막 단락에 쓰신 내용에 전적으로 동의하며, 더 이상 전쟁이 없는 날이 곧 오기를 바라고 있습니다.

에비슨 부인은 건강하며, 저와 함께 박사님과 사무실의 다른 분들께 따뜻한 안부를 전합니다.

안녕히 계세요.
O. R. 에비슨

Oliver R. Avison (Pres., SUMC), Letter to Robert P. Mackay (Sec., FMC, PCC) (June 23rd, 1915)

Severance Hospital and Nurses Training School

Telephone No. 870
Seoul, Korea, June 23, 1915

Rev. Dr. R. P. Mackay,
    439 Confederation Life Chambers,
    Toronto, Ont.,
    Canada.

Dear Dr. Mackay; -

Your favor of May 8th reached me here a few days ago. As I wrote you while I was en route Dr. Schofield had written me briefly saying you had decided not to send him during this year but he could not tell me exactly the reason for your action. I am very glad indeed to get your report on the Board action so that I know exactly what it is.

I trust that Mrs. Steele will be able to find a suitable nurse very soon for we are finding it very difficult to carry on the work as it ought to be done. I shall be very glad indeed if she can be sent out this Fall.

The matter of examinations for nurses is going along all right. Miss McKinnon whom you sent out with Dr. Grierson is now taking her examination here in Seoul along with Miss Esteb who came out from New York last spring to this hospital. Miss Kirk of your Mission is here also taking her examination. These will be finished today. They are, of course being given in English. There seems to have been some difficulty about the giving of examinations to doctors in English, but I think that is about to be overcome. I think that there can be only one result and that is, that the examination will be in English. We must just go ahead with our work trusting that all will cone out right.

I hope to write you again at more length concerning the work which is going on here for I shall feel from this time on that you will be interested in everything connected with our institution.

I quite agree with you in what you say in the last paragraph of your letter and trust that the time may soon come when there will be no more war.

Mrs. Avison is well and joins me in kindest greetings to you and to others in your office. Believe me,

Yours very sincerely,
O. R. Avison

올리버 R. 에비슨(세브란스 연합의학교 교장)이 F. C. 스티븐슨(온타리오 주 토론토)에게 보낸 편지 (1915년 6월 23일)

세브란스 병원 및 간호부 양성소

전화번호 제870번

한국 서울, 1915년 6월 23일

F. C. 스티븐슨 박사,
   웨슬리 빌딩,
   리치몬드 가 33,
   캐나다 온타리오 주 토론토

친애하는 스티븐슨 박사님,

   박사님의 5월 19일자 편지가 며칠 전 이곳에 도착하였습니다. 이미 이곳에서 보낸 엽서를 통하여 우리가 무사히 도착하였다는 소식을 접하셨을 것입니다. 박사님이 바쁘신 와중에 편지를 받게 되어 저는 정말 기쁩니다.
   제가 도착하였을 때 이곳에서 기다리고 있던 잡다한 일들을 처리하는 대로 쿠퍼 씨에게 문건을 보내겠습니다. 박사님이 말씀하신 대로 그렇게 하겠다고 쪽지를 그에게 보내겠습니다.
   저는 안경 사업과 관련하여 구매가 필요하다고 판단된 물품 목록을 박사님께 보내겠습니다.
   박사님 부부의 동양 여행에 대하여 말씀드리자면, 저는 앞서 말씀드린 대로 박사님은 진심으로 환영을 받으실 것이며, 저는 그동안 박사님이 제안하시는 방향으로 진행될 수 있도록 최선을 다하겠습니다.
   저는 다음 주에 일본인 관리들을 방문할 예정입니다. 이미 그렇게 하기로 했습니다. 제가 왔을 때 평소처럼 인사를 하였고, 다음 주에는 총독을 방문하여 경의를 표하고 동시에 다른 여러 관리들도 방문할 예정입니다. 그때 박사님의 방문에 대하여 이야기하고, 박사님이 제안하신 대로 박사님께 문헌을 보내는 방안을 논의하겠습니다.
   동영상 사업 문제도 염두에 두고, 관련해서 뭔가 할 수 있는 일이 있는지 알아보겠습니다.

캐나다 대학 선교회 업무와 관련하여, 저는 떠나기 전에 논의하였던 회의에 박사님이 참석하셨다는 소식을 듣고 매우 기쁩니다. 조화가 특히 중요한 곳에서 어떤 지름길을 택하는 것은 참으로 안타까운 일이기 때문에 저는 여러분 모두가 조화로운 업무 관계를 맺게 되기를 바랍니다.

저는 지금 당장 매우 바쁘지만, 매케이 박사의 서신에 따르면 선교본부에서 서울의 의학교 및 병원에서 우리와 협력하기로 공식 결정하였으며, 의사 한 명과 간호부 한 명을 파견할 예정이라는 것을 박사님께 말씀드립니다. 그들은 이번 가을에 간호부를 파견하고 싶어 합니다. 그는 언급하지 않았지만, 어떤 이유에서인지 올해 스코필드 박사를 파견하지 않기로 결정하였습니다. 하지만 저는 그가 내년에 파견될 것이라고 믿고 있습니다. 저는 '올해'라는 말이 달력의 올해를 의미하는지, 아니면 회계 연도를 의미하는지 정확히 모르겠지만, 곧 알게 될 것입니다. 제가 도중에 남감리교회 선교본부 여자 총무로부터 그들이 간호부 예산을 책정하고 선정하여 올해 파송한다는 연락을 받았다고 박사님께 말씀드린 것 같습니다. 따라서 상황이 순조롭게 진행되고 있습니다.

저는 부인과, 지금 당장은 이름이 떠오르지 않는 양딸이 잘 지내고 있으리라 믿고 있습니다. 엔디콧 박사와 박사님 사무실의 여러 분들께 진심으로 안부를 전합니다. 우리는 우리의 토론토 방문을 진심으로 기쁘게 생각하고 있습니다. 이번 토론토 방문은 그 어느 때보다 즐거웠습니다. 그리고 박사님도 그렇게 만드는데 큰 기여를 하였습니다.

서울로 돌아왔을 때, 우리는 누구의 눈길도 사로잡을 만큼 열렬한 박수를 받았습니다. 자세한 내용은 언급하지 않겠습니다. 시간이 좀 걸릴 테니까요. 게다가 우리가 그 일에 대해 다소 자랑스러워했을지도 모릅니다. 이곳 한국인들과 우리 동료들이 우리에게 그토록 큰 영광을 안겨주었다는 사실에 자부심을 느꼈다기보다는 오히려 창피함을 느꼈습니다. 우리는 그분들의 사랑이 우리가 받을 만한 것보다 훨씬 더 큰 것이라고 느꼈지만, 동시에 그들이 우리에게 보여준 사랑과 애정에 기뻤습니다.

안녕히 계십시오.
O. R. 에비슨

다소 좋지 않은 구술 녹음기를 이용하여 타자 칠 때 오자가 있는 점 양해 부탁드립니다. 한국인이 타자를 쳤는데, 그리 나쁘지는 않습니다.

Oliver R. Avison (Pres., SUMC),
Letter to F. C. Stephenson (Toronto) (June 23rd, 1915)

Severance Hospital and Nurses Training School
Telephole No. 870
Seoul, Korea, June 23, 1915

Dr. F. C. Stephenson,
　Wesley Building,
　33 Richmond St.,
　Toronto, Ont., Canada.

Dear Dr. Stephenson; -

　Yours of May 19th reached me here a few days ago. You will already have learned from card sent from here a our safe arrival. I am very glad indeed now to get a letter from you in the midst of your busy life.

　I will send an article to Mr. Cooper just as soon as I can get caught up with the odds and ends of business that were waiting me here on my arrival. As you suggested I will drop a note telling him that I will do this.

　I will send you a list of goods that we have found necessary to purchase in connection with our spectacle business.

　Referring to the trip of yourself and Mrs. Stephenson to the Orient I can repeat that I already said before that you will receive our heart welcome and in the meantime I will do all I can to smooth the way for you some what along the line that you can suggest.

　I am going to call on the Japanese officials here next week having already arranged to do that. When I came I sent my cards around as it is usual and I have arranged to call on the Governor-General and pay my respects next week and at the same time will call on many other officials. At that time I will talk to them of your coming and I will see about having literature sent to you as you suggest.

　I will also bear in mind the matter of the moving picture business and see if there is something along that line that can be done.

Referring to the work of the Canadian Colleges' Mission I am very glad to know you had the conference which we talked over before we left. I certainly hope that you can all come into harmonious working relation because it would indeed be a pity to have any short cutting in place where harmony is especially valuable.

I am exceedingly busy just now but will tell you that a letter form Dr. Mackay says that their Board has officially decided to enter into cooperation with us in the medical college and hospital in Seoul and that they will send out one doctor and one nurse. They hope to send the nurse this fall. For some reason which he does not state they decided not to send Dr. Schofield this year. I trust, however, he may be sent during the coming year. I do not know just what they mean by "this year" whether it means this calender year or their financial year but I will find that out before long. I think I wrote you while I was en route that I have received word from the Ladies' Secretary of the Southern Methodist Board that they had made their appropriation for their nurse and selected her and would send her out this year. Things are, therefore moving in their right direction.

I trust Mrs. Stephenson is well and also your adopted daughter - her name does not come to me just at this moment. Remember me in the most kindly way to Dr. Endicott and to the others in your various offices. We think with the greatest pleasure of our visit to Toronto. We never had a better time in Toronto than we had during our stay there this time. And you certainly did your share in making it what it was.

When we returned to Seoul we received enough ovation to turn any one's head. I will not enter into the details of it takes too long tell them to you, besides you might think that we were somewhat proud over it. I cannot say that it made us feel proud but rather humiliated to think that the people here - Koreans and also our fellow-workers were doing us so much honor as they did. We felt that it is rather far more than we deserve, and at the same time we were gratified by the love and affection which they manifested, toward us. Believe me,

Very sincerely yours,
O. R. Avison

Please excuse errors of typist in writing from Dictaphone which was somewhat indistinct. It was done by a Korean and - not so bad.

19150623

아서 J. 브라운(미국 북장로교회 해외선교본부 총무)이 한국 선교부로 보낸 선교본부 편지, 제282호 (1915년 6월 23일)

THE BOARD OF FOREIGN MISSIONS
OF THE
PRESBYTERIAN CHURCH IN THE U.S.A.
156 FIFTH AVENUE
NEW YORK

AJB/D

제282호   1915년 6월 23일

세브란스 의학교 및 병원을 위한 예산
올리벳 스왈렌 양에 관하여

한국 선교부 귀중

친애하는 동료들,

이번 달 21일 선교본부 회의에서 다음과 같은 조치가 취해졌습니다.

"한국 선교부에서 명시한 목적에 대하여 다음과 같은 예산이 책정되었습니다. 총액의 절반은 존 L. 세브란스 씨가, 나머지 절반은 더들리 P. 알렌 씨가 이러한 목적을 위한 약속을 지키기 위하여 지불하였습니다.

밀러 사택	304.80달러
에비슨 박사의 새 사택	798.08
한국인 간호부 기숙사 및 외국인 간호부 사택	1,567.86
치과의사 혹은 약사의 사택	304.81
방사선 장비	2,190.63
세탁기	47.78
제약 기계	395.62
기타 추가 장비	77.48

내선 전화 교환기	844.63
합계	6,531.69달러
	12,807.24엔

이러한 약속은 1914년 8월 22일자 선교본부 편지 제236호에 언급되어 있음을 기억하실 것입니다. O. R. 에비슨 박사가 이미 이 기금의 일부를 인출한 것으로 알고 있지만, 당연히 선교부의 재무와 필요한 조정을 할 것입니다.

(중략)

안녕히 계세요.
아서 J. 브라운

Arthur J. Brown (Sec., BFM, PCUSA), Board Letter to the Korea Mission, No. 282 (June 23rd, 1915)

CABLE ADDRESS:
"INCULCATE," NEW YORK
FOREIGN MISSIONS CODE
A. B. C. CODE 4TH EDITION

THE BOARD OF FOREIGN MISSIONS
OF THE
PRESBYTERIAN CHURCH IN THE U. S. A.
156 FIFTH AVENUE
NEW YORK

MADISON SQUARE BRANCH
P. O. BOX NO. 2

OFFICE OF SECRETARY

AJB/D

No. 282   June 23rd, 1915

    Appropriations for Severance College and Hospital
    Re: Miss Olivette Swallen

To the Korea Mission

Dear Friends: -

At the meeting of the Board the 21st instant the following action was taken:

The following appropriation was made for the objects specified in the Chosen Mission, one-half of the total amount having been given by Mr. John L. Severance and the other half by Dudley P. Allen in payment of their pledges for these purposes:

Mills Home	$ 304.80
Dr. Avison's New Home	798.08
Korean Nurse's Dormitory and Foreign Nurses' Home	1,567.86
Dentist's or Pharmacist's Home	304.81
X-Ray Outfit	2,190.63
Laundry Machinery	47.78
Pharmaceutical Machinery	395.62
Miscellaneous, Additional Equipment	77.48
Internal Communicating Telephone	844.63
Total	6,531.69 Gold
	12,807.24 Yen.

You will recall that these pledges were referred to in Board letter No. 236 of August 22nd, 1914. We understand that Dr. O.R. Avision has already drawn some of these funds but will of course make the necessary adjustment with the Treasurer of the Mission.

(Omitted)

Sincerely yours,
Arthur J. Brown

19150624

아서 J. 브라운(미국 북장로교회 해외선교본부 총무)이 한국 선교부로 보낸 선교본부 편지, 제283호 (1915년 6월 24일)

(중략)

　샤프 씨의 편지에는 또한 선교부가 "기부자들이 특별히 지정한 금액에서 세브란스 의학전문학교의 연구부를 연간 1,000.00엔까지 지원하도록 선교본부에 승인을 구하라"는 서울 지부의 요청을 승인하였다고 명시되어 있습니다. 우리는 언급된 기부자가 세브란스 씨와 그의 여동생 알렌 부인이라고 추정하고 있습니다. 에비슨 박사는 최근 미국을 방문하였을 때 그들과 오랜 기간 동안 수많은 회의를 가졌고, 인용된 한 문장이 우리에게 전달된 전부라는 사실과 세브란스 씨와 알렌 부인에게 지금 많은 요청을 하고 있다는 사실을 알고 있기 때문에, 우리는 에비슨 박사로부터 세브란스 씨와 알렌 부인이 이곳에 있을 때 하였던 약속에 어떤 추가 사항이 있는지와 관련된 내용을 조금 더 자세히 알려줄 설명 편지를 받을 때까지 이 문제에 대한 조치를 미루는 것이 현명해 보입니다.

(중략)

Arthur J. Brown (Sec., BFM, PCUSA),
Board Letter to the Korea Mission, No. 283 (June 24th, 1915)

(Omitted)

Mr. Sharp's letter also states that the Mission approved the request of Seoul Station "that authorization be sought of the Board to secure from such sums as shall be specifically designated by the donors support of the Research Department of Severance Medical College up to the amount of Yen 1,000.00 annually." The donors referred to we assume are Mr. Severance and his sister Mrs. Allen. In view of the numerous and prolonged conferences that were held with them during Dr. Avison's recent visit to America, in view of the fact that the single sentence quoted is all that has come to us and in view also of my knowledge of the many calls that are now being made upon Mr. Severance and Mrs. Allen, it appears wise to defer action on this until we receive some explanatory letter from Dr. Avison, making known a little more fully just what is involved and whether it implies any addition to the pledges which Mr. Severance and Mrs. Allen made when he was here.

(Omitted)

19150727

아서 J. 브라운(미국 북장로교회 해외선교본부 총무)이 한국 선교부로 보낸 선교본부 편지, 제287호 (1915년 7월 27일)

THE BOARD OF FOREIGN MISSIONS
OF THE
PRESBYTERIAN CHURCH IN THE U.S.A.
156 FIFTH AVENUE
NEW YORK

AJB/B
제287호   1915년 7월 27일

캐나다 장로교회 선교본부의 서울 세브란스 병원에 참여

한국 선교부 귀중

친애하는 동료들,

    나는 캐나다 장로교 선교본부의 부총무인 A. E. 암스트롱 목사로부터 7월 24일자의 다음 편지를 받았습니다.

    "우리 선교본부는 세브란스 의학전문학교에 참여하기로 찬성하였습니다. 우리에게는 에비슨 박사가 임명하기를 매우 원하고 있는 매우 훌륭한 지원자인 프랜시스 W. 스코필드 박사가 있습니다. 우리 선교본부는 실행위원들에게 적절하다고 판단될 때 임명할 권한을 부여하였습니다.

    "한편, 스코필드 박사는 지방 보건 연구소와 연결되어 있어 내년에 한국에 파송될 것인지에 대한 계획을 세워야 합니다. 박사님은 제안된 일본 법률이 세브란스 의학전문학교에 미칠 영향에 대한 지식을 바탕으로 우리가 스코필드 박사에게 그가 한국에 갈 것이라고 확신시켜 주어야 한다고 생각하십니까?

    "박사님을 번거롭게 해드려 미안하지만, 우리는 스코필드 박사에게 임명에 대한 확실한 말을 해주어야 할 필요가 있습니다."

나는 우리의 큰 감사를 표하고 가능한 한 빨리 의사와 간호부를 파견해 달라고 촉구하는 답장을 썼습니다. 또한 일본의 규정이 의사와 간호부를 파견하는 것을 막을 만큼 우리의 의료 활동에 영향을 미치지 않을 것이라고 생각합니다.

안녕히 계세요.
아서 J. 브라운

Arthur J. Brown (Sec., BFM, PCUSA), Board Letter to the Korea Mission, No. 287 (July 27th, 1915)

THE BOARD OF FOREIGN MISSIONS
OF THE
PRESBYTERIAN CHURCH IN THE U. S. A.
156 FIFTH AVENUE
NEW YORK

AJB/B

No. 287　　　　　　　　　　　　　　　　　　　　　　July 27th, 1915

Cooperation of the Canadian Presbyterian Board in the Severance Hospital, Seoul

To the Korea Mission

Dear Friends:

I have received the following letter, dated July 24th from the Rev. A.E. Armstrong, Assistant secretary of the Canadian Presbyterian Board:

> Our Board has agreed to co-operate to the extent Severance Medical College. We have a very excellent candidate in the person of Dr. Francis W. Schofield, whom Dr. Avison wants appointed very much. Our Board gave authority to the Executive to make the appointment when it is considered advisable.

In the meantime Dr. Schofield, being connected with the Provincial Health Laboratories, needs to plan on the basis of whether or not he is to go to Korea next year. Do you consider that we should assure Dr. Schodield of his going to Korea from your knowledge of the effect which the proposed Japanese legislation will have upon the Severance Medical College?

　　I am very sorry to trouble you, but it is necessary that we give Dr. Schofield some definite word with reference to his appointment.

　I have written in reply expressing our great gratification and urging that the physician and nurse be sent as soon as possible, stating that I do not believe that the Japanese regulations will have an effect upon our medical work which should prevent the sending of physicians and nurses.

　Sincerely yours,
　Arthur J. Brown

단신 및 개인 동정.
The Korean Mission Field (서울) 11(8) (1915년 8월호), 239쪽

O. R. 에비슨 박사 부부와 그들의 아들 에드워드가 미국에서 1년 간의 안식년을 마치고 6월 7일 저녁 서울에 도착하였다. 남대문역에는 환영하는 군중이 많아 누구도 환영을 할 수 없기 때문에, 몇몇 친구들은 용산역에서 기차를 타고 여행자들에게 환영 인사를 부드럽게 전하였다. 거의 모든 장로교인들이 눈에 띄었으며, 많은 감리교인과 신분이 밝혀지지 않은 상당한 친구들 및 동료 시민들과 함께 상당한 외국인 집단을 이루었다. 이들은 세브란스 병원 및 의학교 직원들과 졸업생, 학부생들을 배경으로 줄을 서서 모두가 존경하고 사랑하는 사람을 열렬히 환영하였다.

거두절미하고 에비슨 박사가 승강장에 발을 내딛자마자, 그의 가치 있는 무게가 없었다면 자신이 열광의 거친 파도에 이리저리 던져진 것을 발견하였을 것이다. 헐떡이며 집으로 돌아오는 사람이 처음으로 명확하게 한 말은 "이것은 정말 놀라운 일이며, 즉시 집에 온 듯한 편안함을 느끼게 해줍니다!"이었다. 박사의 좋은 도착은 곧 추가 건물, 의사, 간호부 및 치과의사로 강조될 것이라고 한다.

Notes and Personals.
The Korean Mission Field (Seoul) 11(8) (Aug., 1915), p. 239

Dr. and Mrs. O. R. Avison and their son Edward arrived in Seoul, after a year's furlough in America, on the evening of June 7th. Some of the friends boarded the train at Yong-San to break gently to the travellers the reception that awaited them, for at South Gate station was a crowd with such a welcome as seldom is vouchsafed to any. Nearly all the Presbyterians were in evidence and a goodly number of both brands of Methodists who with a considerable crowd of unlabeled friends and fellow citizens constituted a strong body of foreigners; these, together with the staffs of Severance Hospital and College with their graduates and undergraduates, lined up in the background, gave a rousing welcome to the man whom all respected and loved.

When Dr. Avison stepped upon the platform landing he instantly found himself *in medias res* and but for his worthy avoirdupois would have found himself tossed hither and yon upon wild waves of enthusiasm. The first articulate words which the panting home-comer was heard to utter were, "This is truly a great surprise and makes one feel at home at once!" It is said that the good Doctor's arrival is soon to be accentuated by additional buildings physicians, nurses and a dentist.

19150821

아서 J. 브라운(미국 북장로교회 해외선교본부 총무)이 한국 선교부로 보낸 선교본부 편지, 제291호 (1915년 8월 21일)

THE BOARD OF FOREIGN MISSIONS
OF THE
PRESBYTERIAN CHURCH IN THE U. S. A.
156 FIFTH AVENUE
NEW YORK

CABLE ADDRESS:
"DICULCATE," NEW YORK
FOREIGN MISSIONS CODE
A. B. C. CODE 4TH EDITION

MADISON SQUARE BRANCH
P. O. BOX NO. 5

OFFICE OF SECRETARY

AJB/B

제291호   1915년 8월 21일

서울의 의료 사역에 관한 감리교회 여자 외국 선교회의 위원회로부터의
편지에 관하여

한국 선교부 귀중

친애하는 동료들,

　　감리교회 여자 해외선교회의 위원회는 우리에게 다음과 같은 소식을 전달하고 이에 대한 우리의 판단을 요청하였습니다.

　　1년 전, 한국 장로교회 선교부의 에비슨 박사는 감리교회 여자 해외선교회의 해외선교부로 와서 두 선교부의 간호부 양성소를 통합하자고 제안하였습니다. 당시 이 부서는 한국에서 여자에 의한 여자 의료 사업의 지속을 고려하고 있었기 때문에 두 가지 문제가 밀접하게 연관되어 있다고 생각하였습니다. 이 주제 전체에 대한 논의는 당시 한국 선교부를 방문 중이었던 감리교회 해외 선교본부의 노스 박사의 요청에 따라 그가 돌아올 때까지 연기되었습니다.

　　여자 외국 선교회의 해외선교부 5월 회의에서 여자를 위한 의료 사업을 여자에 의해 계속하는 문제는 조언과 판단을 구하기 위하여 노스 박사에게 제시되었습니다. 그의 판단은 그 사업이 필요하고 몇 년 동안 지속될 것이라는 것이었는데, 독립적인 의료 사업이 아니라 서울의 연합 의료 체계의 일부로 계속하는 것이 좋다고 조언하였습니다.

양성소의 연합을 요청하는 발표에서 에비슨 박사는 "병원은 절대적으로 필요합니다. 왜냐하면 다른 곳에서는 불가능한 일을 그곳에서 할 수 있기 때문입니다. '선교부는 어떻게 의료 기금을 사용하여 최상의 결과를 얻을 수 있을까?'라는 질문을 할 수 있으며, 이에 대하여 나는 다음과 같이 대답하고 싶습니다.

첫째: 서울과 그 주변 지역을 의학적으로 돌보고 다른 의료 기관에서 의뢰된 어렵거나 덜 알려진 사례를 치료할 완전한 의료 시설을 서울에 설립합니다. 이 시설은 의료 분야의 모든 것을 담당하고, 모든 활동에서 기독교인 한국인을 교육하고 훈련시킵니다. 이 모든 것은 우리 인력을 나누는 것보다 잘 갖춰진 병원, 의학교 및 간호부 양성소가 더 잘 이루어질 수 있습니다."

이러한 판단의 가치를 인식하고 그리스도 왕국의 발전을 위하여 위탁된 기금의 신성함을 깨닫고, 이 기금을 사용하여 하나님의 사역을 위하여 가장 큰 결과를 가져오기를 바라는 감리교회의 여자 해외 선교회는 서울에 있는 이 연합 의료 기지의 일원이 되기를 요청합니다.

바쉬포드 주교가 부서에서 표현하였듯이, '동양 여자를 위한 여자 의료 활동은 앞으로 50년 동안 필요할 것'이라고 믿으며, 서중국에서 제안된 의료 활동의 연합과 같은 방식으로 여자의 의료 활동이 남자의 의료 활동과 통합되기를 요청합니다.

미국에서 가장 우수하고 최신의 병원 시설을 검토하고 남자 의사의 여자 치료에 대한 한국의 상류층 남자들의 현재 감정을 고려한 후, 우리는 다음을 제안합니다.

첫째: 감리교회의 여자 선교본부에 속한 서울의 병원 건물은 적절하다고 생각할 때 산부인과 질환 및 소아 질환을 전문으로 다룰 수 있습니다.

둘째: 의료 시설의 이 부서는 여의사와 간호부가 담당해야 합니다.

셋째: 다른 질병을 앓고 있는 여자가 두 병원에 입원할 때 최대한의 자유가 있어야 합니다.

넷째: 의료 시설의 두 부서를 담당하는 의사들 사이에 완벽한 협의의 자유가 있어야 하며, 이를 통하여 한국 여자들에게 전체 의료 시설과 경험을 제공해야 하지만, 적절성에 대한 그들의 견해를 어기지 않는 방식으로 제공해야 합니다.

다섯째: 의료 시설 전체가 미국에서처럼 이사회 또는 중국에서 제안된 것처럼 위원의 3분의 1이 여자이어야 하는 관리 위원회의 통제를

받아야 합니다.

여섯째: 관리 위원회에서 여자 부서에 특히 영향을 미치는 문제가 발생하는 경우, 관리 위원회의 여자 구성원은 별도의 투표를 요청할 수 있으며, 결정을 위하여 두 집단의 과반수가 필요합니다.

일곱째: 에비슨 박사가 제안한 것처럼 간호부 양성소의 연합이 있어야 합니다.

재정적 책임에 관해서는 우리는 다음과 같이 동의합니다.

첫째: 가능한 한 빨리 간호부 2명을 연합 양성소에 배치합니다. 교파와 관계없이 간호부 중에서 가장 적합한 사람을 선택하여 지역 간호 및 사회 사업부의 책임자로 임명하며, 4번째 간호부는 상류층의 고립된 여자들의 집에서 가정 업무를 담당하게 합니다.

둘째: 우리는 간호부의 급여 외에 학생 간호부의 경비와 사회사업 분야의 경비로 연간 900달러를 지불하는 데 동의하는데 에비슨 박사는 가능한 한 빨리 1,000달러로 증액할 것을 요청하고 있습니다.

셋째: 우리는 릴리언 해리스 기념 병원 건물에 있는 의료 시설의 여자 부서 경비를 책임집니다.

넷째: 우리는 가능한 한 빨리 이 부서에 두 명의 의사를 배치합니다. 이들은 관리 위원회에서 받아들일 수 있는 사람이어야 하며, 한 명의 간호부도 제공합니다.

감리교회 여자 해외선교회의 해외선교부 분과 위원회인 우리는 이 제안을 감리교회와 장로교회 해외선교본부에 제출합니다. 제출된 제안에 대한 조치를 취한 후, 최종 결정을 위하여 우리 위원회로 회부될 것입니다.

저는 다음과 같이 답변하였습니다.

저는 프랭크 메이슨 노스 목사의 11일자 편지를 통하여 한국 서울에서 의료 사업의 연합에 관한 귀 선교회의 제안 사본을 받았습니다. 며칠 전 귀 선교회와 노스 박사가 저의 사무실을 방문하였을 때 설명하였듯이, 우리 선교본부 구성원들은 이 휴가철에 널리 흩어져 있으며 9월 20일까지는 다시 모이지 못할 것입니다. 그동안 선교본부의 실행 위원들은 일상적이거나 긴급한 문제에 대하여 선교본부의 이름으로 행동할 권한이 있습니다. 귀 선교회의 편지가 일상적이거나 긴급한 것으로 간주되는지 확실히 알 수 없으므로 선교본부와 상의하지 않고 최종 조치를 취해야 하는지의 여부가 확실하지 않습니다. 게다가 선교부와 관련된 문제를 다룰 때는 최종 조치를 취하기 전에 선교부의 의견을 듣는 것이 우리의 관례입니다. 또한, 우리는 우리 선교본부와 감리교회 선교본부의 조치가 이루어질 때까지 귀 선교회가 최종 결정을 보류하였다는 것을 알고 있습니다. 하지만 귀 선교회의 제안은 우리에게 가장 중요한 사안이고, 우리의 판단을 즉각적으로 표명할 정당성을 부여하는 사안이며, 비록 그것이 잠정적인 사안일지라도, 그리고 가능한 모든 방법으로 협상을 촉진하고자 하는 우리의 의지를 보여주는 사안으로 여겨집니다. 우리는 다른 복음주의 교회의 선교본부와의 연합과 협력이라는 역사적 정책 때문에 이를 실행하는 데 주저함이 적습니다. 당연히 특정 계획의 세부 사항을 신중하게 조사하지만 우리 선교본부가 그러한 제안을 거부한 사례는 단 한 번도 기억나지 않습니다.

"따라서 선교본부의 실행 위원회는 11일 회의에서 만장일치로 다음과 같은 조치를 취하였습니다.

W. I. 헤이번 부인, R. L. 토머스 부인, 아반 부인으로 구성된 감리교회 여자 해외선교회의 해외부 위원회는 서울의 여자 선교회가 운영하고 있는 여병원과 간호부 양성소를 세브란스 의학교와 간호부 양성소와 제휴하는 것에 대하여 표명한 서신을 신중하게 검토하였습니다. 실행 위원회는 제시된 총괄 계획에 대하여, 이 계획은 한국 선교부에 전달될 것이며, 선교부의 판단이 표명된 후 선교본부가, 원하는 경우 이 문제를 검토할 것이라는데 정중하게 찬성표를 던졌습니다. 또한 이 계획에는 장로교회 선교본부에 대한 추가 재정적 책임이 포함되지 않는다는 점도 양해되었습니다.

"이 조치에 따라 저는 박사님의 제안서 사본을 한국 선교부에 보내 이 주제에 대한 판단을 가능한 한 빨리 밝혀 주시기를 요청하였습니다.

"박사님은 제 사무실에서 노스 박사와 박사님이 대화할 때, 제가 협력 선교부의 대표들로 구성된 현지[72] 이사회와 협력 재단이 선정한 미국 내 이사회 혹은 연석 위원회를 두는 것이 바람직하다고 제안하였던 것, 그리고 그러한 방식으로는 귀 위원회 보고서 3쪽 6항에 명시된 조항의 타당성에 의문을 제기하였던 것을 기억하실 것입니다. 저는 이러한 공식적인 방식으로 남녀 선교사들이 서로 다른 이해관계를 가지고

---

72) '현지'란 선교사들이 활동하는 선교지를 의미한다.

있으며, 마치 여자와 남자가 서로 대립하는 것처럼 보호되어야 한다고 가정하는 것은 현명하지 않다고 생각합니다. 현지 이사회에서 의견 차이가 발생할 경우, 현지 이사회의 모든 절차는 본국의 선교본부나 그들이 구성할 수 있는 연석 위원회의 검토 및 통제를 받아야 하며, 현지 이사회와 본국의 선교본부가 모두 여자 선교회의 활동에 불의를 저지르는 데 동의할 것이라고는 생각할 수 없습니다.

"귀 위원회가 박사님의 보고서에 기술된 총괄 계획을 제안할 수 있는 명확한 방법을 찾은 것을 진심으로 기쁘게 생각하며, 우리가 그 계획이 완성되도록 가능한 모든 방법으로 도울 수 있게 되면 기쁠 것입니다."

이 편지가 연례 회의에 맞추어 제 때에 도착하지 않을 것 같습니다. 도착하지 않을 경우, 귀하의 실행 위원회가 당연히 이 문제를 다루고 적절한 시기에 보고하게 될 것입니다.

안녕히 계세요.
아서 J. 브라운

브라운 박사는 이 편지에 서명하기 전에 떠나야 했습니다.

Arthur J. Brown (Sec., BFM, PCUSA), Board Letter to the Korea Mission, No. 291 (Aug. 21st, 1915)

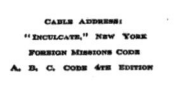

THE BOARD OF FOREIGN MISSIONS OF THE PRESBYTERIAN CHURCH IN THE U. S. A.
156 FIFTH AVENUE
NEW YORK

CABLE ADDRESS:
"INCULCATE," NEW YORK
FOREIGN MISSIONS CODE
A. B. C. CODE 4TH EDITION

MADISON SQUARE BRANCH
P. O. BOX NO. 5

OFFICE OF SECRETARY

AJB/B
No. 291   August 21, 1915

In Re: Communication from a Committee of the Woman's Foreign Missionary Society of the Methodist Episcopal Church Regarding Medical Work in Seoul

To the Korea Mission.

Dear Friends: -

A Committee of the Woman's Foreign Missionary Society of the Methodist Episcopal Church has submitted to us the following communication and asked for our judgment regarding it:

"One year ago, Dr. Avison of the Presbyterian Mission in Korea, came to the Foreign Department of the Woman's Foreign Missionary Society of the Methodist Episcopal Church, with a proposition for uniting the Training School for Nurses, of the two missions. As the Department was then considering the continuation of Medical work for women by women in Korea, they felt the two questions to be intimately related. The entire subject was deferred, by request of Dr. North of the Board of Foreign Missions of the M. E. Church, then on a visit to the mission in Korea, until his return.

At the May meeting of the Foreign Department of the Woman's Foreign Missionary Society the question of continuing the Medical work for women by women was presented to Dr. North for his advice and judgment. His judgment was that the work was needed and would be for some years, and he advised its continuance, but not as independent medical work, but as a part of the union medical system of Seoul.

In Dr. Avison's presentation of his request for union of the Training School, he says, The Hospital is an absolute necessity, because so much can be done there that would be impossible elsewhere. The question may be asked, 'How can the missions so dispose of their medical funds as to secure the best results?' and to this I would answer:

"First: Establish in Seoul one complete medical plant which will take care medically of Seoul and its surrounding territory and of such difficult or more obscure cases as may be referred to it from other medical centers. This plant will cover everything in the medical line and teach and train Christian Koreans in all its activities. All of this can be better done by having one well equipped hospital, medical school and Nurses' Training

School than by a division of our forces."

Recognizing the value of these judgments and realizing the sacredness of the funds entrusted to them for the advancement of Christ's Kingdom, and desirous of using these funds so as to bring the greatest results for God's work, the Woman's Foreign Missionary Society of the Methodist Episcopal Church therefore asks to become a part of this Union Medical Plant in Seoul.

Believing, as Bishop Bashford expressed it before the Department, that medical work for women of the Orient by women will be needed for fifty years yet', we ask that women's medical work may be united with the men's medical work after the manner of the proposed union of medical work in West China.

After studying the best and latest hospital plants in the United States and taking into consideration the present feeling of the high class men of Korea regarding the treatment of women by men physicians, we suggest:

First: That the hospital building in Seoul, belonging to the Woman's Board of the Methodist Episcopal Church, may specialize on Maternity and Gynecological cases and in Children's Diseases, when it be thought advisable.

Second: That this department of the Medical Plant be under the charge of women physicians and nurses.

Third: That there be the utmost freedom for women with other diseases to enter either hospital.

Fourth: That there be perfect freedom in consultation between physicians in charge of the two departments of the Medical Plant, thus bringing to the service of the women of Korea the combined facilities and experiences of the entire medical service, but in a manner that will not offend their views of propriety.

Fifth: That the entire Medical Plant be under the control of either a Board of Trustees, as in the United States, or a Governing Board as is proposed in China, of which one-third of the members shall be women.

Sixth: If any question shall arise in the Governing Board specially affecting the Woman's Department, the women members of the Governing

Board may ask for a separate vote, and a majority of both groups shall be necessary for a decision.

Seventh: That there be a union of the Nurses' Training School as proposed by Dr. Avison.

Regarding the financial responsibilities, we agree.

First: To place two nurses in the Union Training School as soon as possible with the understanding that, without reference to denomination, the best one for the position shall be chosen from the nurses, as superintendent of District Nursing and Social service and the fourth be placed in charge of home work in the houses of the more secluded women of the higher classes.

Second: We agree to pay, in addition to the salaries of the nurses. $900. a year for expenses of pupil nurses and expenses of the Social Service Branch, increasing it to the $1,000. asked by Dr. Avison as soon as possible.

Third: That we be responsible for the expenses of the Woman's Department of the Medical Plant in the Lillian Harris Memorial Building.

Fourth: That we furnish, as soon as we can, two physicians for this Department, who shall be acceptable to the Governing Board, and one nurse.

We, the Sub-Committee of the Foreign Department of the Woman's Foreign Missionary Society of the Methodist Episcopal Church submit this proposition to the Board of Foreign Missions of the Methodist Episcopal and Presbyterian Churches, which, after their action thereon, will be returned to our Board for final decision.

I have replied as follows:

I received, the 11th, instant, through the Rev. Dr. Frank Mason North, a copy of your Committee's proposal regarding union in medical work in Seoul, Korea: As I explained to you during the call which you and Dr. North made at my office few days earlier, our Board members are widely scattered during this vacation season and will not convene again until September 20th. Meantime the Executive Officers of the Board have authority to act in its name in matters of a routine or emergency character. We are not quite sure whether your communication would properly be considered as either routine or emergency, and therefore we are not entirely clear as to whether we ought to take final action regarding it without consulting the Board. Moreover, it is our custom in dealing with matters which concern a Mission to get the opinion of the Mission before taking final action. We note, too, that your own Board has reserved final decision until after the actions of our Board and the Methodist Episcopal Board and yet your proposal impresses us as a matter of first importance and as justifying us as a matter of first importance and as justifying some immediate expression of our judgment, even though it be a tentative one and we desire to facilitate the negotiations in every possible way. We have the less hesitancy in doing this because the historic policy of union and cooperation with the missionary boards of other evangelical churches. I do not recall a single instance where our Board has disapproved such a proposal, although of course it carefully scrutinizes the details of particular plans.

The Executive Council of the Board therefore at its meeting the 11th instant unanimously took the following action:

Careful consideration was given to a communication from a Committee consisting of Mrs. W. I. Haven, Mrs. R. L. Thomas and Mrs. Avann, representing the Foreign Department of the Woman's Foreign Missionary Society of the Methodist Episcopal Church, regarding the affiliation of the Women's Hospital and Training School for Nurses maintained in Seoul by the Woman's society referred to with the Severance Medical College and Nurses' Training School. The Executive Council voted its cordial concurrence in the general plan outlined, with the understanding that it is to be transmitted to the Korea Mission, and that the Board will review the matter, if desired, after the judgment of the Mission shall have been expressed. It is also understood that the plan involves no additional financial responsibility for the Presbyterian Board.'

In accordance with this action I am sending a copy of your proposal to our Korea Mission and asking for the earliest practicable expression of any judgment which it may have on the subject.

You will recall that during the conversation with you and Dr. North in my office I suggested the desirability of having a Field Board of Managers composed of representatives of the cooperating Missions and a Board or Joint Committee in the United States chosen by the cooperating Boards and that with such an arrangement I doubted the advisability of the provision expressed in the sixth Paragraph on Page 3 of your Committee's report. It seems to me that it would be unwise to assume in this official way that men and women missionaries have divergent interests which would need to be guarded in such a fashion, as if women as a class, and men as a class, stood over against one another. If any difference of opinion should arise among the Field Board of Managers, it should be remembered that all the proceedings of that Field Board will be subject to the review and control of the Boards at home, or of such a Joint Board of Committee as they may constitute and it is hardly to be supposed that both the Field and the Home Boards would agree in doing any injustice to the Woman's Society of the work.

We are most heartily glad that your Committee has found its way clear to propose the general plan described in your report and it will be a pleasure to us to aid in every practicable way in its consummation.

I fear that this cannot reach you in time for you annual meeting. If it does not, your Executive Committee will of course take up the matter and in due time report upon it.

Sincerely yours,
Arthur J. Brown per B.

Dr. Brown was obliged to leave before signing this letter.

19150910

선교 협의회 연례 회의,
한국의 호주 장로교회 선교부 (1915년 9월 10일)

4쪽

　세브란스 연합의학교 교장으로부터 (우리) 선교부의 구성원을 의학교 교직원으로 임명하고, 선교부의 승인을 위하여 의학교 정관을 보낸다는 연락을 받았다. 제안에 따라 이 안건은 배정 위원회에 회부되었다.

5쪽

　2. - (……)
　세브란스 연합의학교의 에비슨 박사, 미국 북장로교회 해외선교본부의 의료 자문인 보베어드 박사, 그리고 서울 영국 성서공회의 휴 밀러 씨가 초청을 받아 참석하여 발언권을 부여받았다. 세 사람 모두 위원회에서 발언하였다.
　에비슨 박사는 북미 해외선교협의회의 편지를 낭독하였으며, 이는 예산 배분 위원회에 회부되었다.

9~10쪽

배정 위원회

　(……)
　14. 제3항. 우리는 한 사람을 전임으로 파견하여 서울 세브란스 연합의학교에서 강의를 맡게 하여 선교부가 의학교의 사업에 참여하는 것이 바람직하다는 것을 원칙적으로 확인하며, 연간 운영비로 150파운드를 기여한다.
　15. 제4항. 의학교에서 여러 선교부의 '연합의 기반'을 임시로 채택한다.
　16. 제5항. 세브란스 연합의학교에서 우리의 대표는 담당 의료진의 안식년 기간 동안 진주 병원에서 업무를 수행할 책임을 맡고, 담당 의료진의 휴가 기간 동안 매년 1개월 동안 진주 병원에서 업무를 수행한다.
　17. 제6항. 세브란스 연합의학교에서 강의를 하기 위하여 맥라렌 박사를 따로 임명한다.

(중략)

24. 제13항. 맥라렌 박사가 세브란스 연합의학교에서 강의를 하기 위하여 서울로 갈 때부터 그를 위하여 집을 임대해야 하며, 장래에 이 목적을 위하여 부지를 확보하고 집을 짓는 것이 바람직하다는 점을 염두에 두어야 한다.

Annual Report of Mission Council, Australian Presbyterian Mission in Korea (Sept. 10th, 1915)

p. 4

A communication was received from the President of the Severance Union Medical College re the appointment of a member of the Mission on the staff or the College, and forwarding the constitution of the College for the approval of the Mission. On motion this was referred to the Apportionment Committee.

p. 5

2. - (......)

Dr. Avison of the Severance Union Medical College, Dr. Bovaird, Medical Adviser to the Foreign Missions Board of the Presbyterian Church in the U. S. A., and Mr. Hugh Miller of the British and Foreign Bible Society, Seoul, were present by invitation and were given the privileges of the floor. All three gentlemen addressed the Council.

A communication from the Foreign Missions Conference of North America was read by Dr. Avison and was on motion referred to the Apportionment Committee.

p. 9~10

Apportionment Committee

(......)

14. Section 3. That we affirm in principle the desirability of the Mission participating in the work of the Severance Union Medical College in Seoul by sending one man for the whole of his time to take up the work of teaching there and also to contribute the annual sum off £150 for running expenses.

15. Section 4. That the 'basis of union' of several Mission in Medical College work be adopted temporarily.

16. Section 5. That our representative in the Severance Union Medical College be responsible for carrying on the work in the hospital in Chinju during the time of furlough of the medical man in charge there and that he be available also for carrying on the work in the Chinju hospital for one month in each year during the absence on holiday of the medical man in charge there.

17. Section 6. That Dr. McLaren be set apart for the work of teaching in the Severance Union Medical College.

(Omitted)

24. Section 13. That a house should be rented for Dr. McLaren from the time of his going to Seoul to take up the work of teaching in the Severance Union Medical College, still keeping in view the desirability in the future of acquiring a site and erecting a house for this purpose,

19150927
헨리 M. 브루언(대구)이 아서 J. 브라운(미국 북장로교회 해외선교본부 총무)에게 보낸 편지 (1915년 9월 27일)

(중략)

의료 상황에 대한 것으로 마무리하겠습니다. 우리는 몇 주 전에, 베킨스 양에게서 선교본부가 그녀에게 페르시아로 가되, 8월 29일 그곳으로 가는 일행과 함께 항해할 준비를 하라고 요청하였다는 소식을 듣고 상당히 당황해하였습니다. 그녀는 집에 있는 동안 이곳의 담당 의사가 직접 그녀를 확보하였고, 모든 서류가 그에게 전달되어 작성한 후, 그가 자세한 설명과 함께 선교본부로 전달하였던 상황, 그리고 그녀가 맥기 양에 의해 초래된 공석을 메워 선교부에서 승인한 명단의 선두에 오른 것(세브란스의 공석도 마찬가지로 확보되어 이미 충원되었음)을 고려하면, 그것은 오히려 완전히 나가 떨어진 꼴이었습니다. 우리는 이것이 선교본부가 더 이상 우리의 의료 활동을 지원하지 않을 것이라는 것을 의미하는 것이 아닌지 심각하게 의문을 품기 시작하였습니다. 그래서 그녀가 이제 이런 상황에 처해 있다는 소식을 듣고 크게 안도하였습니다. 그리고 보베어드 박사가 적어도 개인적인 의견으로는 모든 지부에 두 명의 의사를 두고 총독부의 존경과 감사를 받을 만한 기관을 설립하여 의료 활동을 강화해야 할 때라고 확신 시켜주었습니다. 에비슨 박사의 연설은 또한 선교부의 의료 기관의 실제 상황을 보여주었고, 그가 제시한 계획은 기독 의료계에 이 문제에 관심을 갖게 함으로써 요구 사항을 충족하기 위한 시의적절하고 정치적으로 적절해 보였습니다. 저는 보베어드 박사로부터 위원회에 의사가 한 명도 없으며, 그가 유일하게 관계하는 사람은 지원자의 의료 검사관뿐이라는 사실을 듣고 매우 놀랐습니다. 이제는 위원회에 기독교 분야에서 높은 명망을 가진 사람을 몇 명 포함시켜 의학 문제를 다룰 때 선교본부에 조언을 제공하고, 복음이 전파되지 않은 지역의 엄청난 요구에 의학계가 간접적으로 관심을 갖도록 하는 것이 시기적절한 것 같습니다.

(중략)

Henry M. Bruen (Taiku),
Letter to Arthur J. Brown (Sec., BFM, PCUSA) (Sept. 27th, 1915)

(Omitted)

A word in closing on the Medical situation. We were considerably upset some weeks ago to receive word from Miss. Bekins that the Board has asked her to go to Persia and to be ready to sail on Aug 29th with a party going there. Under the circumstances of her having been secured personally by the physician here while at home, all of her papers having been sent to him and after being duly filled, and forwarded by him with full explanation; of her filling a vacancy made by Miss McGee and this standing at the head of the list as approved by the Mission, (Severance vacancy having been similarly secured and already filled), it was rather a knock-out drop all right. We began to seriously question if this did not mean that the Board did not intend to longer support our medical work. We therefore were greatly relieved to hear that she was now facing this way, and to be assured by Dr. Bovaird that at least in his private opinion it was a time when the medical work should be strengthened by having two M. Ds. in every station and the institutions made such as should command the respect and appreciation of the Government. Dr. Avison address also showed up the actual condition of the Mission Med. Institutions in the country and the plan he laid out for meeting the requirements by interesting the Christian Med. profession in the problem, seems timely and statesmanlike. I was much surprised to learn from Dr. Bovaird that the Board has not a single M. D. on it and that his only relation is that of med. examiner of candidates. It does seem to be time to have some men of high standing in Christian work-in their own profession on the Board to advise the Board when dealing with Med. questions and also to indirectly interest the med. profession in the enormous needs in unevangelized fields.

(Omitted)

찰스 E. 샤프(한국 선교부 실행 위원회 위원장)이 아서 J. 브라운(미국 북장로교회 해외선교본부 총무)에게 보낸 편지 (1915년 10월 10일)

EXECUTIVE COMMITTEE
OF THE
KOREA MISSION
OF THE
PRESBYTERIAN CHURCH IN THE U.S.A.

OFFICE OF CHAIRMAN　　　　　　　　　　　　　　　　　　　PYENG YANG, KOREA

한국 평양,

1915년 10월 10일

신학박사 A. J. 브라운 목사,
　5 애버뉴 156,
　뉴욕 주 뉴욕 시

친애하는 브라운 박사님,

　지난 몇 년 동안 실행 위원회의 위원장은 선교본부의 특별 조치가 필요한 선교부의 조치의 목록을 박사님께 발송하기 전에 선교부 회의록이 인쇄될 때까지 기다리는 것이 관례이었습니다. 이 방식은 항상 상당한 지연을 초래하였기 때문에, 저는 인쇄된 회의록을 기다리지 않고 필요한 설명을 첨부하여 목록을 즉시 박사님께 발송하기로 결정하였습니다.

(중략)

　제14항 및 제32항. 서울의 연합 의료 활동 및 그 계획.
　　에비슨 박사가 뉴욕에 체류할 때 이 문제에 대하여 박사님과 논의하였고, 박사님도 해당 계획을 충분히 숙지하고 계시므로 여기서 자세히 언급할 필요는 없습니다.

　제30항. 세브란스 연합의학교의 연합의 기반.
　　이는 제14항 및 제32항과 함께 고려되어야 하는데, 서울의 의료 활동을 연합 기반으로 운영하려는 하나의 계획의 일부이기 때문입니다.

(중략)

제24항. 서울의 의료 자산 목록.

에비슨 박사는 뉴욕에서 이 문제를 박사님께 제기하였고, 여기서 더 이상 설명할 필요는 없습니다.

(중략)

Charles E. Sharp (Chmn, Exec. Com.), Letter to Arthur J. Brown (Sec., BFM, PCUSA) (Oct. 10th, 1915)

OFFICE OF CHAIRMAN

EXECUTIVE COMMITTEE
OF THE
KOREA MISSION
OF THE
PRESBYTERIAN CHURCH IN THE U.S.A.

PYENG YANG, KOREA

Pyeng Yang, Korea,
Oct. 10, 1915.

Rev. A. J. Brown, D. D.,
156 Fifth Avenue,
New York, N. Y.

Dear. Dr. Brown: -

It has been the custom for a number of years past for the Chairman of the Executive Committee to wait until the printed Minutes of the Mission are out before sending you a list of Mission actions requiring special action by the Board. This has always involved considerable delay, so I have decided not to wait for the printed Minutes, but to send you the list at once, with explanations as necessary:

(Omitted)

Sections Nos. 14 & 32. Seoul Union Medical Work and Plans for the same.
  As Dr. Avison has gone over this matter with you while he was in New York and as you are fully acquainted with the plan it is not necessary to speak of it in detail here.

Section 30. Severance Union Medical College Basis of Union.

This should be considered along with Sections 14 & 32, as it is all part of the one scheme to put the medical work in Seoul on a Union basis.

(Omitted)

Section 24. Seoul Medical Property Docket.

Dr. Avison took this matter up with you in New York, and nothing further needs to be said here by way of explanation.

(Omitted)

19151029~1111
한국의 미국 남장로교회 선교부의 제24회 연례 회의 회의록, 1915년 10월 29일~11월 11일

13~14쪽

제5일, 화요일

(……)

오전 9시

(……)

에비슨 박사는 기립 투표로 발언권을 부여 받았으며, 진심으로 환영받았다.

(……)

오전 11시 30분

(……)

에비슨 박사는 서울의 의학교에 관하여 연설하였다.

(……)

오후 3시

찬송가와 기도로 개회하다.

에비슨 박사는 연설을 마쳤고, 연설에서 고려되어야 할 사항들은 의료 위원회에 회부되었다.

(……)

오후 7시 30분

(……)

이 회의가 끝날 무렵, 에비슨 박사는 조선 기독교대학의 현재 상황에 대하여 보고하였으며, 그가 제출한 보고서는 교육 위원회에 제출되었다.

23쪽

제12일, 목요일

(……)

오전 9시

(……)

의료 위원회의 부분 보고서가 심의되었다.

오(긍선) 박사의 사역과 관련된 항목은 다음과 같이 수정되었다. 한국의 남장로교회 선교부인 우리는 오 박사의 우리 선교부에 대한 귀중한 봉사에 감사해하며, 세브란스 의학교의 강사로서의 업무 효율을 높이기 위하여 1년 동안 도쿄에서 전액 봉급으로 연수를 받을 수 있는 기회를 준다. 기간은 세브란스 의학교 교수진이 결정할 예정이다.

62~63쪽

교육 위원회의 보고서

(......)

IX. 우리는 에비슨 박사가 제시한 계획에 따라 서울의 의학교 운영에 협력할 것을 권고하며, 의료 사업 발전 계획을 실행 위원회로 넘긴다. 단, 행정 및 선교지 관리의 통일성이라는 기본 원칙을 준수하도록 세심한 주의를 기울여야 한다.

X. 대학 문제와 관련하여, 이 위원회는 후자 대학의 교장인 언더우드 박사가 친절하게 보내준 평양 연합기독교대학과 서울의 조선기독교대학의 보고서, 그리고 협력 문제에 대한 체스터 박사의 서한을 주의 깊게 검토하였다.

조선 기독교대학이 아직 허가를 받지 못하여 '전 한국을 위한 연합 기독교대학'으로 설립될 수 없으며, 평양 학원이 북장로교회 선교본부로부터 초급 대학으로 운영할 수 있는 분명한 허가를 받았으므로, 한국에 두 개의 연합 선교대학이 설립될 것이 불가피해 보인다. 또한 평양 학원은 새 법령의 10년 조항에 따라 종교 교육이 확실히 보장되어 있으므로,

따라서 우리는 실행 위원회가 거부하지 않는 한 평양 학원에 다음과 같이 협력을 지속할 것을 권고한다.

1. 이사회에 대표 한 명을 선출한다.
2. 운영비로 100달러를 책정한다.
3. 목포 남학교에 윌리엄 P. 파커 교수의 자리를 채울 적절한 조치가 마련되는 대로 그가 평양 학원에서 강의하도록 배정한다.

pp. 65~66

의료 위원회의 보고서

1. 오 박사에게 1년간 일본에서 졸업 후 연수 과정을 수료할 수 있는 기회를 부여한다.

(......)

3. 세브란스 의학교가 제출한 의학교에서 여러 선교부의 연합 기반을 채택하

고, 의사 1명, 간호부 1명, 그리고 제안된 액수를 예산의 별도 항목으로 만들 것을 실행 위원회에 권고한다.

(……)

6. 셰핑 양의 간호부 양성소에 관한 의견에 답변하자면, 서울에 이미 그런 학교가 있고, 세브란스 병원과 연계하여 연합 교육 양성소를 설립할 계획이 있으므로, 우리가 그런 학교를 설립하는 것은 필요하지 않다고 생각한다. 그리고 교육은 병원 직원에게만 국한되어야 하며, 해당 강습반은 정규 병원 업무를 방해하지 않아야 한다.

Minutes of Twenty-Fourth Annual Meeting of the Southern Presbyterian Mission in Korea, October 29~November 11, 1915

pp. 13~14

Fifth Day, Tuesday
(……)
9 A. M.

(……)

A hearty welcome extending the privileges of the floor was given Dr. Avison by a rising vote.

(……)

11:30 A. M.
(……)

Dr. Avison addressed the Mission on the subject of the Medical College in Seoul.

(……)

3 P. M.

Opened with hymn and prayer.

Dr. Avison finished his address and matters in it requiring consideration were referred to the Medical Committee.

(……)

7:30 P. M.

(......)

At the conclusion of this conference Dr. Avison made a report concerning the present status of the Chosen Christian College, and the papers he presented were turned over to the Educational Committee,

p. 23

Twelfth Day, Tuesday

(......)

9. A. M.

(......)

A partial report of the Medical Committee was considered.

The section in regard to Dr. Oh's work was amended to read as follows: That we, the Southern Presbyterian Mission in Korea do hereby extend a vote of thanks to Dr. Oh for his valuable services to our Mission, and in order to increase his efficiency as an instructor in Severance Medical College we vote him a year of study in Tokyo on full salary, the time to be decided by the faculty of the College.

pp. 62~63

Report of the Educational Committee.

(......)

IX. We recommend that we co-operate in the Medical College in Seoul according to the plans outlined by Dr. Avison, and commend to the Executive. Committee his plan for the development of the medical work, with the proviso that due care be exercised to conserve the fundamental principles of unity of administration and field control.

X. In regard to the college question, your committee has read carefully the reports of the Pyengyang Union Christian College and the Chosen Christian College at Seoul, the papers kindly sent us by Dr. Underwood, President of the latter Institution, and the letter of Dr. Chester on the subject of co-operation.

Inasmuch as the Chosen Christian College has not as yet secured a permit, and cannot be considered established as the "one Union Christian College for all Korea"; and furthermore, inasmuch as the Pyengyang Institute has received definite permission from the Northern Presbyterian Board to continue as a Junior College, so that it seems inevitable that there will be two Union Mission colleges in Korea; and inasmuch as the Pyengyang Institution has undoubted guarantee of religious instruction under the ten years provision of the new ordinances;

Therefore we recommend that, provided the Executive Committee does not refuse to do so, we continue to cooperate in the Pyeng Institution as follows:

1. Elect one representative on the Board of Directors.

2. Appropriate $100.00 toward the running expenses.

3. Assign Prof. Wm. P. Parker to teach in the Pyengyang College as soon as suitable provision is made to fill his place in the Mokpo Boys' School.

pp. 65~66

Report of the Medical Committee

1. That Dr. Oh be allowed a year for post graduate study in Japan.

(......)

3. That the basis of union of the several missions in Medical College work, as submitted by Severance Medical College be adopted and that provision for one additional doctor, a nurse, and the money-suggested be recommended to the Executive Committee as a separate item of the budget.

(......)

6. In reply to Miss Shepping's communication regarding Training School for Nurses, we would say that since there is already such a school (or schools) in Seoul, and whereas, there are plans for a Union Training School in connection with the Severance Hospital, that we do not deem the establishment of such in our midst a necessity to go out from the hospital, and that the training be confined to employees of the hospital, said class not to interfere with their regular hospital duties.

허버트 E. 블레어, 미국 북장로교회의 연례 회의.
The Korean Mission Field (서울) 11(11) (1915년 11월호), 311~313쪽

1915년 9월 12일부터 22일까지 미국 북장로교회 한국 선교부의 제31차 연례 회의가 평양에서 개최되었다.

(중략)

이번 회의에서는 의료 업무가 이번 기회에 여러 가지 방식으로 진행되었다. 뉴욕의 장로교회 선교본부의 의료 자문인 보베어드 박사는 우리의 모든 선교 사업에 있어 세브란스 병원과 의학교의 독특한 가치를 인상적인 말로 보여주었다. 그곳에서 수행된 업무는 기독교인이 아닌 과학자와 관리들의 눈에 우리의 주장 전체에 대한 표준을 설정해 준다. 록펠러 재단의 책임자가 밀즈 박사의 원저(原著)에서 그의 업적을 어떻게 칭찬하였는지 듣는 것은 대단히 기뻤다. 보베어드 박사의 연설은 에비슨 박사가 선교부에서 부담을 덜었던 큰 계획에 대한 훌륭한 소개이었다. 다른 사람들이면 멈추는 지점에서 에비슨 박사가 승리를 거두는 큰 꿈과 성공에 대한 무한한 자신감을 보는 것은 좋은 일이다. 선교부는 의료 사업에서 초교파 연합과 도매 부서 설립, 미국 위원회를 통한 더 큰 본국에서의 지원 개발을 위한 그의 계획을 칭찬과 함께 채택하였다.

(중략)

Herbert E. Blair, The Northern Presbyterian Annual Meeting.
The Korean Mission Field (Seoul) 11(11) (Nov., 1915), pp. 311~313

The 31st Annual Meeting of the Korea Mission of the Presbyterian Church in the U. S. A. was held in Pyeng Yang, Sept. 12th~22nd, 1915.

(Omitted)

Medical work had its innings at this meeting in several ways. Dr. Bovaird, medical adviser of the Presbyterian Board in N. Y., showed in impressive words the unique value of the Severance Hospital and Medical College to all our mission work. The work done there, sets the standard in the eyes of non-Christian scientists and officials for our whole propaganda. It was a delight to hear how the Rockefeller Institute Commissioners had praised the work of Dr. Mills in his original investigations. Dr. Bovaird's address was a capital introduction to the big plans Dr. Avison unburdened himself of before the Mission. It does one good to see the large vision and boundless confidence of success that carry Dr. Avison on victoriously where others would halt. The Mission adopted with applause his plans for inter-denominational union in medical work and for establishing wholesale departments and for developing larger home support through an American Committee.

(Omitted)

19151113

올리버 R. 에비슨(세브란스 연합의학교 교장)이 로버트 P. 매케이(캐나다 장로교회 해외선교위원회 총무)에게 보낸 편지 (1915년 11월 13일)

세브란스 의료 기관

전화번호 870번

한국 서울, 1915년 11월 13일

신학박사 매케이 목사,
    장로교회 선교부 사무실,
    컨페더레이션 생명보험 건물,
    캐나다 토론토 온타리오 주

친애하는 매케이 박사님,

    저는 한동안 박사님께 편지를 쓰겠다고 생각을 해왔지만, 업무가 너무 바빠서 제 생각을 모두 말씀드리기가 어려웠습니다. 하지만 박사님이 보시다시피 저는 드디어 시작하였습니다.
    우선, 귀 선교부가 세브란스 연합의학교의 사업에 참여하겠다는 것을 박사님이 공식적으로 브라운 박사에게 통보하였다는 소식을 브라운 박사로부터 듣고[73] 우리는 대단히 기뻤습니다. 저는 박사님께서 우리 사업의 지속성과 사업의 지속이 선교 사업에 가치가 있을지에 대하여 염려하시는 것을 알고 있습니다. 하지만 저는 두 가지 점에 대하여 박사님께 주저 없이 확신시켜 드리겠습니다. 제가 돌아온 후 이곳 [총독부] 당국은 매우 호의적이었으며, 우리는 우리가 제공하는 의학 교육을 그들의 교육 방식에 맞추거나 우리가 제공하는 의학 교육의 본질의 관점에서 볼 때 그들이 우리가 하는 일에 대하여 아무런 결점도 찾을 수 없도록 모든 것을 정비하려고 노력하고 있습니다. 이를 위하여 최근 서울의 총독부 의학강습소 및 의원에서 다년간 근무하였던 일본인 교수를 영입하였습니다. 그는 독실한 기독교 신자이며, 감리교회 신자입니다. 그의 이름은 오카 박사입니다. 그는 이비

---

73) Arthur J. Brown (Sec., BFM, PCUSA), Board Letter to the Korea Mission, No. 287 (July 27th, 1915)

인후과 부교수로서 이들 과목을 가르치고 있으며, 해당 과의 진료를 담당하고 있습니다. 이에 덧붙여 현재에는 해부학과 조직학을 가르치고 있지만, 해당 분야의 전문가가 확보되는 대로 그것을 그만 둘 예정입니다. 오카 박사는 우리의 요청과 그가 속한 기관 책임자의 승인을 거쳐 그가 자신의 과에서 가장 뛰어난 인재 중 한 명이라는 말과 함께 우리에게 보냈습니다. 오카 박사가 일본의 명문 대학을 졸업하지 않은 것은 그에게 불리한 일이지만, 우리를 위하여 좋은 일을 해줄 것이라고 생각합니다. 현재 우리는 그에게 월 50달러의 급여를 지급하고 있으며, 3년 계약을 맺었습니다.

우리는 오랫동안 해부학, 조직학 및 발생학 분야의 일본인 전문가를 영입하려고 노력해 왔으며, 이제 성공하였다고 생각하고 있습니다. 그는 일본 제국대학 중 한 곳을 졸업하였으며, 따라서 총독부의 눈에 그의 입지는 의심할 여지없이 좋습니다. 우리는 서명을 받기 위한 계약서를 그에게 보냈으며, 그가 1월 1일경에 우리에게 올 수 있을 것으로 알고 있습니다. 그렇게 되면 그는 해당 학과에서 강의를 하고 임상 업무에도 도움을 줄 것입니다. 우리는 이것이 우리 인력에 큰 도움이 될 것이라고 믿고 있습니다.

저는 총독부와 관련이 있는 이 부서 책임자를 방문하여 우리가 하고 있는 업무와 우리가 고용하고 있는 사람들의 입지를 설명하였습니다. 책임자는 매우 기뻐하며, 우리의 이러한 조치가 총독부 구성원들의 우리 기관에 대한 존경심을 크게 높일 것이라고 말하였습니다. 그는 총독도 매우 기뻐할 것이며, 자신도 일본에 가서 대관식에 참석하여 총독을 만나 우리가 하고 있는 일을 직접 전할 것이라고 말하였습니다. 그는 총독도 매우 기뻐할 것이라고 말하였습니다.

이와 함께, 현재 이곳 총독부 의원의 간호 책임자의 도움을 받을 계획입니다. 그녀는 훌륭한 장로교회 신자로, 일본에서 교육을 받았을 뿐만 아니라 벨뷰 병원과 뉴욕의 제너럴 메모리얼 간호부 대학원 양성소에서 석사 과정을 수료하였습니다. 그녀는 영어를 구사하며 외국에 대한 지식과 한국 관습뿐만 아니라 미국식 사고방식도 이해하고 있습니다. 그녀의 우리 병원 이적 문제는 현재 검토 중이며, 우리는 몇 달 안에 실현되기를 바라고 있습니다. 이는 일본인들이 우리 활동에 대한 존경심을 크게 높일 것이며, 일본인 의사들이 우리와 함께하게 됨에 따라 일본인 환자 수가 크게 증가하여 일본인 간호부가 필요하게 될 것이라는 데에는 의심의 여지가 없습니다. 그녀는 또한 우리 한국인 간호부들과 외국인 간호부들에게 일본어를 가르쳐 줄 것이며, 이 또한 도움이 될 것입니다. 바로 지금, 우리 기관에 훌륭한 일본인 기독교인 사역자들을 영입할 기회가 있는 것 같습니다. 우리의 목표와 우리가 하려는 일에 공감하는 분들을 말입니다. 더 이상 기다리기보다는 지금 당장 그들을 영입하는 것 외에는 할 수 있는 일이 없는 것 같습니다. 이러한 목적을 위하여 급여를 위한 자금은 아직 마련되지 않았지만, 저는 그들을 고용하고 있습니다. 하나님께서 누군가 우리를 도울 수 있도록 허락해 주실 것이라고 믿습니다. 이사회에서 스코필드 박사님과 간호부를 보내주는 것뿐만 아니라 제가 말씀드린 현재 운영비도 지원해 주신다면 이 문제 해결에 큰 도움이 될 것입니다. 물론 이 문제는 여러분이 직접 결정해야 합니다. 여러분의 상황이 얼마나 어려웠고 앞으로 얼마나 어려울지 알기에 현재 운영비에 대한 문제를 여러분에게 강요하지는 않겠지만, 하나님께서 여러분이 그렇게 할 수 있도록 허락해 주신다면 이곳 사역에 큰 도움이 될 것입니다.

저는 몇 주일 전에 스코필드 박사의 편지를 받았는데, 그는 암스트롱 씨와 짧은 대화를 나누었고, 그가 올해 박사를 파송할 예정이라고 말하였지만, 정확한 날짜는 언급되지 않았다고 말하였습니다. 현재 우리는 일본인들의 교수진 충원 요구를 충족시키기 위하여 매우 어려운 상황에 처해 있고, 동시에 많은 외국인 교수들이 안식년을 떠나 있는 상황에서, 적어도 3월 말 전에 박사를 보내주실 수 있을지 궁금합니다. 현재 학사 연도는 3월 31일에 끝나고, 새 학사 연도는 4월 1일에 시작됩니다. 박사가 4월 1일 전에 와서 새 학년이 시작될 때 함께 할 수 있다면 큰 도움이 될 것입니다. 현재 우리의 필요성과, 박사가 위에 언급된 날짜까지 파송된다면 우리에게 큰 도움이 될 것이라는 점을 고려하여 박사님께서 이 문제를 처리해 주시면 감사하겠습니다.

간호부 문제도 매우 중요합니다. 어떻게 적합한 간호부를 찾으셨는지 모르겠습니다. 적어도 세 명의 간호부가 지원하였지만, 친구들에게 들은 것 외에는 자격에 대하여 아는 바가 없습니다. 저는 스틸 부인이 박사님 측에서 좋은 대표를 찾으시도록 최선을 다하실 것으로 알고 있습니다. 간호부 채용의 진행 상황에 대하여 박사님으로부터 소식을 듣고 싶습니다.

북감리교회 여자 해외선교회가 최근 우리 의료 기지에 협력하기 위한 신청서를 보내왔습니다. 그들은 이곳 서울에 여병원을 운영하고 있는데, 특정 조건 하에 우리 사업과 통합을 제안하였고, 현재 이와 관련된 협상이 진행 중입니다. 저는 그렇지 못할 이유가 없다고 생각하지만, 만일 이 통합이 성사된다면, 그들은 두 명의 정규 외국인 간호부를 우리 연합 간호부 양성소에 파견할 것입니다. 이는 물론 이 학교를 크게 보강해 줄 것이며, 우리는 이러한 계획들이 조속히 완료되기를 기대하고 있습니다. 동시에 그들은 양성소 운영비로 매년 금화 900달러를 지원해 줄 것이며, 그 기여를 조만간 연간 금화 1,000달러까지 올릴 수 있게 되기를 기대하고 있습니다.

남감리교회에서 이 사역을 위한 간호부가 11월 말쯤 미국에서 출항할 예정이라는 소식을 들었으며, 그래서 우리는 곧 도착할 것으로 예상하고 있습니다. 제가 소속된 선교부의 두 번째 간호부가 곧 요코하마에 도착할 예정인데, 이 또한 도움이 될 것입니다. 저는 남감리교회 연례 총회에 참석하였는데, 그들은 우리의 정관을 채택하였으며, 자신들이 선교본부가 전에 박사님께 드렸던 계획에 담긴 범위 안에서 우리와 협력할 것을 요청하였습니다. 그리고 그들은 우리에서 지금도 금전적 지원을 해 주고 있습니다. 그들은 또한 연합 의료 기지의 이사회 이사를 임명하였습니다. 저는 지난 2주일 동안 남장로교회의 회의에도 참석하였는데, 그들이 정관을 채택하고 선교본부의 계획에 따라 필요한 의사와 간호부를 추가로 파견해 달라고 요청한 것을 기쁘게 생각합니다. 그들은 한 걸음 더 나아가, 미국에서 새 간호부가 파송되는 대로 현재 선교지에 있는 간호부 중 한 명을 양성소의 해당 부서 중 한 곳을 책임지도록 파송하기로 결정하였습니다. 미국에서 새 간호부를 파송하는 것보다 훨씬 더 큰 도움이 될 것입니다. 이 여자는 특히 사역에 대한 준비가 잘 되어 있고 이미 언어도 상당히 능숙하기 때문입니다.

　　저는 호주 장로교회 회의에 참석하였는데, 그들도 제안된 협력 계획을 채택하고 맥라렌 박사를 대표로 임명하여 서울에 거주하며 우리의 요청대로 사역에 전임으로 헌신하도록 조치하였습니다. 현재 휴직 중인 맥라렌 박사가 선교지에 복귀하는 대로 내년 안에 우리에게 올 것입니다. 또한 그들은 선교본부에 맥라렌 박사와 함께 그가 담당할 부서 운영비로 매년 금화 750달러를 지원해 달라고 요청하였습니다.

　　박사님은 아마 이미 제가 귀 선교부의 연례 회의에 참석하였다는 소식을 들으셨을 것입니다. 귀 선교부는 저를 매우 따뜻하게 맞아주었고, 가능한 한 최선을 다하여 우리와 협력하기를 간절히 바랐습니다. 그리고 그들은 본국의 박사님이 호의적이며, 박사님이 현재의 계획에 따라 사역자를 파송하기로 결정하였다는 것을 알고 매우 기뻐했습니다.

　　제가 속해 있는 선교부 또한 최근 연례 회의에서 그 정관을 채택하고 이사회 이사를 임명하였습니다. 저는 박사님의 선교부에서도 이 새로운 이사회가 소집되어 연합 기관의 업무를 담당할 수 있도록 이사회 이사를 임명하였다는 소식을 곧 전해드릴 수 있을 것으로 기대하고 있습니다. 지금까지는 이사회 이사로 활동해 온 교수진이 업무를 수행해 왔지만, 새 정관은 기관의 사업 이익과 정책을 감독할 특별 이사를 선출하도록 규정하고 있습니다. 우리는 곧 이 이사회가 정식으로 출범할 것으로 기대하고 있습니다. 우리 업무는 순조롭게 진행되고 있지만, 조속히 전 교수진을 충원한다면 더욱 빠르게 발전할 수 있을 것입니다.

이제 이 모든 문제를 박사님 손에 맡겨야겠습니다. 가능하면 좀 더 빨리 해결해야 한다는 우리 측의 의지를 보여드리려고 노력하였지만, 이제 얼마나 빨리 우리를 도울 수 있을지의 결정은 박사님께 맡겨야겠습니다.

암스트롱 씨께 진심으로 안부를 전합니다.

안녕히 계십시오.
성탄절 인사를 드리며
O. R. 에비슨

Oliver R. Avison (Pres., SUMC),
Letter to Robert P. Mackay (Sec., FMC, PCC) (Nov. 13th, 1915)

Severance Medical Institution

Telephone No. 870

Seoul, Korea, November 13th, 1915.

Rev. Dr. Mackay,
    Presbyterian Mission Rooms,
    Confederation Life Building,
    Toronto, Ont.,
    Canada.

Dear Dr. McKay: -

I have been thinking for a good while of writing you but work has teen so pushing that it has seemed, impossible to say to you all that was in my mind in the space that was st my disposal. But I have finally made a start at it as you see.

In the first place, it was a great pleasure to us to learn from Dr. Brown that you had officially notified him that your Board would take on in the work of the Severance Union Medical College. I note that you were feeling anxious as to the continuity of our work and as to whether its continuation would be of value to the missionary enterprise or not but I have no hesitation in assuring you on both of those points. The authorities here have been very cordial since my return and we are trying to put things in such shape that they will have no fault whatever to find with the work that we do, either from the standpoint of trying to line ourselves up with their methods of education or with the kind of medical teaching that we give. In order to do this we have employed recently a Japanese professor, who for several years had, bees engaged in their own Government Medical College and Hospital here in Seoul. He is a vigorous Christian man, a member of the Methodist Church. His name is Dr. Oka. He is associate professor of the ear, nose and throat and is teaching those subjects and also carrying on the clinic in that department. In addition to this he is for the present teaching anatomy and histology but he will give those branches up as soon as we secure a specialist in those lines. Dr. Oka was transferred to us from their own Institution at our request and with the approval of the head of that institution, who in transferring him to us said that he was one of the best men they had in his own department. He is not a graduate of one of the highest Universities of Japan and that is against him but he is going to do a good work for us I think. We have to pay him at the present time $50 per month and we have made a contract with him for three years.

We have been for a good while trying to get a Japanese specialist in anatomy, histology and embryology and we think now we have succeeded. He is a graduate of one of the Imperial Universities of Japan and, therefore, his standing is without doubt in the eyes of the Government a good one. We have sent him a signed contract for his signature and we understand that he will be able to come to us at about the 1st, of January. He will then teach in those departments and may help some in the clinical work also. We believe that this will be a great addition to our force.

I called on the head of this department, in connection with the Government, and told him what we were doing and told him the standing of the men whom we were engaging. He was very much pleased and said that this action as our part would raise the Institution very much in the esteem of members of the Government. He said he knew that the Governor General would be very much pleased and that he himself was going to Japan, where he would meet the Governor General who had gone to the Coronation Ceremonies and, he would personally tell him of what we were doing. He said he knew that he would be greatly pleased.

In addition to this, we are planning to secure the services of the superintendent of nurses at the Government Hospital here now, who is a fine Presbyterian woman, who was not only trained in Japan but had post-graduate work in Bellevue Hospital and the General Memorial Post-graduate Training School for nurses in New York. She speaks English and understands not only foreign things and. Korean customs but American ways also. The question of her transference to us is now under consideration and we hope that within a few months it may be effected. This will add greatly to the esteem of the Japanese for our works and as we shall have these Japanese doctors with us there is no question but what the number of Japanese patients will greatly increase and the Japanese nurse will be needed. She will also teach Japanese to our

Korean nurses and foreign nurses and this will help also. It seems that just at this moment we have these opportunities for getting good, Christian Japanese workers into our institution, people who are also sympathetic with our aims and with what we are trying to do and there seems to be nothing for us to do but to take them on now that we can get them rather than wait longer. To this end I am engaging them even though the funds for their salaries are still not in sight. I can but trust that God will make it possible for someone to help us out along this line. If your Board can see its way to not only sending us Dr. Schofield and the nurse but to greeting us also the funds for current expenses of which I spoke it will greatly help to solve this question. This, of course, you will have to determine for yourselves. We shall not try to force the question, of current funds upon you knowing how difficult your situation has been and may be in the future but if God makes it possible for you to do this it will be a great help to the work here.

I had a letter some weeks ago from Dr. Schofield and he said. that he had had a short talk with Mr. Armstrong, who told him that you expected to send him out this year but no mention was made of the probable date. Now, I have been wondering if in view of the fact that we are so hard pressed at the present time to meet this Japanese demand for an improved staff and at the same time we have so many of our foreign teachers away on furlough, I have been wondering if it would not be possible for you to get him out to us at least before the end of March. Our present school year will end March 3lst, and. the new year will begin on the 1st, of April. It would be a great help to us if he could come before the 1st, of April and so be here at the opening of the new school year. I wonder if you could not take this matter up and think it out from our present need and from the great additional good that will come to us in getting him out here not later than the above mentioned date.

The question of the nurse, too, is very important. I do not know how you have succeeded in finding the right one. I know that at least three nurses have applied for the position tut I know nothing of their qualifications excepting what I have been told by their friends. Mrs. Steele I know will do her best to get a good representative from your side. I should be glad to hear a word from you as to the progress being made in the finding of the nurse.

The Northern Methodists Women's Foreign Missionary Society have recently sent an application to us for cooperation in our Medical plant. They have a women's hospital here in Seoul and they have offered to unite that with our work under certain conditions and negotiations in regard to this are now in progress. If this union is consummated, and I see no reason why it should not be, then they will send two trained foreign nurses to our Union Nurses' Training School. This will greatly strengthen this school, of course, and we are looking forward to an early consummation of these plans. At the same time they will give us $900 gold per year with them towards the current expenses of the Nursing School and in a short time hope to be able to raise that contribution to $1,000 gold per year.

We have received word from the Southern Methodists that they expect the nurse, whom they are contributing to this work, to sail from America about the end of November so we trust she will soon be here. The second nurse from our own Mission is now nearing Yokohama and this will help out also. I visited, the Annual Meeting of the Southern Methodists and they adopted our Constitution and asked their Board to cooperate with us to the extent that the plan called for which I formerly submitted to you and they are giving us a money contribution even now. They have also appointed members to the Board of Managers of the Union Medical Plant. I also attended the meeting of the Southern Presbyterian Church in the last two weeks and am gratified to have had them also adopt the Constitution and asked, their Board to send us the additional doctor and nurse which the plan calls for. They went a little further and decided that one of the nurses now on the field should come to the training school to take one of the departments as soon as they could get a new nurse from America to take the place which she now occupies. This, of course, will help us even more than sending a new nurse from America as this lady is especially well prepared for the work and already knows the language fairly well.

I visited the meeting of the Australian Presbyterians and they also adopted the plan of cooperation proposed and appointed Dr. Mclaren as their representative to live in Seoul and give his full time to the work as we requested. He will come to us within the ooming year as soon as the doctor who is now on furlough returns to the field. They gave also asked their Board to grant along with him the sum of $750 gold per year towards the expenses of his department.

You have probably heard, already that I visited the Annual Meeting of your own Mission here. They received me most cordially and are very anxious to cooperate with us to the fullest possible extent and they were very much pleased to know that you at home were favourable and that you had decided to send the workers according to your present plan.

Our own Mission, also, at its recent Annual Meeting adopted the Constitution and appointed members to the Board of Managers. I trust we will soon get word that your own Mission has appointed its members to the Board of Managers so that this new Board of Managers can meet and take up its responsibility for the work of the Union Institution. Thus far the work has been carried on by the members of the Faculty who have acted as a Board of Managers but of course the new Constitution calls for election of a special Board of Managers which will look after the business interests and the policy of the Institution and we trust that soon this will be fully inaugurated. Everything in regard to our affairs here is going on very nicely but of course things would, develop more rapidly could we get our full staff at an early date.

I must now leave this entire matter in your hands. I have tried to show the need from our side of getting along along a little faster if possible and must now leave it with you to decide how rapidly you can help us out.

Give my kindest regards to Mr. Armstrong and believe me,

Yours very sincerely,
Christmas Greetings
O. R. Avison

ORA-WT

19151200

휴 밀러, 영국 및 외국 성서 협회 소속 권서의 서울 방문.
The Korean Mission Field (서울) 11(12) (1915년 12월호), 350쪽

(중략)

권서들을 감독하는 여러 선교사들과 상의하고 서신을 주고 받은 후에 우리는 향후 업무에 도움이 될 것이라고 믿고, 권서들에게 10월 1일부터 8일까지 서울로 올라와 성경 업무에 관한 회의를 갖고 전시회와 도시를 살펴보도록 초청장을 보냈다.

(......)

모임은 승동 장로교회에서 열렸으며, 찰스 A. 클라크 목사와 그의 당회가 친절하게 우리에게 맡겨 주었다.

매일 아침 9시에 모임이 열렸으며, 다음과 같은 강연이 있었다. (......), 올리버 R. 에비슨 박사, "권서가 어떻게 자신의 육체를 돌볼 수 있는가".

(중략)

Hugh Miller, A Visit of the British and Foreign Bible Society's Colporteurs to Seoul.
The Korea Mission Field (Seoul) 11(12) (Dec., 1915), p. 350

(Omitted)

After consultation and correspondence with a number of missionaries who superintend colporteurs we issued an invitation for the colporteurs to come up to Seoul from October 1st, to 8th, for conferences on Bible work and to see the Exhibition and city, believing that all would be helpful to the work in days to come.

(......)

The meetings were held in the Seung Dong Presbyterian Church, kindly placed at our disposal by Rev. C. A. Clark, D. D., and his session.

Each morning at nine o'clock a meeting was held when addresses were delivered on: (......), "How the Colporteur can take care of his body," by Dr. O. R. Avison.

(Omitted)

제3장 1916년
Chapter 3. 1916

19160100

편집자 난.
The Korean Mission Field (서울) 12(1) (1916년 1월호), 1쪽

이번 의료 특집호에서 O. R. 에비슨 박사가 쓴 '의료 선교의 문제는 무엇인가'라는 제목의 첫 글은 겉모습만 보고 의료 선교가 잘 되어가고 있다고 생각하였던 우리 평신도들 대부분에게 큰 깨달음을 준다. 에비슨 박사는 확실히 (수술) 장갑을 끼지 않고 자신의 주제를 능숙하게 다룬다. 그는 사실을 직시할 뿐만 아니라, 독자들에게 명쾌하고 설득력 있는 설명으로 의료 선교에 대한 확신을 불어넣는다. '사느냐 죽느냐, 그것이 문제로다!'

하지만 에비슨 박사는 자신을 고칠 수 없는 낙관론자라고 일관되게 주장한다. 그는 상처를 치유하기 위해 상처를 낸다. 그는 '자기 백성의 딸들의 상처'를 드러내어 치유의 연고를 공급한다. 이것이 바로 우리 위대한 스승이신 그분께서 자신의 죽음을 예견하시면서 동시에 부활을 예고하신 방법이다. 에비슨 박사는 우리가 숲속에서 아무런 목적 없이 방황하는 모습을 보여주면서도 '열린 곳'으로 가는 길을 제시한다. 돈이 절실히 필요하다는 것뿐만 아니라, 돈이 충분하고, 무엇보다도 필요한 돈이 그 목적을 위하여 사용 가능하다는 사실도 강조한다. 우리는 이 은혜로운 사업에 참여하는 사람으로서 본국의 의료 동포애를 얻고, 우리의 '막내 동생'을 이 사업의 동반자로 데려오기만 하면 된다. 그러면 우리의 요셉이 자신을 드러내고 무한한 자원이 주어질 것이다. 하지만 우리는 이것을 확신할 수 있을까? 네, 그렇다. 왜냐하면 (1) 이것이 위대한 일들을 성취하기 위한 하나님의 계획이기 때문이다. (2) 이 방법은 자연스러운데, 그 이유는 본국의 기독 의사들이 특권, 참여를 포함한 모든 권리를 가진 의료계의 진정한 구성원이기 때문이다. (3) 이 방법이 시도된 여러 사례에서 그 효과는 놀라웠다!

Editorial Pages.
The Korean Mission Field (Seoul) 12(1) (Jan., 1916), p. 1

The first article of this medical number upon the topic "What is the matter with medical missions" by Dr. O. R. Avison, of Seoul, is a revelation to most of us laymen who, having looked only on the outward appearance, have supposed that all was fairly well with medical missions. Dr. Avison certainly handles his subject without gloves. Not only does he face the facts but he presents them to his readers with a cogent clearness which forces the conviction about medical missions, "to be or not to be, that is the question!"

Dr. Avison, however,. is consistent with himself as an incorrigible optimist. He wounds to heal. He uncovers "the hurt of the daughter of his people," that healing balm may be provided. This is our great Master's method who never predicted His own death without, in the same breath, foretelling His resurrection. So Dr. Avison while he shows us our wandering, to no good purpose, in the woods, fails not to point the path to "the open." Not only is the great need declared to be money but the further fact that there is plenty of money and, best of all, that needed money is available for the purpose. We have only to win the home-land medical brotherhood as participants in this gracious work to bring our "younger brother with us" as a partner in this enterprise and our Joseph will reveal Himself and unlimited resources will be forthcoming. But can we be sure of- this? Yes because (I) This is God's plan for the accomplishment of great things. (2) It's the natural method because the Christian physicians of the home-land are really members of this medical family with a right to all its privileges, including participation; and (3) In the several instances where the method has been tried, it has worked magnificently!

19160100

올리버 R. 에비슨(서울), 의료 선교의 문제는 무엇인가?
The Korean Mission Field (서울) 12(1) (1916년 1월호), 2~5쪽

의료 선교의 현황을 논의하고 개선 계획을 논의하기 위하여 지난 겨울 뉴욕에서 열린 한 회의에서, 22년 넘게 의료 선교사로 활동해 온 필자는 의료 선교가 매우 위태로운 상황에 처해 있다고 선언하였다. 그들은 어디에서나 마땅히 해야 할 선한 일의 극히 일부만 하고 있으며, 일부 국가에서는 정부가 더 효율적인 기관들을 설립하고 선교 기관들이 곧 문을 닫을 수밖에 없게 되어 폐쇄될 위기에 처해 있다고 하였다.

필자는 일반적으로 비관론자로 여겨지지 않으며, 그의 이러한 비통한 발언은 해외 선교계의 관심을 끌었다. 북장로교회 총회의 의료 고문인 보베어드 박사는 이 발언을 듣고 자신은 선교 활동에 대하여 직접 알지는 못하지만 항상 그 반대라고 생각해 왔다고 말하였다. 하지만 아시아 선교지로 향하는 여정을 앞두고 있던 그는 더욱 면밀히 조사하여 필자의 말이 사실과 부합하는지 직접 확인해 보겠다고 말하였다.

그해 말, 필자는 한국으로 돌아왔고, 보베어드 박사는 순방 중 한국을 방문하였다.

그는 거의 모든 의료 선교 시설들이 가난하고 허약한 상태에 있는 것을 보고 매우 놀랐다고 고백하였다.

그는 유능한 의료진들이 열악한 건물에서 매우 빈약한 장비와 자격을 갖춘 간호부나 보조 인력조차 없이 의료 활동을 하는 것을 보았다고 말하였다. 많은 지부에서는 병원들이 이런저런 이유로 적어도 일시적으로 문을 닫았다.

이제 위의 발언들이 과장된 것이라고 생각하지 않도록, 지난 몇 년 동안 한국의 상황과 현재, 그리고 가까운 미래에 어떤 일이 벌어질지 간략하게 살펴보겠다. 이를 막기 위한 조속한 조치가 취해지지 않는 한 말이다.

먼저, 북장로교회 선교부의 지부들을 살펴보면, 부산(釜山)에는 한때 꽤 좋은 건물에 시설이 잘 갖춰진 번창하는 병원이 있었음을 알 수 있다. 하지만 의사가 한 명뿐이고 간호부가 없었기 때문에 의사가 안식년을 갈 때마다 15개월씩 문을 닫아야 했다. 의사가 어떤 이유로 사임하자 1910년에 병원이

문을 닫았고, 의사를 충분히 파견하지 못하여 빈자리를 채우지 못하였고, 다른 지부로 채워야 했기 때문에 그 후 몇 달 만에 다시 문을 열었다.

북쪽으로 다음 지부인 대구(大邱)로 향한다. 지금은 훌륭한 병원 건물이 있는데, 그 지부가 문을 열고 의료 활동을 시작한 이후 지난 세월을 생각하면 마음이 아프다. 활동은 중단되었다가 다시 시작되고, 중단되었다가 다시 시작되기를 수도 없이 반복하였다! 한 의사가 병이 나서 미국으로 돌아가서, 그 자리를 이어받은 의사가 시설 부족으로 사임한 세 번까지, 이 모든 세월 동안 이 활동은 거의 초보적인 기회를 얻지 못하였다. 의사가 병가로 미국에 체류하는 바람에 거의 2년 동안 문을 닫았다가 지난 10월 4일에 다시 문을 열었다.

다음의 북쪽 지부는 안동(安東)인데, 의사가 한 명뿐이라 지난 11월까지는 진료소 운영이 거의 이루어지지 않았다. 1911년 병원이 문을 열었고, 의사는 병원 건축 자금을 확보하였지만, 당시 상황은 그렇지 않았다. 한 사람이 1, 2년 만에 병원을 지을 수는 없는 노릇이다. 병원이 완공되어 문을 연 지금도 의사는 간호부의 도움 없이 혼자서 힘겹게 운영하고 있다.

더 북쪽으로 계속 이동하여 우리는 충주(忠州)에 도착하였다. 병원이 있었지만, 의사가 아내의 병으로 귀국하여 돌아오지 못하는 바람에 2년 넘게 문을 닫았다. 몇 달 전 후임자가 왔고, 병원을 다시 열 예정이다.

서울에 도착하면 세브란스 연합의학교는 겉으로는 번창하는 것처럼 보이지만, 내부 상황을 보면 4년 과정의 의학 교육을 제공하려 하고 있으며 외국인 교수가 단 세 명뿐이라는 점을 고려하면, 현재로서는 교수진의 조기 증원이 절실히 필요하며, 이들 없이는 오랫동안 성공적으로 운영될 수 없다는 것을 쉽게 알 수 있다.

다음 지부인 재령(載寧)(의 병원)은 현재 정상적으로 운영되고 있지만, 1911년과 1912년에는 한 의사가 휴가를 가면서 거의 15개월 동안 사실상 폐쇄되었다. 자격이 없는 한국인 조수가 원장이 하는 일을 보고 도움을 줄 수 있는 환자를 진료하였기 때문에 병원이 완전히 문을 닫은 것은 아니었다.

우리는 다음으로 평양(平壤)으로 향하지만, 그곳의 상황은 더 나을 것이 없다. 병원에는 병원장이 없었고, 준자격 한국인 조수 덕분에 폐쇄를 면할 수 있었기에 오히려 더 심각하다.

가장 번창하였던 지부 중 하나인 선천(宣川)은 의사 한 명이 휴가로 미국에 갔기 때문에 1907~1908년에 병원을 폐쇄해야 했다. 귀국 후에도 의사는 열악한 건물, 장비 부족, 지원 부족으로 낙담하여 선교부에 의료 활동을 완전히 포기하고 다른 일에 전념할 수 있도록 허락해 달라고 요청하였다. 이로 인하여 1911년 새 병원과 간호부를 확보하기 위한 노력이 이어졌고, 4년 후인 지난 10월에 새 병원이 문을 열었다. 그러나 의사의 안식년은 내년 여름에 예정되어 있었고, 오랜 노력 끝에 확보한 이 병원은 의사가 약 15개월 후 복귀할 때까지 1년도 채 사용하지 못하고 폐쇄해야 했다.

북동쪽으로 멀리 떨어진 강계(江界)에는 간소한 병원 시설과 의사 한 명만 있고 간호부는 없다. 그곳은 힘든 시기를 겪었다. 1909년 가을에 첫 의사가 와서 진료소와 병원을 지었지만, 1910년 봄에 그의 아내가 병들어 치료를 위하여 서울로 옮겨야 했다. 이로 인하여 의료 활동이 중단되었고, 다른 선교사들은 의사 없이 그곳을 떠났는데, 가장 가까운 선교지에서 8일이나 걸리는 먼 거리이었다.

1911년에도 다시 의사의 건강이 악화되어 다른 지부로 이적해야 했다. 다시 한번, 그 자리를 채우는 데 상당한 시간이 걸렸고, 부산에는 의사가 없는 상황이었다. 1911년부터 한 의사가 간호부의 도움 없이 그곳에서 사역을 해왔다. 하지만 그의 부재와 여러 가지 이유로 그곳의 의료 활동은 여러 차례 몇 주씩 중단되었다. 의사가 다음 가을에 안식년으로 귀국하면, 병원은 거의 1년 동안 문을 닫아야 하고 그곳 선교사들은 의사 없이, 가장 가까운 선교지까지 8일이나 걸리는 먼 곳에 남겨졌다!

우리가 한국에 있는 다른 선교부의 의료 경험을 조사해 본다면, 이보다 더 고무적인 상황은 찾을 수 없을 것이다. 보에어드 박사가 경악했다고 말한 것도 무리가 아니다!

이제 만약 이것이 실제 상황이라면, 그 원인은 무엇이며 어떻게 해결할 수 있을까?

가장 큰 원인 중 하나는 돈의 부족이다.

이것이 바로 인력 부족과 병원 및 장비 부족의 원인이다. 적합한 의사를 충분히 확보할 수 없다는 주장이 자주 제기되지만, 미주에서 필자의 경험에 따르면 자격을 갖춘 의사들은 파견 자금과 그들의 활동이 지속될 수 있도록 충분한 지원이 있는 시설만 확보되면 기꺼이 자원한다.

지난 몇 년간 선교본부들은 수입에서 다른 형태의 사업에 비해 의료 사업에 훨씬 더 많은 예산을 배정해 왔다. 하지만 총무들과 선교사들은 이것이 매우 부족하다는 것을 알고 있다. 선교본부는 이 사업에 더 많은 예산이 있다면 기꺼이 지원할 것이며, 이 상황을 해결할 수 있는 유일한 방법은 더 많은 예산뿐이다!

하지만 선교본부들은 더 많은 예산을 확보할 수 없다고 말하고 있다. 따라서 누군가는 더 많은 예산을 확보할 수 있는 실현 가능한 계획을 제시해야 한다. 만약 이것이 불가능하다면, 기지의 수를 줄이고 남은 기지를 강화해야 한다.

그러나 먼저, 필자는 새로운 지지층의 관심을 끌고 새로운 기부자들의 관심을 확보할 수 있는 방식으로, 다른 노선을 따라 조직하기 위하여 강력한 노력을 기울여야 한다고 생각한다.

본국에 있는 수많은 의료인들이 떠오른다. 그들은 의료 선교에 대하여 마땅히 알아야 할 만큼 알고 있을까?

그들은 이 사업을 어떻게 생각할까?

그들에게 매력적으로 보일까?

그들은 의료 선교를 위하여 기꺼이 기부할까?

당연히 일부는 그렇지만, 필자는 대다수가 의료 선교사들이 관심이 없고, 의료 선교에 대하여 거의 알지 못하며, 의료 선교사를 의료계에서 그저 평범한 부류로만 여기지 않을까 우려하고 있다.

지금 필자는 의료 선교사의 상당수가 훌륭한 의료 활동을 하고 있으며, 그들의 여건이 적절하다면 어디에서든 최고의 성과를 거둘 수 있는 자격을 갖춘 사람들로 구성되어 있다는 것을 알고 있다.

일단 본국 의료진들에게 이 사실을 알리면 그들의 이해관계가 확보될 것이다. 이것을 어떻게 해야 할까?

아래에 필자가 더 자세히 말할 내용을 간략하게 요약한 계획이 제시되어 있다. 지난 겨울 뉴욕에서 개최된, 이 논문에서 이미 언급된 회의 보고서를 인용하며 이 글을 마무리하겠다. 이 계획은 많은 사업가와 의사들의 지지를 받았으며, 거의 모든 분야에서 의료 선교의 매우 불행한 현실에서 벗어날 방법을 찾기 위한 하나의 노력으로 제시되고 있다.

O. R. 에비슨, 의학박사

해외 선교부, 선교본부에, 의료 선교에 관하여.74)

1915년 3월 16일, 뉴욕 페그 워핑턴 커피 하우스에서 의료 선교사 몇 명, 미국에서 활동하는 의사들, 그리고 선교본부 총무와 임원 몇 명이 참석한 비공식 회의가 열렸다. 이 회의의 목적은 의료 선교 사업을 강화하기 위한 방안을 논의하는 것이었다. 회의에서 지명하고 선출한 특별 위원회가 임명되어 논의 중인 사안들을 해외 선교 위원회, 북미 선교 협의회, 에든버러 지속 위원회 의료 부문, 그리고 관련 기관들에 알렸다.

이 임무를 맡은 위원회의 구성은 다음과 같다. O. R. 에비슨 박사, 위원장, 의료 선교사, 한국 서울; A. J. A. 알렉산더 박사, 미국 남장로교회, 켄터키 주 스프링 스테이션; 윌리엄 시먼 베인브리지 박사, 외과의사, 뉴욕; 그리고 W. 헨리 그랜트, 해외 선교 협의회 총무.

이 회의의 비공식적이고 공인되지 않은 성격을 고려하여, 위원회는 다음 사항들을 선교본부들에 제출할 때, 구체적인 권고 사항보다는 시사적인 내용으로 간주해 주시기를 바라고 있다.

I. "이 나라의 의료인들이 우리의 의료 선교 사업에 가장 성공적으로 접근하고 관심을 가질 수 있는 방법은 무엇인가?"라는 질문에 대한 답변으로, 미국에서 활동하는 의사들의 제안이 있었다. 첫 번째는 의학 학술지와 크고 작은 공개 회의를 통한 홍보의 필요성을 강조하였다. 두 번째는 의료 선교사들이 흥미로운 사례들을 직접 보고하고, 안식년 기간 동안 대학원 과정을 통하여 자신의 전문 분야에서 더욱 발전하고자 하는 분명한 열망을 통하여 의료 선교사들에 대한 존경심을 표명하는 것에 주목하였다.

II. 위원회는 1910년 에든버러 세계 선교사 대회와 관련하여 개최된 의료 선교사 대회의 결정에 여러분이 주의를 기울여 줄 것을 요청한다.

> "의료 대표, 의료 선교사, 그리고 선교 사업의 의료적 측면에 관심 있는 다른 의료 종사자들로 구성된 이 지부 회의는 선교지의 의료 선교사와 본국의 의료 종사자(의료 선교 부서 또는 보건 부서) 사이에 소통 수단이 긴급히 필요하다고 생각하며, 이를 위해서는 선교 현장과 본국의 기존 조직을 하나로 모으는 것이 가장 좋다고 생각한다. 또한 이 회의를 조직한 위원회에 이 문제를 고려하고 원하는 결과를 얻기 위하여 필요한 조치를 취해 줄 것을 요청한다."

---

74) 이 문건은 1916년 1월 12일 오후에 뉴욕 주 가든 시티에서 개최된 제23차 북미 해외선교협의회 회의의 '의료 선교와 어떻게 그것들을 강화할까'에 포함되어 있다.

Ⅲ. 다음은 1915년 1월 북미 선교 협의회의 해외 선교 위원회 자문 위원회의 보고서의 발췌문이다.

"네 개의 선교회는 의료 선교 사업의 유지 및 관리를 위한 별도의 제도를 운영하고 있다.

"복음전도회는 5년 동안 의료 선교 기금을 운영해 왔으며, 이는 일반 기금과는 완전히 별개로 운영되었다. 이 기금은 협회에서 수행하는 모든 의료 사업을 담당하며, 설립 이후 일반 기금에서 의료 선교 사업에 대한 지원은 없었다. 그러나 병원 건축을 위한 신탁 기금이 있으며, 이는 관리 위원회에서 관리하고 병원 건물 건축에 필요한 자금을 일부 충당한다. 의료 기금은 특별 위원회의 감독을 받고 있으며, 협회는 의료 사업을 위한 별도의 기금 및 위원회를 두는 정책이 채택된 이후 기금이 연평균 2,000파운드씩 증가하였다고 판단하고 있다. 의료 부서는 일반 기금 지원의 상당한 증가를 이끌어냈으며, 해외 선교 사업의 효율성도 증진되었다.

"교회선교회는 1886년에 의료 선교 보조 기금을 조성하였지만, 처음에는 성공적이지 못하였다. 그러나 1891년에 의료 보조 위원회가 설립되어 협회 일반 기금 외에 특별 사업에 필요한 기금을 모금하고 지원하였다. 이 보조 위원회의 책임은 1909년까지 점차 확대되었다. 이 보조 위원회는 건물 건축을 포함하여 협회의 의료 선교 사업 유지에 드는 모든 지출을 담당하였으며, 협회 일반 기금은 의료 선교 사업에 배정되지 않았다. 이 보조 위원회의 임명 결과는 매우 고무적이었다. 1892년 1,400파운드이었던 기금은 1912년 42,819파운드로 증가하였다. 총무는 이렇게 썼다. '특별 의료 선교 기금을 갖는 것은 매우 중요한 일이라고 확신한다. 왜냐하면 일반 선교 사업에는 기부하지 않으려는 사람들을 기부하도록 유도하기 때문이다. 안타깝게도 의료 기금과 다른 기금 사이에 때때로 경쟁이 있는 것처럼 보이는데, 이러한 경쟁은 가능한 한 삼가야 한다.'

"웨슬리안 선교회는 별도의 의료 기금을 운영하고 있으며, 일반적인 선교 호소를 받지 못하는 많은 사람들이 기꺼이 이 사역에 기부하고 있다는 것을 알고 있다. 현재 웨슬리안 선교회가 별도로 마련한 기금은 매년 의료 선교 활동에 지출하는 금액에는 턱없이 부족하다. 나머지는 협회 일반 기금에서 충당된다. 의료 기금 관리는 별도의 위원회가 담당하고 있지 않지만, 의료 지출과 관련하여 협회에 자문을 제공하는 의사 위원회가 있다. '우리가 추구하는 이상은 선교사 급여, 필요한 건물, 그리고 그러한 사역에 필요한 모든 비용을 포함하여 협회가 운영하는 모든 사역을 유지하기에 충분한 의료 기금을 확보하는 것이다. 우리가 그 목표에 도달하면, 위원회는 의료 선교 사업 관리를 별도의 위원회에 맡겨 자체 서기를 두고 자체적으로 사역을 수행하며, 협회 일반 위원회의 감독을 받을 가능성이 매우 높다고 생각한다. 하지만 안타깝게도 현재 그러한 목표는 실현되지 않고 있다.'

"침례교회 선교회는 일반 기금과는 별도로 운영되는 특별 의료 선교 보조 기금을 가지고 있으며, 보조 위원회에서 이를 관리한다. 의료 선교 사업은 전적으로 의료 선교 보조 기금이 사업 추진을 위해 모금할 수 있는 기금에 달려 있다. 의료 선교 기금의 관리는 선교회 위원회가 임명한 특별 위원회에서 담당하며, 모든 활동 내역을 위원회에 보고하여 승인을 받는다. 선교회 보조 기금의 가치에 대하여 서기는 다음과 같이 기록하였다. '의료 선교 기금은 지난 11년 동안 매우 확실한 성장을 보였다. 첫해에는 총 432파운드에 불과하였다. 1913년 3월, 11년째 해 말에는 총 수입이 11,706파운드이었다. 이렇게 모인 기부금은 거의 전적으로 특별 의료 선교 호소를 통하여 새롭게 얻은 지원이었다. 의료 선교 보조 기금의 이점에 대한 위원회의 판단에 대해서는 다음과 같은 의견이 지배적이다. 이 과정에 찬성하는 의견도 있지만, 별도의 기금이나 특별 호소가 없기를 바라는 사람들도 있다는 점도 사실이다."

IV. 1915년 3월 16일, 한국의 O. R. 에비슨 박사가 회의에 제출한 의료 선교 사업 협력에 관한 각서;

"(1) 의료 선교 시설은 선교 기관으로서 최상의 성과를 거두려면 동시에 높은 수준의 의료 효율성과 높은 전문적 업무 기준을 충족하는 시설로 발전해야 한다.

"(2) 최근 몇 년 동안 일부 의료 기관은 상당한 발전을 이루었지만, 여전히 많은 기관들이 매우 열악한 건물, 부족한 장비, 부족한 인력, 그리고 경상비 충당을 위한 자금 부족을 겪고 있다.

"(3) 우리의 진료소와 병원은 현재와 같이 많은 사람들에게 복음을 전파하는 데 유용한 역할을 해왔으며 앞으로도 한동안 이러한 역할을 계속할 수 있을 것이다. 그러나 더 나은 형태의 정부 산하 기관이 설립되고 우리의 열악한 기관들이 상대적으로 눈에 띄게 되면서 우리의 기관은 영향력을 잃게 될 것이며 새로운 상황에 맞게 개선되어야 한다는 것이 분명하다. 단순한 병원 진료가 많은 성과를 거두었지만, 현대적 방법으로 훈련된 현지인 기독 의사들을 양성함으로써 더 크고 영구적인 진료를 제공할 수 있음이 분명하다. 이들은 진료를 더욱 광범위하게 확장하고 자신이 사는 모든 지역 사회에서 영향력 있는 인물이 될 것이며, 강한 기독교 신앙과 철저한 과학적 지식, 그리고 자신의 직업을 통하여 가장 유용한 방식으로, 그리고 그리스도의 사랑의 정신을 드러내며 인류를 섬길 수 있는 능력을 결합할 것이다. 따라서 우리의 선교 활동의 일환으로 철저히 과학적이고 현대적인 의학 교육이 필요함을 알 수 있다.

"(4) 단일 선교본부가 특정 선교지에서 하나 이상의 병원에 장비, 인력 및 지원을 할 수 있지만, 각 선교본부가 오늘날의 이상에 따라 각 선교지에서 의료 교육 기관을 운영할 수 없다는 것이 분명하다. 그러나 모든 선교본부가 연합하여 각 선교지에 하나의 기관을 설립하고 운영함으로써 이를 달성할 수 있다.

"(5) 그러나 현재까지 선교본부가 개별적으로 운영되어 왔기 때문에 단순한 병원과 진료소조차도 효과적으로 설립하고 운영할 수 없었으며, 이러한 기본적인 업무 형태에서도 협력이 바람직하다는 점에 유의해야 한다.

"(6) 더 나아가, 우리가 이 분야에서 사업을 계속할 수 있도록 정부가 허용하려면 모든 의료 시설에서 큰 진전이 이루어져야 하며, 우리는 이러한 상황에 대처하여 모든 의료 기관의 수준을 최소한 정부가 요구하는 효율성 수준까지 끌어올릴 수 있도록 계획과 방법을 개편하는 것 외에는 다른 대안이 없다. 의사, 위원회 간사 및 기타 관계자들의 제안을 상당 부분 반영한 의료 사업 재편 계획을 본 위원회에 제출한다. 이 계획에는 다음 사항이 포함된다.

"특정 지역의 모든 의료 사업에 대한 모든 선교본부의 협력.
의료 사업 기금과 일반 사업 기금의 분리.
다음의 임명,

(a) 본부에 총무를 두어 이 특별한 선교 활동 단계의 의료 사업과 기금 모금을 총괄적으로 감독할 본부의 총무

(b) 의료 전문가들로 구성된 본부 자문 위원회를 설립한다. 이 위원회는 전문적인 지위와 높은 기독교적 성품을 바탕으로 전문적 기준과 전도 방식 모두에서 최고의 사역을 보장하고, 동시에 자신들의 관심에 분명히 부합하는 사역에 기꺼이 헌신할 수 있는 사람들의 참여를 유도하여 신뢰를 얻는다.

(c) 각 지역의 의료 전문가들로 구성된 선교지 위원회를 설치하여 선교부와 선교본부에 다양한 병원의 위치, 기준, 장비 및 인력에 대한 자문을 제공하고 예산을 집행한다.

"이렇게 계획되고 지원되는 의료 선교 사업은 선교 사업에 관심이 없는 많은 사람들의 기부를 끌어들일 것이며, 다른 형태의 선교 사업 기금을 침범하지 않고 모든 기금에 새로운 기부자들을 확보하면서 훨씬 더 높은 기준으로 사업을 수행할 수 있을 것이다. 이러한 견해는 의료 사업을 위한 별도 기금 마련 계획을 공정하게 시행한 영국 위원회의 경험을 통해 확인되었다."

위원회는 선교지 의료 위원회의 전반적인 감독과 미국인 의사들의 협력 하에 위원회가 의료 선교 사업을 부문화하는 것이 선교 위원회의 의료 사업을 강화하는 데 크게 기여할 것이라고 믿는다. 과중한 예산을 늘리는 것이 아니라 오히려 부담을 덜어주면서 의료 사업 전반에 대한 직접적인 통제권을 부여할 것이다.

연례 대회 준비 위원회에도 차기 회의에서 이 문서에 포함된 사항을 논의할 자리를 마련하고, 발표자를 임명해 줄 것을 요청하였다. 준비 위원회 위원장과 총무는 차기 연례 대회에서 의료 선교를 특별 주제로 삼을 것을 위원회에 권고하기로 합의하였다.

삼가 제출합니다.
W. 헨리 그랜트,
위원회를 대신하여.
뉴욕 시, 1915년 4월

Oliver R. Avison (Seoul), What is the Matter with Medical Missions? *The Korean Mission Field* (Seoul) 12(1) (Jan., 1916), pp. 2~5

At a meeting in New York last winter held to consider the status of Medical Missions and to talk over plans for improving their condition. the writer, who had spent more than twenty-two years as a medical missionary, declared that they were in a very precarious condition; that everywhere they were accomplishing only a fraction of the good that they should do and that in some countries they were in danger of being closed out because more efficient institutions were being established by government and the missionary institutions would soon be forced to close their doors.

Now the writer is not generally regarded as a pessimist and such a doleful statement from him attracted attention of Foreign Missions. Dr. Bovaird, medical adviser of the Board of the Pres. Church North, heard the statement and said he had no personal knowledge of the work but had always thought the contrary to be the case but as he was about to start on a journey to the Mission Field of Asia he would investigate the more carefully and see for himself whether the speaker's words were in accordance with the facts.

Later on in the year, the writer returned to Korea and Dr. Bovaird came here in the course of his tour.

He confessed, that he had found nearly all the medical mission plants in a condition of poverty and weakness which he said utterly astounded him.

He said he found able medical men attempting to do their work in poor buildings, with very meagre equipment and without even qualified nurses or other assistant to help them, while in many stations the hospitals were, for one reason or another, at least temporarily closed.

Now, lest it might be thought that the above, statements are extravagant let us just look briefly at things in Korea as they have been during the past few years, as they are to-day and as they must be in the near future, unless something is soon done to prevent it.

First, looking over the Stations of the northern Presbyterian Mission, we note that Fusan once had a flourishing hospital in a fairly good building, moderately well equipped, but as it had only one doctor and no nurse, it had to be closed down for fifteen months each time the doctor went away on his furlough, and when the doctor, for reasons, resigned from the work, it was closed in 1910 and has been opened only a few months since that time because not enough doctors were sent out to enable vacancies to be filled and other Stations to be supplied, as well.

Passing northward to our next station, Taiku, where there is now a good hospital building, it is depressing to think hack over the years since that station was opened and the medical work begun. The work has been stopped and started, stopped and started so many times! Thrice through the illness of the one physician and his return to America and by the resignation of the physician who next succeeded to the post because of lack of facilities, so that in all these years this work has scarcely had a beginner's chance at anyone time, It was reopened again last October 4th, after having been closed nearly two years because of the physician's absence in America on sick leave.

The next Station North is Andong and having only one physician, there has been only a little dispensary work done there up to November last; although the station has been opened and the doctor has had the money for the hospital ever since he came out in 1911. One man cannot build a hospital under the conditions in one year or two, and even now that the hospital is built and open the doctor is single handed without even the assistance of a nurse.

Still moving Northwards we come to Chung Ju where there is a hospital, but it has been closed for more than two years because the physician Went home on account of his wife's illness and could not return. A successor came some months ago and is about to reopen the hospital.

Coming up to Seoul, the Severance Union Medical College plant has at. least the: appearance of flourishing, but when one sees its inside condition, considers that it is attempting to give a full four years' course of medical teaching and that it has only three foreign members of its staff here, at this time, it is not difficult to realize that it has definite need for early reinforcements and that it cannot go on successfully without them for any great length of time.

Chairyung. our next Station, is now in running order but in the years 1911 and 1912 it was practically closed for most of fifteen months because of Its one physician's absence on furlough. It was not completely closed because the unqualified Korean assistant saw such patients as he could help because of work he had seen done by his chief.

We next proceed to Pyeng Yang and find no better state of things there - they are even worse, as the hospital there has no head and is kept from being closed only by the presence of a semi-qualified Korean assistant.

Syen Chun, one of our most flourishing Stations, had to close its hospital in 1907~1908 because its one physician went to America on furlough. Even after his return the doctor became so discouraged because of poor building, lack of equipment and lack of assistance, that he asked the Mission to allow him to give up medical work, entirely, and devote himself to something else. This led to an effort in 1911 to secure a new plant and a nurse and at the end of four years the new building was opened in October last; but alas, the physician's furlough will come due next summer and of necessity this plant, secured after so much effort and after so long a time, must be closed after less than a year of use until the physician can return at the end of about fifteen months.

Away to the Northeast is Kang Kei with its moderate hospital plant and one doctor but no nurse. It has had a hard experience. Its first doctor went up in the Fall of 1909 and built its dispensary and hospital but in the spring of 1910 his wife took sick and had to be brought to Seoul for treatment: thus the medical work was closed and the other missionaries left there without a doctor, eight days' journey from their nearest neighbors for a considerable period.

Again, in 1911 the doctor's own health gave way and he had to be transferred to another Station and again there was quite a break in getting the place filled, Fusan having to be left without a doctor to make this possible.

One doctor has carried the work there since 1911 without the help of even a nurse but because of his absence, for good reasons, the medical work there has been closed for several weeks at a time, on different occasions, and when the doctor goes home on furlough next Fall, the plant must be closed down for nearly a year and the missionaries there left without a physician - eight days away from the nearest Station!

Should we investigate the medical experience of the other missions in Korea we would find no more encouraging conditions so that it is no wonder that Dr. Bovaird said he was astounded!

Now if these are the actual conditions what are' the causes and how can they be remedied?

The one great cause is lack of money.

This lies behind the lack of workers and the poorness of hospitals and equipment. The statement is often made that doctors of the right type cannot be secured in sufficient numbers, but the experience of the writer in America is that qualified men will offer themselves when they are assured there is money to send them and a plant to work in with sufficient backing to insure the permanency of their work.

The Boards for all these years have given to the medical work as great appropriations from their receipts as seemed fair and just to the other forms of work, but the secretaries and the missionaries know that it is very inadequate. The Boards would gladly give more money to this work if they had it, and the only remedy there is for the condition, is more money!

But the Boards say that they are unable to get more and therefore it is up to somebody to suggest a feasible plan for getting more. If this cannot be done, then the number of plants must be reduced and the remaining ones be strengthened.

First, however, the writer thinks we should make a strong effort to organize along a different line, in a way that will appeal to a new constituency and secure the interest of a new set of givers.

One's thoughts at once go to the great body of medical men in the homeland. Do they know as much as they should about Medical Missions?

How do they regard, the work?

Does it appeal to them?

Do they give at all freely to its support?

Of course some do, but the writer fears that the greater number of them are not interested, know little about it and perhaps regard medical missionaries, in general, as being only a mediocre type of the genus medical.

Now the writer knows that a large proportion of the medical missionaries consists of well qualified men who are doing splendid medical work and who are capable of equalling the best done anywhere were their conditions such as they should be.

Once get medical men at home to realize this and their interest will be secured. How is this to be done?

A scheme is outlined below which summarizes briefly all that I might say at greater length and I will close this article by quoting a report of the meeting held last winter in New York and already referred to in this paper. The scheme has received the endorsement of many business men and physicians and is offered as one effort toward finding a way out of the very unhappy state of medical missions in nearly all our fields.

O. R. Avison, M. D.

To the Foreign Missions Boards, in re Medical Missions.

An informal meeting attended by a few medical. missionaries, physicians practising in America, and several Board secretaries and Board members was held at the Peg Woffington Coffee House, New York, March 16, 1915. The object of the meeting was to consider methods for strengthening the medical missionary work. A special committee nominated and. elected by the meeting was appointed to bring the matters under discussion to the attention of the foreign missions Boards, the foreign Missions Conference of N. A., the Medical section of the Edinburgh Continuation Committee and such other organizations as should be informed.

The committee charged with this duty is as follows; Dr. O. R. Avison, Chairman, Medical Missionary, Seoul, Korea; Dr. A. J. A. Alexander, Presbyterian Church U. S., South, Spring Station, Ky.; Dr. William Seaman Bainbridge, Surgeon, New York; and W. Henry Grant, Secretary Foreign Mission Conference.

In consideration of the informal and unofficial character of the meeting, the committee in presenting the following matters to the Boards for their consideration desires that they be regarded rather as suggestive than as definite recommendations.

I. In reply to the question as to "How can medical men in this country be most successfully approached and interested in our medical missionary work," suggestions were made by doctors practicing in America. The first emphasized the need of publicity through medical journals and public meetings large and small. The second called attention to the respect gained for medical missionaries through their personal reports of interesting cases and their evident desire to perfect themselves in their profession by post-graduate work during their furloughs.

II. The committee would call your attention to the action of the Medical Missionary Conference held in connection with the World Missionary Conference at Edinburgh, 1910.

"This Sectional Meeting of Medical Delegates, medical missionaries, and other medical practitioners interested in the medical aspects of missionary work, is of opinion that there is urgent need of some means of communication between the medical missionaries in the field and medical workers at home, whether in the department of medical missions or in the health department, and considers that this can best be done by drawing together the existing organizations in the mission field and in the homelands, and requests the Committee which has organized the present medical conference to take this matter into consideration, and to take such action as may be required to achieve the desired result."

III. The following extract from the Report of the Committee of Reference and Counsel to Foreign Missions Conference of N. A., January. 1915.

Four societies have separate arrangements for maintaining and administering medical missions;

The Society for the Propagation of the Gospel has had a medical mission fund for five years, kept entirely distinct from the ordinary funds. It is responsible for all the medical work carried on by the society, and since its inception no grant has been made from the general fund towards medical missions. There is, however, a trust fund for building hospitals, which is administered by the governing body and partly meets the needs for hospital buildings. The medical fund is under the direction of a special committee, and in the judgment of the society, since the policy of having a separate fund and committee for medical work was adopted, the fund has increased at an average rate or £2,000 per annum, the medical department has been the means of winning considerable increase in support of the general fund, and the officiency of the work abroad has been promoted.

The Church Missionary Society, established a medical mission auxiliary fund in 1886, but this was not at first a success; but in 1891, a medical auxiliary committee was formed to raise money and make grants for special things required over and above grants made from the general funds of the society. The responsibilities of this auxiliary were enlarged from time to time, until in 1909. it undertook the whole of the expenditure in maintaining the medical missions of the society, including the provision of buildings, and no part of the general fund of the society is allotted to medical mission work. The result of the appointment of this auxiliary has been most encouraging. The funds at their disposal have increased from £1400 in 1892 to £42,819 in 1912. The secretary writes; 'I am confident that it is a most important matter to have a special medical mission fund, as it induces people to give who would not give to ordinary mission work. Unfortunately, there sometimes seems to be a competition between the medical and other funds, and this feeling should be guarded against as far as possible.'

The Wesleyan Missionary Society has a separate medical fund and finds that many people are willing to give to this work to whom ordinary mission appeals do not come home. At present, their separate fund does not come anywhere near the amount which they annually spend on medical mission work. The balance is taken from the general funds of the society. The administration of the medical fund is not in the hands of a separate committee, though there is a board of physicians to advice the society, in regard to medical expenditure. 'The ideal to which we are working is to obtain a medical fund that will be amply sufficient for the maintenance of all such work that the society carries on, including the salaries of missionaries, the necessary buildings and all other costs inevitable to such Work. When we reach that mark I think it exceedingly probable the Committee, here would put the management of medical mission work into the hands of a separate committee, having its own secretary and carrying on its own work, subject always to the general committee of the society; but that is a goal that is at present, I am sorry to say, out of sight.

The Baptist Missionary Society has a special medical mission auxiliary fund which is kept quite distinct from the general funds of the society, and is administered by the Auxiliary committee. The medical mission work is entirely dependent upon the funds which the medical mission auxiliary may be able to raise for its prosecution. The administration of the medical mission fund is in the hands of a special committee appointed by the committee of the society, and reporting all its actions to it for confirmation. In regard to the value of the fund. as an auxiliary of the society, the secretary writes; 'The medical mission fund has manifested a very definite growth during the past eleven years. In Its first year it only totalled £432. At the end of its eleventh year in March, 1913. the total income was £11,706. The contributions thus obtained were almost wholly new-found help elicited through the presentation of the special medical mission appeal. As to the Judgment of our committee upon the advantage or otherwise of having a medical mission auxiliary there is a preponderating opinion in favor of the course, though it is equally true to say that there are some who would like to see no separate funds and no special appeal.

IV. The Memoranda Concerning Co-operation in Medical Mission Work presented by Dr. O. R. Avison of Korea to the meeting. March 16, 1915;

(1) A medical missionary plant cannot be made to yield the best results as a missionary agency without at the same time being itself developed to a high state of medical efficiency representing a high professional standard of work.

(2) While some of our medical institutions have been considerably improved in recent years, many of them still have very inferior buildings.

inadequate equipment, too few workers and insufficiency of funds for current expenses.

(3) While our dispensaries and hospitals as they are have served a useful purpose in introducing the Gospel to large numbers and may continue to do this service for some time to come, it is evident that as government institutions of a better type are established and our poorer ones are seen in comparison, ours will lose in influence and must be improved to meet the new conditions; and while the simple hospital service has accomplished much, it is manifest that a greater and more permanent service can be done by producing a body of Christian native practitioners, trained in modern methods who will still more widely extend the service and be men of influence in all the communities in which they may live, combining in themselves strong Christian faith, a thoroughly scientific knowledge and ability to serve their fellow-men through their profession in a most useful way and in manifestation of the loving spirit of Christ-and so is seen the need for thoroughly scientific and modern medical teaching as a part of our missionary activity.

(4) While any single board may equip, man and support one or more hospitals in any given field, it is evident that each board can not provide and carry on in each field a medical teaching institution such as present-day ideals call for, but this can be done by all the boards uniting in establishing and conducting one such institution in each field.

(5) It must be noted, however, that up to the present time the boards. working separately, have not been able to establish and conduct even the simple hospitals and dispensaries in an effective way, and even in these elementary forms of work cooperation is desirable.

(6) Furthermore, if we are to be allowed by Government to continue in this branch of work, great advances must be made in all our medical plants, and we have no alternative but to face this situation and remodel our plans and methods in such a way as will enable us to bring the standard of all our medical institutions at least up to the point of efficiency required by Government. A plan for reorganizing our medical work which is to a considerable extent the outcome of suggestions made by doctors, board secretaries and others, is herewith submitted for consideration. This plan would call for;

The co-operation of all the Boards in all the medical work of a given region.

The separation of funds for medical work from those of the general work.

The appointment of

(a) A secretary at the Home Base to have general oversight of the medical work and the raising of funds of this special phase of missionary activity.

(b) A Home Base Advisory Committee made up largely of medical men whose professional standing and high Christian character would insure the highest ideal for the work both in professional standards and evangelistic methods and at the same time enlist and hold the confidence of those able and willing to give to a work plainly worthy of their interest.

(c) Field Committees of the medical men of given districts to advise the missions and boards as to location. standard, equipment and manning of the various hospitals and to pass upon their budgets.

A medical mission work thus planned and supported would doubtless attract the gifts of many not otherwise interested in mission work, and the work thus carried on at a much higher standard without encroaching upon the funds for other forms of missionary enterprise but rather winning new Contributors to all the funds. This opinion is confirmed by the experiences of those Boards in Great Britain which have given the plan of separate funds for medical work a fair trial.

The Committee believes that the departmentalizing of medical missionary work by the Boards, under the general supervision of medical committees on the field and the co-operation of physicians in America, will go far towards strengthening the medical work of the missionary Boards, relieving rather than adding to their heavy budgets while giving them a more direct control of the medical work as a whole.

The Committee of Arrangements for the Annual Conference was also. requested to make a place on the program at its next meeting for the discussion of the matters contained in this document and to appoint some one to present the same. The chairman and the secretary of the Committee of arrangements agreed to recommend to the Committee that Medical Missions should be made a special topic at the next Annual Conference.

Respectfully Submitted,
W. Henry Grant,
For the Committee.
New York, April, 1915.

19160114

올리버 R. 에비슨(세브란스 연합의학교 교장)이 아서 J. 브라운(미국 북장로교회 해외선교본부 총무)에게 보낸 편지 (1916년 1월 14일)

Presbyterian Church in U. S. A. (N.)
" " in U. S. (S.)
Methodist Episcopal Church (N.)
Presbyterian Church of Canada (S.)
Australian Presbyterian Church
English Church Mission

世 富 蘭 偲 聯 合 醫 學 校
SEVERANCE UNION MEDICAL COLLEGE
附 屬 病 院 同 看 護 婦 養 成 學 校
HOSPITAL AND NURSES TRAINING SCHOOL

TEL. No. 870
電話八七〇

朝 鮮 京 城
Seoul, Chosen, (Korea)

1916년 1월 14일

친애하는 브라운 박사님,

저는 오랫동안 박사님께 편지를 쓸 계획을 세워 왔지만, 박사님의 사무실 업무처럼 저 또한 어느 정도 유사한데, 항상 누군가 저를 찾으며, 매우 중요한 많은 일들이 더 편리한 시간을 놓치는 것 같습니다.

저는 서울의 우리 의료 사업과 감리교회 여자해외선교회 사업의 연합에 관한 박사님의 편지를 받은 후에 박사님께 편지를 썼던 것 같은데, 제가 그랬어도 지금 그 편지의 사본을 찾을 수 없습니다. 10월 말 로스앤젤레스에서 열린 여자해외선교회의 실행 위원회에 편지를 썼지만, 아무런 답장도 받지 못하였습니다.

이곳의 여자 선교사들이 그 문제를 다루는 것을 꺼려하여 협상이 교착 상태에 빠져 있습니다.

저는 이 편지에 그들의 실행 위원회로 보낸 문서의 사본을 동봉할 것입니다.

보베어드 박사는 이곳을 방문하였을 때 저와 함께 그들의 병원을 방문한 적이 있으며, 박사님이 그에게 전화하여 현재 상황에서 그 문제가 얼마나 쉬운지, 혹은 어려운지 의견을 얻으시면 기쁘겠습니다.

하지만 저는 연합에 어려움이 있기 때문에 이를 진행할 준비가 되어 있지 않습니다.

그들이 현재의 병원 건물을 여자 성경학원으로 사용하는 문제는 병원의 일부를 사용하던 학원을 여학교 옆에 있는 옛 손탁 호텔 자리로 이미 이전하였기 때문에 그동안 해결된 것으로 보입니다. 제 생각에 이 일은 여자와 소녀들을 위한 교육 사업을 통합하는 데 도움이 될 것이므로 그들에게는 좋은 조치입니다. 저는 그들이 호텔 부지 매입 계획을 진행 중인 것으로 알고 있습니다. 제가 그들의 입장이었다면 바로 그렇게 하였을 것입니다.

　따라서 병원의 위치 변경 가능성은 일단락된 것으로 보이며, 우리가 연합을 하려면 기존 시설을 이용한다는 그들의 제안을 바탕으로 해야 합니다. 박사님은 적절한 경로를 통하여 이 문제를 제기하고, 그 일의 현재 상황을 살펴보시겠습니까?

　우리에게 가장 큰 이점은 간호부 양성소의 문제인데, 그들은 두 명의 미국인 간호부를 교사로 파견할 것입니다.

　저는 다른 주제에 대해서도 곧 다시 편지를 쓰겠습니다.

　저는 이 편지에서 언더우드 박사가 일본에 갔고, 저는 조선 기독교대학 이사회(의 이사)와 부교장으로 선출되었다는 점을 말씀드리고 싶습니다. 이로써 저는 부지 확정 및 기부행위의 작성(재단법인의 정관 제정)에 관하여 총독부와 협상하는 책임을 맡게 되었습니다.

　안녕히 계십시오.
　O. R. 에비슨

Oliver R. Avison (Pres., SUMC), Letter to Arthur J. Brown (Sec., BFM, PCUSA) (Jan. 14th, 1916)

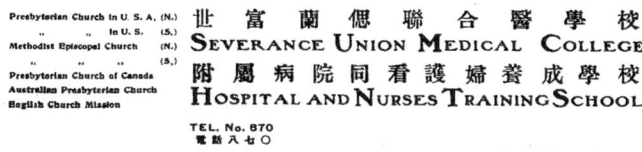

Jan. 14th, 1916.

Dear Dr. Brown: -

I have been planning a letter to you for a good while but I am to some extent as you are in your office- there is some one after me all the time- and many very important things seem to get put off to a more convenient time.

I think I wrote you after the coming of your letter concerning union between our medical work in Seoul and that of the Methodist W. F. M. S. though I cannot now find my copy of the letter if I did so. I wrote to the W. F. M. S. at their Exec. Com. meeting in Los Angeles at the end of October but I have not received any reply.

The ladies here seem averse to taking the matter up and so the negotiations are at a standstill.

I will enclose in this a copy of a statement which I sent to their Exec. Com.

When Dr. Bovaird was here he visited their hospital with me and I would be glad if you would call him up on the phone and get his opinion on the ease or difficulty of the matter under present conditions.

However, I am not ready to stand in the way of a Union project because it has difficulties.

The question of their using the present hospital as a Women's Bible Institute has apparently settled itself in the meantime as they have already moved the Institute which had been housed in a part of their hospital over to the former Sontag Hotel which adjoins their Girls' School. This in my judgment is a good move for them as it consolidates their educational work for women and girls. I understand they have a project for purchasing the hotel property. It is just what I would want to do were I in their place.

This therefore would seem to settle for the time being any chance that their hospital location can be changed and if we are to have union it must be on the basis they proposed, to use their already existing plant. Will you kindly take the matter up through the proper channels and see how it now stands.

The one distinct advantage to us would be in the matter of our Nurses' Training School to which they would supply two American Nurses as teachers.

I will write again soon on other topics.

I may just note here that Dr. Underwood has gone to Japan and that I have been elected to the Board of Managers of the Chosen Christian College and also to the position on it of Vice President. This puts on me the responsibility of negotiating with the government over the completion of the site and the Execution of the Act of Endowment (Formation of constitution of Zaidan Hojin).

Very sincerely.
O. R. Avison

19160114

올리버 R. 에비슨(세브란스 연합의학교 교장),
[여자 해외선교회 실행 위원회로 보낸 편지] (1916년 1월 14일)

우리는 서울에서 연합 의료 사업을 위한 여자 해외 선교회의 제안을 환영하며, 효율성을 높이고 시간과 노력을 절약할 수 있는 업무 계획을 확보하는 것만을 갈망하는 마음으로 세부 사항에 관하여 협상할 준비가 되어 있습니다.

전체적으로 볼 때 여자 해외 선교회가 제안한 계획은 우리에게 호소력이 있으며, 유일한 어려움은 두 병원 사이의 거리가 약 2⅓마일로 멀다는 점입니다. 이 거리를 없앨 수 있다면 우리는 관리의 세부 사항을 계획하는 것 외에는 할 일이 별로 남지 않을 것이므로 적극적으로 준비를 갖추고 동의할 것입니다.

따라서 우리는 이 어려움을 착수하여 이를 극복할 수 있는 몇 가지 방법을 제안하는 것부터 시작할 것입니다.

수반되는 어려움을 일일이 열거하지 않아도 모두가 그 어려움을 인식할 것이라는 점을 당연하게 생각하지만, 몇 가지를 제안하겠습니다.

우리는 여의사가 진료하는 여자 전용 병원을 따로 두는 주된 목적은 남자 의사의 진료를 꺼리는 여자 환자들을 여의사가 진료하기 위한 것이지만, 남자 의사에게 진료를 받고 싶어도 학생이나 다른 외부인의 시선으로부터 보호받기를 원하는 개인 여자 환자들도 그곳에 수용하고자 하며, 세브란스 병원의 남자 의사들이 자신의 근무지에서 2마일 반 거리에 있는 환자들에게 충분한 관심을 기울이기는 매우 어려울 것이라고 생각합니다.

또한 연합의 주요 목적은 의학교와 연결된 특수 검사실의 이점을 확보하고 어려운 환자는 의학교와 연결된 전문의의 도움을 받는 것이며, 2½ 마일의 거리는 이러한 이점을 얻기가 매우 어려울 것입니다. 검체를 실험실로 보내고 의사들이 오가는 데 드는 시간 손실도 매우 클 것입니다.

세브란스 기지는 이미 정해져 있는 곳이기 때문에 우리는 릴리언 해리스 기념병원을 더 가까이 이전할 수 있는 가능성을 고려해야 합니다.

당연히 여자 해외선교회의 여자 회원들의 마음에 가장 먼저 떠오르는 반대 의견은 기지에 대한 문제와 그것을 처분할 때 어떻게 너무 큰 손실을 피하느냐 하는 것입니다.

다행히도 지금 여자 해외선교회가 관리하는 또 다른 기관이 있는데, 그 기관은 주택이 필요하고 새 건물의 건축을 제안하고 있습니다 - 즉, 현재도 여병원의 일부를 사용하고 있는 여자 성경학교입니다. 새 건물에 투입될 자금을 이 건물을 매입하는 데 사용하고 그 안에 성경학교를 입주시킨 다음, 그 돈을 세브란스 병원에서 가까운 거리에 새로운 진료 구역을 확보하는 데 사용하는 것이 현명한 조정 방안이 될 수 있을까요?

이를 위하여 그들이 할 수 있는 몇 가지 방법은 다음과 같습니다.

1. 세브란스 병원에 여자 전용 병동을 증축하여 이 병동을 건물의 나머지 부분과 효과적으로 분리할 수 있도록 계획하는 것입니다.

    이것은 온전한 연합을 가져올 것이며 주어진 금액의 지출에서 가장 큰 결과를 가져올 것입니다.

    우리는 현재 병원에 병동을 추가하기를 원해 왔으며 연합 계획에서 원하는 결과를 얻을 수 있도록 계획을 변경할 수 있습니다.

2. 의학교에서 가까운 거리에 별도의 부지를 매입하여 새 건물을 건립하는 것입니다.

    현재 세브란스 기지에서 도보로 약 10분(또는 노면 전차로 약 5분) 거리에 위치한 부동산이 매물로 나와 있으며 가장 적합한 곳입니다. 현재 매물로 나와 있는 스크랜턴 부동산을 소개합니다. 그곳은 의심할 여지없이 서울에서 선교용으로 사용하기에 가장 좋은 부동산이며, 이미 스크랜턴 박사가 요양소로 지은 큰 벽돌 건물과 진료소 및 주거용으로 적합한 다른 건물이 있기 때문에 매입 가격에는 즉시 입주하여 사용하는 데 필요한 모든 건물과 환자들과 의사들이 신선한 공기를 마시고 운동할 수 있는 좋은 부지, 그리고 한국에서 가장 필요한 기관 중 하나인 선교사 휴게소를 위한 공간을 포함하여 향후 모든 확장에 충분한 땅이 포함될 것입니다.

    부지의 면적은 ___ 에이커에 달하며 현재 이 부지에 있는 건물은 약 ____입니다.

    전체는 약 _____정도에 구입할 수 있으며, 지금 구입을 위한 기금을 마련할 수 있다면 미래에는 매우 현명한 구매였다는 것을 보여줄 것입니다.

    의료 기지가 주변의 모든 땅보다 높이 위치해 있고 큰 그늘 나무가 있는 것은 이상적인 상황이며, 건물 문제에 많은 시간을 절약할 수 있습니다.

    게다가 이 도시의 주요 감리교회 중의 하나가 이 건물 입구에서 바로 길 건너편에 위치하고 있어 의료 기지의 사역자들이 일하기에 가장 편리한 교회를 가질 수 있습니다.

이 건물과 관련하여 또 다른 문제가 떠오르는데, 그것은 이 건물이 한국 여선교회의 개척 사역자인 M. F. 스크랜턴 부인이 소유하던 수년 동안의 재산이자 집이었다는 사실이며, 이곳에 릴리안 해리스 박사뿐만 아니라 스크랜턴 부인에 대한 기념관도 건립할 수 있는 기회가 분명히 있을 것입니다. 스크랜턴-해리스 기념관이나 ___은 왜 안될까요?

3. 현재 건물을 연합 의료 기지의 여자부로 계속 사용해야 한다면 의사들의 신속한 이송을 위하여 자동차를 사용하는 것이 좋겠다는 제안이 있었습니다. 이렇게 하면 언덕을 걸어서 올라가는 데 5분이 추가되어 15분 안에 이동할 수 있습니다. 물론 이 방법도 가능하지만 다른 계획에 비하여 연합을 만드는 데 효과적이지 않을 것입니다.

Oliver R. Avison (Pres., SUMC), [Statement sent to Exec. Com. of W. F. M. S.] (Jan. 14th, 1916)

We welcome a proposition from the W. F. M. S. for a United medical work in Seoul and are prepared to negotiate concerning the details for such with a mind anxious only to secure a working plan that will increase efficiency and save time and effort.

In a general way the plan proposed by the W. F. M. S. appeals to us, the only real difficulty being the long distance between the two hospitals, about 2⅓ miles. Could this distance be obliterated we would assent with great readiness as nothing much would be left to do except to plan details of administration.

We would therefore begin by attacking this difficulty and proposing some methods of overcoming it.

We take it for granted that all will recognize the difficulty without even an enumeration of what would be entailed by it but we will offer to a few things.

We take it that the main object of having a separate hospital for women attended by women physicians is to provide for the treatment by women of those women who are disinclined to accept attendance by men but we would like to place in it also private female patients who though willing to be attended by male physicians desire to be sheltered from the gaze of students and other outsiders and it would be very difficult for the male physicians of the Severance Hospital to give due attention to patients 2½ miles from their base of work.

Furthermore the main objects of the Union would be to secure the advantages of the special laboratories connected with the medical college and the help in difficult cases of the specialists connected with the college and an distance of 2½ miles would make it very difficult to gain these advantages. The loss of the time in sending specimens to the laboratories and in the going and coming of the doctors would be very great.

As the Severance plant is already a fixed point we must consider the possibility of bringing the Lillan Harris Memorial nearer to it.

Naturally the first objection that will occur to the minds of the ladies of the W. F. M. S. is the matter of their plant and how to avoid too great a loss in disposing of it.

Fortunately there is at this moment another institution under the care of the W. F. M. S. which needs housing and which is proposing to erect a new building - viz. the Women's Bible School which is even now occupying a part of the Women's hospital. Would it be a wise adjustment to use the funds intended to be put into a new building in the purchase of this building and ensconce the Bible School in it and and then use the money (which would then be hospital money in securing new medical quarters within easy distance of the Severance Plant)?

Several methods of doing this offer themselves: -

1. To erect an addition to the Severance Hospital to be used exclusively for women so planned that the private wards shall be effectively separated from the rest of the building.

    This would bring about a thorough union and give the greatest results from the expenditure of a given sum of money.

    We have been wanting to add a wing to the present hospital and the plans could be so changed as to give the result desired by the union scheme.

2. To purchase separate land and erect new buildings within easy distance of the Medical College.

    At this time there is a piece of property situated about 10 minutes walk from the Severance plant (or about 5 minutes on the street car) that is in the market and that is most suitable. We refer to the Scranton property which is now for sale. It is without doubt the best piece of property for any mission use in Seoul and as it already has on it the large brick building which Dr. Scranton built as a Sanitarium besides other buildings suitable for dispensary and residences the purchase price would include all the buildings necessary for immediate occupation and use as well as fine grounds for the patients and doctors to get fresh air and exercise in as well as land enough for all future extensions- including room for a rest house for missionaries, one of the most greatly needed institutions in Korea.

The grounds cover an area of ___ acres and the buildings now on this site cost about _____

The whole can be purchased for about _____ and if money can be raised for its purchase now there is no question but that the future will show the purchase to have been very wise.

It is an ideal situation for a medical plant being high above all the surrounding land and having on it large shade trees and much time would be saved in the matter of building.

Further more one of the principal Methodist Churches in the city is situated directly across the street from the entrance to this compound so that the workers in this medical plant would have a most convenient Church in which to work.

Another matter presents itself to one's mind in connection with the property viz. that it was the property and home for years of Mrs. M. F. Scranton the pioneer worker of the W. F. M. S. in Korea and surely here would be an opportunity to have not only a memorial to Dr. Lilian Harris but one also to Mrs. Scranton.

Why not a Scranton-Harris Memorial or

3. It has been suggested that if the present building must continue to be used as the Women's department of the Union Medical Plant an automobile be used for rapid transport of the doctors. The distance can be traversed in 15 minutes in this way with an additional 5 minutes for walking up the hill. This could of course be done but it would be less effective in making a workable union than would either of the other plans.

[프랭크 M. 노스(연석 위원회 위원장)]가
올리버 R. 에비슨(서울)에게 보낸 편지 (1916년 1월 15일)

1916년 1월 15일

신학박사 O. R. 에비슨 목사,
    한국 서울

친애하는 에비슨 박사님,

    마침내 저는 한국에서의 우리 사업에 중대한 영향을 미치는 두 가지 사안에 관계된 연석 위원회와 여러 선교본부들의 결정에 대한 공식 보고를 박사님께 전달하게 되었습니다.
    이 조치는 1915년[75] 11월 27일 개최된 연석 위원회 회의에서 위원들의 승인을 받았으며, 해당 조치가 제출된 다음 선교본부의 승인을 받았습니다. 미국 북장로교회, 캐나다 장로교회, 미국 남장로교회, 남감리교회, 그리고 북감리교회. 동봉된 보고서는 연석 위원회와 각 선교본부의 조치를 담고 있습니다.
    선교본부들을 대표하는 연석 위원회는 서울 세브란스 연합의학교의 재단법인 제안에 대하여 호의적인 조치를 취하였습니다. 이 조치는 관련 선교본부에도 제출되었으며, 위에 언급된 5개 선교본부의 승인을 받았습니다. 동봉된 보고서는 세브란스 연합의학교 문제에 대한 연석 위원회와 5개 선교본부의 공식 조치를 담고 있습니다.
    저는 이 편지에 동봉한 공식 조치의 사본을 각 선교본부에 제출합니다.
    재단법인과 연합 기독교 대학에 대한 해석은 이 조치의 중요한 부분입니다. 현지 재단 이사회는 일본 당국을 포함한 모든 이해 관계자에게 조치의 내용을 전달하는 것의 중요성과 이점을 분명히 인식할 것입니다.
    이 최종 조치가 한국의 진보적인 교육 정책으로 가는 길을 열어주기를 바랍니다.

---

75) 원문에는 1916년으로 잘못되어 있다.

안녕히 계세요.
[F. M. 노스]

동봉물

[Frank M. North (Chm'm, Joint Com.)], Letter to Oliver R. Avison (Seoul) (Jan. 15th, 1916)

January
Fifteenth
Ninety Sixteen

The Rev. O. R. Avison, D. D.,
　Seoul, Korea

My dear Dr. Avison: -

　At last I am able to send forward to you a formal statement of the action of the Joint Committee and of the several Boards involved in two matters which vitally concern our work in Korea.

　The action taken has the approval of the members of the Joint Committee at its meeting held November 27th, 1916, and the approval of the following Boards, to which that action was submitted: Presbyterian Church in the U. S. A., Presbyterian Church in Canada, Presbyterian Churh in the U. S., Methodist Episcopal Church South, and the Methodist Episcopal Church. The statement enclosed give the action of the Joint Committee and of each of the Boards named.

　The Joint Committee, also representing the Boards, took favorable action upon the proposed Hojin of the Severance Union Medical College in Seoul. This action was also submitted to the Boards in interest and has received the approval of the five Boards above named. The enclosed statement gives the formal action of the

Joint Committee and of the five Boards in the matter of the Severance Unon Medical College.

I am submitting to each of the Boards copies of the formal actions which I herewith enclose.

It will be noted that the interpretive note upon the Hojin Zaidan and of the Union Christian College is an important part of the action. Doubtless the Field Board of Managers will see the importance and advantage of communicating to all the importance and advantage of communicating to all parties in interest, including the Japanese authorities, the terms in which the action be taken.

Hoping that this final action will open the way for a progressive educational polity in Korea. I am

Yours cordially,
[F. M. North]

Enclosure

아서 J. 브라운(미국 북장로교회 해외선교본부 총무)이 존 L. 세브란스(뉴욕 시)에게 보낸 편지 (1916년 1월 20일)

AJB/B   1916년 1월 20일

존 L. 세브란스 씨,
    월도프-애스토리아 호텔,
    5 애버뉴 및 34가,
    뉴욕 시

친애하는 세브란스 씨,

    저는 귀하께서 읽어 달라고 요청하셨던 에비슨 박사가 (1915년) 11월 6일과 29일에 귀하께 보낸 편지와 동봉물을 깊은 관심을 가지고 방금 읽었으며, 그것을 돌려드립니다.
    지난 월요일 선교본부 회의가 폐회할 때 8,120.23엔의 당좌대월을 취소하여 에비슨 박사가 더 이상 걱정할 필요가 없다고 말씀하신 것을 기쁘게 기억합니다. 이는 귀하께 매우 좋은 일이며, 그에게는 큰 위안이 될 것이라고 저는 확신하고 있습니다.
    하지만 귀하께서 제게 의견을 표명해 달라고 요청하신 특별한 질문은 4쪽에 언급된 일본인 교사와 조교를 연간 2,555달러의 경비를 증액하여 확보하는 것이 타당한지에 대한 것 같습니다. 귀하와 알렌 부인께서 아낌없이 지원해 주신 모든 것을 고려하였을 때, 이 문제에 대하여 귀하께 말씀드리는 것을 주저하였을지도 모릅니다. 귀하께서 말씀하신 대로, 제안된 지출은 매우 현명하고 필요한 것으로 보입니다. 이 기관이 일본의 병원 및 의학교 운영에 대한 전반적인 계획과 조화를 이루지 못한다면, 성공에 대한 희망을 품고 앞으로 나아갈 수 없습니다. 이것이 바로 에비슨 박사가 분명히 계획하고 있는 것이며, 그가 언급한 추가 시설은 이 기관의 명성과 일본 정부와의 관계를 크게 향상시킬 것입니다. 스피어 박사가 최근 서울 방문에서 돌아왔기에, 저는 그에게 이에 대한 의견을 물었고, 그는 제가 표명한 의견에 즉시 동의하였습니다. 물론, 이는 연간 유지 관리 비용에 상당한

추가 비용을 발생시킬 것이며, 이를 충당하겠다는 특별 서약 없이는 선교부나 선교본부 모두 감히 이를 실행하지 않을 것입니다. 하지만 이 문제의 연합적인 측면에 대해서 귀하와 상의하고 싶습니다.

안부를 전합니다.

안녕히 계세요.
[아서 J. 브라운]

동봉물

Arthur J. Brown (Sec., BFM, PCUSA), Letter to John L. Severance (New York City) (Jan. 20th, 1916)

AJB/B   January 20, 1916

Mr. John L. Severance,
    The Waldorf-Astoria Hotel,
    Fifth Avenue & 34th street,
    New York City.

My dear Mr. Severance: -

I have just read with deep interest Dr Avison's letters to you of November 6th and 29th and their enclosures, which you asked me to read and which I return herewith.

I recall with gratification your statement at the close of the Board meeting last Monday to the effect that you would regard the overdraft of yen 8,120.23 as cancelled, so that it need no longer bother Dr. Avison. This is very good in you and I am sure that it will bring great relief to him.

I assume however that the special question on which you ask me to express an opinion is as to the advisability of securing the Japanese teachers and assistants referred to on page 4 at an enlarged cost for current expenses of $2,555. annually. We might have hesitated to approach you on this subject in view of all that you and Mrs. Allen have so generously done. As you that the proposed expenditure seems to us to be very wise and necessary. The institution cannot go forward with any hope of success unless it brings itself into harmony with the general plans of the Japanese for the conduct of hospitals and medical colleges. This is just what Dr. Avison is evidently planning to do and the added facilities to which he refers will greatly increase the prestige of the institution and its standing with the Japanese Government. As Dr. Speer has recently returned from a visit to Seoul, I asked him what he thought about it and he promptly concurred in the opinion which I have expressed. Of course however this will make a substantial addition to the annual cost of maintenance and neither the Mission nor the Board would dare to undertake it without a special pledge to cover it. But I want to confer with you about the union aspects of the question.

With warm regards, I remain,

Cordially yours,
[Arthur J. Brown]

Enclosures.

19160128

존 L. 세브란스(뉴욕 시)가 아서 J. 브라운(미국 북장로교회 해외선교본부 총무)에게 보낸 편지 (1916년 1월 28일)

1916년 1월 28일

아서 J. 브라운 씨,
   5 애버뉴 158,
   뉴욕 시

친애하는 브라운 박사님,

   저는 방금 에비슨 박사께 쓴 편지 사본을 박사님께 드립니다. 제가 편지를 쓰는 데 다소 지연되었습니다. 저는 지난 번에 박사님을 만난 후, 그의 설명을 더 자세히 검토해 보았는데, 저는 그가 학교와 병원에서 일하는 선교사들의 급여를 지출 항목에 포함시켰고, 영수증 항목에는 선교본부가 이러한 급여에 기여한 금액을 기재하였다고 생각합니다. 박사님은 제가 에비슨 박사님께 제 추측이 맞는지 문의하였다는 것에 주목하실 것입니다. 이렇게 하면 박사님의 보고서 형식에 대한 비판을 전혀 하지 않고도 문제를 좀 더 자세히 설명할 수 있을 것입니다.

   안녕히 계세요.
   존 L. 세브란스

JLS/B
동봉물

클리블랜드로 돌아가면 에비슨 박사의 보고서 사본을 만들어서 박사님께 보내드리겠습니다.

John L. Severance (New York City), Letter to Arthur J. Brown (Sec., BFM, PCUSA) (Jan. 28th, 1916)

January 28, 1916.

Mr. Arthur J. Brown,
 158 Fifth Avenue,
 New York City.

My dear Dr. Brown :

I beg to hand you herewith copy of a letter which I have just written to Dr. Avison. I have been somewhat delayed in writing. Since I saw you last, I have gone over his statement more carefully and I am rather of the opinion that he has included in his item of expenses the salaries of the missionaries doing work in the school and the hospital, and that he shows under the item of receipts the contributions that the Boards make towards these salaries. You will note that I asked Dr. Avison if this assumption on my part is correct. This will draw the matter out without apparently offering any criticism of the form of his report.

 Yours very truly,
 Jno. L. Severance

JLS/B
Enc.

When I return to Cleveland I will have a copy made of the report from Dr. Avison and send it to you.

19160128

존 L. 세브란스(오하이오 주 클리블랜드)가 올리버 R. 에비슨 (세브란스 연합의학교 교장)에게 보낸 편지 (1916년 1월 28일)

1916년 1월 28일

O. R. 에비슨 박사,
세브란스 연합의학교,
　한국 서울

친애하는 에비슨 박사님,

　　11월 6일자 박사님의 소중한 편지와 11월 29일자 두 번째 편지를 잘 받았고, 또한 성탄절 때 보내주신 성탄절 축하 전언을 받았음을 알려드리며 저는 박사님께 진심으로 감사드립니다.

　　11월 6일자 박사님의 편지에 대한 답장이 늦어진 것은 러들로 박사 및 브라운 박사와 상의하고자 하였기 때문입니다. 러들로 박사는 박사님이 이 편지를 읽기 전에 서울에 도착하셨을 가능성이 매우 높으며, 따라서 박사님께 알렌 부인과 제가 아버님 또는 아버님이 대변하는 계좌의 인출 잔액과 관련하여 어떤 태도를 취하였는지 말씀드렸을 것입니다. 따라서 저는 우리가 그러한 분명한 채권을 소멸시키겠다는 러들로 박사의 진술을 확인하고자 하며, 그러한 외견상의 대변 잔액은 취소하겠습니다. 박사님은 원하시는 대로 어떤 방식으로든 이를 소멸시킬 수 있습니다.

　　저는 박사님이 각 직책에 적합한 자격을 갖춘 일본인 도우미를 확보하여 서울에서의 일본인 상황을 개선하려는 노력에 대한 설명을 매우 흥미롭게 읽었습니다. 이것은 귀 기관의 예산을 증가시킬 것으로 보이며, 아마도 여러 교파 간의 협력을 통하여 어떤 방식으로든 충당될 것입니다.

　　저는 1915년 3월 31일로 마감된 귀 기관의 재무제표를 전년도와 비교하여 매우 흥미롭게 검토하였습니다. 저는 박사님이 회계를 체계적으로 정리하는 데 큰 진전을 이루었다고 생각합니다. 제가 박사님의 재무제표를 분석해 보니, 박사님은 모든 종류의 지출 항목을 포함하였을 것으로 추정되며, 여기에는 대학과 병원에서 일하는 선교사들의 급여도 포함됩니다. 이러한 급여는 경상비 지출 항목에 포함되어 있으며, 선교본부가 기여한 수입은 '기타 수입' 항목에 포함되어 있습니다. 따라서 귀 기관의 흑자 및 적자 계정은 실제로 두 기관의 총 지출과 수입원을 보여줍니다. 이것이 맞습니까? 며칠 전 브라운 박사와 이 문제에 대하여 이야기를 나누면서 박사님이 1916년 4월 1일부터 시작되는 연도의 예산을 준비해야 한다고 말하였습니다. 그러자 브라운 박사는 선교부 예산을 언급하였는데, 1915년 3월 31일까지의 연도에 대한 박사님의 보고서에 명시된 모든 지출이나 수입원이 포함되어 있지 않은 것 같았습니다. 시간이 지나면서 1916년 3월 31일까지의 연도에 대한 박사님의 보고서를 받게 되겠지만, 저는 여전히 우리가 박사님으로부터 현 상태에서 내년도 예산에 대하여 가능한 한 정확하게 작성한 보고서를 받아야 한다고 생각합니다.

우리는 종교 및 교육 사업과 관련된 일본 당국의 태도에 당연히 매우 불안해하고 있으며, 귀하께서도 분명 매우 당황하고 계실 것입니다. 우리는 일본 정부와 진심으로 협력하고자 하며, 우리는 이 문제가 궁극적으로 일본에 더 큰 이익이 될 것이라고 진심으로 믿고 있기에 그들이 이 문제를 우리와 같은 시각으로 바라보도록 이끌어지기를 바라고 있습니다.

허스트 박사께 제가 그의 따뜻한 편지를 받았다고 전해 주시면 좋겠습니다. 그리고 가까운 시일 내에 직접 편지를 쓰고 싶습니다.

박사님은 아마 이 편지를 읽기 전에, 기억하시겠지만 알렌 박사 부부 옆집에 사셨던 밀리킨 박사의 갑작스럽고 슬픈 부고 소식을 들으셨을 것입니다. 알렌 박사의 가장 절친한 친구이었던 알렌 박사의 기일과 같은 날 밀리킨 박사가 세상을 떠난 것은 참으로 슬픈 우연이었습니다. 물론 이 일로 우리 가족은 깊은 슬픔에 잠겼습니다.

박사님은 11월 29일자 편지에서 이전 편지를 이어가겠다고 하였는데, 박사님의 추가 소식을 기다리겠습니다. 저는 박사님의 소식을 듣고 아버님께서 소중히 여기셨던 일들을 계속 이어갈 수 있는 것이 큰 영광입니다.

부인과 다른 가족들에게 따뜻한 안부를 전하며,

안녕히 계세요.
[존 L. 세브란스]

JLS/B

John L. Severance (Cleveland, O.),
Letter to Oliver R. Avison (Pres., SUMC) (Jan. 28th, 1916)

January
Twenty-eighth,
1916.

Dr. O. R. Avison,
c/o Severance Union Medical College,
Seoul, Korea.

My dear Dr. Avison: -

Your esteemed letter of November 6th, was duly received, also your second communication of November 29th, and I beg also to acknowledge receipt of the Christmas remembrance that came during the Christmas time, for which I sincerely thank you.

I delayed replying to your communication of November 6th, for I wished to confer with Dr. Ludlow and also with Dr. Brown. It is quite probable that Dr. Ludlow will have reached Seoul before you read this letter and so will have told you of the attitude of Mrs. Allen and myself with reference to the debit balance on your books in favor of my father or the account which he represented. I, therefore, here simply wish to confirm such statement of Dr. Ludlow that we will cancel any such apparent credit. You can cancel same in any manner you deem advisable.

I have read with a great deal of interest your account of your effort in meeting the Japanese situation in Seoul by securing for your work such Japanese situation in Seoul by securing for your work such Japanese helpers as are qualified to fill their respective positions. This apparently will increase your budget and must be provided for in some way, probably by a redistribution amongst the various denominations cooperating in the work.

I have examined with great interest your statement for the year ending March 31st, 1915, in comparison with the previous year. I think that you have made a great advance in presenting your accounts in so orderly a manner. As I analyse your statement, I assume that you have embraced therein all items of expense of whatever nature and that this includes the salaries of the missionaries doing work in the college and the hospital, that these salaries are covered under the item of current expenses, and their source as contributions from the Boards is embraced under receipts in the item "Other Revenues", so that your Surplus and Deficit Account shows actually the total expense and source of income for the two institutions. Is this correct? I was discussing this matter with Dr. Brown the other day and said that I thought you should prepare a budget for the year commencing with April 1st, 1916. He then referred to the budget of the mission, but this did not seem to embrace all of the expenditures or sources of income as itemized in your statement for the year ending March 31st, 1915. In the course of time we will naturally receive your statement for the year ending March 31st, 1916, but I still feel that we should have from you as near accurate a statement of what the budget for the coming year will be as you are able to make at this time.

We are naturally very much disturbed over the attitude of the Japanese authorities in relation to religious and educational work, and no doubt you are much perplexed yourselves. It is our earnest desire to cooperate with the Japanese Government but I wish they could be led to view the matter merely as we do for we really feel that it will end more to their ultimate good.

I wish you would kindly say to Dr. Hirst that I received his very kind letter and hope in the course of a short time to write him personally.

You probably will have heard before this of the sudden and sad death of Dr. Millikin, who, as you recall, lived next to Dr. and Mrs. Allen. It was a very sad coincidence that he passed away on the anniversary of the date of Dr. Allen's death, his most intimate man friend. Of course, this has caused a deep gloom over our family.

In your letter of November 29th, you speak of continuing your previous letter and so I am looking forward to a further communication from you. I esteem it a great privilege to hear from you and to keep in close touch with the work which was so dear to my father.

With kindest regards to Mrs. Avison and other members of your family, I beg to remain,

Yours very truly.
[Jno. L. Severance]

JLS/B

19160131

아서 J. 브라운(미국 북장로교회 해외선교본부 총무)이 올리버 R. 에비슨(서울)에게 보낸 편지 (1916년 1월 31일)

AJB/O   1916년 1월 31일

O. R. 에비슨 박사,
    한국 서울

친애하는 박사님,

    세브란스 씨가 박사님의 11월 6일자 편지와 동봉된 세브란스 병원 및 관련 기관의 명세서를 저에게 보여주었습니다. 그는 며칠 전에 저의 사무실을 방문하였고, 우리는 문제 전체를 신중하게 검토하였습니다.

    우리는 박사님이 설명한 8,120.23엔의 당좌대월은 선교본부 계좌의 당좌대월이 아니라 세브란스 씨와 그의 아버님의 기부금에 대한 당좌대월임을 알고 있습니다. 세브란스 씨는 신속하고 정중하게 이 당좌대월이 소멸된 것으로 간주하여 더 이상 박사님이 걱정하실 필요가 없다고 말하였습니다. 이는 분명 좋은 일이며 박사님께 큰 위안이 될 것입니다.

    박사님 편지의 또 다른 주요 주제는 연간 지출 예산과 관련이 있으며, 여기에는 일본인 교사와 조교를 위한 2,055달러의 추가 지출이 포함되어 있습니다. 이 추가 지출은 매우 현명하며, 일본 당국으로부터 기관의 위상을 높이고 여러 중요한 면에서 기관의 업무를 원활하게 할 것이라는 인상을 우리에게 주고 있습니다. 하지만 세브란스 씨는 이러한 증액을 별개의 사안으로 취급해서는 안 되며, 다음 회계연도 정기 예산에 포함되어 정기적으로 선교본부에 보고되어야 한다고 생각하고 있습니다. 그는 이와 관련하여 저의 이전 편지에서 표현하였듯이, 병원 및 관련 기관의 운영에 드는 모든 비용은 세브란스 씨와의 직접 서신 교환이 아니라 선교본부의 정규 행정 체계를 통하여 처리되어야 한다는 그의 바람을 저에게 상기시켜 주었습니다. 그는 자신이 깊이 관심을 갖고 있는 기관들의 상황과 전망을 알려주는 박사님의 편지를 간절히 원하고 있습니다. 하지만 지출과 관련하여, 그는 해당 연도의 모든 예상 경비를 선교부의 정기 예산에 명시해 줄 것을 바라고

있습니다. 1열은 전년도에 수령한 금액과 동일한 금액의 사용 계획을, 2열은 1열 중 선교지에서 수령할 것으로 예상되는 금액을, 3열은 미국으로부터 필요한 순 금액을, 4열은 예상되는 지출 증가 비용을, 5열은 증가된 지출 중 선교지 수령액으로 충당할 것으로 예상되는 금액을 나타냅니다. 이 포괄적인 보고서를 바탕으로 선교본부는 세브란스 씨와 협의하여 예상 필요액을 충족할 수 있는 금액을 논의할 것입니다.

이제 기지가 연합 기지로 전환될 예정이므로, 미국에서 예상하는 금액은 당연히 협력에 참여하는 모든 선교본부에 공평하게 분배되어야 합니다. 선교본부에 제출되는 예산은 총액을 먼저 표시하고, 그 다음에는 우리가 제공해야 할 금액을 표시해야 합니다.

세브란스 씨와 제가 박사님의 편지, 선교부의 예산안, 그리고 선교부의 회의록을 비교해 보았지만, 차기 회계연도에 무엇이 필요한지 명확하게 알 수 없었습니다. 서울에 대한 선교부 예산안 VI급은 다음과 같은 내용만 보여줄 뿐입니다.

세브란스 병원과 의학교

	A(¥)	B(¥)	C(¥)	D(¥)
조수	10,000.00			
의약품과 용품비	10,000.00			
현재 비용	10,113.87	29,196.66	917.21	91.72
계	30,113.87			
선교지 수입	29,196.66			
미국에서 온 기금	917.21			
희망하는 증액	91.72		1,008.93	

다시 말해, 4열을 포함하여 미국에 요청하였던 총액은 1,008.98엔에 불과합니다. 그러나 인쇄된 선교부 회의록 68쪽에서 우리는 박사님이 협력 선교부들이 '다음과 같은 비례적 책임을 수락하도록 제안한 것을 확인할 수 있습니다.

선교부	남자 교수	정규 간호부	연례 기여(금화 달러)
미국 북장로교회	6	2	5,500.00
" 북감리교회	4	2	4,000.00
" 남장로교회	2	1	2,000.00
" 남감리교회	2	1	2,000.00

캐나다 장로교회	1	1	1,250.00
호주 장로교회	1		1,250.00
영국 성공회	½		250.00
계	16½	7	16,250.00

이 표에서 박사님은 선교본부에 매년 금화 5,500달러를 요청하였습니다. 이것이 선교부의 공식 요청인 1,008.93엔과 어떻게 부합할까요? 박사님은 분명 세브란스 씨와 알렌 부인의 기부금은 포함시키지 않았습니다. 그러나 그들은 자신들의 기부금이 예산에서 제외되는 것을 원하고 있지 않습니다. 그들은 모든 것을 보여 주는 단일 예산을 원하며, 선교본부와 협의하여 지원할 부분을 결정할 것입니다. 박사님이 우리 교회에서 받은 금화 5,500달러에 교수진 중 장로교회 대표들의 급여가 포함되는지에 대한 의문이 제기되었으나, 현재 장로교회 신자인 가정이 다섯 가구이고 미혼녀 두 명이 있는 상황에서 그 금액이 너무 적어 불가능해 보입니다.

따라서 박사님이 선교부의 실행 위원회에 이 문제를 제기하여 정확한 예산이 제출되도록 조치해 주시겠습니까? 그래야 우리가 우리의 현 상황을 정확히 알 수 있을 것입니다.

박사님이 전문적인 무거운 부담을 지고 있는데, 재정 문제로 골머리를 앓아야 하니 참으로 안타깝습니다. 저는 새로 구성된 현지 이사회에서 다른 누군가가 회계를 담당할 수 있도록 조치를 취하여 환자와 부상자, 교육, 그리고 이러한 크고 중요한 기관들의 관리에 박사님의 시간과 체력, 그리고 원기를 온 힘을 다하여 쏟아부어야 할 때, 재정적인 세부 사항에 정신이 팔리지 않게 되도록 간절히 바라고 있습니다. 록펠러 재단의 W. H. 웰치 박사는 며칠 전 저에게 자신이 극동 지역을 순방하면서 본 중에서 세브란스 병원과 의학교가 최고 수준인데, 중국에서 본 대부분의 의료 시설보다 훨씬 훌륭하며 박사님이 순방 중 만난 의료계에서 가장 강력한 세 분의 지도자 중 한 사람이며, 밀즈 박사가 흥미롭고 가치 있는 독창적인 연구를 수행하고 있어 그가 진심으로 칭찬한다고 말하였습니다.

박사님은 제가 선교부로 보낸 다음 선교본부 편지에서 연합된 기관의 정관을 하나의 연합 사업으로 규정하는 것에 대하여 확인하실 수 있을 것입니다. 우리가 신뢰하는 몇 가지 제안은 박사님과 선교부의 판단에 부합할 것입니다. 그러나 저는 이 부분에 대해서는 선교본부 편지에서 자세히 말씀드리겠습니다.

박사님 부부께 따뜻한 안부를 전하며, 박사님과 박사님의 사역에 하나님의 풍성한 축복이 함께 하시기를 기도합니다.

안녕히 계십시오.
[아서 J. 브라운]

추신. 이 편지를 세브란스 씨가 읽고 승인하였습니다.

Arthur J. Brown (Sec., BFM, PCUSA), Letter to Oliver R. Avison (Pres., SUMC) (Jan. 31st, 1916)

AJB/O   January 31, 1916.

Dr. O. R. Avison,
    Seoul, Chosen

My dear Dr. Avison: -

    Mr. Severance has showed me your letter to him of November 6th with the enclosed statement of the Severance Hospital and allied institutions. He called at my office a few days ago and we went over the whole matter with some care.

    We understand that the overdraft of Yen 8,120.23 which you describe, is not an overdraft on the Board's account, but on the gift of Mr. Severance and his father. Mr. Severance promptly and cordially said that he would consider this overdraft as cancelled, so that it need not trouble you further. This is certainly good of him and will bring you much relief.

    The other main topic of your letter relates to the budget of annual expenditures, including the addition of $2,055 which you wish to make an account of Japanese teachers and assistants. This particular addition impresses us as very wise and as likely to give the institution added prestige with the Japanese authorities and to facilitate its work in many important ways. Mr. Severance feels, however, that this enlargement should not be treated as if it were a separate matter but that it should be included in the regular budget for the next fiscal year and reported to the Board in the regular way.

In this connection he reminded me of his desire, which was expressed in my former letters that here after the whole cost of operating the Hospital and its allied institutions should be handled through the regular administrative system of the Board, and not in direct correspondence with Mr. Severance. He most heartily desires letters from you informing him of the conditions and prospects of the institutions in which he is so profoundly interested: but when it comes to expenditures, his desire is that all proposed current expenses for a given year shall be stated in the regular estimates of the Mission. Column 1. shows the proposed use of the same amount of money that was received the proceeding year, Column 2. shows the part of Column 1. which you expect to cover by receipts on the field, Column 3. shows the net amount needed from the United States, Column 4. shows the cost of any enlargement of expenditures that is contemplated; and Column 5. shows how much can be expected from field receipts to cover the enlarged expenditures. With this comprehensive statement in hand, the Board will confer with Mr. Severance as sums that can be made available to meet the estimated needs.

Now that the plant is to become a union one, the amount that is to be expected from the United States, of course, should be distributed on an equitable basis among all the Boards which co-operate. The estimates which come to our Board should show first the total and second that part of it which we are expected to provide.

Now, when Mr. Severance and I compare your letter, the Mission estimates and the Minutes of the Mission meeting, neither of us can extract a clear idea as to what is required for the coming fiscal year. Class VI. of the Mission estimate sheets for Seoul shows only the following:

Severance Hospital & Medical College,

	A.	B.	C.	D.
Assistants	¥10,000.00			
Medicine & Supplies	¥10,000.00			
Current Exp.	¥10,113.87	29,196.66	917.21	91.72
Total	¥30,113.87			
Raised on field	29,196.66			
From U. S.	917.21			

Desired increase.   91.72   1,008.93

In other words, including Column 4, the total amount asked from America is only Yen 1,008.9̲8. On page 68, however, of the printed Minutes of the Mission, we find that you proposed that the co-operating Missions accept proportionate responsibility about as follows:

Missions	Male Teachers	Trained Nurses	Yearly Contributions
Amer. Pres. N.	6	2	Gold $5,500.00
" Meth. S.	4	2	4,000.00
" Pres. S.	2	1	2,000.00
" Meth. S.	2	1	2,000.00
Can. Pres.	1	1	1,250.00
Austral. Pres.	1		1,250.00
Eng. Epis.	½		250.00
Total	16½	7	16,250.00

In this table you call for $5,500 gold annually from our Board. How does that ally with the Mission's official request for 1,008.93 Yen? Doubtless you did not include the gifts from Mr. and Mrs. Severance and Mrs. Allen; but they do not wish their gifts to be deemed outside of the budget in that way. They want one budget to show everything, and then they, in consultation with the Board, will determine the part that they will provide. The question has been raised whether your total of $5,500.00 gold from our Church includes the salaries of our Presbyterian representatives on the faculty, but this hardly seems possible as the figure is too small, inasmuch as there are now five families and two single women who are Presbyterians.

Will you not, therefore, take up the matter with the Executive Committee of the Mission and see that a correct budget is sent, so that we can tell just where we stand.

It is too bad that, with all the heavy professional burdens resting upon you, you should have to bother with finances. I hope most earnestly that the new Field Board of Managers will be able to make provision for some one else to keep the accounts, so you will not be distracted by financial details, when every ounce of your time, strength and energy is demanded by the sick and injured, teaching and by the superintendence of these large and important interests. Dr. W. H. Welch of the Rockefeller Foundation told me the other day that the Severance Hospital and Medical College were among the best that he saw in all his tour in the Far East, much better than most of the medical plants that he saw in China, that you were one of the three strongest leaders in medical work that he met on the tour, and that Dr. Mills was doing an interesting and valuable kind of original investigation which he was heartily glad to commend.

You will note in my next Board letter to the Mission the Board's action regarding the constitution of the combined institutions as a union enterprise. The few suggestions we trust will commend themselves to your judgment and to the judgment of the Mission. But of that I shall speak fully in the Board letter.

With warm regards to you and Mrs. Avison, and with prayers for God's abundant blessing on you and your work, I am

Sincerely yours,
[Arthur J. Brown]

P. S. This letter has been read and approved by Mr. Severance.

19160200

찰스 I. 맥라렌, 질문에 대한 주해.
The Korean Mission Field (서울) 12(2) (1916년 2월호), 35~39쪽

한국의 선교 병원에서 기적이 일어나는 경우도 있고 일어나지 않는 경우에 관하여; 그리고 의학과 교회의 올바른 관계에 관하여.

다음의 7가지 질문은 한국에서 활동하고 있는 의료 선교사 약 25명에게 주어졌다. 9명으로부터 답변을 받았으며, 이 답변을 바탕으로 다음 분석이 진행되었다. 효과적인 연구가 매우 제한적이라는 점은 유감스럽다.

1. 귀 병원에서 기도를 치료 수단으로 어느 정도 활용하십니까?
2. 특별한 경우에 특별한 기도를 요청하십니까?
3. 귀하는 '통상적인 과학적 의학'의 결과와 특별한 기도를 치료의 추가 또는 판매 수단으로 사용하였을 때 얻는 결과를 구분할 수 있습니까?
4. 한국에서의 개인적인 경험을 바탕으로, 신약성경에 기록된 우리 주님과 그의 제자들에 대한 기적적인 치유가 오늘날 존재하는지, 존재하지 않는지에 대하여 어떻게 생각하십니까?
5. 그러한 기적을 믿는다면, 개인적인 의료 경험에서 기적적인 치유의 사례를 제시해 주실 수 있으십니까?
6. 만일 귀하가 그것들을 찾지 않는다면, 초기 교회에 그것들이 존재하였고 지금은 존재하지 않는 이유에 대하여 만족스러운 설명을 할 수 있습니까?
7. 귀하는 의학과 교회의 관계는 어떠해야 한다고 생각하십니까? 고도로 조직되고 문명화된 사회에서 병원이 교회의 정당한 활동의 일부라고 생각하십니까?

(중략)

질문 4와 5. 이 질문들에 대한 답은 특히 흥미롭다. (......) 에비슨 박사의 증언은 흥미롭다. "나는 특별 기도 후에 마음이 고요해지고 치료에 대한 생각이 더 명확해졌으며, 도움이 되는 특별한 치료법을 생각해 냈다는 것을 종종 느꼈다. 또한 상태가 매우 위태로워 보였던 환자들이 특별 기도 후에 호전되는 것을 종종 느꼈다. 그런 위험한 상태에서 갑자기 회복되는 것을 본 적이 없는데, 그것은 신의 특별한 개입 외에는 도저히 설명할 수 없는 회복이다." 에비슨 박사는 이어서 이렇게 덧붙인다. "특별 기도 후에 항상 회복이 있었다고는 말할 수는 없다. 어떤 사람들은 진심으로 특별 기도를 드린 후에도 사망하였다." 이 글의 편집자도 이와 같은 경험을 하였다. (……)

에비슨 박사는 "한국인 기독교인들이 오랜 기도 후에 악령에 사로잡혔다고 생각되는 두세 건의 사례가 회복되는 것을 직접 알고 있었다."

(중략)

질문 7. 이 질문에 대한 답변은 의학과 교회의 올바른 관계에 대한 매우 다양한 견해를 보여주었다.

(……)

에비슨 박사는 의학과 교회의 관계라는 이 문제에 대하여 분명히 신중하게 생각해 왔다. 그는 "교회의 가장 중요한 사명은 그리스도를 전파하고 하나님에 대한 올바른 지식을 전하는 것이다."라고 말한다. 그리스도께서는 마태복음 25장 31-46절에서 당신의 가르침의 핵심을 제시하셨다. 그 구절들에서 당신은 복음이 어떤 유형의 사람을 만들어내야 하는지, 즉 인간애로 가득 차 모든 기회를 활용하여 불행과 고통을 덜어주는 그런 사람을 만들어내려고 하셨다는 것이다.

(중략)

Charles I. McLaren, Notes on an Enquiry.
The Korean Mission Field (Seoul) 12(2) (Feb., 1916), pp. 35~39

Concerning the Presence of Absence of Miracles in Mission Hospitals in Korea; and Concerning the Proper Relation Between Medicine and the Church.

The following seven questions were submitted to some twenty-five medical missionaries practising in Korea. Answers were received from 9 and it is on these replies that the following analysis is based. It is to be regretted that the field of effective enquiry has been so small.

1. To what extent do you use prayer as a means of treatment in your hospital?

2. Is it your practice to solicit special prayer for special cases?

3. Are you able to distinguish between the results of "ordinary scientific medicine" and the results obtained when special prayer is used as an addition or, as a sale means of treatment?

4. As a result of your personal experience in Korea, what is your opinion about the presence or absence, in these days, of miraculous healing such as that recorder in the New Testament of our Lord and His disciples?

5. If you believe in such miracles, cite any examples of miraculous healing in your personal medical experience?

6. If you do not look for them, have you any satisfactory explanation of their presence in the early church and of their absence now?

7. What do you consider should be the relation between medicine and the Church? In a highly organized and civilized community, would you consider hospitals part of the Church's proper activity?

(Omitted)

Question 4 and 5. The answers to these questions are of particular interest. (……) Dr. Avison's testimony is interesting. "I have often felt that after special prayer my own mind has become quieter and I have had clearer ideas as to treatment and have thought of special means of treatment which have proved helpful. Also, I have often felt that patients whose condition seemed very precarious have changed for the better after special prayer. I do not know that I have seen any sudden recoveries from such dangerous conditions, recoveries that could not possibly be attributed to anything but special divine interposition." Dr. Avison goes on to add, "I cannot say, either,: that special prayer has always been followed by recovery, some have died. even after special prayer had been sincerely offered": this also has been the experience of the compiler of this article. (......)

Dr. Avison has "known personally of two or three cases of supposed demon possession getting well after prolonged prayer on the part of Korean Christians."

(Omitted)

Question 7. The answers to this question showed widely different views of the proper relation between medicine and the Church.

(......)

Dr. Avison has evidently given careful thought to this question of the relation between medicine and the church. He says The great business of the Church is to preach Christ and so give a correct knowledge of God. Christ gave the essence of His teaching in Matt. 25, 31-46 in that in those verses he disclosed the type of man his gospel was intended to produce, a man filled with the milk of human kindness who uses every opportunity to relieve misery and suffering.

(Omitted)

G. 해리스, 한국인 정규 간호부의 미래.
The Korean Mission Field (Korea) 12(2) (1916년 2월호), 46~48쪽

내가 글을 쓰도록 요청받은 주제는 세 가지 질문으로 나뉜다. 즉, 훈련받은 한국인 간호부의 활동 기회는 어떻게 될 것인가? 한국인 간호부를 가장 효과적으로 훈련시킬 수 있는 방법은 무엇인가? 병원과 한국인 간호부를 위한 대규모 중앙 양성소의 관계는 어떻게 되어야 하는가?
(중략)

2번 질문에 대한 답변이다. (⋯⋯) 이것은 나의 세 번째 질문으로 넘어가게 한다. 병원과 한국인 간호부를 위한 대규모 중앙 양성소의 관계는 어떠해야 할까? 이 질문은 최근에 우리에게 제기된 사안으로, 사실 의료계와 간호부 협회에서 논의된 적이 없다. (이러한 논의를 들으면 내 생각이 다소 바뀔 수도 있다.) 하지만 한국의 대부분 또는 모든 선교 병원은 입원 환자 수가 충분하지 않고, 의사와 간호부 인력도 내가 생각하는 만큼 철저한 교육을 제공할 만큼 충분하지 않기 때문에, 나는 세브란스 병원과 연계하여 간호부 연합 양성소를 설립하자는 에비슨 박사의 제안을 매우 지지하고 있다. 내가 이해하기로는 그의 계획은 지금까지 양성소를 운영하였거나 충분히 큰 병원(병상이 30개 미만인 병원은 간호부 교육을 시도해서는 안 된다고 생각한다)이 양성소 후보자를 선발하여 병원 규모에 따라 2년 또는 2년 반 동안 이론 및 실무 간호 교육을 실시하고, 의사와 간호부로 구성된 대규모 병원의 간호부는 연합 양성소에서 더 짧은 기간 동안 교육을 받은 후, 나머지 6개월 또는 1년 동안 세브란스 병원 연합 양성소로 보내야 한다는 것이다. 나는 연합 양성소에서의 기간이 1년이든 6개월이든 학생이 졸업하기 2~3개월 전에 완료되어야 하며, 남은 마지막 몇 달은 학생이 교육을 받기 시작하고 졸업장을 받을 병원에서 보내야 한다고 생각한다.

당연히 이러한 계획을 실행하기 위해서는 각 선교부가 연합 양성소에 선교 간호부를 파견하고 재정 지원을 하는 등 협력해야 한다.
(중략)

G. Harris, The Future of the Korean Trained Nurse.
The Korean Mission Field (Korea) 12(2) (Feb., 1916), pp. 46~48

The subject on which I am requested to write is divided into three questions, namely; - What will probably be the opportunity of the trained Korean nurse for service? How can the Korean nurse be best trained? What ought to be the relation between hospitals and a large central training school for Korean nurses?

(Omitted)

In answer to question No. 2. (.......) This brings me to my third question. What ought to be the relation between hospitals and a large central training school for Korean nurses? Now this is a question but recently brought to us for consideration, and in fact has never been discussed by the medical and nurses' associations, (my opinion might be somewhat changed by hearing such a discussion). However, since most or all of the mission hospitals in Korea have not a sufficient number of inpatients nor is the staff of physicians and nurses sufficient to give as thorough training as I believe the Korean nurse should have, I am very much in favor of Dr. Avison's suggested plan for a union training school for nurses in connection with Severance Hospital. My understanding of his plan is that hospitals which have heretofore had training schools or hospitals sufficiently large (I would say hospitals with less than thirty beds should not attempt to train nurses) should select their candidates for the training school and train them in both theory and practical nursing for two or two and one half years, according to the size of the hospital, the nurse from the large hospital with a large staff of physicians and nurses requiring a shorter time in the union training school, then send them to the union training school at Severance Hospital for the remaining six months or one year of their training. I am of the opinion that the term, whether aile year or six months, at the union training school should be completed two or three months before time for the pupil to graduate and that those remaining last months be spent in the hospital where she began her training and from which she is to receive her diploma.

Of course in order to make possible the carrying out of these plans each mission must co-operate by sending their portion of missionary nurses for the union training school and also by financial support of same.

(Omitted)

19160210

아서 J. 브라운(미국 북장로교회 해외선교본부 총무)가 한국 선교부로 보낸 선교본부 회람 편지, 제316호 (1916년 2월 10일)

THE BOARD OF FOREIGN MISSIONS
OF THE
PRESBYTERIAN CHURCH IN THE U. S. A.
156 FIFTH AVENUE
NEW YORK

CABLE ADDRESS:
"INCULCATE," NEW YORK
FOREIGN MISSIONS CODE
A. B. C. CODE, 4TH EDITION

MADISON SQUARE BRANCH
P. O. BOX No. 2

OFFICE OF SECRETARY

AJB/_

제316호   1916년 2월 10일

연례 회의의 회의록에 관하여

조선 선교부 귀중

친애하는 동료들,

　(1915년) 9월 12일~22일에 개최된 연례 회의의 회의록이 (1916년) 1월 중순에 도착하였습니다. (……)
　늘 그렇듯이 귀 선교부의 조치 중 상당수는 이사회의 공식적인 조치를 요구하지 않고 있습니다. (……)

(중략)

55, 62~64, 67~68쪽. 서울의 연합의학교
　선교본부는 이번 조치가 상당 기간 동안 우리가 바라던 바에 부합하기 때문에 매우 만족스럽게 받아들였습니다. 우리는 존 L. 세브란스 씨와 이 문제를 매우 신중하게 검토하였으며, 그의 아버님인 루이스 H. 세브란스 씨가 해당 부지에 막대한 금액을 지출하였다는 사실을 고려하여 귀 선교부의 조치 전문(全文)을 그에게 제시하였습니다. 제기된 유일한 질문은 현지 이사회와 관련된 것입니다. 제안된 정관은 협력하는 선교부 및 선교본부로부터 독립성을 부여하는 것으로 보이지만, 현지의 모든 관계자는 이 기관이 조선에서의 사업의 필수적인 부분으로 선교부 및 선교본부와 긴밀한 관계를 유지하기를 바란다고 알고 있기 때문에, 이는 의도된 바가 아니라고 확신하고 있습니다. 이는 분명 선교본부와 세

브란스 씨의 바람입니다. 그리고 68쪽 상단에 제시된 비례 책임 조항에는 그러한 기준에 따른 모든 지출이 명백히 포함되어 있지 않기 때문에 선교본부에 기대되는 정확한 금액에 대해서도 명확히 알고 있지 못합니다. 세브란스 씨와 나는 이 주제에 대하여 각각 O. R. 에비슨 박사에게 편지를 보냈으며, 편지는 각각 1월 28일자[76]와 31일자[77]입니다. 에비슨 박사는 이 주제에 대하여 선교부 재산 위원회와 협의할 것으로 예상됩니다. 선교본부의 조치 전문은 다음과 같습니다.

    선교본부는 '서울에서 다른 선교부와 의료 사업을 연합하고, 세브란스 의료기지에서 공동 사업을 수행하며, 해당 기관의 모든 형태의 의료 및 의료 교육 사업을 포함하도록' 조선 선교부의 요청을 승인하였다. 그리고 선교본부는 선교부 연례 회의록 55, 62~64, 67~68쪽에 명시된 통합의 잠정적 근거를 승인하였으며, 다음 내용을 추가하였다.
    관리 위원회의 임무에 관한 제6조에 제7항과 제8항을 다음과 같이 추가한다.
    7. 단, 이사회는 협력 선교 위원회의 승인을 받은 경우를 제외하고, 법인 또는 이사회가 대표하는 선교본부가 어떤 의미로든 책임을 져야 하는 어떠한 부채도 부담하지 아니한다.
    8. 현지에 있는 이사회의 모든 조치는 미국 내 여러 협력 선교본부의 비준을 위하여 제출되어야 하며, 해당 선교본부가 승인을 거부할 경우 효력이 발생하지 않는다.
    현지 이사회는 매년 연간 예산에 대한 추산을 제출하고, 장로교회 선교본부가 총 지출 중 선교부의 정기 연간 예산에 포함해야 할 부분과, 현재 지출 규모의 증가분을 현지에서 제시된 당시의 실정에 따라 연간 예산에 반영해야 함을 양해한다.
    담당 총무는 조선에서 활동 중인 다른 선교본부들과 연락하여, 그들이 공동 조치를 취하였는지, 또는 취할 의향이 있는지 확인하라는 지시를 받았다.

(중략)

---

76) John L. Severance (Cleveland, O.), Letter to Oliver R. Avison (Pres., SUMC) (Jan. 28th, 1916)
77) Arthur J. Brown (Sec., BFM, PCUSA), Letter to Oliver R. Avison (Pres., SUMC) (Jan. 31st, 1916)

Arthur J. Brown (Sec., BFM, PCUSA), Board Circular Letter to the Korea Mission, No. 316 (Feb. 10th, 1916)

THE BOARD OF FOREIGN MISSIONS
OF THE
PRESBYTERIAN CHURCH IN THE U. S. A.
156 FIFTH AVENUE
NEW YORK

OFFICE OF SECRETARY

AJB/_
No. 316   February 10, 1916

In Re. Minutes of Annual Meeting.

To the Chosen Mission

My dear Friends;

The Minutes of your Annual Meeting, September 12th~22nd, arrived the middle of January. (……)

As usual, a great many of your actions do not call for official action by the Board. (……)

(Omitted)

pp. 55, 62~64, 67~68. Union Medical College in Seoul.

The Board has noted this action with great satisfaction as it is quite in line with our hope for a considerable period. We have gone over the matter very carefully with Mr. John L. Severance and shown him the full text of your action, in view of the fact that his father, Mr. Louis H. Severance, expended such large sums on the property. The only questions that have arisen relate to the Field of Managers. The proposed constitution appears to give them an independence of the cooperating Missions and Boards which we are confident was not intended as we are persuaded that it is the desire of all concerned on the field to keep the institution in the closest touch with the Missions and Boards as an integral part of the work in Chosen. This is certainly the desire of our Board and of Mr. Severance. We are not quite clear either regarding the exact amount that will be expected from our Board, as the suggested proportionate responsibility at the top of P. 68 manifestly does not include all the expenditures on that basis. Mr. Severance and I have each written to Dr. O. R. Avison on this subject, our letters being dated January 28th and 31st respectively, and he will doubtless confer with the Property Committee of the Mission on the subject. The text of the Board's action is as follows:

> The Board approved the request of the Chosen Mission for 'permission to unite in medical work in Seoul with other Missions, the union work to be carried on in the Severance Medical Plant and to include all forms of the medical and medical educational work of that institution,' and the Board approved the tentative basis of union, stated on pp. 55, 62-64 and 67-68 of the printed Minutes of the Annual Meeting of the Mission, subject to the following additions:
>
> That sub-sections Nos. 7 and 8 be added to Article VI on the Duties of the Board of Managers as follows:
>
> 7. Provide, however, that the Board of Managers shall not incur any debt for which the Corporation, or the Boards of Missions which they represent, shall be in any sense responsible except as authorized by the co-operating Boards of Missions.
>
> 8. All proceedings of the Board of Managers on the Field shall be submitted for ratification to the several co-operating Boards of Missions in America for their approval and shall not become effective if these Boards of Missions refuse their approval.
>
> It is understood that the Field Board of Managers shall present estimates for the annual budget from year to year, that portion of the total expenditure which is to be met by the Presbyterian Board to be included in the regular annual estimates of the Mission and any increase in the present scale of expenditure to be considered on its merits at the time as presented from the field in these annual estimates.
>
> The Secretary in charge was instructed to correspond with the other Boards having work in Chosen with a new of ascertaining whether they have taken, or are disposed to take, concurrent action.

(Omitted)

19160214

호러스 G. 언더우드(도쿄)가
올리버 R. 에비슨(서울)에게 보낸 편지 (1916년 2월 14일)

기독교 청년회 방(方),
일본 도쿄 간다,
1916년 2월 14일

O. R. 에비슨 박사,
   한국 서울

친애하는 에비슨 박사님,

   저는 며칠 전에 박사님께 병원비와 학교의 일부 물품 문제에 관하여 편지를 썼습니다. 저는 더 특별히 재단법인, 그리고 동일한 문제에 대한 박사님의 1월 28일자 편지와 관련하여 이 편지를 쓰고 있습니다. 저는 이 모든 일에 시간이 걸린다는 사실을 충분히 이해하고 있으며, 박사님이 이 문제를 추진하기 위하여 최선을 다하지 못하였다고 말할 필요는 없습니다. 저는 도쿄로 서류를 보내고 받는 과정에서 발생하는 시간 손실을 제외하면 실질적인 시간 손실은 없었다는 것을 충분히 알고 있습니다.

   이제 법인 설립 서류에 대해서입니다. 저는 우리가 두 가지 일을 염두에 두고 있다가 이 두 가지 일이 뒤섞여 상황이 다소 복잡해질 수 있다는 인상을 받고 있습니다. 첫째, 우리는 이 기관이 항상 하나님의 말씀에 기초하고, 그 가르침에 항상 하나님의 말씀을 기반으로 하는 기독교 기관이어야 한다는 사실을 명시하는 법인 정관을 마련하고자 합니다. 정관에 관한 한, 만약 이것이 확보된다면 우리는 만족해할 것이며, 저는 앞으로 말씀드릴 수정 사항이 있을 수 있지만, 박사님이 작성한 정관에도 이 내용이 포함되어 있을 것으로 생각합니다.

   둘째, 우리가 확보하고자 하는 것은, 이 기관의 이사와 교사를 임명할 때 그들은 항상 신앙에 건전한 사람이어야 하며, 따라서 본국의 통로를 통하여 임명되어야 한다는 것입니다. 이 문제는 이사회 혹은 관리회를 선출할 협회를 이루는 여러 선교본부와 협회 사이의 합의를 통하여 더 잘 해결될 수 있지 않을까요? 저는 이러한 종류의 조정이 가능하며, 그러한 성격의 합의가 본국에서 당사자들 사이에 이루어졌다면, 우리가 바라는 것과 뉴욕 측에서 바라는 것을 모두 확보할 수 있을 것이라고 생각합니다. 만약 그러한 계획이 타당하다면, 사도신경에 대한 모든 언급을 삭제한 박사님께서 작성하신 정관을 통과시킬 수 있으며, 본국에서 체결된 선교본부 사이의 합의에 반영할 수 있습니다. 피어선 기념 성경 학원의 보호를 위하여 삽입된 조항은 대학에도 같은 목적으로 삽입할 수 있습니다. 저는 이러한 제안을 드리고자 하며, 이 문제에 대한 노블 박사의 의견을 들어보시면 감사하겠습니다.

이제 그들이 제가 언급할 필요가 있다고 여길만한 여러 조항을 살펴보겠습니다.

제1조는 제가 편지에서 썼던 대로 구술하는 중에 '의(of)와 '대학'(College) 사이에 공백을 두지 않아 약간 잘못 작성되었습니다. 따라서 그것은 다음과 같이 수정해야 합니다.

> 이 법인은 ___ 대학의 조선 기독교 연합 재단법인이라 칭한다.

제2조는 괜찮습니다.

제3조 저는 위에서 언급한 기독교 기준에 관한 문제가 선교본부 사이의 합의로 해결될 수 있다면 모든 것을 포괄한다고 생각합니다. 만일 이 조항을 지금처럼 읽는 것에 이의가 있다면, 이 문제에 대하여 논의하던 중 도쿄의 저명한 일본인 중 한 명이 현재는 제3조인 제2조의 후반부를 일부 일본 교육기관에서처럼 다음과 같이 읽도록 해야 한다고 조언하였습니다.

> "이 대학은 기독교 성경의 가르침에 기반을 두고 있으므로 윤리 교육에 있어 다음을 준수한다." 등

그러나 제 생각에는 제3조가 통과될 수 있다면 제가 위에서 제안한 대로 하는 것보다 나을 것입니다.

제가 위에 제안한 대로 합의가 될 수 있다면 **제7조**는 다음과 같이 될 것입니다.

> 이 법인의 모든 구성원들은 반드시 일본 제국의 영토 안에 거주해야 한다. 이사, 임원, 그리고 교수들은 반드시 기독교 성경을 믿어야 한다.

저는 이 조항이 현 상태로는 다소 미흡하다고 생각합니다. 왜냐하면 기독교 성경을 믿지 않는 사람들을 교수진에 포함시키지 않더라도 채용할 수 있게 되기 때문입니다. 제 생각에는 다음과 같은 표현이 더 좋을 것 같습니다.

"이 법인의 업무를 담당하는 이사, 임원, 그리고 고용된 사람들은 ……" 등

제15조(이것은 박사님의 편지에서 언급된 조항의 정확한 번호임)는 부교장에 대한 언급이 맞습니다만, 부교장에게 특정 특별 업무가 배정될 수 있다는 점을 제안하고 싶으며, 다음과 같이 기술하는 것이 적절하지 않을까 싶습니다.

부교장은 교장의 부재 시 언제든지 그 자리를 대신하고, 이사회가 배정할 다른 업무들을 수행한다.

저는 이것이 모든 논점들을 담고 있다고 생각하며, 만일 박사님이 이렇게 처리하실 수 있다면 저는 박사님이 제대로 일을 하시는 것이라고 생각합니다.

제가 이해하는 한자는 등록 담당자입니다. 미안하지만 박사님이 이 재단법인의 정관에 따라 미국 북감리교회 선교부와 우리 선교부가 추가 대표를 임명하는 문제를 처리해 주시겠습니까? 저는 첫 번째 선출에 참여하였던 모든 사람들에 대한 회람 편지가 이 문제를 다룰 것으로 예상하며, 이러한 회람 편지가 필요하지 않을 수도 있습니다. 밀러 씨[78]) 가족의 부재로 인하여 이사회의 공석이 발생하였을 때 서울 지부가 이사회 이사의 지명 및 선출에 크게 관여하였기 때문에, 서울 지부의 회장이 임명을 맡았고 우리는 선교본부에 이를 통보하였습니다. 이 문제에 대하여 박사님이 쿤스 씨와 상의하시고, 의견 일치를 확보하여 우리가 법인을 제대로 설립할 준비가 되었을 때 지체되지 않도록 누군가를 임명해 주시면 감사하겠습니다. 그리고 그동안 본국으로부터 그 문제에 대한 언질을 확보해야 합니다.

저는 지금 노스 박사 및 브라운 박사께 지금까지의 일에 대하여 편지를 쓰고 있으며, 조만간 어떤 모금을 하게 되기를 희망하고 있습니다. 어쨌든 우리는 우리 몫의 일을 계속 진행해야 하며, 저는 머지않아 우리가 미국에서 열린 연석 위원회 회의에서 어떤 일이 있었는지 알려줄 어떤 소식을 받게 될 것으로 예상하고 있습

---

78) 에드워드 H. 밀러(Edward H. Miller)를 말한다.

니다.

　우리는 이곳에서 꽤 잘 지내고 있습니다. 우리는 호텔에 편안하게 지내고 있고, 언더우드 부인이 외출을 자주 못하는 것을 제외하면 이곳에서의 생활은 아주 만족스럽습니다. 저의 건강은 다소 나아졌지만, 여전히 소화가 잘되지 않고 하부 소장의 통증은 예전처럼 심한 것 같습니다. 제 생각에는 아직 위(胃)의 기능을 개선하는 데 성공하지 못하였기 때문인 것 같습니다. 저는 우리가 이곳에서 변화를 가져올 수 있게 되기를, 그리고 그것이 전체 기관 계통에 더 큰 변화를 가져올 수 있게 되기를 바라고 있습니다.

　저는 일본어 공부에 매진하고 있지만, 새로운 단어와 규칙을 너무 많이 받아들이다 보니 언어 소화불량에 걸릴 위험에 처해 있습니다. 저는 가끔은 끊임없는 반복에 꽤 긴장되기도 하지만, 제가 하고 있는 연습이 도움이 되고 있고, 3개월 안에 일본어를 전부 다 배울 수 있을 것이라고 기대하지는 않지만, 어느 정도까지는 할 수 있을 것이라고 생각합니다.

　　(서명) H. G. 언더우드

Horace G. Underwood (Tokyo), Letter to Oliver R. Avison (Seoul) (Feb. 14th, 1916)

c/o Y. M. C. A.,
Kanda, Tokyo, Japan,
February 14, 1916.

Dr. O. R. Avison,
　Seoul, Korea.

Dear Dr. Avison: -

　I wrote yon the other day in regard to the matter of the hospital charges and certain school items. I am writing this more especially in connection with the Zaidan Hojin and your letter in regard to the same, dated January 28th. I understand fully all these things take time and there is no need for you to suggest that you have not been doing your best to have the matter pushed, through. I realize fully that there has been no real loss of time except such as comes through the necessity of sending these things back and forth to Tokyo.

Now in regard to the papers of incorporation - I am under the impression that we are after two things and consequently in the mixing of these two things we are apt to get things somewhat complicated. In the first place we desire to have articles of incorporation that shall establish the fact that this institution shall always be a Christian institution founded on the Word of God and always based in its teaching upon the same. Now as far as the articles of incorporation are concerned, if this is secured, we ought to be satisfied and I am under the impression, although there may be as I shall talk further certain modifications, that your articles as drawn up cover this.

The second thing that we are desirous of securing is that in the appointment of directors and teachers in this institution they shall always be men who are sound in the faith and as such have to be appointed through the channels from home, cannot this thing be rather better obtained by agreement between the various Boards and Associations that are forming this Association as to the class of men that they will elect on this Board of Directors, or Managers. I should think that arrangements of this kind can be made and that an agreement of such a nature, having been entered into between the parties at home, ought to enable us to secure what we desire at this end and what 1s desired from the New York side too. If such a plan is advisable, then the articles as drawn up by you, omitting all reference to the Apostles Creed, can be passed and in the agreement between the Boards as entered into at the home end. The clause as inserted for the protection of the Pierson Memorial Bible Institute can be inserted for the same purpose in connection with the college. I would make this suggestion and would be glad if you would consult with Dr. Noble as to what his ideas would be in regard to this matter.

Now let me take up the various articles as they seem to me to need mentioning:

Article I as written out is slightly wrong because in dictating they have omitted to leave a blank space between the words "of" and "college". It should therefore read:

> "This Hojin (local person) shall be styled the Chosen Christian Union Zaidan Hojin of _____ college."

Article II is all right.

Article III I think covers everything if the matter as referred to above concerning the Christian standards, can be covered by the agreements between the Boards. If there is any objection to the Article reading a it reads here one of the prominent Japanese in Tokyo in talking over this question suggested to me that the second half of Article II, which would now be Article III, should be made to read somewhat as it has been made to read in some of the Japanese institutions where it says:

> "This college being founded on the teachings of the Christian Bible shall in its ethical instruction always adhere" etc.

but I think if Article III as you have it can go through it will be better than to have it as I have proposed above.

Article VII if the agreement as proposed can go through will read

> "All the members of this Hojin must have their residence within the bounds of the Empire of Japan The managers, officers and members of the faculty must be believers in the Christian Bible."

This article as it stands is, I am afraid, somewhat weak because that would allow the employment of others, if they were not put on the faculty, who were not believers in the Christian Bible and it seems to me a wording somewhat as follows would be better:

> "The managers, officers and those employed by them to do the work of this Hojin shall be" etc.

In Article XV (which is the proper numbering of the article referred to in your letter) reference to the vice-president is correct except that I would like to propose that there might be certain special duties assigned to the vice-president and I wonder whether it should not read about as follows:

> "The vice-president shall take the place of the president whenever the latter is absent, and such other duties as shall be assigned by the Board of Managers."

I think this covers all the points and if you can get this put through in this way I think you will be doing a good work.

The Kanji as I understand it is the registrar. Will you not please take steps to have the matter of the appointment of extra representatives in accordance with this Zaidan Hojin by the Methodist Church, North and by our own Mission. I presume a circular letter to all those who participated in the first election will cover the question and it might turn out that this was not necessary. As Seoul Station has been so largely the factor in the nominating and election of the Board of Managers in the case of the vacancy caused by Mr. Millers' absence the chairman of Seoul Station did the appointing and we notified the Board. I would be glad if you would consult with Mr. Koons in regard to this matter and, securing a consensus of opinion, see to it that someone is appointed so that when we are ready to go on and properly form our corporation there shall be no further delay and in the meantime we have also to secure word from home in regard to the matter.

I am writing now to Dr. North and Dr. Brown in regard to the work thus far and am in hopes that we shall speedily get some sort of a raise. Anyway we must push forward our part of the work and I presume ere long we shall get some word that will tell us what was done at the meeting of the joint committees in America.

We are doing fairly well here. We are comfortably situated at the hotel and with the one exception of Mrs. Underwood being unable to get out much we are enjoying our stay here. My own personal health is somewhat better though I still find my digestion bothers me not a little and the difficulty existing in the lower intestine seems to be as acute as ever. My feeling is that this is due to the fact that we have not yet succeeded in bringing about an improvement in the action of the stomach. I am in hopes that we shall be able to bring about a change here and that will bring a still further change in the whole system.

I am pushing on the work of studying Japanese though I almost feel as though I am taking in so many new words and so many new rules that I am in great danger of having linguistic indigestion. At times I get quite nervous over the constant repetition but the practice that I am getting is doing me good and while I do not expect in three months to learn all Japanese I think I will be able to do a smattering at it.

Signed Horace G. Underwood

19160216

아서 J. 브라운(미국 북장로교회 해외선교본부 총무)이 프랭크 M. 노스(미국 북감리교회 해외선교본부 총무), 윌리엄 W. 핀슨(미국 남장로교회), 새뮤얼 H. 체스터(미국 남장로교회 해외 선교위원회 총무), 로버트 P. 매케이(캐나다 장로교회 총무), 프랭크 N. L. 페이튼(호주 장로교회)에게 보낸 편지 (1916년 2월 16일)

CABLE ADDRESS:
"INCULCATE" NEW YORK

TELEPHONE
822 GRAMERCY

THE BOARD OF FOREIGN MISSIONS
OF THE
PRESBYTERIAN CHURCH IN THE U.S.A.
156 Fifth Avenue
NEW YORK

OFFICE OF SECRETARY

1916년 2월 16일

AJB/K.

신학박사 프랭크 메이슨 노스 목사 - 뉴욕 시
신학박사 W. W. 핀슨 목사 - 테네시 내슈빌
신학박사 S. H. 체스터 목사 - 테네시 내슈빌
신학박사 R. P. 매케이 목사 - 캐나다 토론토
신학박사 프랭크 N. L. 페이튼 목사 - 호주 멜버른 귀중

   저는 세브란스 의학교와 그 부속병원, 간호부 양성소를 연합 기관으로 만드는 계획에 대해 여러분들이 조선으로부터 직접 들었을 것으로 생각합니다. 우리 선교본부는 2월 7일에 이 문제에 대하여 조치를 취하였으며, 저는 우리 조선 선교부로 보낸 저의 공식 답변의 사본[79]을 첨부합니다.

(중략)[80]

   저는 귀 선교본부에서 어떤 조치를 취하였는지, 그리고 그 판단이 우리 선교본부의 판단과 일치하는지 알려주시면 감사하겠습니다. 우리는 계획이 순조

---

79) Arthur J. Brown (Sec., BFM, PCUSA), Board Circular Letter to the Korea Mission, No. 316 (Feb. 10th, 1916).
80) 공식 답변의 사본 내용은 이 책의 609~610쪽을 참고할 것.

롭게 진행되기를 간절히 바라고 있습니다.

안녕히 계세요.
[아서 J. 브라운]

Arthur J. Brown (Sec., BFM, PCUSA), Letter to Frank M. North (Sec., BFM, MEC), William W. Pinson (PCUS), Samuel H. Chester (Sec., ECFM, PCUS), Robert P. Mackay (Sec., PCC), Frank N. L. Paton (APC) (Feb. 16th, 1916)

THE BOARD OF FOREIGN MISSIONS
OF THE
PRESBYTERIAN CHURCH IN THE U.S.A.
156 Fifth Avenue
NEW YORK

February 16th, 1916.

AJB/K. Sent to
Rev. Frank Mason North, D. D. - New York
Rev. W. W. Pinson, D. D. - Nashville, Tenn.
Rev. S. H. Chester, D. D. - Nashville, Tenn.
Rev. R. P. Mackay, D. D. - Toronto, Canada
Rev. Frank N. L. Paton, D. D. - Melbourne, Australia

 I assume that you have heard directly from Chosen of the plans for making the Severance Medical College and its affiliated hospital and nurses' training school a union institution. Our Board acted on the subject February 7th and I append a copy of my official reply to our Chosen Mission:

(Omitted)[81]

---

81) For the original reply of Dr. Brown to the Korea Mission, see pp. 611~612 of this source book.

I shall be glad to know what action your Board has taken and whether its judgment coincides with that of our Board. We earnestly hope that the plans can be carried through.

Sincerely yours,
[Arthur J. Brown]

19160304

프랭크 F. 노스(미국 북감리교회 해외선교본부 총무)가 아서 J. 브라운(미국 북장로교회 해외선교본부 총무)에게 보낸 편지 (1916년 3월 4일)

Board of Foreign Missions
Of the METHODIST EPISCOPAL CHURCH
150 Fifth Avenue
NEW YORK CITY

PRESIDENT
BISHOP LUTHER B. WILSON
CORRESPONDING SECRETARIES
S. EARL TAYLOR
WILLIAM F. OLDHAM
FRANK MASON NORTH

TREASURER
GEORGE M. FOWLES
RECORDING SECRETARY
STEPHEN O. BENTON
GENERAL CORRESPONDING
SECRETARY EMERITUS
ADNA B. LEONARD

CABLE ADDRESS: MISSIONS   PHONE 7790 CHELSEA

1916년 3월 4일

신학박사 아서 J. 브라운 목사,
　　뉴욕 시 5 애버뉴 156

친애하는 브라운 박사님,

　　고마츠 님과의 서신 사본이 동봉되어 있는 박사님의 2월 29일자 편지에 감사드립니다.
　　이제 한두 가지 다른 사항에 대해 말씀드리겠습니다. 저는 브루클린의 커만 목사의 요청으로 리드 박사가 저에게 보내준 오귀스트 데 리그네리스 박사와 관련된 서류를 수령하였음을 알려드립니다. 저는 이 문제에 대하여 다소 의아해하고 있습니다. 가든 시티 회의에 참석하였다는 것 외에는 제가 알지 못하는 커만 박사가 우리 이사회가 리그네리스 박사를 연합의학교의 후보로 추천하지 않겠느냐고 물었던 것입니다. 저는 이렇게 하는 것을 주저하고 있으며, 이 문제가 귀 선교본부에 제출된 것도 의아합니다. 제가 이해하기로는, 이 건은 선교사 중에서 후보자를 추천하는 목적을 달성하기 위한 조치입니다. 저는 제안된 후보자가 대학의 이사회에서 특별히 원하는 후보인지는 모르겠습니다. 저는 우리가 추천하는 후보자는 당연히 우리가 어느 정도 신뢰하고 있고, 그 인격과 교육 수준을 확실한 정보로 뒷받침할 수 있는 사람들이기 때문에, 우리는 이러한 조치를 취하는 데 주저할 것으로 생각하고 있습니다. 만일 이 후보자의 임명에 대한 강한 열망이 있다면, 선교본부의 대표들로 구성된 교수 위원회가 이 후보자를 선정하고 선교부 중 어느 한 곳에 절대적인 책임을 지우지 않는 것이 바람직하다는 데 동의할 수 있지 않을까요?

저는 또 다른 문제가 우려스럽습니다. 세브란스 병원을 위한 임명자 문제에 대하여 리드 박사와 전화 통화를 한 것은 이해하였다고 생각합니다. 하지만 저는 박사님의 지난 달 29일자 편지를 도무지 이해할 수 없습니다. 한국에서 활동하는 선교본부 사이에 세브란스 병원과 의학교에서 협력 방식에 대하여 어느 정도 합의가 있었던 것 같습니다. 저는 그러한 회의나 선교본부가 박사님의 생각처럼 협력을 약속한 어떤 조치를 취한 적이 있는지 기억나지 않습니다. 이것이 선교 현장에서 연합 활동을 위한 적절한 기반을 확보하기 위한 노력에서 여러 번 이루어진 느슨한 합의나 이해 중 하나일 가능성이 있습니까? 저는 이 문제에 대한 귀 선교본부의 결정을 알려 주신 박사님의 2월 16일자 편지를 시의적절하게 받았고, 이에 대한 답변을 드리고, 우리는 추가 협의를 갖기로 하였습니다. 귀 선교본부는 조치에서 일부 추가 또는 수정 사항을 포함한 연합의 잠정적 기준을 승인한 것 같습니다. 제가 이해하는 바로는 연합의 기반이 모든 관련 선교본부에서 완전히 받아들여진 것은 아닙니다. 작년에 제가 부재 중이었을 때, 에비슨 박사가 이곳에 있었을 때 올덤 박사 및 존스 박사와 논의가 있었지만, 제가 선교지로부터 돌아오기 전까지는 아무런 조치도 취해지지 않았습니다. 저는 한국에 있는 선교부로부터 에비슨 박사가 자신이 가졌던 논의에 대하여 했던 설명은 제가 보기에는 사실관계가 뒷받침하는 것보다 훨씬 낙관적이었다는 것을 알게 되었습니다. 저는 이것이 어떻게 가능한지 충분히 이해합니다. 선교부는 협력에 대한 관심과 희망, 그리고 기존에 존재하는 기반 위에서 협력을 지속할 의향을 표명하였습니다. 다만, 제안된 협정에 따라 협력을 진행하기로 한다면, 여러 선교사와 상당한 금액의 자금이 필요할 것입니다. 이는 현재와 같은 지원뿐만 아니라 기관의 기본금으로도 사용될 수 있습니다. 따라서 이 문제는 정규 예산에서 완전히 벗어나 재정이 지원되어야 합니다. 참고로, 정규 예산은 아직 우리 사업을 완전히 지원할 만큼 충분히 확보되어 있지 않습니다. 이러한 상황에서 선교본부는 다음과 같은 조치를 취하였습니다.

"1914년 10월 30일 우리 선교부가 취한 조치를 바탕으로, 한국 선교부가 서울 세브란스 병원과 관련하여 합의한 업무 협정이 시행되어 왔다. 회의록의 내용은 다음과 같다.

'밴버스커크 박사가 연합의학교의 정관에 대하여 보고하였다. 특히 이 의학교와 관련된 우리 의료 활동 정책이 논의되었고, W. A. 노블 씨의 제안에 따라 정관에 명시된 협력 계획이 이 연합 활

동의 임시 기반으로 채택되었다.'

"제안된 정관은 재무 위원회에 제출되었다. 이러한 조치에 따라 우리 선교사 중 한 명인 밴버스커크 박사가 세브란스 병원과 협력하여 일하도록 임명되었다. 우리 선교본부의 공식적인 발표는 없었지만, 지난 가을 에비슨 박사와 총무들 사이에 비공식 회의가 있었다.

"우리 선교부는 연합 제안을 환영하며, 선교본부도 분명 환영할 것이다. 하지만 정관에 포함된 재정 상황은 한국 선교부의 예산에 심각한 부담을 줄 것이며, 기록에 따르면 우리 선교본부와 한국 선교부, 그리고 우리 선교본부와 다른 협력 선교본부 사이에는 이 문제에 대한 어떠한 합의도 이루어지지 않았다. 이러한 상황을 고려하여

"위원회는 선교본부가 서울에서 연합 의료 활동에 참여하고자 하는 의지를 재확인하고, 관련 조건을 선교지의 재무 위원회 및 참여를 희망하는 선교본부 대표들과 즉시 서신 및 협의할 것을 권고한다. 또한, 그 동안 우리 선교부가 조율한 사항과 학교에서 협력할 선교사 한 명의 임명을 승인할 것을 권고한다.
채택됨."

우리는 다른 조치를 취할 수 없습니다. 따라서 박사님은 현재 안식년 중이지만 곧 선교지로 복귀하여 학교와 병원 업무에서 예전처럼 자신의 자리를 담당할 의사인 밴버스커크 박사 외에는 지원이나 약사 또는 다른 사람의 책임을 맡아달라는 박사님의 요청을 충족할 수 없다는 것을 즉시 알게 되실 것입니다.

우리에게 제출된 문서는 '잠정적 원칙'으로 표시되어 있습니다. 이곳의 선교본부 대표들이 이 원칙의 수용 또는 그 조건에 따른 협력을 결정하는 회의를 가졌습니까? 그렇지 않다면, 귀 선교본부가 세브란스 병원 및 의학교와의 긴밀한 관계를 고려할 때 더 큰 지원에 기여하는 것은 전적으로 정당할 수 있지만, 우리 선교본부는 관련된 책임을 명확히 고려하고 수락하기 전까지는 그러한 조치를 취해서는 안 될 충분한 이유가 있습니다. 에비슨 박사가 이곳에 있었고, 올덤 박사, 존스 박사와 논의하였을 때 약사 지원 문제가 제기되었습니다. 존스 박사가 저에게 알려준 바와 같이, 당시 에비슨 박사는 한국의 재정 상황을 고려할 때 선교본부가 이 목적을 위하여 약사를 추가하는 것을 고려할 가능성이 거의 없다는 조언을 받

았습니다.

저는 쿡 씨의 증명서에 대하여 박사님께 감사드리며, 이제 돌려드립니다.

저는 선교본부를 대표하여 서울 세브란스 병원 및 의학교의 협력 기반 마련에 관한 논의에 기꺼이 임하겠습니다. 저는 우리에게 책임이 주어지고 선교본부가 실제로 수락하는 명확한 이해와 합의가 이루어지기 전까지는, 잠정적으로 합의한 사항 외에는 선교본부가 어떠한 특정 사항에 대해서도 구속력을 가지라고 조언하지 않을 것입니다.

안녕히 계세요.
F. M. 노스

동봉물
FMN:T

Frank F. North (Sec., BFM, MEC), Letter to Arthur J. Brown (Sec., BFM, PCUSA) (Mar. 4th, 1916)

Board of Foreign Missions
Of the METHODIST EPISCOPAL CHURCH
150 Fifth Avenue
NEW YORK CITY

PRESIDENT
BISHOP LUTHER B. WILSON
CORRESPONDING SECRETARIES
S. EARL TAYLOR
WILLIAM F. OLDHAM
FRANK MASON NORTH

TREASURER
GEORGE M. FOWLES
RECORDING SECRETARY
STEPHEN O. BENTON
GENERAL CORRESPONDING
SECRETARY EMERITUS
ADNA B. LEONARD

CABLE ADDRESS: MISSIONS   PHONE 7790 CHELSEA

March
Fourth
1916.

The Rev. Arthur J. Brown, D. D.,
　156 Fifth Avenue, New York City.

My dear Dr. Brown: -

　　Let me acknowledge your favor of acknowledge your favor of February 29th, enclosing copies of the correspondence with the Honorable M. Komatsu.

　　Referring now to one or two other matters: Let me acknowledge the receipt from Dr. Reed of the papers concerning Dr. Auguste des Ligneris sent me at the request of the Rev. Kerrmann, of Brooklyn. I am somewhat puzzled by this matter. Dr. Kerrmann, whom I do not know excepting as he was present at the Garden City Conference, has asked whether our Board would not recommend Dr. Ligneris as one of our nominees for the Union Medical College. I hesitate to do this and wonder the matter has been presented to your Board. My understanding of the case is that it is in pursuance of the purpose that the nomiees shall be from missionary sources that this is done. I have not learned whether the proposed nominee is particularly desired by the Trustees of the College or not. I think we would hesitate to take this action, since those whom we nominate would naturally be men upon whom we had some hold and whose character and training we could from definite knowledge underwrite. If there is a great desire for this man to be appointed, would it not be possible for the Committee on Faculty, upon which are representatives of the board, to agree that it would be desirable that he should be chosen and not make any one of the Missions absolutely responsible for it?

Another matter gives me some concern. I think I understood the conversation by telephone with Dr. Reed in the matter of the appointee for the Severance Hospital. I am however at a loss to understand your favor of the 29th ultimo. It would seem as though there must have been some understanding between the Boards having work in Korea, touching the method of cooperation in the Severance Hospital and College. I have no recollection of such a conference nor of any action on the part of our Board that has committed it to the cooperation that seems to be in your mind. Is this possibly another of those loose agreements or understandings which have occurred more than once in the effort to secure a proper basis for union work in the mission field? I received in due course your favor of February 16th, giving the action of your Board on this matter, and had it in mind to respond and that we would have some further conference about it. Your Board in its action seems to have approved the tentative basis of union, with certain additions or modifications. The basis of union as I understand it, however, has not been accepted in full by all the Boards in interest. When Dr. Avison was here last year, in my absence, there was some conference with Dr. Oldham and Dr. Jones, but no action was taken pending my return from the field. I learned from the Mission in Korea that the representation made by Dr. Avison, of his conference, was rather more optimistic than it would seem to me the facts would warrant. I quite understand how this could be. The Mission has expressed its interest and its desire for cooperation and its readiness to continue to do so upon the basis already existing, but specifically requests that if we propose to go into the cooperation on the basis of the propose agreement, which would require of us several missionaries and a considerable sum of money, not only for current support but for the endowment funds of the institution, the matter should be entirely financed outside of the regular budget, which, by the way, has not yet been built up to the point of full support of our work. Under these conditions the action of our Board was as follows:

> Based upon action taken by our Mission on October 30, 1914, a working arrangement agreed to by our Mission in Korea, in connection with the Severance Hospital in Seoul, has been in operation. The Minute is substantially as follows:

'Dr. Van Buskirk reported on the Constitution of the Union Medical School. The policy of our medical work, especially in regard to this school, was discussed, and on motion of W. A. Noble the plan of cooperation as set forth in the Constitution was adopted as the temporary basis of work in this line of union effort.'

The Constitution proposed was before the Finance Committee. Under this arrangement one of our missionaries, Dr. Van Buskirk, has been assigned to work in cooperation with the Severance Hospital. No formal presentation has been made to our Board, though informal conferences were held between Dr. Avison and the Secretaries last autumn.

While the proposal for union is welcome to our Mission and doubtless would be to our Board, the financial conditions involved in the memorandum of constitution would lay serious obligations upon the budget of Korea, and there has been no agreement so far as the records go between our Board and the Mission in Korea on this matter nor between our Board and the other cooperating Boards. In view of this situation

Your Committee recommend that the Board reaffirm its desire to participate in union medical work in Seoul and that the conditions involved be at once made the subject of correspondence and consultation, both with the Finance Committee on the field and the representatives of the Boards expecting to participate; and that in the meantime the adjustment made by our Mission and the appointment of one of our missionaries to cooperate in the school is approved.
Adopted.

We could take no other action. You will see at once therefore that we are not in a position to meet your request that we take the responsibility of the support or a pharmacist or of any one else than the physician who is now on furlough, Dr. Van Buskirk, but is about to return to the field and take his place as formerly in the work of the School and Hospital.

The document submitted to us is designated "A tentative basis." Have the representatives of the Boards here had a conference that determines the acceptance of this basis or cooperation on its terms? If not, while your Board may be entirely justified, in view of its close relationship to the Severance Hospital and College, in contributing to its larger support, there is every reason why our own Board should take no such action until it has definitely considered and accepted the responsibilities involved. When Dr. Avison was here and conferred with Dr. Oldham and Dr. Jones the matter of the support of a pharmacist was presented and Dr. Avison was advised at that time, as Dr. Jones informs me, that there was probably no possibility, in view of the financial situation in Korea, of our Board giving any consideration to the addition of a man for this purpose.

I beg to thank you for the credentials of Mr. Cook, which I am herewith returning.

I shall be more than glad on behalf of our Board to enter into conference on the question of a basis of cooperation for the Severance Hospital and Medical College in Seoul. I shall not advise the Board that it is bound in any particular beyond what we have tentatively agreed upon until there is a definite understanding and agreement which places responsibility upon us and which we have ourselves actually accepted.

Cordially yours,
F. M. North

Enclosure.
FMN:T

19160306

아서 J. 브라운(미국 북장로교회 해외선교본부 총무)이 프랭크 F. 노스(미국 북감리교회 해외선교본부 총무)에게 보낸 편지 (1916년 3월 6일)

AJB/B   1916년 3월 6일

신학박사 프랭크 메이슨 노스 목사,
　뉴욕 시 5 애버뉴 150

친애하는 노스 박사님,

　　저는 오늘 아침 도착한 박사님의 4일자 편지[82]에 급히 답장드립니다.
　　우리 선교본부는 오귀스트 데 리그네리스 박사를 임명할 수 없다고 생각하고 있으며, 저는 버트릭 박사도 중국 의료재단이 그를 지원할 준비가 되어 있지 않다고 생각한다는 것을 알고 있습니다. 리드 박사는 서류들을 박사님께 회부하면서 단순히 박사님의 선교본부가 그를 활용할 수 있는지에 대한 질문을 제기하고자 하였습니다. 우리는 그를 본 적이 없으며, 브루클린의 커만 박사가 우리에게 제공해 준 정보만 가지고 있을 뿐입니다. 커만 박사는 리그네리스 박사가 해외 선교 사업을 위하여 확보될 수 있기를 몹시 바라는 듯합니다. 커만 박사가 이 문제를 매우 강력하게 주장하였고, 우리는 그를 활용할 수 없으므로, 리드 박사는 박사님께 그를 원하는지 여부를 결정할 기회를 주어야 한다고 생각하였습니다.
　　서울의 세브란스 병원에 관하여 제가 이해한 바는 박사님의 서한에 명시된 내용, 특히 박사님이 인용한 선교본부의 조치와 실질적으로 일치합니다. 즉, 선교지에 있는 선교사들은 그 기관을 연합기관으로 만들고 싶어 합니다. 그들은 정관과 연합의 기반을 작성하였습니다. 우리 장로교회 선교본부는 그것을 일부 수정 사항과 함께 공식적으로 승인하였으며, 저는 한국에서 사역을 하는 다른 선교본부에 우리 조치의 사본을 보내서 그들도 같은 조치를 취하였는지 또는 취할 의향이 있는지 문의하였습니다. 이것이 제가 박사님께 2월 16일자로 보낸 편지의 취지이었습니다. 저는 박사님의 편지에서 선교본부가 아직 정관과 연합의 기반에 관하

---

[82] Frank F. North (Sec., BFM, MEC), Letter to Arthur J. Brown (Sec., BFM, PCUSA) (Mar. 4th, 1916)

여 공식적인 조치를 취하지 않았지만, 박사님이 인용한 조치를 통하여 '서울에서 연합 의료 활동에 참여하고자 하는 의지를 재확인'하였으며, 의료 선교사 중 한 명이 교수진으로 근무하고 있다는 사실에 주목하였습니다. 사실 저는 한 명 이상의 감리교회 선교사가 그런 식으로 봉사하고 있을 것이라고 생각하였습니다. 사실, 실제로 선교지에는 여러 선교부의 대표를 포함한 의학교 교수진과 병원 직원이 연합해 있어, 기술적인 명칭을 제외하고는 사실상 모든 면에서 연합이 성취되었습니다. 이런 상황에서 가장 크게 관련이 되어 있고, 지금까지 유지 보수 비용에서 엄청나게 큰 몫을 부담해 온 우리 선교본부는 다른 선교본부가 무엇을 할 수 있다고 생각하고 있는지 알고 싶어하는 것은 당연합니다.

저의 편지에 언급된 약사의 경우, 해당 기관에서 오랫동안 한 사람을 요청해 왔으며, 이제 그 사람을 찾았습니다. 교수진 중에 장로교회 선교사가 비교적 많은 것을 고려했을 때, 약사에 관한 자연스러운 질문은 다른 선교본부 중 하나가 그를 지원할 의향이 있는지의 여부라고 생각되었습니다.

박사님은 인용하시면서 선교본부의 조치가 취해진 날짜를 명시하지 않으셨지만, 서두에서 '1914년 10월 우리 선교부가 취한 조치에 근거한 것'이라고 명시되어 있으므로, 저는 박사님이 관련된 여러 선교본부를 대표하는 연합기관으로 기관의 지위를 완성하기 위하여 현재 필요한 추가 조치에 관하여 선교본부에 요청할 수 있는 길이 열렸다고 느끼셨으면 좋겠습니다. 제가 말씀드린 대로, 이 기관은 현재 귀 선교본부의 대표가 교수로 참여하고, '한국의 우리(귀) 선교부가 합의한 업무 협정'과 귀 선교본부의 조치에 따라 운영되고 있는 실질적으로 그렇게 운영되고 있는 기관입니다. 이제 우리는 문제를 해결하고 향후 임명과 유지 관리에 대한 책임을 공평하게 분배하기 위하여 필요한 조치를 취해야 하지 않을까요? 따라서 박사님이 현명하다고 생각하시는 추가 조치가 있다면 기꺼이 듣겠습니다.

안녕히 계세요.
[아서 J. 브라운]

Arthur J. Brown (Sec., BFM, PCUSA), Letter to Frank M. North (Sec., BFM, MEC) (Mar. 6th, 1916)

AJB/B   March 6, 1916.

The Rev. Frank Mason North, D. D.,
   150 Fifth Avenue, New York City.

My dear Dr. North: -

I hasten to reply to your letter of the 4th instant which arrived this morning.

Our Board feels unable to appoint Dr. Auguste des Ligneris and I understand that Dr. Buttrick feels that the China Medical Board is not prepared to support him. Dr. Reed, in referring the papers to you, simply wished to raise the question whether your Board could use him. We have never seen him and have only the information which Dr. Kerrmann of Brooklyn has secured for us. Dr. Kerrmann seems intensely anxious that Dr. Ligneris should be secured for foreign missionary work. As Dr. Kerrmann pressed the matter so strongly, and as we cannot use him, Dr. Reed felt that you should be given an opportunity to decide whether you wanted him.

About the Severance Hospital, in Seoul, my understanding is substantially in accord with that indicated in your letter, particularly in the action of your Board which you quote. That is to say, the missionaries on the field desire to make the institution a union one. They have drawn up a Constitution and basis of union. Our Presbyterian Board has officially approved it with certain modifications and I have sent a copy of our action to the other Boards having work in Chosen with an inquiry as to whether they have taken or are disposed to take concurrent action. This was intended to be the purposed to take concurrent action. This was intended to be purport of my letter to you of February 16th. I note in your letter that, while your Board has not yet taken official action on the Constitution and basis of union, it did, in the action which you quote, "re-affirm its desire to participate in union medical work in Seoul", and also that one of your medical missionaries has been serving on the faculty and staff. Indeed I had supposed that more than one Methodist missionary was serving in that way. As a matter of fact, there is actually on the field a union medical college faculty and hospital staff with representatives from several Missions, so that the union has been virtually consummated in everything but technical name. In these circumstances, our Board, which is most deeply concerned and which has thus far been furnishing an altogether disproportionate share of the cost of maintenance is naturally desirous of knowing just what the other Boards feel able to do.

As for the pharmacist, referred to in my letter, the institution has long been asking for one and a man has now been found. In view of the relatively large number of Presbyterian missionaries on the staff, it seemed to us that the natural question regarding the pharmacist would be whether one of the other Boards would be disposed to support him.

You do not give the date of the action of your Board which you quote, but as the opening sentence indicates that it was based upon action taken by our Mission October, 1914, I hope that you will feel that the way is clear to ask your Board to take some action regarding the further steps that are now necessary to complete the status of the institution as a union one representing the various Boards concerned. As I have said, this institution is now practically being conducted as such, with a representative of your board on the staff and on the basis of the "working arrangement agreed to by our (your) Mission in Korea" and the action of your Board which you quote. Shall we not now take the necessary steps for completing the matter and making an equitable distribution of responsibility for any further appointments and for maintenance. I shall be glad to hear therefore of any further action that you may think it wise to take.

Cordially yours,
[Arthur J. Brown]

새뮤얼 H. 체스터(미국 남장로교회 해외선교본부 총무)가
아서 J. 브라운(미국 북장로교회 해외선교본부 총무)에게 보낸 편지
(1916년 3월 6일)

1916년 3월 6일

신학박사 아서 J. 브라운 목사,
  5 애버뉴 156,
  뉴욕 시

친애하는 브라운 박사님,

    해외 선교 실행 위원회와 서울 세브란스 의학교의 현재 관계에 대한 박사님의 질의에 답변드리자면, 저는 1월에 열린 위원회 회의에서 전주 지부서 의료 업무를 담당해 온 토머스 H. 대니얼 박사가 서울로 가서 에비슨 박사를 도와 의학교 업무를 수행하도록 허가하는 조치가 취해졌다는 점을 말씀드립니다. 위원회는 또한 서울에 있는 그의 집세와 그의 거주지 변경과 관련된 일부 부수적 비용을 충당하였습니다.

    실행 위원회는 의학교와 관련된 추가적인 재정적 의무를 지는 것과 관련하여 아직 아무런 조치도 취하지 않았습니다. 현재 우리의 재정 상황을 고려하면 위원회가 이 업무를 위하여 추가 예산을 책정하는 것은 불가능하다고 생각합니다. 왜냐하면 대니얼 박사를 전주에서 철수시키면 필연적으로 그 병원의 의료 업무를 위하여 다른 사람을 지원해야 하기 때문입니다. 재정 상황에 유리한 변화가 생겨서 그 비용이 가능해 질 경우 저는 의학교의 현재 비용을 충당하기 위하여 선교본부가 기꺼이 역할을 다할 것이라고 확신합니다.

안녕히 계세요.
S. H. 체스터
  총무

Samuel H. Chester (Sec., BFM, PCUS), Letter to Arthur J. Brown (Sec., BFM, PCUSA) (Mar. 6th, 1916)

March 6th, 1916.

The Rev. Arthur J. Brown, D. D.,
 156 Fifth Avenue,
 New York City

Dear Dr. Brown: -

In answer to your inquiry as to the present relation of the Executive Committee of Foreign Missions to the Severance Medical College at Seoul, I would state that at the meeting of our Committee in January action was taken granting permission to Dr. Thomas H. Daniel, who has had charge of our medical work at Chung Ju Station, to go to Seoul and assist Dr. Avison in the work of the College. The Committee also made appropriation for his house rent at Seoul and for certain incidental expenses connected with his change of location.

The Executive Committee has taken no action as yet with reference to assuming any additional financial obligations connected with the Medical College. In the present state of our finances I feel confident that the Committee would feel unable to make additional appropriation for this work, inasmuch as the removal of Dr. Daniel from Chung Ju necessarily involves the support of another man for our medical work at that Station. I am satisfied that the Committee would be more than willing to do its part in meeting the current expenses of the Medical College should there be any favorable change in our financial condition to make that possible.

Cordially and fraternally yours,
S. H. Chester
 Sec'y

19160317

프랭크 M. 노스(미국 북감리교회 해외선교본부 총무)가
아서 J. 브라운(미국 북장로교회 해외선교본부 총무)에게 보낸 편지
(1916년 3월 17일)

Board of Foreign Missions
Of the METHODIST EPISCOPAL CHURCH
150 Fifth Avenue
NEW YORK CITY

PRESIDENT
BISHOP LUTHER B. WILSON

CORRESPONDING SECRETARIES
S. EARL TAYLOR
WILLIAM F. OLDHAM
FRANK MASON NORTH

TREASURER
GEORGE M. FOWLES
RECORDING SECRETARY
STEPHEN O. BENTON
GENERAL CORRESPONDING
SECRETARY EMERITUS
ADNA B. LEONARD

CABLE ADDRESS: MISSIONS   PHONE 7790 CHELSEA

1916년 3월 17일

신학박사 아서 J. 브라운 목사,
　　뉴욕 시 5 애버뉴 156

친애하는 브라운 박사님,

　　저는 이제 박사님의 6일자 편지[83])에 대하여 다음과 같이 답하겠습니다.
　　첫째, 우리는 오귀스트 데 리그네리스 박사의 사례를 검토하였으며, 그를 중국의 의료 선교사 중 한 명으로 임명하는 책임을 우리가 질 수 없다고 생각하였습니다. 따라서 저는 리드 박사가 친절하게도 저에게 보내준 그의 건에 대한 서류를 박사님께 돌려드립니다.
　　둘째, 세브란스 병원 건을 다시 언급하자면, 저는 이 건에 대한 우리의 이해에는 실질적인 차이가 없다고 생각하지만, 아마도 우리가 해당 문제에 대하여 완전히 동일한 견해를 갖고 있지는 않을 것입니다. 선교지에서 정관이 제정되었고 연합의 원칙이 마련되었으며, 선교부가 정기 예산 외의 기금을 확보할 수 있다면 그 원칙 하에 어느 정도 진행할 수 있지만 선교본부가 제안된 의무에 포함되는 것은 아닙니다. 감리교회 선교본부에 관해서는, 세브란스 병원에서 협력하도록 의료 선교사 한 명을 임명하는 것을 승인하면서, 우리가 공식적으로 밝힌 바와 같이 연합 활동에 대한 우리의 관심과 협력 의지를 표명한 것은 사실이지만, 선교지에서 채택된 이 원칙에 명시된 조건을 포함하는 계획을 분명히 한 것은 아닙니다. 분명히 이 원칙은 장로교회 선교본부에 제시되었고 박사님도 그것에 동의하

---

83) Arthur J. Brown (Sec., BFM, PCUSA), Letter to Frank M. North (Sec., BFM, MEC) (Mar. 6th, 1916)

였습니다. 그러나 저는 박사님이 박사님 자신을 위하여 동의하였다는 것을 인정할 것이고, 아마도 우리 선교본부를 위하여 그것에 동의할 책임을 졌다고 생각하지 않으실 것이라고 확신합니다. 박사님은 관련 선교본부들이 이 주제에 대하여 언제 협의하였거나 상호 합의에 도달하였는지에 대하여 저에게 알려주지 않았습니다. 박사님이 다른 선교본부에 귀 선교본부의 결정 사본을 친절하게 제공하였다는 사실만으로 문제가 해결된 것은 아닙니다. 박사님은 이 결정에 다른 선교본부들이 동시에 조치를 취하였거나 취할 의향이 있는지에 대한 질의를 첨부하였기 때문입니다. 저는 우리 선교본부가 취한 조치에 대하여 박사님께 알려드렸습니다. 선교지에서 협력을 수반하는 업무 협정이 체결되었다고 해서 사실상 연합이 성립되어 선교본부가 전혀 고려하지 않았고, 아주 최근까지 검토조차 하지 않았던 조건들에 구속된다는 원칙을 인정할 수 없습니다. 귀 선교본부가 유지 보수 비용을 비례에 맞지 않게 많은 부분을 부담해 왔다는 사실에 대한 어떠한 언급이나 강조도 귀 선교본부와 우리 선교본부 사이의 비례 배분 제안에 대한 명확한 합의가 없는 한 이 건과 관련이 없는 것으로 보입니다.

에비슨 박사는 이곳에 체류할 당시 가졌던 회의에서 관련 선교본부의 중대한 사안에 대한 실제 결정의 필요성을 간과하였거나 아니면 이해 당사자들이 아직 검토 중인 조치가 취해졌다고 가정하였을 수도 있습니다.

박사님은 최근 제가 박사님께 보낸 편지에서 인용한 우리 선교본부의 조치 날짜를 제가 밝히지 않은 것을 지적하였습니다. 우리 선교본부는 1915년 12월 21일 회의에서 해당 조치를 취하였습니다. 1914년 10월과 그 날짜 사이에 선교본부는 이 문제에 대하여 공식적인 조치를 취하지 않았습니다.

절차에 대한 저의 제안은, 선교지에서 결정된 원칙을 선교본부에 수용하도록 요청하는 것이 아니라, 이해 관계가 있는 선교본부 또는 그 대표들이 함께 모여 연합의 원칙이 만족스러운지, 그리고 선교본부가 이러한 종류의 합의에 따른 책임을 맡을 수 있는지 검토하는 것입니다. 따라서 저는 문제를 해결하고 책임을 공평하게 분배하기 위하여 필요한 조치를 취한다는 제안에 전적으로 동의합니다. 하지만 필요한 그런 조치에는 선교지에서 제출된 원칙과, 합의될 경우 각 선교부에 부여되는 책임도 포함되어야 합니다.

저는 이러한 문제들의 초기 조치를 취하는 우리 해외 행정 위원회에 관련 회의를 승인해 줄 것을 요청할 것이며, 그 후에 우리가 이 문제를 검토할 수 있을 것이라고 생각합니다.

안녕히 계세요.

F. M. 노스

동봉물
FMN:T

Frank M. North (Sec., BFM, MEC), Letter to Arthur J. Brown (Sec., BFM, PCUSA) (Mar. 17th, 1916)

Board of Foreign Missions
Of the METHODIST EPISCOPAL CHURCH
150 Fifth Avenue
NEW YORK CITY

PRESIDENT
BISHOP LUTHER B. WILSON
CORRESPONDING SECRETARIES
S. EARL TAYLOR
WILLIAM F. OLDHAM
FRANK MASON NORTH

TREASURER
GEORGE M. FOWLES
RECORDING SECRETARY
STEPHEN O. BENTON
GENERAL CORRESPONDING
SECRETARY EMERITUS
ADNA B. LEONARD

CABLE ADDRESS: MISSIONS   PHONE 7790 CHELSEA

March
Seventeenth
Nineteen Sixteen

The Rev. Arthur J. Brown, D. D.,
  156 Fifth Avenue, New York..

My dear Dr. Brown: -

Referring now to your favor of the 6th let me reply as follows:

First: We have considered the case of Dr. Auguste des Ligneris and do not feel that we can take the responsibility of making him one of our medical missionaries in China. I am therefore returning to you the papers in his case, which Dr. Reed very kindly sent to me.

Second: Referring again to the Severance Hospital matter: There is, I think, no real difference in our understanding of the case but possibly we do not see quite alike on the question involved. The fact that on the field a constitution has been drawn up and a basis of union and that the Mission is ready to proceed upon that basis, provided funds outside of its regular budget can be secured to support the same, carries the matter up to a certain point but does not involve the Board in the obligation suggested. So far as the Methodist Board is concerned, it is true that in its approval of the assignment of one of its medical missionaries to work in cooperation in the Severance Hospital has indicated what we have officially stated, our interest in the union effort and our desire to cooperate with it, but has not in any way committed us to a program which involves the conditions named in this basis adopted on the field. Clearly, that basis has been presented to your Presbyterian Board and you have agreed to it, but you will admit, I am sure, that you have agreed to it for yourself and possibly will not feel that you have taken the responsibility of agreeing to it for our Board. You do not direct me to any time when the Boards in interest have conferred on this subject or have reached a mutual agreement concerning it. The fact that you very kindly gave to the other Boards a copy of your action does not conclude the matter, since you accompany it with an inquiry as to whether these Boards have accompany it with an inquiry as to whether these Boards have taken or are disposed to take concurrent action. I have advised you of the action which our Board has taken. We cannot admit the principle that because a working arrangement has been made on the field, which involves cooperation, that a union has been virtually consummated which binds our Board to conditions which it has never considered and which, until very recently, have not been at hand for its consideration. No comment or emphasis upon the fact that your Board has been furnishing an altogether disproportionate share of the cost of maintenance seems pertinent to the case, unless there has been between your Board and ours a definite understanding that the pro rata proposed is agreed to.

Either Dr. Avison in his conferences when he was here received impressions which led him to overlook the necessity of actual decision in a matter so weighty on the part of the Boards involved or else it has been assumed by the parties in interest that action has been taken which is yet under consideration.

You note that I did not give you the date of the action of our Board, which I quoted in my recent letter to you. That action was taken by our Board at its meeting on December 21, 1915. In the interval between October 1914 and that date no formal action was taken by our Board in the matter.

My suggestion as to procedure would be, not that our Board be asked to accept the basis determined upon in the field but that the Boards in interest or their representatives come together to consider whether the basis of union is a satisfactory one and whether the Boards are in a position to assume the responsibilities involved in an agreement of this kind. I am therefore entirely agreeable to the proposal for taking the necessary steps for completing the matter and making an equitable distribution of responsibility, but should include in those necessary steps the basis sent forward from the field and the responsibilities devolving upon the several missions should that be agreed to.

I will ask our Committee on Foreign Administration, which takes the initial steps in these matters, to authorize the conference involved; after that I think we would be in a position to give consideration to the matter.

Cordially yours,
F. M. North

Enclosure.
FMN:T

[미국 북감리교회] 선교본부의 조치, 1916년 3월 21일. 한국 서울에서 의료 사업의 연합 제안에 대하여 (1916년 3월 21일)

선교본부 조치, 1916년 3월 21일
한국 서울에서 의료 사업의 연합 제안에 대하여.

"위원회는 담당 총무에게 교육 소위원회 또는 한국에서 연합 사업 문제에 대한 회의를 위하여 이미 임명된 위원회를 통하여 다른 선교본부의 대표들과 협의하여 제안된 정확한 계획에 대하여 명확한 이해를 확보하고, 선교부가 합의한 계획 또는 선교본부가 수용할 수 있는 수정된 계획에 따라 이 선교본부에 부과될 재정적 및 기타 의무를 보고할 것을 권고한다.

채택됨."

Board Action [of BFM, MEC], March 21st, 1916. Re Proposed Cooperating in Medical Work in Seoul, Korea (Mar. 21st, 1916)

Board Action, March 21st, 1916.
Re Proposed Cooperating in Medical Work in Seoul, Korea.

"Your Committee recommend that the Secretary in charge, either through the Sub-Committee on Education or such committee as is already appointed for conference on matters of union work in Korea, confer with the representatives of the other Boards and secure a definite understanding with them as to the exact plan proposed, and to report back the financial and other obligations which would rest upon this Board under the plan agreed to by the Missions or any modified plan acceptable to the Boards.

Adopted."

19160321

아서 J. 브라운(미국 북장로교회 해외선교본부 총무)이 프랭크 M. 노스(미국 북감리교회 해외선교본부 총무)에게 보낸 편지 (1916년 3월 21일)

AJE/K.　　　　　　　　　　　　　　　　　　1916년 3월 21일

친애하는 노스 박사님,

　　저는 여러 가지 긴급한 약속과 도시를 떠날 일이 있어 이제야 처음으로 박사님이 조선 서울 세브란스 의료 기지와 관련된 17일자 편지84)에 감사를 표할 수 있는 기회를 얻었습니다. 이런 협력적인 문제에서 우리가 서로를 이해하는 것이 매우 어렵다는 점이 안타깝습니다. 우리의 관점에서 볼 때 이 건에서 사실은 다음과 같습니다.
　　세브란스 의학교와 부속병원 및 간호부 양성소는 장로교회에 의하여 설립되었으며, 장로교회가 자금을 지원해 왔습니다. 우리 선교사와 다른 선교본부의 많은 선교사들은 이러한 기관들이 조선에서 유일한 그런 종류의 기관이고, 모든 선교본부의 선교부를 위하여 봉사하며, 모든 선교본부의 의료 활동이 현지인 의사, 간호부 및 병원 보조원의 공급에 달려 있고 어떤 한 선교본부도 제공할 수 없는 규모로 기관들이 발전해야 하기 때문에 연합 기반으로 운영되어야 한다는 결론에 도달하였습니다. 이에 따라 선교지의 선교사들은 기관들이 여러 선교본부를 대표하는 교직원을 보유할 때까지 협력을 향하여 나아갔습니다. 이 모든 일은 어느 선교본부의 항의 없이 모든 관련 선교본부의 완전한 인지 하에 이루어졌으며, 일부 선교본부는 그 기관과 관련된 자신들의 선교사를 지원하여 공식적으로 격려하였고, 귀 선교본부의 경우는 1915년 12월 21일의 조치에서 구체적으로 언급된 바와 같습니다. 선교사들은 이제 이러한 준연합을 완전한 연합으로 발전시킬 때가 왔다고 생각하고 연합의 정관과 통합 기반의 초안을 선교본부에 제출하였습니다. 장로교회 선교본부는 1916년 2월 7일에 이를 승인하였는데, 여기에 붙은 특정 조건의 하나는 관계가 있는 다른 선교본부들의 일치된 조치이었습니다. 저는 2월 16일자 편지85)를 통하여 다른 선교본부에 우리의 조치 사본을 보냈는데, 그 편지

---

84) Frank F. North (Sec., BFM, MEC), Letter to Arthur J. Brown (Sec., BFM, PCUSA) (Mar. 17th, 1916)

에는 그들이 취한 조치나 취할 의향이 있는 조치에 대한 정보를 요청하는 내용이 담겨 있었습니다. 우리는 할 수 있었던 다른 일이 무엇인지 알 수 없습니다. 우리 선교본부는 '우리(귀) 선교본부를 위하여 이에 동의하는 책임을 진다'는 생각은 전혀 하지 않았으며, 왜 박사님이 그런 생각을 하였는지 이해할 수 없습니다. 우리 선교본부는 단지 박사님의 선교본부가 무엇을 하려는지 알고 싶어할 뿐입니다. 모든 선교본부의 대표가 모두 참석하는 전체 회의를 여는 것은 사실상 불가능하므로, 우리는 각 선교본부가 적절하다고 생각하는 조치를 취하고 다른 선교본부에 통보하는 것이 가장 실용적인 방법이라고 생각하였습니다. 단순한 질문은 다음과 같습니다. 각 선교본부가 관리에 대한 공평한 지분과 유지 비용을 부담하는 진정한 연합을 형성해야 할까요? 아니면 각 선교본부가 교직원 중 한 명 이상의 대표를 배정하는 정도까지 협력하되 추가적인 책임은 지지 않도록 현재와 같이 장로교회 기관을 유지해야 할까요? 우리에게 이 문제는 우리의 입장을 알 수 있도록 각 선교본부가 조기에 확실한 조치를 취하여 파악해야 할 문제라고 생각합니다. 이것은 최근의 어떤 조치에 근거한 것이 아니라 2월 16일에 제가 보낸 편지가 개인적인 것이 아니라 선교본부의 공식 조치를 전달하는 공식적인 것이었으며, 다른 선교본부로부터 받은 공식적인 답변은 적절한 시기에 보고해야 할 것입니다. 저는 박사님이 제가 박사님께 편지를 쓰기 두 달 전에 선교본부의 공식 답변이 이루어졌고 박사님이 다른 선교본부와 협의를 요청한 현재 사항 중 일부를 다루지 않았기 때문에 3월 4일자 편지를 제출하기를 원하지 않는다고 추측합니다. 제가 아는 한, 그리고 박사님이 편지의 마지막 문단에서 언급하였듯이 박사님은 해외 행정 위원회에 이 주제에 대한 회의를 승인해 달라고 요청할 것입니다. 따라서 저는 귀 선교본부가 더 이상의 조치를 취할 의향이 있는지에 대하여 조만간 귀 선교본부로부터 답변을 듣게 될 것이라고 확신합니다. 현재 상황은 이례적인 것이므로 이 문제를 조기에 고려할 필요가 있으며 조기에 조정해야 합니다.

　쿡 씨의 문제는, 이 다른 문제들이 계류 중인 동안에도 기관이 오랫동안 요청해 온 약사가 가능성이 있어 보였다는 것이 사실입니다. 그의 사례가 마치 강제로 문제를 해결하려는 시도처럼 보였던 것은 어쩌면 유감스러운 일이었습니다. 우리는 그런 의도가 없었습니다. 우리 선교본부는 단지 해당 기관들이 장로교회에 남든 연합을 하든, 현재로서는 우리가 할 수 있는 최대한의 재정 지원을 제공하고 있다고 생각할 뿐입니다. 쿡 씨는 답변을 해야 했고, 다른 선교본부가 그를 파송

---

85) Arthur J. Brown (Sec., BFM, PCUSA), Letter to Frank M. North (Sec., BFM, MEC), W. W. Pinson (PCUS), S. H. Chester (Sec., ECFM, PCUS), R. P. Mackay (Sec., PCC), Frank N. L. Paton (APC) (Feb. 16th, 1916)

할 기회를 주지 않고 그를 거부하는 것은 그와 의학교 모두에게 불공평한 것 같았기에, 우리는 한국에서 두 번째로 큰 사업을 하는 감리교회 선교본부가 그의 지원을 받아들일 의향이 있는지 문의하는 매우 자연스러운 과정을 밟았던 것입니다. 박사님의 답변을 통하여 우리는 박사님이 이 문제에 대하여 아무런 책임도 느끼지 않는 것으로 추론하며, 따라서 쿡 씨의 신청을 거부하는 것 외에는 다른 대안이 없었습니다.

당연히 박사님이 3월 4일자 편지86)에서 언급하였듯이 "우리(귀) 선교본부가 관련된 책임을 명확히 고려하고 수용하기 전까지는 그러한 조치를 취해서는 안될 충분한 이유가 있다"는 것을 저는 이해합니다. 하지만 우리가 알고 싶은 것은 귀 선교본부가 '관련 책임을 명확히 고려하고 수용할' 준비가 되어 있는지의 여부입니다. 왜 우리 선교본부가 그러한 질의를 하는 것이 부적절하다고 생각하시는지 이해할 수 없습니다.

이 문제나 서울의 대학 관련 문제로 회의가 열린다면, 당연히 소집할 사람은 조선에서 교육에 관한 연석 위원회의 위원장인 박사님입니다. 저는 그 위원회에 의학 교육이 포함되었는지는 확실하지 않습니다. 제 생각에는 조선의 모든 교육 분야에서 필요한 모든 협력을 대변하기 위한 것이었을 것입니다. 어쨌든 이 위원회는 현존하는 유일한 연석 위원회이며, 현재 문제에 대하여 의견을 제시해야 할 사람들이 포함되어 있고, 박사님이 위원장입니다. 개인적으로는 물론 박사님의 요청에 응할 준비가 되어 있습니다. 하지만 각 총무가 선교본부의 구체적인 조치를 제시하여 선교본부가 무엇을 할 준비가 되어 있고 무엇을 하지 않을 것인지 권위 있게 밝힐 수 없다면, 추가 회의는 별 의미가 없다고 생각합니다. 장로교회 선교본부가 이미 그렇게 하였고, 다른 선교본부들이 입장을 명확히 하기 전까지는 진전을 이룰 수 없을 것 같습니다. 9월 28일 연석 위원회의 회의에서 논의된 사항들이 해결되지 않고 6개월이 지났으며, 최근 우리 실행 위원회 회의에서 올해 예산안을 확정하였을 때, 저는 서울의 대학과 관련하여 이미 여러 번 박사님께 요청하였던 필요한 정보를 다시 요청한 3월의 긴급 편지에 대한 답변조차 받지 못하였다는 사실을 선교본부에 보고해야 했습니다. 그것은 개인적인 것이 아니라 공식적인 편지이었지만, 아직 답변을 받지 못하였습니다.

안녕히 계세요.
[아서 J. 브라운]

---

86) Frank F. North (Sec., BFM, MEC), Letter to Arthur J. Brown (Sec., BFM, PCUSA) (Mar. 4th, 1916)

Arthur J. Brown (Sec., BFM, PCUSA),
Letter to Frank M. North (Sec., BFM, MEC) (Mar. 21st, 1916)

AJE/K. March 21, 1916.

Dr. North: -

I avail my self of the first opportunity which several pressing engagements and an absence from the city have permitted to acknowledge your letter of the 17th instant, regarding the Severance Medical plant in Seoul, Chosen. I am sorry that it is so difficult for us to understand one another in these cooperative ____matters. From our point of view the facts in this case are as follows:

The Severance Medical College and its affiliated Hospital and Nurses' Training School were founded and have been financed by Presbyterians. Many missionaries of our own and other Boards have come to the conclusion that these institutions should become be placed on a union basis because they are the only ones of their kind in Chosen, because they serve the Missions of all the Boards, because the medical work of all the Boards depends upon them for a supply of native physicians, nurses and hospital assistants and because the institutions ought to have a larger development than it is practicable for any one Board to give them. Accordingly, the missionaries on the field have been moving toward cooperation until the institutions now have a faculty and staff representing several Boards. All this has been done with the full knowledge of all the Boards concerned without protest from any one of them of which I have ever heard and with the official encouragement of some of them as indicated by their support of missionaries in connection with the institution, an official encouragement which in the case of your Board was specifically stated its action of December 21st, 1915. The missionaries now feel that the time has come to develop this tentative quasi union into a complete one and they have therefore submitted to the Boards a draft of a constitution and basis of union. The Presbyterian Board acted upon this February 7, 1916, giving its approval subject to certain conditions, one of which was the concurrent action of the other Boards in interest. I sent the other Boards copies of our action in a letter dated Feb. 16th, which embodied a request for information regarding any action which they had taken or which they might be disposed to take. We do not see what else we could have done. Our Board had not the remotest idea of "taking the responsibility of agreeing to it for our (your) Board" and we are at a loss to understand why you should have made such an intimation. Our Board simply wishes to know what your Board wishes to do. As it is practically impossible to get a full meeting of the representatives of all the Boards, we thought that the most practicable course was the one we suggested namely, for each Board to take such action as it deems proper and notify the others. The simple question is: Shall we form a real union with each Board assuming its equitable share of control and cost of maintenance; or shall the institutions remain as now, Presbyterian, with each of the other Boards cooperating to the extent of assigning one or more representatives on the faculty and staff but assuring no further liabilities? It seems to us that this question is one on which it ought to be possible for each Board to take early and definite action so that we may know where we stand as it does not purport to be based on any recent action but on one which my letter of February 16th was not personal but official communicating a formal action of our Board and I shall have to report in due time what official replies I receive from the other Boards. I assume that you do not desire me to present your letter of March 4th as the official reply of your Board was taken more than two months before my letter to you was written and does not cover some of the points now at your calls for consultation with other Boards which has not been had so far as I know and as you state in the closing paragraph of your letter that you will ask your Committee on Foreign Administration to authorize a conference on the subject. I have no doubt therefore that we shall hear from you before long as to whether your Board cares to go any further. There is need of some early consideration of the matter as the present situation is an anomalous one and should have early adjustment.

In the matter of Mr. Cook, the facts simply are that while these other matters have been pending, the pharmacist for whom the institutions have long been asking became available. It was perhaps unfortunate that his case should have seemed like an attempt to force the issue. We did not intend it to wear that aspect. Our Board simply feels that whether the institutions remain Presbyterian or become union, we are now giving the maximum financial support that is possible from us, and as Mr. Cook had to have an answer and it appeared unjust both to him and to the Medical College to reject him without giving any other Board an opportunity to send him, we took the very natural course of inquiring whether the Methodist Board, which has the next largest work in Chosen, felt prepared to assume his support. We infer from your reply that you do not feel any responsibility in the matter and therefore we have no alternative but to decline Mr. Cook's application.

Of course, I understand, as you stated in your letter of March 4th, that "there is every reason why our (your) own Board should take no such action until it has definitely considered and accepted the responsibilities involved." Precisely, but what we want to know is whether your Board is prepared to "definitely consider and accept the responsibilities involved." I cannot understand why you should deem it improper for our Board to make that inquiry.

If any conference is to be held either on this or the Seoul College matters, of course, you are the one to call it as you are the Chairman of the Joint Committee on Education in Chosen. I am not quite clear whether that Committee was expected to include medical education. My impression is that it was intended to represent whatever cooperation might be expedient in education of any kind in Chosen. At any rate it is the only joint committee in existence, it includes the men who would have to pass upon the present question, and you ar the Chairman. Personally I am of course ready to respond to your call; but I can see little value in further conferences unless each Secretary can come with a specific action of his Board which enables him to state with authority just what his Board is or is not prepared to undertake. The Presbyterian Board has done this, and I do not all that we can make any headway until the other Boards define their position. The points about which the Joint Committee conference Sept. 28th have not yet been cleared six month shave passed and when our Executive Council met recently to conclude our budget plans for the year I was obliged to report that I had not even received an answer from you to my urgent letter of March asking again for the information which our Board needed and for which I had already asked several times regarding the Seoul College. Nor have I yet received an answer, although my letter was not personal but official.

Sincerely yours.,
[Arthur J. Brown]

19160327

아서 J. 브라운(미국 북장로교회 해외선교본부 총무)이 프랭크 M. 노스(연석 위원회 위원장)에게 보낸 편지 (1916년 3월 27일)

1916년 3월 27일

신학박사 프랭크 메이슨 노스 목사,
   5 애버뉴 150,
   뉴욕 주 뉴욕 시

친애하는 노스 박사님,

   금요일[87] 오후 루이스 주교, 쿡 박사, 밴버스커크 박사와의 회의에서 요청한 바에 따라, 저는 한국 서울 세브란스 의학교와 산하 기관에서 선교본부의 연합 제안과 관련하여 다음과 같은 점이 만장일치로 합의되었음을 알려드립니다.

   첫째, 우리는 제안된 연합에 호의적이다.
   둘째, 장로교회 선교본부가 제안하고 제가 2월 14일자로 박사님께 보낸 편지 2쪽에 명시된 정관 개정안을 승인하고, 다음과 같이 추가 개정안을 제출한다.

   "현재 그리고 선교본부들의 추후 조치가 있을 때까지 한국에서 교육에 관한 선교본부의 연석 위원회는 세브란스 의학교 및 산하 기관과 관련된 사안에 대하여 협력 위원회를 대표할 권한을 부여받는다.

   셋째, 각 선교본부는 가능한 한 빨리 전체 사안을 검토하고 무엇을 할 준비가 되었는지 결정해야 한다. 특히, 제안된 정관 제4조에 명시된 바와 같이 선교사와 현재 조성된 연간 보조금을 포함하여 얼마나 많은 연합을 제공할 것인지를 명시해야 한다.

   "한 단위. 기관에 전임으로 근무하는 교수진 각 구성원과 그에 따른 거주, 그리고 연간 750.00달러의 경상비 기부금 또는 (b) 기관의 기금에

---

[87] 3월 24일이다.

50,000.00달러의 기부금 또는 (c) 간호부 한 명과 연간 500.00달러의 기부금은 ½ 단위가 된다. 단, 어떠한 경우에도 어느 한 선교부가 이 이사회의 과다수 대표권을 획득할 수 없다."

저는 연석 위원회의 위원장인 박사님이 이 편지를 다른 관심 있는 선교본부에 보내야 한다는 것을 알고 있습니다. 하지만 어차피 이 편지를 써야 하므로, 박사님이 원할 경우를 대비하여 몇 부의 사본을 더 만들어서 보내는 것도 어렵지 않습니다.

쿡 박사가 내일 회의에 이 정보를 원한다는 것을 알고 있으며, 제가 토요일 아침에 의도하였던 대로 글을 쓸 수 없었던 업무 때문에 다음 날 그에게 다음의 주간 편지를 보냅니다.

"금요일 회의에서 만장일치로 제가 2월 16일자로 보낸 정관 및 개정안과 함께 서울의 연합의학교를 지지하였습니다. 연석 위원회는 선교본부를 대표하며, 각 선교본부는 얼마나 많은 단위를 제공할지 즉시 검토하는 것을 권고하였습니다. 각 단위는 교수 1명과 연간 보조금 750달러, 또는 기부금 5만 달러입니다."

안녕히 계세요.
[아서 J. 브라운]

Arthur J. Brown (Sec., BFM, PCUSA), Letter to Frank M. North (Chm'n, Joint Committee) (Mar. 27th, 1916)

March 27, 1916.

The Rev. Frank Mason North, D. D.,
　　150 Fifth Avenue,
　　New York, N. Y.

My dear Dr. North: -

In accordance with the request at our conference Friday afternoon with Bishop Lewis, Dr. Cook and Dr. Van Buskirk, I write to state that the following points were unanimously agreed upon regarding the proposed union of Boards in the Severance Medical College and its affiliated institutions in Seoul, Chosen.

First that we are favorable to the proposed union.

Second that the amendments to the constitution suggested by the Presbyterian Board and stated on page two of my letter to you of February 14th be approved, and that a further amendment be added as follows:

"That for the present and until further arrangements shall be made by the Boards, the Joint Committee of the Boards on Education in Chosen by authorized and empowered to represent the cooperating Boards in the matters which concern the Severance Medical College and its affiliated institutions."

Third that each Board at the earliest practicable date consider the whole matter and decide what it feels prepared to do indicating in particular how many unite, including any missionaries and annual grants now made, it will undertake to provide, as indicated in Article 4, section of the proposed Constitution as follows:

"ONE UNIT (a) For each member of the Faculty giving full time to the institution, together with a residence for the same, and a contribution for current expenses of $750.00 gold por annum or (b) For a contribution of the sum of $50,000.00 gold to the endowment funds of the institution: or (c) One Nurse and $500.00 gold per annum shall constitute ½ unit: but in no case shall any one Mission obtain a majority representation of this Board."

I understand that you, as Chairman of the Joint Committee, are to send this to the other Boards in interest, but as this letter has to be written off anyway, it in as easy to have a few extra copies made to send you in case you in case you desire to forward it.

As I understood that Dr. Cook wants this information for his meeting tomorrow and as duties which I could not escape prevented my writing Saturday morning as I had intended, I am sending him the following day-letter:

"Friday conference unanimously favored union Medical College, Seoul, with constitution and amendments as my letter February 16th. Recommended Joint Committee represent Boards, and each immediately consider how many units it will provide. Each unit is one professor and seven hundred fifty annual grant, or fifty thousand for endowment."

Sincerely yours,
[Arthur J. Brown]

19160329

세브란스 연합의학교 제6회 졸업 (1916년 3월 29일)
Sixth Graduation, Severance Union Medical College (Mar. 29th, 1916)

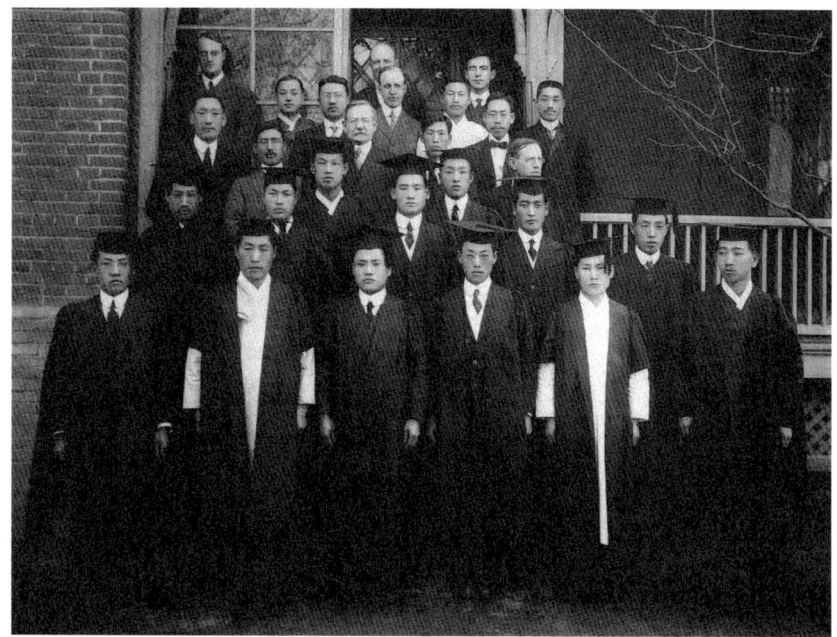

그림 13. 세브란스 연합의학교 제6회 졸업생 일동과 교수진. 동은의학박물관 소장.

19160331

세브란스 병원 및 의학교,
1916년 3월 31일 끝나는 연도의 대차대조표 (1916년 3월 31일)

세브란스 병원 및 의학교
1916년 3월 31일 끝나는 연도의 대차대조표.

	16년 3월 31일에 끝나는 연도	15년 3월 31일에 끝나는 연도	증가	감소
고정 자산				
병원 자산 및 장비:				
부지 및 대지				
건물				
병원 건물				
의학교 건물	61,459.76엔	60,459.76	1,000.00	
간호부 숙소	-	9.56	-	9.56
격리 병동	-	-	-	-
가구 및 세간	5,759.43	5,356.99	402.44	-
기구 및 도구	8,947.99	6,784.08	2,163.91	-
도서관	534.08	139.44	394.64	-
유동 자산				
미수금	8,151.71	7,551.01	590.70	-
미수금(불량) 50% 손실 예비비	-	825.86	-	826.86
미수금, 병동	-	2,163.20	-	2,163.20
판매부, 재고	9,636.17	11,946.75	-	2,310.58
광학부, 재고	1,914.84	2,039.20	-	124.36
치과, 재고	439.18	-	439.18	-
은행 예금	555.04	976.44	-	421.40
총 자산	97,398.20	98,263.29	4,990.87	5,855.96

*연중 부분 적자	7,129.74	3,204.45	3,925.29	-
	104,527.94	101,467.74	8,916.16	5,855.96

부채

자금 - 일반	80,139.16	79,300.87	838.29	-
자금 - 업무	4,481.32	3,389.54	1,091.78	-
자금 - 판매부	10,000.00	5,000.00	5,000.00	-
자금 - 광학부	2,000.00	2,000.00	-	-
자금 - 치과	486.33	-	486.33	-
#*경상비를 위한 특별 기금	2,900.00	-	2,900.00	-
결핵병동 기금	50.00	50.00	-	-
세브란스 씨의 당좌대월	-	8,120.23	-	8,120.23
미지급금	4,471.13	3,607.10	864.03	-
총 부채	104,527.94	101,467.74	11,180.43	8,120.23

* 연간 총 적자는 이 금액에 연간 적자 약정 계좌에서 인출한 2,900.00엔을 더한 금액이다. 따라서 세브란스 씨가 부담하는 총 적자는 10,_29.74엔이다.

\# 3,500.00엔이 인출되었는데, 그중 600.00엔은 대학 건물 기금에 사용되었으며, 잔액은 선교본부회에서 이전에 승인한 1,000.00엔이었고, 400.00엔은 이미 같은 방식으로 사용되었다.

흑자 분석

	1916년 3월 31일 끝나는 연도	1915년 3월 31일 끝나는 연도
영업 이익		
외국인 진료	2,538.08	3,104.71
한국인 진료	390.07	466.47
병동, 외국인	3,000.90	4,182.00
병동, 한국인	3,425.98	3,106.02
특수 간호	293.25	78.55
학생 등록금	1,125.58	1,952.51
진료소 수입	3,235.02	2,362.82

약국 수입	327.20	229.45
판매부 수입	2,867.99	6,201.80
광학부 수입	630.78	1,069.75
제조과 수입	251.55	1,190.95
치과 수입	133.91	-
방사선 수입	19.	-
기타 영업 수입	293.20	240.76
총 영업 수입	18,552.51	24,185.81

기타 수익:

기부: 비지정	104.69	190.05
미북장로교회 선교부가 기여한 경상비	1,420.10	-
# 미북장로교회 선교부가 기여한 교직원 급여	20,968.00	19,000.00
# 미남장로교회 선교부가 기여한 급여 및 경비	1,200.00	1,360.00
# 호주 장로교회 선교부가 기여한 급여 및 경비	1,000.00	2,000.00
# 영국 성공회 선교부가 기여한 급여 및 경비	-	666.00
# 미북감리교회 선교부가 기여한 급여 및 경비	4,400.00	4,480.00
# 미남감리교회 선교부가 기여한 급여 및 경비	2,201.31	4,000.00
전도인을 위한 기부	-	117.00
건물과 장비를 위한 세브란스 씨의 기부	2,886.86	4,591.58
경상비를 위한 세브란스 씨의 기부	-	8,020.00
전년도 적자를 위한 세브란스 씨의 기부	-	2,463.52
기부	8,437.06엔	20.70
합계	41,197.92	48,348.95

행정 경비:

# 보직자 및 사무원의 급여, 외국인.	3,000.00	2,000.00
보직자 및 사무원의 급여, 한국인	1,692.50	1,588.29
사무실 경비	5.48	-
문구, 인쇄 및 우편료	389.77	1,053.94
전화 및 전보료	155.10	115.19
기타	29.13	1,018.25
합계	5,271.98	5,775.67

환자의 전문적 진료

급여 및 임금:		
# 의사, 외국인	5,333.00	5,000.00
의사, 한국인	2,280.00	2,362.50
# 간호부장	2,833.00	3,000.00
간호부(음식 포함)	1,603.95	1,195.55
특별 간호부		
잡역부	417.72	395.66
간호부를 위한 장비	285.05	265.13
내과 및 외과 물품	2,422.16	3,490.71
기구 및 도구	90.24	255.99
진료소 – 약품 및 물품	1,179.07	1,463.57
" – 급여와 임금	203.89	153.05
여행비	103.24	367.13
기타	2.09	5.69
합계	16,753.51	11,957.98

이 수치는 기혼 남자의 경우 병원과 의학교에 할애한 시간을 기준으로 하며, 비용은 금화 2,000.00달러이고, 미혼 남녀의 경우 금화 1,000.00달러이다.

흑자 분석

부서 경비	1916년 3월 31일 끝나는 연도	1915년 3월 31일 끝나는 연도
병리 실험실, 급여 및 노임	527.98	415.89
병리 실험실, 물품	———	549.53
해부 실험실, 급여 및 노임	-	-
해부 실험실, 물품.	29.93	-
화학 및 생리학, 급여 및 노임	-	-
화학 및 생리학, 물품	44.69	73.40
연구 업무, 급여 및 노임	154.01	9_12
연구 업무, 물품	309.62	166.78

약학, 급여 및 노임	666.70	558.19
# 약학, 약품 및 물품	3,303.98	5,470.90
관리, 노임	1,048.49	885.76
관리, 물품	620.82	1,068.96
예비금, 한국인	2,174.94	2,338.75
예비금, 외국인	718.35	917.2_
전도	416.35	483.20
생물 및 물리 장비	5.29	-
성탄절 선물	38.40	31.00
당직 의사	1,540.026	1,324.79
교사, 급여, 외국인	18,516.25	20,662.45
교사, 급여, 한국인	1,382.26	1,910.80
교육, 기타 물품	135.89	76.98
교육, 기타 경비	83.25	4.00
사진부, 물품	79.08	68.85
사진부, 급여 및 노임	4.70	20.05
간호부 양성소, 급여 및 노임	11.33	-
간호부 양성소, 물품	16.34	35.16
세탁소, 노임	207.00	148.20
세탁소, 물품	182.45	15_.92
합계	32,832.26	37,464.93

사택 및 부지 일반 경비:

전등	796.81	570.00
동력	30.00	-
난방 설비, 노임	76.00	171.00
난방 설비, 연료	1,414.83	1,468.71
물 공급	587.52	433.21
얼음	22.68	34.31
관리, 부동산 및 건물	817.53	1,163.17
가스	634.43	289.62
기타 사택 및 부지 경비	34.39	183.19
합계	4,414.24	4,313.21

광학부 및 판매부의 흑자 및 적자 보고서

	1916년 3월 31일 끝나는 연도		1915년 3월 31일 끝나는 연도	
판매부:				
판매 상품 가격	10,768.59		8,633.19	
병원과 학교에서 사용되는				
약품과 물품의 도매 가격	9,675.87		13,479.80	
총매출		20,444.46		12,112.__
연도 초 보유 재고	11,946.75		7,178.61	
연간 구매	11,449.13		16,3__.72	
제조과로부터의 구매	2,951.62		3,842.84	
합 계	26,347.50		27,322.17	
연도 말 재고 감소		9,636.17		11,946.75
연간 판매 상품 가격		16,711.33		15,375.42
총 이익		3,733.15		6,737.57
비용 절감				
급여 및 노임	626.57		416.00	
배송비	94.94		31.93	
기타 경비	154.57	876.06	87.84	
		2,857.05		
은행 이자		10.94		533.77
연간 순이익		2,867.99		6,221.80
광학부:				
연간 총매출		1,335.72		1,331.94
연도 초 보유 재고	2,039.20		1,433.91	
연간 구매	420.82		957.99	
합 계	2,460.02		2,381.90	
연도 말 재고 감소	1,914.84		2,039.20	
판매 상품 가격		545.18		342.70
총 이익		790.54		1,189.24

비용 절감:
급여 및 노임	94.86	90.00
배송비		
파손	76.80	27.04
기타 경비	174.00	2.46
	175.66	
배송비 절감	7.95	
	167.71 167.71	119.49
연간 순이익	622.83	1,069.75

Severance Hospital and Medical College, Balance Sheet for Years ended Mar. 31, 1916 (Mar. 31st, 1916)

Severance Hospital and Medical College.
Balance sheet for the Year ended March 31st. 1916.

Capital Assets	Year ended Mar. 31/16	Year ended Mar. 31/15	Increase	Decrease.
Hospital Properties & Equipment:				
Sites and Grounds				
Buildings:				
Hospital Building				
College Building	¥ 61,459.76	60,459.76	1,000.00	-
Nurses Home	-	9.56	-	9.56
Isolation Ward	-	-	-	-
Furnishings and Fixtures.	5,759.43	5,356.99	402.44	-
Apparatus and Instruments	8,947.99	6,784.08	2,163.91	-
Library	534.08	139.44	394.64	-

Current Assets				
Accounts Receivable	8,151.71	7,551.01	590.70	-
Ditto (Doubtful) 50% Reserve	-	825.86	-	826.86
Accounts Receivable Wards	-	2,163.20	-	2,163.20
Sales Dept., Stock Inventory	9,636.17	11,946.75	-	2,310.58
Optical Dept., Stock Inventory	1,914.84	2,039.20	-	124.36
Dental Dept., Stock Inventory	439.18	-	439.18	-
Cash in Bank	555.04	976.44	-	421.40
Total Assets	97,398.20	98,263.29	4,990.87	5,855.96
*Partial Deficit for year	7,129.74	3,204.45	3,925.29	-
	104,527.94	101,467.74	8,916.16	5,855.96
Liabilities				
Capital - General	80,139.16	79,300.87	838.29	-
Capital, Working	4,481.32	3,389.54	1,091.78	-
Capital, - Sales Department.	10,000.00	5,000.00	5,000.00	-
Capital, - Optical Department	2,000.00	2,000.00	-	-
Capital, - Dental Department	486.33	-	486.33	-
#*Special Fund for Running Expenses	2,900.00	-	2,900.00	-
Tuberculosis Ward Fund	50.00	50.00	-	-
Overdrafts on Mr. Severance	-	8,120.23	-	8,120.23
Accounts, Payable	4,471.13	3,607.10	864.03	-
Total Liabilities	104,527.94	101,467.74	11,180.43	8,120.23

* Total Deficit for year is made up of this sum plus the sum of ¥2,900.00 drawn during the year on A/c of Deficit Pledge. The Total deficit, therefore, covered by Mr. Severance is ¥10,_29.74.

\# ¥3.500.00 was drawn but ¥600.00 of it was applied to College Building Fund being balance of ¥1.000.00 formerly authorized by Board, ¥400.00 having been already applied in that way.

Analysis Surplus

	Year ended Mar. 31 16	Year ended Mar. 31 15
Operating Earnings:		
Foreign Practice	2,538.08	3,104.71
Korean Practice	390.07	466.47
Wards, Foreign	3,000.90	4,182.00
Wards, Korean	3,425.98	3,106.02
Special Nursing	293.25	78.55
Tuiting from Students	1,125.58	1,952.51
Dispensary Receipts	3,235.02	2,362.82
Pharmacy Receipts	327.20	229.45
Sales Department Earnings	2,867.99	6,201.80
Optical Department Earnings	630.78	1,069.75
Manufacturing Department Earnings	251.55	1,190.95
Dental Earnings	133.91	-
X Ray Earnings	19.	-
Miscellaneous Operating Earnings	293.20	240.76
Total Operating Earnings	18,552.51	24,185.81
Other Revenues:		
Donations unrestricted	104.69	190.05
Running Expenses Sup. by Nor. Pres. Mission	1,420.10	-
# Salaries of Staff Paid by Nor. Pres. Mission	20,968.00	19,000.00
# Salaries and Expenses Sup. by Sou. Pres. Mission	1,200.00	1,360.00
# " " " " " Aus. " "	1,000.00	2,000.00
# " " " " " Eng. Church Mission	-	666.00
# " " " " " Nor. Meth. Mission	4,400.00	4,480.00
# " " " " " Sou. Meth. Mission	2,201.31	4,000.00
Donations for Evangelist.	-	117.00
Donations from Mr. Severance for Build. and Equip.	2,886.86	4,591.58
Donations from Mr. Severance toward run. Expenses	-	8,020.00
Donations from Mr. Severance for Last year Deficit	-	2,463.52

Donations	¥8,437.06	20.70
Total	41,197.92	48,348.95

Administration:

# Salaries of Officers and Clerks, foreign.	3,000.00	2,000.00
" " " " ", Korean	1,692.50	1,588.29
Office Expenses	5.48	-
Stationery, Printing and Postage	389.77	1,053.94
Telephone and Telegraph	155.10	115.19
Miscellaneous	29.13	1,018.25
Total	5,271.98	5,775.67

Professional Care of Patients:

Salary and Wards:

# Physicians, Foreign	5,333.00	5,000.00
", Korean	2,280.00	2,362.50
# Superintendent of Nurses	2,833.00	3,000.00
Nurses (Including) food)	1,603.95	1,195.55
Special Nurses		
Orderlies	417.72	395.66
Equipment for Nurses	285.05	265.13
Medical and Surgical Supplies	2,422.16	3,490.71
Apparatus and Instruments	90.24	255.99
Dispensary Drugs and Supplies	1,179.07	1,463.57
" Salary and Wages	203.89	153.05
Travel	103.24	367.13
Miscellaneous	2.09	5.69
Total	16,753.51	11,957.98

These figures are based upon time spent at Hospital and College at cost of $2.000.00 gold for married man, and $1.000.00 for single man and woman.

Analysis of Surplus.
Analysis Surplus

	Year ended Mar. 31 16	Year ended Mar. 31 15
Department Expenses:		
Pathological Laboratory Salary and Labor	527.98	415.89
Pathological Laboratory Supplies		549.53
Anatomical Laboratory, Salary and Labor	-	-
Anatomical Laboratory, Supplies.	29.93	-
Chemistry and Physiology, Salary and Labor	-	-
Chemistry and Physiology, Supplies.	44.69	73.40
Research Work, Salary and Labor	154.01	9_.12
Research Work, Supplies.	309.62	166.78
Pharmacy, Salary and Labor	666.70	558.19
# Pharmacy, Drugs and Supplies	3,303.98	5,470.90
Housekeeping Labor.	1,048.49	885.76
Housekeeping Supplies	620.82	1,068.96
Provisions, Korean	2,174.94	2,338.75
Provisions, Foreign	718.35	917.2_
Evangelistics	416.35	483.20
Biological and Physics Equipment	5.29	-
Christmas Gifts	38.40	31.00
Internship	1,540.026	1,324.79
Teacher, Salaries, Foreign	18,516.25	20,662.45
Teaching, Salaries, Korean	1,382.26	1,910.80
Teaching, Miscellaneous Supplies	135.89	76.98
Teaching, Miscellaneous Expenses	83.25	4.00
Photograph Department Supplies	79.08	68.85
Photograph Department, Salaries and labor	4.70	20.05
Nurses' Training School Salaries and Labor	11.33	-
Nurses' Training School Supplies	16.34	35.16
Laundry Labor	207.00	148.20

Laundry Supplies	182.45	15_.92
Total	32,832.26	37,464.93

General House and Property Expenses:

Electric Light	796.81	570.00
Electric Power	30.00	-
Heating Plant, Labor	76.00	171.00
Heating Plant, Fuel	1,414.83	1,468.71
Water Supplies	587.52	433.21
Ice	22.68	34.31
Maintenance, Real Estate and Buildings	817.53	1,163.17
Gas	634.43	289.62
Miscellaneous House and Property Expenses	34.39	183.19
Total	4,414.24	4,313.21

Profit and Loss Statement for Optical and Sales Department.

	Year ended Mar. 31/16	Year ended Mar. 31/15
Sales Department:		
Selling Price Goods Sold 10,768.59		8,633.19
Wholesale Price Drugs & Sup.		
used in Hospital and College 9,675.87		13,479.80
Total Sales	20,444.46	12,112.__
Stock on hand first of Year 11,946.75		7,178.61
Purchases during Year 11,449.13		16,3__.72
Purchases from Mfg. Department 2,951.62		3,842.84
Total 26,347.50		27,322.17
Less Stock on hand, one of year	9,636.17	11,946.75
Cost goods sold during year	16,711.33	15,375.42
Gross Profit	3,733.15	6,737.57

Less Expenses
  Salaries and Labor   626.57   416.00
  Shipping Expenses   94.94   31.93
  Miscellaneous Expenses   154.57   876.06   87.84
                                      2,857.05
  Interest from Bank   10.94   533.77
  Net Profit For Year   2,867.99   6,221.80

Optical Department:
  Total sales for year   1,335.72   1,331.94
  Stock on Hand first of year 2,039.20   1,433.91
  Purchase during year   420.82   957.99
        Total   2,460.02   2,381.90
  Less stock on hand at end of year 1,914.84   2,039.20
    Cost of goods sold   545.18   342.70
    Gross Profit   790.54   1,189.24

Less Expenses:
  Salaries and Labor   94.86   90.00
  Shipping Expenses
  Breakage   76.80   27.04
  Miscellaneous Expenses   174.00   2.46
                                175.66
  Less Shipping Ex. Cr.   7.95
                                167.71   167.71   119.49
  Net Profit For Year   622.83   1,069.75

19160400

수전 D. 밀러, 제니 B. 에비슨, '김 부인.'
The Korean Mission Field (서울) 12(4) (1916년 4월호), 95~98쪽

25년 전, 한국이 은둔의 왕국이었을 때, 한 중년의 한국인 귀부인이 사람을 보내 여학교에 있는 외국인 여자들을 만날 수 있을지 물었다.

그녀는 '보기' 위하여 온 것이 아니었다. 만약 그때 그녀에게 왜 왔는지 물었더라면 그녀는 대답할 수 없었을 것이다. 그녀는 우리가 하는 말을 모두 경청하였고, 이 첫 방문이 우리가 '김 부인'을 알게 되고 우정을 쌓게 된 시작이었다.

그녀는 언제나 우리가 줄 수 있는 무언가를 갈망하는 영혼을 품고 때때로 찾아왔다. 그녀는 이제 승천한 기포드 부인과 스트롱 양에게서 수업을 받기 시작하였다. 친척들로부터 큰 사랑과 존경을 받던 미망인이었던 그녀는 곧 '예수의 교리'를 전파하며 집안에 혼란을 일으켰다. 그 가족은 이 '외국 교리'의 치욕을 참을 수 없었고, 그녀도 그것을 포기할 수 없었다. 그녀의 생각에는 해야 할 일이 하나뿐이었다. 바로 그녀만의 방을 확보하는 것이었다. 그녀는 그렇게 하였고, 친척들과 함께 살 수 있었던 것이 이제는 "자신이 빌린 집"에서 혼자 살아가는 빈약한 생계가 되었다.

그녀는 외국인 여자들을 자기 집으로 초대하였다. (이것은 이 조용하고 은둔적인 상류층 여자의 용기를 보여주는 일화인데, 지금으로선 우리가 그 용기를 가늠하기 어렵다.) 외국인 여자들이 그녀를 보러 갔는데, 그녀의 이웃과 친구들이 모여서 말씀을 듣기를 기다리고 있었고, 곧 그곳에서 정기 모임이 시작되었다. 이 모든 일이 김 여사에게는 큰 기쁨이었지만, 그녀의 친척들에게는 깊은 슬픔의 원인이 되었다. 친척들은 그녀에게 다가와 친절하게 설득한 다음, 그녀가 이 새로운 가르침을 '버리고' 다시 돌아올 수 없다고 분노하며 비난하였다. 이것은 그녀가 진실을 배우고 있다는 것을 그들에게 말할 수 있는 기회이었다.

김 부인은 S. F. 무어 목사의 교회에 다니며 마치 보수를 받는 전도 부인처럼 활동적이었고, 친척들이 그녀를 낙담시키려고 그녀의 '생활비'를 푼돈으로 줄였지만 아무도 더 기쁜 표정을 짓지 않았다. 그들은 자기 계급의 사람이 '믿음'을 고백하고 형제자매처럼 사회의 모든 계층과 어울릴 뿐만 아니라, 자기들과 자기 계급의 다른 사람들에게 실제로 '설교'를 하는 것을 보고 몹시 부끄러워했다.

　무어 씨는 그녀를 돕고 싶어 했고, 그녀는 여건이 좋고 생활이 좋은 데 익숙해 있었기 때문에, 전도 부인의 급여를 받아들이라고 권하기까지 하였다. 급여는 비록 적은 액수이었지만, 그녀는 친척들이 그녀에게 허락한 것보다 '도움이 되었을' 것이다. 하지만 그녀는 실제로 일을 하였음에도 불구하고 어떤 돈도 받기를 재치 있게 거부하였다.

　시간이 지나 그녀의 친척들은 그녀에게 다가가기 위하여 압력을 가했는데, 모든 지원을 철회하고 그녀에게 작은 집과 그 외에는 아무 것도 남기지 않았다. 그녀는 마침내 한 달에 2달러의 급여를 받기로 동의하였는데, 그 돈으로 굶주림을 견딜 수 있는 쌀을 구할 수 있었다.

　믿음과 행동에 대한 이러한 끈기는 마침내 그녀가 여전히 사랑하고 기도하던 사람들의 마음을 누그러뜨리는 데 효과가 있었다. 그 첫 번째 신호는 그들 중 한 명이 그녀에게 땔감을 보낸 것이었고, 얼마 지나지 않아 그들은 그녀에게 이전과 마찬가지로 필요한 모든 것을 공급해 주었고 심지어 그녀에게 그들 가운데 있던 옛 자리인 이곳으로 데려다 주기까지 하였다. 하지만 그녀는 거절하였다. 그녀는 자신의 작은 집에서라면 자신이 좋아하는 기독교 활동을 더 자유롭게 할 수 있을 것이라고 생각하였기 때문이었다. 그리고 그녀는 예전과 마찬가지로 그들을 방문하여 설교를 하였다. 얼마 지나지 않아 먼저 한 사람이, 그리고 또 다른 사람이 그녀와 함께 교회에 갔고, '비웃으러 간' 어떤 사람들은 기도하기 위해 남았고, 그녀가 자신의 사람이 왔다고 우리에게 이야기하러 왔을 때 그녀의 얼굴은 기쁨으로 빛났다.

　1907년에 그녀가 어떻게 모든 기회를 이용하여 그리스도와의 관계를 맺으려고 노력하였는지를 보여주는 특징적인 사건이 발생하였다. 그녀의 가장 가까운 친척 중 한 명의 아내가 매우 병이 심했고, 그들은 그 도시의 모든 최고의 한의사들의 도움을 받을 수 있었지만 죽을 것 같았다. 그녀는 외국인 의사를 불러오도록 그들을 설득하려고 애썼지만, 그들이 가능한 모든 수단을 다하였음에도 불구하고 결국에는 그렇게 하지 못하였다. 하지만 어느 날 그녀는 얼굴에 미소를 가득 담고 병원에 찾아와서 에비슨 박사에게 친구를 진료해 주도록 부탁하였다. 그녀는 잠시도 그의 능력을 의심하지 않았고 그것이 가족을 구원할 것이라고 생각하였다.

　그녀는 외국인 의사를 불러도 그녀가 의사의 신을 '믿지 않는 한' 아무 소용이 없을 것이라는 생각을 환자에게 심어준 듯, 그녀는 의사에게 환자와 그녀의 가족을 위하여 기도하는 것을 잊지 말아 달라고 간청하였다.

이 사례는 폐농양으로 진단되었고, 병원에서는 수술을 권유하였으며, 그 후 병실에서 모두가 정중하게 머리를 숙이고 기도를 드렸다.

다음 날, 병원의 개인 병실에는 환자와 그녀의 가족, 남편, 아들들과 며느리들, 그리고 그 외 여러 사람들이 대거 들어와 있었다. 적은 인원이 있는 것보다는 많은 인원이 있는 것이 나았을지도 모르지만 더 큰 선(善)을 위하여 병원 규정 위반은 눈감아 주었다.

환자가 수술실로 옮겨지자 남편은 문 앞까지 따라갔지만, 김 부인은 끝까지 갔으며, 온화한 성격에 따라 시련에 움츠러들었지만, 남편의 권유대로 수술실을 지켰다. 그녀는 떨리는 마음으로 상처에서 고름이 솟구쳐 나올 때까지 절개되는 과정을 지켜보다가 복도로 달려가 남편을 끌고 들어와 '의사'의 진단을 직접 확인하게 하였다. 남편은 의사가 고름이 몸 깊숙이 자리 잡고 있다는 사실을 알 수 있을 것이라고는 믿지 못하였기 때문에 두려웠지만 그 순간부터 그는 모든 편견을 내려놓고 매료되었다.

환자는 회복이 잘 되었고, 회복 기간 동안 그는 충실하게 그녀를 돌보았다. 어느 날 의사가 우연히 병실에 들어왔을 때, 그는 나이 지긋한 남자가 침대에 앉아 그녀의 손을 잡고 있는 것을 보고 깜짝 놀랐다. 두 사람 모두 얼굴이 붉어졌지만, 남편은 그녀의 손을 잡고 '이미 죽은 줄 알았는데 새 아내를 얻은 것 같다'고 설명하며 "정정당당하게 행동하였다"고 말하였다. 그는 가족과 상의하였고, 그녀의 상태가 호전되는 대로 교회에 가서 '교리대로 하기로' 하였다고 덧붙였다.

그 후로 그들은 중앙 장로교회에 정기적으로 출석해 왔고, 몇 년 동안 매주 집에서 이웃을 위한 기도회를 열어 왔다. 그는 은행원이며, 그것은 은행원들의 공동체이다. 서울에 세워질 다음 장로교회도 그곳에 세워질 것으로 예상된다.

김 여사는 나이가 들면서 더 이상 봉사할 수 없게 될 때까지 자원봉사에 계속 적극적으로 나섰지만, 그때도 행복한 미소는 계속되었다. 작은 집이 불타고 모든 소유물이 소실되었을 때, 하나님께 대한 그녀의 완벽한 믿음과 의지가 드러났다. 그녀는 우리에게 그 이야기를 들려주며, 예전에는 자신이 집을 비운 동안 혹시라도 가구 몇 개에 무슨 일이 생길까 봐 항상 걱정하였지만, 이제 하나님께서 그것들을 가져가셔서 더 이상 걱정할 것이 없어졌고, 마음이 완벽한 평화를 누렸다고 말하였다. 그녀는 하나님께서 자신의 불안을 보시고 그 원인을 제거해 주셔서 자신이 행복하고 평화롭게 지낼 수 있게 해주신 것이 분명하다고 말하였다.

그녀는 이제 아직 교회 밖에 남아 있는 친척 중 한 명의 집의 방을 사용하라는 것을 받아들였고, 그녀는 따뜻한 돌봄을 받으며, 사랑하는 교회와 기독교인 친구들을 만나러 갈 수 없게 되었지만 그들과 항상 연락을 유지하면서 임종이 될 때까지 그곳에서 살았다. 1914년 6월, 에비슨 박사 부부는 미국으로 떠나기 직전에 그녀를 방문하였고, 그녀는 아마 그들이 돌아오기 전에 집으로 갈 것이라고 말하였고, 그렇게 되었다. 그녀는 그저 아버지가 자신을 부르시기를 기다리고 있었다.

그녀가 살던 집에는 아름다운 두 쌍둥이 아이가 있었는데, 두 아이 모두 '할머니' 김 씨를 사랑하였다. 특히 한 아이에게는 특별한 유대감이 있는 듯했다. 아이는 할머니가 떠나기 전에 자신도 곧 '아버지의 집'에 가서 함께할 것이라고 말하였다.

아이는 건강하였고 모두가 즐거워하였지만, '할머니'가 떠난 지 얼마 되지 않아 병이 나서 세상을 떠났다. 이 일은 아직 기독교 신자가 아니었던 부모들에게 큰 감명을 주었고, 최근에는 그들도 신앙의 가족이 되어 김 씨의 신앙에 깊이 반대하였던 사람들의 대열에 합류하게 되었다.

선교사 친구들을 위한 자리가 있었다면, 그녀의 사랑에 대한 이야기는 수없이 많았을 것이다.

마지막 병환 중 어느 날, 그녀는 천국에 가면 가장 먼저 할 일 중 하나가 이전에 세상을 떠난 무어 목사, 기포드 목사 부부, 그리고 스트롱 양을 찾는 것이라고 말하였다.

그녀의 소박한 간절함은 다음 사건에서 드러났다. 그녀는 걱정스러운 마음으로 에비슨 박사를 찾아왔다. 친척 중 한 명이 그녀가 하나님의 사랑과 죄에 대한 미움에 대하여 이야기하는 것을 비웃으며, 모든 것을 만드신 분이 어떻게 죄라는 나쁜 것을 만드셨는지 물었다고 말하였다. 그녀는 그에게 어떻게 대답해야 할지 알고 싶어 하였다.

의사는 그녀에게 아주 쉬운 일이라고 말하였다. 그저 하나님께서 죄를 만드신 것이 아니라, 죄는 그저 '만들어진' 것일 뿐이라고 말해 주면 된다고 하였다. 의사는 이렇게 대답하였다. "제물포로 가는 길이 있잖아요? 제물포에 가려면 그 길을 따라가야 해요. 그게 제물포로 가는 올바른 길이고, 그 길에서 벗어나면 다른 곳으로 가게 돼요. 제물포로 가는 것에 관해서라면 그 여행자는 잘못된 길로 가는 거예요. 죄는 올바른 길로 가지 않은 결과이고, 하나님께서 올바른 길을 만드셨으니 다른 길은 당연히 잘못된 길이었고, 그래서 죄는 아무것도 만들지 않고 그냥 '생겨난' 거예요." "오!" 그녀가 말하였다. "그가 다시 그 질문을 해주었으면 좋겠어요. 전에는 꽤 무서웠거든 요."

F. S. 밀러 부인, O. R. 에비슨 부인
미국 북장로교회

Susan D. Miller, Jennie B. Avison, "Lady Kim."
The Korean Mission Field (Seoul) 12(4) (Apr., 1916), pp. 95~98

Some twenty-five years ago, when Korea ;nas very much a Hermit Kingdom - a middle aged Korean woman of the gentry class sent in, asking if she might see the Foreign woman in the Girl's School.

She had not come for a "Sightsee." Had she been asked then Why she came she would have been unable to answer. She listened to all we could say and this first visit was the beginning of our acquaintance and friendship with "Lady Kim."

From time to time she came - always with soul hunger for something she felt we could give. She soon began studying with the now sainted ones, Mrs. Gifford and Miss Strong. A widow and greatly beloved and respected by the relatives with whom she lived, this "Jesus' Doctrine" soon, caused confusion in the home. The family could not brook the ignominy of this "Foreign Doctrine" and she could not give it up. To her mind there was only one course to pursue, - secure a room which would be her own. This she did and what had afforded her a genteel living with her relatives now furnished a meagre subsistance living alone in her "own hired house."

She invited the Foreign women to her home, (a display of courage on the part of this quiet, retiring, high-class woman which we can scarcely measure at this present time.) When the foreign women went to see her they found her neighbors and friends gathered - waiting to hear the Word; soon a regular meeting was established there. While all this was a great joy to Lady Kim 'it was a cause of the deepest chagrin to her relatives - who would in turn approach her with kindly persuasion and then angry denunciation because she could not "throw away" these new teachings and come back to them; these were her opportunities for telling them what she was learning of the truth.

Mrs. Kim became a member of Rev. S. F. Moore's church in which she was as active as if she were a paid Biblewoman and no one showed a happier countenance altho her "living" had been reduced to a mere pittance by her relatives in the hope of discouraging her. They were chagrined to have one of their class not only professing "belief" and mingling with all grades of society as with brethren but actually "preaching" to them and others of their rank.

Mr. Moore in his desire to help her, accustomed as she had been to delicate surroundings and good living offered, and even urged her to accept, the salary of a Biblewoman which; though small, would have "helped out" what her relatives allowed her but she tactfully refused to accept any pay though she actually did the work.

After a time her relatives, hoping to reach her by increasing the pressure, withdrew all support and left her with nothing but the little house and she finally consented to accept the salary of $2.00 per month which would provide her with enough rice to keep her from starvation.

This persistence in believing and doing. at last had its effect in softening the hearts of those whom she still loved and prayed for, the first sign of which was a load of fuel sent to her by one of them and ere long they again supplied her with all she needed as before and even offered her her old place amongst them, this. however, she declined, feeling that she would be freer to do the Christian work she loved to do were she in her own little home. but she visited them and preached to them as before. Ere long first one and then another went with her to church and some who "went to scoff remained to pray" and her face shone with joy when she came to tell us of the coming in of her own people.

In 1907 a characteristic incident occurred which will serve to illustrate how she tried to use every opportunity to win her own relatives to Christ. The wife of one of her nearest relatives was very ill and seemed likely to die, even though they were able to command the services of all the best Korean doctors in the city. She tried hard to persuade them to call in the foreign physician but could not prevail on them to do so until it appeared they had used in vain every other available means; but one day she came to the hospital with her face covered with smiles to ask Dr. Avison to go to see her friend. She never for a moment doubted his ability and she felt it meant the salvation of the family.

It seems she had impressed the patient with the thought that it would be next to useless to call the foreign doctor unless she, at the same time, "believed" in the doctor's God and so she begged the doctor not to fail to pray with the patient and her family.

The case was diagnosed as an abscess of the lung and an operation at the hospital advised and then prayer was made in the sickroom, all bowing most respectfully.

Next day a private room in the hospital was occupied by the patient and a large party of her family, husband, sons and sons' wives, not to mention others, but better too many than too few perhaps, but the violation of hospital rules was overlooked for the sake of the greater good that was hoped for.

When the patient was taken to the operating room the husband went with her as far as the door but Mrs. Kim went all the way and though shrinking from the ordeal, as her gentle nature led her to, she stayed by the job as the husband had urged. She tremblingly watched the cuts being made until the pus spurted from the wound when she rushed into the hall and dragged the husband in that he might himself see the confirmation of "her doctor's" diagnosis. He was frightened but charmed, not having believed it possible that the doctor could actually know that pus lay so deep in the body, but from that moment he surrendered all his prejudices.

The patient made a good recovery and during her convalescence he was faithful in his care of her and one day when the doctor happened into the room he was startled to see the somewhat old man sitting on the bed holding her hand. They both blushed very prettily but the husband "played the game" by keeping her hand and explaining that "it was like getting a new wife as he had already regarded her as dead," and he went on to say that he had talked things over with his family and they had decided to "do the doctrine" by going to church as soon as she was better.

Ever since they have been regular attendants at the Central Presbyterian church and for several years a weekly prayer meeting has been held in the home for the neighbourhood. He is a banker and it is a banker's community and it is expected that the next Presbyterian church to be erected in Seoul will be built there.

Mrs. Kim continued active in her voluntary service until increasing years made it impossible but the happy smile even then continued. An instance of her perfect faith in and dependence upon God was given when her little home was burned down and all her possessions with it. In telling us of it she said that she used to be always anxious about her few bits of furniture, etc. lest something should happen to them in her absence from the home but now God had taken them from her and there wasn't a thing left to be anxious about and so her mind was in perfect peace. She said no doubt God had seen her anxiety and had just removed its cause so that she would just be happy and peaceful.

She now accepted a room in the home of one of he relatives, one who still remained outside the church and there she lived until the end came, cared for with loving ministrations and always keeping in touch with her loved church and Christian friends though she could no longer go to them. Dr. and Mrs. Avison visited her just before leaving for America in June 1914 and she said she would probably go home before they returned and so it came to pass. She was just waiting for Father to call her to Himself.

At the home in which she lived two beautiful twins were the joy of the household and they both loved "grandmother" Kim but with one of them especially there seemed to be an affinity and the little one told granny before she went that she too would soon go to "Father's House" and be with her.

The child was in perfect health and all were amused but not long after "grannie's" departure it sickened and passed away. This greatly impressed its, as yet, non-Christian parents and recently they too joined the family of believers and rounded out the whole number of those who years ago so bitterly opposed the Lady Kim in her determination to serve God.

Many stories might be told of her love for her missionary friends were there space for them.

On one occasion during the last illness she said that one of the first things she would do when she reached heaven would be to look for Rev. Mr. Moore and Rev. and Mrs. Gifford and Miss Strong who had passed on before.

Her simple earnestness was shown by the following incident. She came to Dr. Avison in an apparently worried state of mind saying one of her relatives had been laughing at her talk about the love of God and of His hatred of sin and had asked her how it was, seeing he had made everything, that he had made such a bad thing as. sin. She wanted to know how to answer him.

The doctor told her that it was very easy - just tell him that God didn't make sin, that it simply "became," without any making, illustrating his reply by saying - "there is a road to Chemulpo, isn't there? and if you want to get to Chemulpo you must keep going on along that road - that is the right way to Chemulpo and any turning from that road will take you somewhere else and so far as going to Chemulpo was concerned the traveller would be going wrongly. Sin is the result of not going the right way and when God made a right way it just naturally followed that anything else was a wrong way and so sin just 'became' without any making." "Oh"! said she "I hope he will ask me that question again. He fairly frightened me before."

Mrs. F. S. Miller, Mrs. O. R. Avison,
Pres. North.

19160400

제니 B. 에비슨, 기독교 가정을 만들고 발전시키기; 한 선교사 어머니가 한국인 어머니들에게.

The Korean Mission Field (서울) 12(4) (1916년 4월호), 102~104쪽

결혼할 때 남녀가 그리스도인이라면, 그들은 바른 시작을 할 수 있습니다. 첫날을 기도로 시작하고, 여러분 자신을 하나님과 가정에 새롭게 헌신하세요. 이것은 이제 막 시작된 새로운 가정입니다. 매일 아침 방을 나서기 전에 무릎을 꿇고 몇 분간 기도하며 하루의 모든 일, 모든 말과 행동에 하나님의 인도하심을 구하세요. 남편을 사랑하고 기쁘게 하거나 도우며, 함께 이 가정을 하나님께서 거(居)하실 수 있는 곳으로 만들 수 있도록 말입니다.

아침 식사 전에 온 가족이 모여 가족 기도를 드리세요. 하나님 말씀을 읽고 기도하며 서로에게 도움이 되는 시간을 갖도록 하세요. 친척이든 손님이든 하인이든 함께 있는 모든 사람을 도울 수 있도록 기도하세요.

하루에 한두 번 성경을 읽도록 노력하세요. 한 번만 읽을 수 있다면 하루 중 가장 조용한 시간이나 저녁에 읽고, 가능하다면 한 구절을 암송하세요. 그 구절을 매일의 성경 구절로 삼으세요.

아이를 가졌다는 것을 알게 되면 슬퍼하지 말고 하나님께 감사하며 즉시 그분께 아이를 바치세요.

인내심과 관용, 그리고 좋은 마음을 주시도록 기도하고, 아이를 낳는 동안 항상 기쁘고 행복하게 지내도록 노력하세요. 왜냐하면 저는 우리가 무엇을 하는가와 어떻게 행동할 것인가가 아이에게 영향을 미친다고 믿기 때문입니다.

아이가 무사히 태어나도록, 그리고 온전한 신체와 지성을 가진 아이가 되도록 기도해 주세요. 사무엘처럼 하나님과 그분의 사역을 위하여 훈련받을 수 있도록 말입니다. 그의 어머니 한나가 잉태될 때부터 그를 위하여 기도하고 하나님께 바쳤던 것을 기억하실 것입니다.

아이가 태어나자마자 기도해 주시고, 충분히 자라면 간단한 기도를 가르치고 예수님께 기도하는 법을 가르쳐 주세요. 예배와 경건이 무엇인지, 그리고 우리가 왜 하나님을 숭배해야 하는지 최대한 가르쳐 주세요.

아주 어릴 때부터 그에게 순종과 진실함을 가르치세요. 당신이 아이에게 무엇을 하라고 할 때는 반드시 순종하고, 약속을 지키도록 가르쳐 주세요.

부모로서 우리는 "내가 이렇게 할게" 또는 "내가 너에게 이런저런 것을 줄게"라고 말할 때, 약속을 지키도록 매우 조심하세요. 물론 모든 규칙에는 예외가 있지만, 어떤 이유로든 약속을 지킬 수 없다면 타당한 이유를 제시해야 해요.

진실

아이에게 정직함도 가르쳐야 합니다. 못바늘이든 종이든 뭐든, 이 작은 물건 하나쯤 가져가도 괜찮다고 생각하기 쉬워요. 할머니는 "네 것이 아닌 것은 허락 없이 절대 만지거나 다루지마. 못바늘 하나라도 가져가도 되는지 물어보지 않고 가져가지 마."라고 말씀하시곤 했습니다. 우리 아이들이 처음부터 그런 작은 것들에 조심하도록 배운다면, 모든 일에 진정으로 정직하게 자라날 것입니다.

규율을 둘러싼 서로의 간섭

아버지가 아이에게 무언가를 말하거나 가르칠 때, 어머니는 동의해야 하며, "이렇게 하지 마" 등의 말은 하지 않아야 합니다. 마찬가지로 어머니가 훈육할 때 아버지는 간섭해서는 안 됩니다. 만약 아버지나 어머니가 집에 없을 경우, 한쪽 부모가 부재 중일 때 자녀를 돌보는 부모는 부재 중인 부모에게 순종하는 행동을 해야 합니다.

규율

아이를 계속 때리지 말고 항상 순종하도록 요구하세요. 때리는 것은 때때로 필요하지만 항상 그런 것은 아닙니다. 아이의 귀나 머리를 절대 때리지 마세요.

아이들에게 벌주는 방법

아이들이 가고 싶어 하는 곳에 가지 못하게 하세요.

아이들이 놀려고 집에 친구들을 데려오거나 친구 집에 놀러 가는 것을 허용하지 마세요.

이것은 잘못의 심각성에 따라 하루, 이틀 또는 일주일 동안 지속될 수 있습니다.

아이들이 매우 애착하는 어떤 음식 종류를 주지 마세요. 아이들에게 욕하면서 잔소리하지 마세요.

청결

청결은 아이들에게 자주 씻도록 가르치면 가능합니다. 누구나 세면대와 물을 사용할 수 있고, 요즘은 비누와 마른 천을 사용할 수 있는 아이들이 많습니다. 세면대가 있어도 일주일에 한 번 목욕을 할 수 있습니다.

아이들이 코를 깨끗하게 유지하도록 도와주세요. 가능하다면 네모난 천 조각을 손수건으로 만들어 접고, 항상 주머니에 넣고 자주 사용하여 코를 깨끗하게 하고 윗입술을 건조하게 유지하도록 가르쳐주세요. 소매나 옷자락, 손이나 벽에 코를 닦지 않도록 지도하고, 코를 깨끗하게 유지하도록 가르쳐주세요. 손수건을 살 여유가 없다면 부드러운 종이를 사용해도 돼요. 어머니도 손가락으로 코를 닦아서는 안 돼요. 이는 좋지 않은 습관이에요.

아이들이 자라면서 귀엽다고 해서 다른 사람에게 기도하는 모습을 보여주도록 시키지 마세요. 기도하는 모습을 장난감처럼 보여서는 안 돼요. 아이들에게 책을 읽어 주고, 아이들을 위하여 기도하는 것뿐 아니라 함께 기도해 주세요. 성경 읽는 법을 가르쳐 주세요. 가능하다면 가끔씩 같이 놀아주세요. 아이들이 하는 일에 관심을 갖고, 아이들이 놀거나 가지고 놀았던 장난감에 대하여 이야기할 때 귀 기울여 들어주세요. 그렇지 않으면 나중에 아이들이 당신에게 오지 않고 멀어질 거예요. 아이들과 항상 가까이 지내면 서로 더 사랑하게 되고, 그러면 가정이 더욱 행복해질 것입니다.

사랑을 갖기 위하여 돈이 필요한 것은 아니에요. 비록 힘들더라도 아이들에게 매일 작은 의무를 다하도록 가르치고, 아이들이 자라면서 더 많이 가르치면 진정한 도움이 될 것입니다. 이처럼 사랑으로 돕는 마음은 가정을 행복하게 만들 뿐만 아니라, 서로뿐만 아니라 집에 들어오는 모든 사람에게도 행복을 가져다줄 것입니다. 그리고 이 가정의 모든 사람은 하나님을 경외하고 사랑하며 모두에게 축복이 될 것입니다.

에비슨 부인, 미국 북장로교회

Jennie B. Avison, Founding and Developing a Christian Home; A Missionary Mother to Korean Mothers.
The Korean Mission Field (Seoul) 12(4) (Apr., 1916), pp. 102~104

If a man and woman are Christians when married they can begin right.

Begin the first day with prayer and consecrate yourselves together afresh to God and your home. This is now a new home just beginning. Every morning before you leave your room kneel down for a few minutes in prayer and ask God's guidance in everything for the day, every word, every act; that you may love and try to please or help your husband and that together you may be able to make this home a place where God can dwell.

Before breakfast gather together all in your household for family prayer when you will read God's Word and pray thus helping not only each other but whoever happens to be with you whether relative, guest or servant.

Try to read your Bible once or twice a day. If you can only do it once try to do it at the quietest part of the day or evening and if possible commit one verse to memory. Call it your daily text.

When you find you are with child do not grieve but thank God and consecrate the child immediately to Him.

Pray for patience, forbearance and good temper and try always to be pleasant and happy while carrying it, because I believe what we do and how we act then affect the child.

Pray for a safe delivery and a child perfect in form and intellect, fit to be trained for God and his service as Samuel was. You remember how his mother Hannah prayed for him from conception and gave him to God.

Pray for him after he is here and as soon as he is old enough teach him a simple prayer and shew him how to pray to Jesus. Teach him as far as possible what worship and reverence mean and why we worship God.

Teach him very early obedience and truthfulness. When you tell him to do anything see that he obeys and teach him to be truthful by keeping any promises you make. We as parents must be very careful when we say I will do so or I will give you such and such a thing, that We keep our word. Of course there are exceptions to all rules but we must give a good reason if we for any cause cannot keep a promise.

Honesty 진실 Chin-sie-how.

He must also be taught honesty. It is so easy to think it does'nt matter if I just take this little thing, may be a pin or a piece of paper Or anything. My grandmother used to say "never touch or handle anything that does not belong to you without permission; never take even a pin without asking whether you may have it." If our children are from the beginning taught to be careful about those little things they will grow up to be truly honest in all things.

알온테ᄒ오 Interference with each other over discipline.

When Father is telling or teaching a child something, the mother should agree and not say do not do this, etc., and in the same way the father should not interfere when the mother disciplines. Should the father or mother be away from home the parent who is caring for the children in the absence of the one parent should see that he does the things that would be obedient to the absent one if he has things to do for that one in his or her absence.

Discipline 기ᄅ는갓, 군법

Do not keep slapping a child but demand obedience always. Spanking is needful sometimes but not always. Never strike a child on the ears or anywhere on the head.

Ways of punishing children.

Keep them from going to some place they wish to go to very much.

Do not allow them to have their friends at their home to play with them or to go to their friends home to play.

This might last for a day, two days or a week according to the gravity of the offence.

Do not give them some kind of food they are very fond of. Do not "nag at" your children, calling them bad names.

Cleanliness.

Cleanliness is possible by teaching them to wash themselves often. All can have a basin and water and many now can have a piece of soap and a cloth to dry on and once a week even with a basin a bath may be taken.

Help the children to keep their noses clean. Make some square pieces of cloth into handkerchiefs hemming them if possible and teach them to carry one always in their pocket and use it often thus keeping the nose clean and the upper lip dry. Tell them not to wipe their noses on their sleeve or their coat tails or on their hands and then on the wall by all means teach them to keep their noses clean. If you cannot afford handkerchiefs you can use Korean soft paper. Mothers should not clean their noses with their fingers either. This is a dirty habit.

As the children grow older do not get the child to shew others how he prays because you think it cute. We should not play at prayer. Read to them - Pray with as well as for them. Teach them to read their Bibles. Play with them sometimes, if possible. Be interested in what they do and listen when they come to tell you about something they played or some plaything they have. If you do not, they will not come to you later and they will grow away from you. Keep in close touch with them all the time and you will grow to love each other more and so your home will become happier all the time.

You do not need riches to have love and tho the work may be hard if you teach the little ones to do some little duty each day and more as they grow older they will be a real help. Loving helpfulness will thus make lire in the home happy and not only to each other but to all who come into it and all in this home will be God fearing and God loving and a blessing to everybody.

Mrs. Avison, Pres. North.

19160404

프랭크 M. 노스(연석 위원회 위원장)가 아서 J. 브라운(미국 북장로교회 해외선교본부 총무)에게 보낸 편지
(1916년 4월 4일)

Board of Foreign Missions
Of the METHODIST EPISCOPAL CHURCH
150 Fifth Avenue
NEW YORK CITY

PRESIDENT
BISHOP LUTHER B. WILSON
CORRESPONDING SECRETARIES
S. EARL TAYLOR
WILLIAM F. OLDHAM
FRANK MASON NORTH

TREASURER
GEORGE M. FOWLES
RECORDING SECRETARY
STEPHEN O. BENTON
GENERAL CORRESPONDING
SECRETARY EMERITUS
ADNA B. LEONARD

CABLE ADDRESS: MISSIONS   PHONE 7790 CHELSEA

1916년 4월 4일

신학박사 아서 J. 브라운 목사,
   5 애버뉴 156,
   뉴욕 시

친애하는 브라운 박사님,

   세브란스 연합의학교와 관련된 안건에 대한 박사님의 (3월) 27일자 편지[88]를 받았습니다. 우리가 합의한 대로 잘 작성되었다고 생각하며, 저는 박사님께서 친절히 보내주신 사본과 필요한 경우 다른 것들을 활용하여 연석 위원회로서, 다른 선교본부를 지휘하는 동료들과 소통할 것입니다. 저는 박사님이 기억하겠지만, 이번 달 25일 오후 1시에 소집하기로 요청된 연석 위원회 회의에서 그렇게 하겠습니다.

   안녕히 계세요.
   [프랭크 M. 노스]

FMN:A

---

[88] Arthur J. Brown (Sec., BFM, PCUSA), Letter to Frank M. North (Chm'n, Joint Committee) (Mar. 27th, 1916)

Frank M. North (Chm'n, Joint Com.), Letter to Arthur J. Brown (Sec., BFM, PCUSA) (Apr. 4th, 1916)

Board of Foreign Missions
Of the METHODIST EPISCOPAL CHURCH
150 Fifth Avenue
NEW YORK CITY

PRESIDENT
BISHOP LUTHER B. WILSON
CORRESPONDING SECRETARIES
S. EARL TAYLOR
WILLIAM F. OLDHAM
FRANK MASON NORTH

TREASURER
GEORGE M. FOWLES
RECORDING SECRETARY
STEPHEN O. BENTON
GENERAL CORRESPONDING
SECRETARY EMERITUS
ADNA B. LEONARD

CABLE ADDRESS: MISSIONS   PHONE 7790 CHELSEA

April
Fourth
1916

Rev. Arthur J. Brown, D. D.,
   156 Fifth Avenue,
   New York City

My dear Dr. Brown: -

Permit me to acknowledge receipt of your favor of the 27th ult., giving the items concerning the Severance Union College. I think these are in form, as we agreed, and I will use the copies which you have kindly sent, and others if needed, in communicating with the friends, as a joint commission, who are directing the other Boards. I shall do this in connection with the call of the meeting of the joint committee, which was decided should be at one o'clock on the 25th of this month, as you will recall.

Yours cordially,
[Frank M. North]

FMN:A

프랭크 M. 노스(미국 북감리교회 해외선교본부 총무)가
아서 J. 브라운(미국 북장로교회 해외선교본부 총무)에게 보낸 편지
(1916년 4월 13일)

Board of Foreign Missions
Of the METHODIST EPISCOPAL CHURCH
150 Fifth Avenue
NEW YORK CITY

1916년 4월 13일

신학박사 아서 J. 브라운 목사,
　뉴욕 시 5 애버뉴 156

친애하는 브라운 박사님,

　박사님의 서류가 완전하도록, 선교본부의 3월 회의에서 세브란스 병원 건과 관련하여 동봉된 조치를 채택하였음을 알려드립니다.
　이 조치를 근거로 며칠 전 면담을 진행하였습니다. 이 문제에 대하여 적절한 이해를 얻기 위하여 추가로 검토할 예정입니다.

　안녕히 계세요.
　F. M. 노스

동봉물
FMN:T

{저는 그에게 연석 위원회의 위원장으로서 주도권을 잡아줄 것으로 기대한다고 말하였습니다}

Frank M. North (Sec., BFM, MEC), Letter to Arthur J. Brown (Sec., BFM, PCUSA) (Apr. 13th, 1916)

Board of Foreign Missions
Of the METHODIST EPISCOPAL CHURCH
150 Fifth Avenue
NEW YORK CITY

PRESIDENT
BISHOP LUTHER B. WILSON
CORRESPONDING SECRETARIES
S. EARL TAYLOR
WILLIAM F. OLDHAM
FRANK MASON NORTH

TREASURER
GEORGE M. FOWLES
RECORDING SECRETARY
STEPHEN O. BENTON
GENERAL CORRESPONDING
SECRETARY EMERITUS
ADNA B. LEONARD

CABLE ADDRESS: MISSIONS   PHONE 7790 CHELSEA

April
Thirteenth
1916

The Rev. Arthur J. Brown, D. D.,
 156 Fifth Avenue, New York.

My dear Dr. Brown: -

In order that your files may be complete, permit me to say that our Board at its meeting in March, in the matter of the Severance Hospital, adopted the enclosed action.

It is on the basis of this action that we had the interview several days ago. Further consideration will be given to the matter that we may secure a proper understanding about it.

Cordially yours,
F. M. North

Enclosure.
FMN:T

{I told him we expected him to take initiative as Chairman of Jt. Com.}

19160425

세브란스 연합의학교 이사회 제1회 회의 회의록
(1916년 4월 25일)

세브란스 연합의학교 제1회 회의 회의록

세브란스 연합의학교의 이사회를 조직하기 위하여 각 선교부에서 선출된 다음 사람들은 1916년 4월 25일 서울에 모였다.

O. R. 에비슨	미국 북장로교회 선교부
J. E. 애덤스	
A. M. 셔록스	
H. M. 브루언	
J. G. 홀드크로프트	
A. I. 러들로	
로버트 그리어슨	캐나다 장로교회 선교부
T. D. 맨스필드	
R. A. 하디	남감리교회 선교부
W. T. 리드	
C. I. 맥라렌	호주 장로교회 선교부

남장로교회 선교부가 대표를 선출하지 않았기 때문에 대니얼 박사와 패터슨 박사가 이사회에 참석하도록 요청받았다.

언더우드 박사, 휘트모어 씨, 노튼 박사는 각자의 선교부에서 정식으로 선출되었지만 우리와 모임을 가질 수 없었다.

에비슨 박사는 오전 9시 30분에 의학교 건물 교수실에서 이사회를 소집하였고, 그의 기도로 회의를 시작하였다.

동의에 의하여 에비슨 박사가 임시 의장으로 선출되었고, 셔록스 박사가 임시 서기로 선출되었다.

재단법인의 정관은 항목별로 논의되었고, 오전과 오후 회의에 걸쳐 많은 논의 끝에 마침내 수정된 대로 채택하였고, 비준을 위하여 각 선교부에 보내도록 하였다.

에비슨 박사 집에서 열린 저녁 회의

미국 남장로교회 선교부에서 대표를 선출할 때까지 T. H. 대니얼 박사와 J. H. 패터슨 박사를 이사로 선출하자는 제안이 통과되었다.

북감리교회 선교부에서 두 번째 대표를 선출할 때까지 J. D. 밴버스커크 박사를 이사로 선출하자는 제안이 통과되었다.

임시 서기가 O. R. 에비슨 박사를 의학교의 교장으로 선출하자는 제안이 통과되었다.

임시 서기가 그렇게 하였다.

임시 서기가 J. D. 밴버스커크 박사를 부교장으로 선출하자는 제안이 통과되었다.

그렇게 되었다.

투표에서 토머스 H. 대니얼 박사가 서기로 선출되었다.

J. E. 겐소 씨는 재무로 선출되었다.

에비슨 박사가 제출한 교수진 명단을 승인하자는 제안이 통과되었다.

추가 조사에서 오시마 씨의 채용이 필요하다고 간주될 경우, 에비슨 박사가 그를 채용하는 것을 허가하되, 그러한 고용은 오시마 씨의 교수진 합류를 포함하는 것이라는 제안이 통과되었다.

하토리 부인의 채용이 추가 검토 후에 가능하고 권장되는 경우, 에비슨 박사가 그녀를 고용하는 것을 허가한다는 제안이 통과되었다.

서울에서 [감리교회] 여자 선교회의 의료 업무와 관련된 서신과 관련하여 에비슨 박사가 상호 만족스러운 연합 기반을 찾기 위한 노력을 계속하도록 허가한다는 제안이 통과되었다.

[건축가] 고든 씨가 제출한 청사진에 따라 병원 규모의 확대 방안을 이사회가 모색한다는 제안이 통과되었다.

개정된 정관에 따라 미국 북장로교회 선교부는 이사회에서 6명의 대표만 가질 수 있으므로 J. G. 홀드크로프트 씨는 자발적으로 사임을 제안하였고 유감스럽게도 수락되었다.

현재 회원의 은퇴 순서는 다음과 같이 제안되었다.

1917년	브루언
	휘트모어
	하디
	밴 버스커크
	패터슨
1918년	샤록스
	대니얼
	맨스필드
	노튼
	언더우드
1919년	애덤스
	러들로
	리드
	맥라렌
	그리어슨 - 통과됨

밀즈 박사가 (존 L.) 세브란스 씨에게 보낸 편지에서 제안한 연구부의 확장 요청을 승인하자고 제안되었고, 통과되었다.

제출된 예산을 승인하자는 제안이 통과되었다.

폐회하자는 동의가 있었고 1916년 4월 25일 오후 11시 30분에 폐회하였다. C. I. 맥라렌 박사가 기도를 인도하였다.

A. M. 샤록스
임시 서기

Minutes of First Meeting of Board of Managers of Severance Union Medical College (Apr. 25th, 1916)

Minutes of First Meeting of
Board of Managers of Severance Union Medical College

The following persons, being elected by their respective Missions for this purpose met in Seoul April 25, 1916 for the purpose of organizing a Board of Managers of the Severance Union Medical College.

O. R. Avison	Presbyterian Mission (North)
J. E. Adams	
A. M. Sharrocks	
H. M. Bruen	
J. G. Holdcroft	
A. I. Ludlow	
Robert Griorson	Canadian Presbyterian
T. D. Mansfield	
R. A. Hardie	Methodist South
W. T. Reid	
C. I. McLaren	Australian Presbyterian

As the Presbyterian Mission South had not elected its representatives Dr. Daniel and Dr. Patterson were asked to sit with the Board.

Dr. Underwood, Mr. Whittemore and Dr. Norton although duly elected by their respective Missions were unable to meet with us.

The meeting was called to order by Dr. Avison at 9,30 A. M. in the Faculty Room of the Medical College building who also opened the meeting with prayer.

By motion Dr. Avison was elected temporary Chairman and Dr. Sharrocks temporary Secretary.

The Zaidan Hojin constitution was taken up section by section and after much discussion covering both morning and afternoon sessions was finally adopted as corrected and ordered sent to the various Missions for ratifications.

Evening session held at Dr. Avison's home.

Pending the election of its representatives by the Presbyterian Mission South, it was moved that Dr. T. H. Daniel and Dr. J. H. Patterson be elected to membership - carried.

Pending the election of its second representative by the Methodist Mission North, it was moved that Dr. J. D. Van Buskirk be elected to membersship – carried.

Moved that the temporary Secretary cast the ballot for Dr. O. R. Avison as President of the College – carried.

The temporary Secretary so did.

Moved that the temporary Secretary cast the ballet for Dr. J. D. Van Buskirk for Vice President – carried.

It was so done.

By ballet Dr. T. H. Daniel was elected secretary.

Mr. J. E. Genso was elected Treasurer.

Moved that the Faculty list as presented by Dr. Avison be approved – carried.

Moved that Dr. Avison be authorized to engage the services of Mr. Oshima, if on further investigation his services were deemed necessary, such engagement to include a place on the faculty – carried.

Moved that Dr. Avison be authorized to engage the services of Mrs. Hattori, if upon further consideration that step be possible and advisable – carried.

Moved that in regard to the correspondence concerning upon with the medical work of the W. F. M. S. in Seoul, we authorize Dr. Avison to continue his efforts to find a basis of Union mutually satisfactory – carried.

Moved that the Board of Managers seek to enlarge the capacity of the Hospital along the lines suggested by blue prints submitted by Mr. Gordon – carried.

In accordance with the revised constitution as the Presbyterian Mission North would only be entitled to six representatives on the Board, Mr J. G. Holdcroft voluntarily offered his resignation which was regretfully accepted.

Moved that the order of retirement of the Present members be as follows: -

1917	Bruen
	Whittemore
	Hardie
	Van Buskirk
	Patterson
1918	Sharrocks
	Daniel
	Mansfield
	Norton
	Underwood
1919	Adams
	Ludlow
	Reid
	McLaren
	Griorson - carried.

Moved that the request for enlargement of the Research Dept. as proposed in a letter of Dr. Mills to Mr. Severance be approved - carried.

Moved that the Budget as presented be approved - carried.

After motion to adjourn was made and passed the meeting came to a close at 11.30 P. M. April 25, 1916. Dr. C. I. McLaren leading in prayer.

A. M. Sharrocks,
Temporary Secretary.

올리버 R. 에비슨 박사 관련 연표 · Chronology of Dr. Oliver R. Avison (1914~1916. 4)

1914년 1월 1일		발효된 새로운 의료법, 총독부 지정 의학교 졸업생에게 무시험으로 면허를 부여함
2월 9일		존 L. 세브란스, 세브란스 병원 및 의학교와 관련하여 제시 W. 허스트, 아서 J. 브라운 및 더들리 P. 알렌과 논의를 함
20일		서울의 대학 설립에 관심이 있는 사람들이 모여 회의를 열고 1914년 4월에 신입생과 2학년 학급으로 단과대학 업무 시작하는 것이 가장 좋다고 결정함
24일		세브란스 씨에게 간호부 숙소 및 밀즈 사택 건축의 필요성이 담긴 편지를 보냄
27일		윌버 에비슨, 군산에서 러들로로부터 맹장염 수술을 받음
3월 5일		미국 북장로교회 한국 선교부의 실행 위원회가 개최됨
29~21일		교육 평의회가 개최됨
3월 31일		제4회 졸업식이 거행됨 (15명이 졸업함) 세브란스 연합의학교, 처음으로 제대로 된 재정 보고서를 선교본부에 제출함
4월 2~5일		송도에서 개최된 한국 기독교 청년회의 회의에서 연합 위원회에 위원으로 선출됨
6일		(존 L.) 세브란스, 세브란스에 대한 모든 지원은 선교본부를 통하여 집행할 것이라고 선언함
6월 12일		비례 안식년으로 서울을 떠남

	20일	고베를 출항함 같은 배에 승선한 록펠러 재단 의료위원회의 사무총장 와이클리프 로즈에게 세브란스 기지에 대하여 설명함
7월	1일	밴쿠버에 상륙함
	9일	밴쿠버를 떠남
	15일	뉴욕에 도착함
	16일	보스턴의 코플리 플라자 호텔에서 존 L. 세브란스, 더들리 P. 알렌, 아서 J. 브라운 및 에비슨이 모여 세브란스 지원에 대하여 논의하고 합의 각서를 작성함
	21일	캐나다 장로교회 한국 선교부 연례 회의, 그리어슨의 세브란스 연합의학교 임명을 권고함
8월	15일	조선 총독부의 의사면허증 제32호를 발급받음
	19일	미국 남감리교회의 한국 선교부, 서울 연합의학교의 정관 초안을 심의함
	22일	브라운, 7월 16일 논의 내용을 한국 선교부로 알림
9월	15일	총독부, 의사 시험을 실시함(10월 7일까지)
	16일	호주 장로교회 선교부, 커를과 맥라렌의 세브란스 파견을 승인함
10월	상순	토론토 대학교 의학부가 추최한 만찬에서 강연을 함
	16일	더들리 P. 알렌의 초청으로 클리블랜드를 방문함
	25일	클리블랜드의 교회에서 강연을 함
11월	6일	브라운과 에비슨, 7월 16일 보스턴 회의에서 세브란스와 관련된 미해결된 추가 문제들을 논의함
12월	7일	세브란스 병원 및 의학교의 1915년도 예산을 제출함
	10일	세브란스 및 알렌, 에비슨의 1915년도 예산을 승인함
	13일	펜실베이니아 주 루이스버그 장로교회에서 강연을 함
	19일	테네시 주 내슈빌에 체류함
	23일	펜실베이니아 주의 피츠버그에 체류함
1915년 1월	3일	피츠버그 에프워스 동맹에서 강연을 함
2월 16~18일		노스캐롤라이나 주 샬럿에서 미국 남장로교회 평신도 선교 대회에 참석하여 강연함

	2월 18일	브라운, 샤이플리와 래플리의 선교사 임명을 한국 선교부에 알림
	19일	사우스캐롤라이나 주 컬럼비아에서 열린 학생 자원 봉사단 회의에서 강연을 함
	22일	남부 평신도 선교사 대회에 참석하기 위하여 텍사스 주 댈러스로 향함
	3월 3일	토론토에 도착함
	16일	뉴욕에서 개최된 의사, 선교사 및 기타 관계자 회의를 위한 '의료 선교 사업에서 협력에 관한 각서'를 제출함
	18일	브라운, 에비슨의 안식년이 5월 1일까지 연장된 것을 한국 선교부에 알림
	4월 18일	매니토바 주 위니펙의 그레이스 교회에서 강연을 함
	5월 3일	러들로, 샌프란시스코에 도착하여 에비슨과 만남
	7일	캘리포니아 주 샌프란시스코의 제일장로교회에서 강연을 함
	15일	샌프란시스코를 출항함
	6월 7일	서울에 도착함
	7월 24일	캐나다 장로교회 해외선교본부 총무, 브라운에게 캐나다 장로교회가 세브란스의 연합에 참여하기로 찬성하였다는 소식을 전함
	9월 10일	호주 장로교회 선교부, 선교 협의회 연례 회의에서 한 명을 전임으로 세브란스로 파견하며 연간 운영비를 지원하기로 결정함
	10월 1~8일	영국 및 외국 성서협회 소속 권서들에게 "권서가 어떻게 자신의 육체를 돌볼 수 있는가"라는 제목의 강연을 함
	11월 2일	미국 남장로교회 선교부 연례회의에 참석하여 강연을 함
	27일	연석 위원회, 세브란스의 연합안을 승인함
1916년	1월 15일	프랭크 M. 노스 연석 위원회 위원장, 미국 북장로교회, 캐나다 장로교회, 미국 남장로교회, 남감리교회 및 북감리교회의 선교본부가 연석 위원회의 세브란스 연합안을 승인함

2월 7일		미국 북장로교회 해외선교본부, 세브란스의 연합 운영 요청을 승인함
16일		브라운, 캐나다 장로교회, 미국 남장로교회, 남감리교회, 북감리교회 및 호주 장로교회 선교본부의 총무에게 미국 북장로교회가 연석 위원회의 세브란스 연합안을 승인하였음을 알림
3월 29일		제6회 졸업식이 거행됨 (13명이 졸업함)
4월 25일		세브란스 연합의학교 이사회 제1회 회의가 개최됨

참고문헌 · References

1. 공공 자료

Official Gazettes of Japanese Government-General in Korea

2. 선교부 관련 자료

A Synopsis of Minutes of Sixteenth Annual Meeting of Council of the Korea Mission of the Presbyterian Church in Canada

Administrative Files Series of the Board of Missions of the Methodist Church 1912~1955

Annual Report of the Board of Foreign Missions of the Presbyterian Church in the United States of America. Presented to the General Assembly

Annual Report of Mission Council, Australian Presbyterian Mission in Korea

Minutes and Reports of the Annual Meeting of the Korea Mission of the Presbyterian Church in the U. S. A.

Minutes of Annual Meeting of the, Southern Presbyterian Mission in Korea

Official Journal. Minutes of the Korea Annual Conference of the Methodist Episcopal Church

Presbyterian Church in Canada, Board of Foreign Missions, Records pertaining to the Korea Mission

Presbyterian Church in the U. S. A., Board of Foreign Missions. Department of Missionary Personnel Records, 1831~1952

Report of the Korea Mission of the Presbyterian Church in the U. S. A. to the Annual Meeting

United Presbyterian Church in the U. S. A. Commission on Ecumenical Mission and Relations Secretaries' Files, Korea Mission records, 1903~1972

3. 각종 신문

매일신보 (경성)　　*The Daily News* (Seoul)
Lewisburg Journal (Lewisburg, Penn.)
Manitoba Free Press (Winnipeg, Manitoba)
Nashville Banner (Nashville, Tenn.)
San Francisco Bulletin (San Francisco, Ca.)
The Columbia Record (Columbia, S. C.)
The Pittsburgh Press (Pittsburgh, Penn.)
The Plain Dealer (Cleveland, O.)

4. 각종 잡지

Presbyterian Standard (Charlotte, N. C.)
The Assembly Herald (New York)
The Canada Lancet (Toronto)
The Continent (Chicago)
The Korea Mission Field (Seoul)
The Missionary Voice (Nashville, Tenn.)
Westminster Hall Magazine and Farthest West Review (Vancouver, B. C.)

찾아보기 · Index

ㄱ

간호부	541
간호부 숙소	4, 33, 164, 185, 196
간호부 양성소	224
간호부 양성소의 연합	258, 514
감리교회 여자 해외선교회 실행 위원회	514, 577
감리교회 여자 해외선교회와의 연합	573
강계(江界)	555
강문집	117, 144, 223
게일, 제임스 S.	19
겐소, 존 F.	19, 21, 398
격리 병동 건물	33
경신학교	20
고든, 헨리 B.	218
고명우	117, 223
공주	52
관리 위원회	20
광주	52
광학과	165
교육 평의회	65
구술 녹음기	501
구테리어스, 윌리엄 H.	303
그랜트, W. 헨리	478, 561
그리어슨, 로버트	160, 284, 293, 300
기독청년면려회	343

기본금	166
기본재산	4
기숙사	166
기적(奇蹟)	602
김기형	104f
김필순	202

ㄴ

남장로교회 선교부	138
남장로교회 평신도 선교 대회	407
내슈빌	347
노블, 윌리엄 A.	20
노스, 프랭크 M.	582, 621, 624, 638, 644, 651, 684, 686
니와 세이지로(丹羽淸次郞)	56

ㄷ

대구(大邱)	554
대니얼, 토머스 H.	689
드캠프, 알렌 F.	161
디프리스, 로버트 D.	300

ㄹ

라이올, 데이비드 M.	65
래플리, 루스 M.	343, 344f, 403
러들로, A. 어빙	19, 31, 117, 144, 198, 223, 282, 400, 483
러들로, A. 어빙 부인	198
러들로, 아서 C.	262
로마서 1장 16절	483
로즈, 와이클리프	254
록펠러 재단	268
록펠러 재단 의료위원회	254
롬프리, 아이번 L.	53

루이스, 마고 리	19
리그네리스, 오귀스트 데	624, 632, 638
리드, 오빌	376

ㅁ

마운트 허몬 남학교	219
마일스 파크 장로교회	262
마펫, 새뮤얼 A.	65
매케이, 로버트 P.	401, 407, 427, 438, 444, 478, 488, 497, 539, 621
맥라렌, 찰스 I.	117, 144, 223, 242, 524, 602
무라, 윌리엄 B.	11
밀러, 수전 D.	669
밀러, 에드워드 H.	19, 234, 311
밀러, 에드워드 H. 부인	65
밀러, 프레더릭 S.	229, 231, 239
밀러, 휴	549
밀즈 사택	34, 39, 55
밀즈, 랠프 G.	4, 19, 117, 144, 163, 185, 198, 223
밀즈, 랠프 G. 부인	198

ㅂ

바우먼, 뉴턴 H.	11, 117, 144, 223, 341, 411
박서양	117, 144, 223
방사선	401
방사선 기계	165, 288
배틀크릭 요양소	231
밴버스커크, 제임스 D.	117, 143, 223
버펄로 감리교회	267
번커, 달젤 A.	20
베너블, 윌리엄 A.	65
베어드, 윌리엄 M.	65
벡커, 아서 L.	66
벤더, 엘리자베스 R.	267

병리 건물	195
보베어드, 데이비드	537
부산(釜山)	52, 553
브라운, 아서 J.	3, 9, 19, 39, 48, 51, 72, 75, 106, 109, 111, 137, 149, 152, 158, 163, 184, 212, 218, 234, 236, 238, 249, 254, 258, 267, 274, 275, 282, 287, 293, 312, 329, 334, 338, 347, 362, 368, 371, 373, 389, 393, 399, 400, 403, 410, 417, 420, 438, 443, 444, 466, 481, 483, 504, 509, 527, 529, 573, 585, 588, 595, 609, 621, 624, 632, 636, 638, 644, 651, 684, 686
브라운리, 루비 B.	19
브루언, 헨리 M.	527
블레어, 허버트 E.	537
비례 안식년	222
빌링스, 블리스 W.	66

ㅅ

사택	163
사토 고조[佐藤剛藏]	144, 223
사토 스스무[佐藤 進]	120
사회 사업	174
샤이플리, 윌리엄 J.	303, 343, 355, 357, 359, 376, 403
샤퍼, 올가 P.	53
샤프, 찰스 E.	65, 274, 529
서울	554
서울 여학교	234
서울의 연합 대학 사역을 위한 정관	48
선천(宣川)	554
세브란스 연합의학교 이사회	688

세브란스 연합의학교 제6회 졸업	655
세브란스 연합의학교의 연합의 원칙	379
세브란스, 루이스 H.	4, 184, 236
세브란스, 존 L.	3, 9, 13, 33, 163, 184, 212, 213, 238, 275, 329, 338, 466, 585, 588, 590
세탁기	165, 288
소독용 고압기	288
소래 해변	474
송도	52
쉴즈, 에스터 L.	337, 389
스미스, J. 프랭크	424
스코필드, 프랭크 W.	440, 448, 458, 478, 509, 541
스티븐슨, F. C.	500
승동 장로교회	549
십이지장충	254

ㅇ

안동(安東)	554
안이비인후과	11
알렌, 더들리 P.	13, 72, 75, 106, 109, 158, 163, 184, 212, 249, 267, 287, 329, 334, 338
알렌, 더들리 P. 부인	466
암스트롱, 앨런 E.	284, 300, 305, 309, 440, 447, 509
애덤스, 에드워드	65
약사	4, 14, 54, 164, 185, 195, 200, 293
약의 조제	54
언더우드, 존 T.	27
언더우드, 호러스 G.	19, 20, 27, 76, 481, 613
언더우드, 호러스 H.	8
에비슨, 레라	222
에비슨, 레이몬드	219

에비슨, 마틴	219
에비슨, 올리버 R.	19, 20, 27, 33, 39, 48, 51, 111, 130, 137, 144, 149, 152, 174, 198, 218, 234, 236, 238, 249, 254, 258, 262, 267, 282, 284, 293, 300, 305, 309, 312, 329, 338, 341, 343, 347, 357, 362, 368, 373, 389, 393, 401, 407, 410, 417, 420, 424, 427, 440, 447, 478, 483, 488, 497, 500, 512, 539, 549, 553, 573, 577, 582, 590, 595
에비슨, 윌버	105, 222
에비슨, 제니 B.	198, 243, 669, 678
에스텝, 캐스린 M.	394
엠프리스 오브 아시아	149, 152
여학교	239
연구부	224, 474
연석 위원회	19, 31, 65, 582
연석 회의	390
연합 기독교 대학, 서울	19
연합 대학	287
연합 대학 정관	21
연합 의료 사업	199
연합의 기반	379, 524
연합의학교	444
연합의학교의 정관	625
영변(寧邊)	52
영안실	165
예비반	20, 39
예산(豫算)	312, 318, 334
오긍선	116, 117, 135, 144, 193, 223, 532
오카 시노부[岡忍]	144, 223, 539
올드 세인트 앤드류스 장로교회	305
와타나베 도오루[渡邊暢]	57

왓슨, 알프레드 W.	66
요한복음 13장 8절	483
원산(元山)	52
위어, 휴 H.	117, 144, 223
웜스, 클래런스 N.	387
유티카 노회	389
윤진국의 졸업증서	103f
의료 선교 사업에서 협력에 관한 각서	429
의학교의 공식 인정	165
이나모토 가메고로[稻本龜五郎]	144, 223
이상재(李商在)	135

ㅈ

재령(載寧)	554
전화 계통	288
전화(電話)	165
제4회 졸업	101
제4회 졸업 앨범	102f
제4회 졸업생 일동	101f
제4회 졸업증서	103f
제약 기계	165, 288
제이콥슨 기념사택	55
조선 기독교대학 부교장	574
진급 증서	104f

ㅊ

청주(淸州)	52
체스터, 새뮤얼 H.	347, 371, 373, 621, 636
총독부 지정	56, 119
총독부의원 부속 의학강습소	119
춘천	52
충주(忠州)	554
치과	4, 14, 39, 54
치과 장비	288
치과의사	164, 185, 195, 200, 293, 303

ㅋ

카터, 러셀	398
캐나다 대학 선교회	501
캐나다 장로교회 선교부	138
커를, 휴	117, 144, 223, 242
케네디, 윌리엄 T.	305, 309
쿤스, E. 웨이드	19, 20, 27
크램, 윌리엄 G.	66
클라크, 찰스 A.	19, 549
클리블랜드 제2장로교회	262

ㅌ

탤미지, 존 E.	65
토론토 대학교	250, 267
토론토 의학원	250
톰스, J. U. 셀윈	19

ㅍ

파커, 윌리엄 P.	533
페이튼, 프랭크 N. L.	621
평양(平壤)	554
평양의 연합 의료 사업	199
포사이드, 헬렌	19, 198, 224, 274, 398, 420
푸트, 윌리엄 R.	66
핀슨, 윌리엄 W.	347, 621

ㅎ

하디, 로버트 A.	20
학생 기숙사	195
한국 기독교 청년회	135
해부실	165
해주	52
허스트, 제시 W.	13, 117, 144, 163, 198, 223

허스트, 제시 W. 부인	198
헌트, 윌리엄 B.	273
호주 장로교회 선교부	138
홍석후	117, 144, 223
화이트, 스탠리	303, 343, 355, 357, 359
후지타 쓰구아키라(藤田嗣章)	56, 119, 223
휘트모어, 노먼 C.	65

A

Academy of Medicine of Toronto	252
Accountant	59
Adams. James E.	69
Allen, Dudley P.	16, 73, 77, 107, 110, 159, 168, 188, 215, 251, 270, 289, 331, 335, 339
Allen, Dudley P. (Mrs.)	468
Andong	563
Armstrong, Allan E.	285, 306, 310, 441, 451
Australian Presbyterian Mission	141
auto-clave	291
Avison, Jennie B.	207, 244, 673, 681
Avison, Martin	221
Avison, Oliver R.	23, 29, 43, 49, 58, 68, 113, 140, 146, 150, 155, 207, 220, 235, 237, 240, 251, 256, 259, 263, 270, 283, 285, 296, 306, 310, 315, 331, 339, 342, 345, 351, 358, 365, 369, 374, 391, 395, 402, 408, 413, 418, 422, 426, 428, 441, 451, 479, 485, 490, 498, 502, 513, 544, 550, 562, 575, 579, 583, 592, 598
Avison, Raymond	221
Avison, Wilbur	105, 225

B

Baird, William M.	69
Basis of Union	382, 526
Battle Creek Sanatorium	232
Becker, Arthur L.	69
Bender, Elizabeth R.	270
Billings, Bliss W.	69
Blair, Herbert E.	538

Bovaird, David	538
Bowman, Newton H.	12, 146, 342
Bowman. Newton H.	226
Brown, Arthur J.	6, 10, 23, 43, 49, 58, 68, 73, 77, 107, 110, 113, 140, 150, 155, 159, 168, 188, 215, 220, 235, 237, 240, 251, 256, 270, 278, 283, 289, 296, 315, 331, 339, 351, 365, 369, 372, 374, 391, 395, 399, 400, 404, 413, 418, 422, 439, 443, 445, 467, 482, 485, 505, 510, 530, 575, 586, 589, 598, 611, 622, 628, 634, 637, 640, 647, 653, 685, 687
Brownlee, Ruby B.	23
Bruen, Henry M.	528
Budget for 1915 (SUMC)	323, 335
Bunker, Dalzell A.	23
Buskirk, James D.	145

C

Canadian Colleges' Mission	503
Canadian Presbyterian Mission	141
Carter, Russel	398
Chairyung.	564
Chester, Samuel H.	351, 372, 374, 622, 637
Choon Chun	59
Chung Ju	59, 563
Clark, Charles A.	23, 550
Constitution	25
Constitution of the Union Medical School	630
Convention of Southern Presbyterian Laymen	408
Cram, William G.	69
Currell, Hugh	147, 226, 242

D

DeCamp, Allen F.	162
Defries, Robert D.	300
Dental equipment	291
Dentist	169, 190, 209, 296
Dentistry	17, 43, 60
department of dentistry	6
Dictaphone	503
dissecting room	170
dissection	63
Dormitory for Medical Students	171
Durton, Edward D.	257

E

Educational Senate	68
Empress of Asia	150, 155
Endowment	7, 171, 190
Esteb, Kathlyn M.	394
Estimated Budget	315
Executive Committee of Women's Foreign Missionary Society, Methodist Church	579

F

Foote, William R.	69
Forsyth, Helen	23, 207, 227, 274, 398, 422
Fourth Graduating Class	101
Fujita, Tsuguakira	63
Fusan	59, 563

G

Gale, James S.	23
Genso, John F.	23, 25, 398
Girls School, Seoul	235, 241

Gordon, Henry B.	220
Grant, W. Henry	480, 572
Grierson, Robert	160, 286, 296, 301
Gutelius, William H., Jr.	303

H

Haiju	59
Hardie, Robert A.	23
Hirst, Jesse W.	16, 146, 168, 207, 226
Hirst, Jesse W. (Mrs.)	207
Home for Korean Nurses	36, 204, 220
Hookworm	256
Hunt, William B.	273

I

Inamoto, Kamegoro	226
Interior Telephone System	171
Isolation Building	36

J

John 13: 8	485
John D. Wells Academy	24
Joint Committee	23, 68, 583
joint conference	392

K

Kang Kei	564
Kennedy, William Thomson	305, 310
Kongju	59
Koons, E. Wade	23, 29
Kwangju	59

L

Lappley, Ruth M.	343, 404
Laundry machinery	291
Laundry Plant	171
Lera, Avison	225
Lewis, Margo L.	23
Ligneris, Auguste des	628, 634, 640
Lomprey, Ivan L.	53
Ludlow, A. Irving	23, 146, 207, 226, 283, 400, 485
Ludlow, A. Irving (Mrs.)	207
Ludlow, Arthur C.	263
Lyall, David M.	69

M

Mackay, Robert P.	402, 408, 428, 439, 445, 479, 490, 498, 544, 622
McLaren, Charles I.	147, 226, 242, 526, 604
Meeting of Board of Managers of Severance Union Medical College	691
Memorandum Concerning Cooperation in Medical Mission Work	433
Methodist Church at Buffalo	270
Miles Park Presbyterian Church	263
Miller, Edward H.	23, 235, 311
Miller, Edward H. Mrs.	69
Miller, Frederick S.	230, 232, 241
Miller, Hugh	550
Miller, Susan D.	673
Mills' house	62
Mills, Ralph G.	7, 23, 146, 168, 189, 207, 226
Mills, Ralph G. (Mrs.)	207
Miracle	604
Moffett, Samuel A.	69
morgue	170

Mt. Hermon Boys' School	221
Murrah, William B.	11

N

Naming of the Government General	63
Niwa, Seijiro	63
Noble, William A.	23
North, Frank M.	583, 622, 628, 634, 640, 647, 653, 685, 687
nurse	546
Nurses Training School.	227
Nurses' Home	169, 189

O

Oka, Shinobu	227, 544
Old St. Andrews Presbyterian Church	306

P

Parker, William. P.	536
Pathological Building	170
Paton, Frank N. L.	622
Pharmaceutical machinery	291
Pharmaceutical Manufacturing	171
Pharmacist	6, 17, 61, 169, 190, 209, 296
Pinson, William W.	351, 622
Pogue, Osman A.	284
Preparatory Class	43
Preparatory Class	24
Pyeng Yang	564
Pyengyang Union Medical Work	208

R

Reed, Orville	377

찾아보기 715

research department	475
Residence	168
Residence for Nurses	7
Rockefeller Foundation	256, 271
Romans 1:16	485
Rose, Wycliffe	256

S

Scheifley, William J.	304, 345, 356, 358, 360, 377, 404
Schofield, Frank W.	441, 452, 460, 479, 510, 546
Seoul	563
Seung Dong Presbyterian Church	550
Severance Union Medical College, Basis of Union	382
Severance, John L.	6, 10, 16, 168, 188, 215, 240, 278, 331, 339, 468, 586, 589, 592
Severance, Louis H.	7, 237
Shaffer, Olga P.	53
Sharp, Charles E.	69, 274, 530
Shield, Esther L.	391
Sixth Graduation, Severance Union Medical College	655
Smith, J. Frank	425
Social Service	177
Songdo	59
Sorai Beach	476
Southern Presbyterian Mission	140
Stephenson, F. C.	502
Students' Dormitory	204
Syen Chun	564

T

Taiku	563
Talmage, John E.	69
telephone system	291

The Constitution for Union College Work in Seoul	49
Toms, J. U. Selwyn	23
Toronto University	252, 270

U

Underwood, Horace G.	23, 29, 78, 482
Underwood, John T.	29
Union Christian College at Seoul	23
Union College in Korea	290
Union Medical Work	208
uniting the Training School for Nurses	519
Utica Presbytery	391

V

Van Buskirk, James D.	146, 226
Venable, William A.	69
Vice President of Chosen Christian College	576

U

Uniting the Nurses' Training School	259

W

Wasson, Alfred W.	69
Watanabe, Douru	64
Weems, Clarence N.	387
Weir, Hugh H.	147, 226
White, Stanley	303, 345, 356, 358, 360
Whittemore, Norman C.	69
Woman's Foreign Missionary Society of the Methodist Episcopal Church	518
Wonsan	59

X

X-ray	402
X-Ray apparatus	291
X-Ray Plant	171

Y

Yeng Byen	59
Young Men's Christian Association	135

상우(尙友) 박형우(朴瀅雨) | 편역자

연세대학교 의과대학을 졸업하고, 모교에서 인체해부학(발생학)을 전공하여 1985년 의학박사의 학위를 취득하였다. 1992년 4월부터 2년 6개월 동안 미국 워싱턴 주 시애틀의 워싱턴 대학교 소아과학교실(Dr. Thomas H. Shepard)에서 발생학과 기형학 분야의 연수를 받았고, 관련 외국 전문 학술지에 다수의 연구 논문을 발표하고 귀국하였다.

1996년 2월 연세대학교 의과대학에 신설된 의사학과의 초대 과장을 겸임하며 한국의 서양의학 도입사 및 북한 의학사에 대하여 연구하였다. 1999년 11월에는 재개관한 연세대학교 의과대학 동은의학박물관의 관장에 임명되어 한국의 서양의학과 관련된 주요 자료의 수집에 노력하였다. 2009년 4월부터 대한의사학회 회장을 역임하였다. 2014년부터 대한민국의학한림원의 정회원으로 있다.

최근에는 한국의 초기 의료선교의 역사에 대한 연구를 진행하여, 알렌, 헤론, 언더우드 및 에비슨의 내한 과정에 관한 논문을 발표하였다. 이를 바탕으로 주로 초기 의료 선교사들과 관련된 다수의 자료집을 발간하였으며, 2021년 8월 정년 후에는 연세대학교 의과대학 객원 교수 및 상우연구소 소장으로 연구를 계속하고 있다.

박형우는 이러한 초기 선교사들에 대한 연구 업적으로 2009년 서울특별시 의사회의 저작상을, 2017년 1월 연세대학교 의과대학 총동창회의 해정상을, 2018년 9월 남대문 교회가 수여하는 제1회 알렌 기념상을 수상하였다.

E-mail: hwpark0409@naver.com